요가 해부학

요가 해부학

자세, 동작, 호흡법의
신체 생리학적 원리

yoga

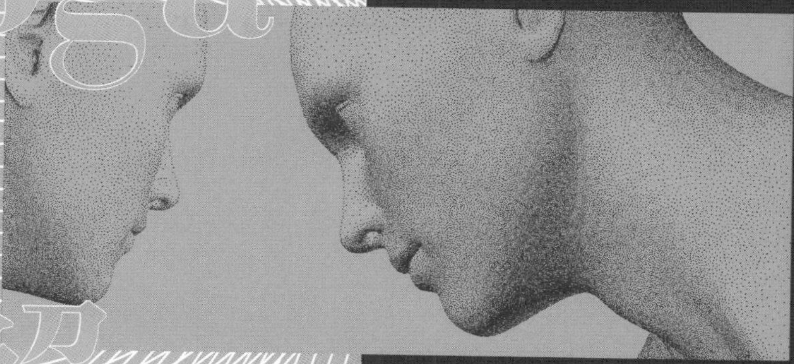

解剖學

이동환 지음

판미동

추천사

무슨 힐링을 위한 에세이가 아니다, 이것은 어디까지나 교과서. 글자 그대로도 그렇고, 흔히 '교과서적'이라고 할 때의 그 어감대로 정통적이고 엄격하다는 뜻으로도 그렇다. 따라서 요가의 배경과 뿌리가 얼마나 넓고 깊은지 감히 가늠조차 안 될 때 살며시 이 책을 펼쳐 주시면 되겠다. 요가 지도자도, 수행자도, 나 같은 입문자도 각자의, 그리고 그때그때의 수준과 관심사에 맞춰 읽을 수 있으니 가히 가정 상비할 만하다. 힌두교와 불교, 철학/신학에서 해부학까지, 인도의 역사와 언어마저 아우른다. 어마어마한 참고 문헌들이 뒷받침되었지만, 뭣보다 몸과 정신으로 직접 겪어서 다져진 생각이 곳곳에 스며들어 있다. 현대인의, 그리고 외국인의 관점에서 받아들이기 어려운 것은 어렵다고 말하고, 논리적인 정합성이 부족한 부분은 부족하다고 솔직하게 말해 주어서 더욱 믿음직스럽다.

— **박찬욱** 영화감독

매일 앉아서 일고여덟 시간 뇌 노동을 하는 내게, 몸을 움직이는 삶은 늘 바라는 바지만, 요원했다. 선불리 몸을 움직였다가, 여기저기 곳곳에 통증만 일으켜, 앉아 있을 수도 서 있을 수도 누워 있을 수도 없는 상태를 수시로 만났다. 그러다 오 년 전 어느 날, 더는 몸도 뇌도 움직일 수 없는 상태가 되고, 마음마저 피폐해져 버렸다. 뇌 따로 몸 따로 마음 따로인 줄 알았는데, 이것들이 결국은 한패였다. 그때, 지인의 권유로 이동환·이정수 선생님의 요가 클래스를 만났다. 그리고 지금까지, 매주 두 번 이상, 두 선생님에게 요가 수업을 받으며 나는 그렇게 염원했던 몸을 움직이는 삶, 그래서

뇌가 움직이는 삶, 그래서 마음이 환해지는 삶에 들어섰다. 세상에나, 내가 이렇게 살 수 있다니!

"건강한 몸에 건강한 영혼이 있어요. 몸이 없으면 영혼도 없지요. 몸과 영혼은 하나죠." 요가 수업 초창기, 두 선생님이 내게 해 주셨던 말씀이다. 그 말씀을 듣고 내 몸에 얼마나 미안했는지. 나에게 몸은 정신, 마음보다 늘 다음 순위거나 아예 순위에 끼지 못해 방치되는 수준의 대접을 받았다. 한 번도 제대로 살펴 주지 않아 놓고, 내 뜻대로 안 움직인다고 맘에 안 들어 하며 나약하다 탓만 했는데…… 나는 요가 수업 전엔 아침마다 백팔배로 마음에 안부를 묻고 하루를 시작했다. 그러나 이젠 마음의 안부만이 아닌 몸에도 똑같이 안부를 묻는 삶을 살고 있다. 오늘은 어디가 불편한지, 어떻게 해 주었으면 좋겠는지 몸과 상의하고, 두 선생님에게 요가 수업을 받는다.

『요가 인문학』, 『요가 해부학』은 이동환·이정수 선생님의 요가에 대한 치열한 열정, 요가를 이어 온 숱한 선지식들에 대한 경외심, 인간의 몸에 대한 끝없는 탐구와 검증과 이해, 인간 자체에 대한 한없는 존중이 고스란히 정리된 역작이다. 집필 기간 4년, 끝없이 탐구하며, 정리하고, 배워 가며, 지치지 않고 완성한 이 책이 요가를 알고 싶은, 요가를 사랑하는, 요가를 필요로 하는 많은 이들에게 전해지길 간절히 바라는 마음이다. 두 분의 노고엔 깊은 존경과 찬탄과 박수를.

— **노희경** 작가

『요가 인문학』, 『요가 해부학』 저자들과의 인연은 요가보다는 위빳사나 수행을 통해서였다. 2002년 인도를 순례할 때 부다가야와 뿌네에서 고엥까위빳사나 10일 코스를 두 차례 수행한 뒤 한국에 돌아와서도 종종 한국

의 유일한 고엥까위빳사나센터인 전북 진안의 담마코리아에서 10일 코스를 몇 차례 한 바 있다. 고엥까위빳사나는 전 세계 140여 개 센터에서 고엥까의 생전 법문에 따라 수행하는데, 한국어 통역 녹음이 바로 이동환 원장의 목소리였다. 이 원장이 '요가의 전설'인 아엥가로부터 요가를 직접 사사했을 뿐 아니라, 불교 수행의 신기원을 연 고엥까로부터 직접 위빳사나까지 배워 2003년 한국인 최초로 고엥까위빳사나 법사가 됐다는 사실이 관심을 불러일으켰다.

그를 직접 만나 보니, 몇 달 혹은 몇 년간 요가를 배워 딴 수료증을 걸어 놓고, 화려한 인테리어 장식으로 호기심을 자극하는 '얼치기 요기'들과는 확연히 달랐다. 고엥까위빳사나센터에서 법사를 비롯한 운영진 어느 누구도 물질적 보상을 받지 않고 봉사를 하는, 그 헌신을 눈여겨보지 않을 수 없었다.

게다가 태권도를 비롯한 여러 무술로 몸 수련을 하며 준비된 몸을 갖춘 그가 몸을 귀신처럼 다룬다는 아엥가를 만나 요가를 배웠으니, 물 만난 물고기가 아닐 수 없었다. 더구나 고엥까를 만나 마음 수행까지 더했으니, 양수겸장이 된 셈이다. 위빳사나 가운데서도 고엥까위빳사나는 몸의 감각 스캔과 호흡을 중시하니, 몸 수행을 더욱 깊게 이끌 것은 두말할 나위가 없는 일이다.

그만큼 그의 요가 지도도 남다른 구석이 있는 듯하다. 온종일 책상에 붙어 일만 하느라 몸이 상할 대로 상한 후배에게 이 원장에게 요가를 배워 볼 것을 권했고, 그 후배는 이 원장에게 요가를 배워 몸이 놀라울 만큼 좋아졌다면서, 나를 볼 때마다 희색을 띠어 나도 기분이 좋았다.

그런 이 원장이 오랜 탐구의 결정판을 책으로 내니 반갑기 그지없다. 지금까지 요가에 대한 책은 많았으나, 이동환·이정수 저자처럼 몸과 마음, 학문까지 총체적으로 요가를 공부하고 수도한 이는 찾아보기 어렵기 때문이다. 우리 시대 인도를 헤매지 않고도, 한국에서 그와 같은 분들을 만날 수 있는 것은 행운이다. 그들이 온몸으로 온 마음으로 담아 책을 내주니, 반갑고 감사하다.

— **조현** 한겨레신문 종교전문기자, 유튜브 조현TV휴심정 운영자

차례

일러두기

1. 이 책은 그림과 함께 읽어 나가도록 편집되었다. 수록된 그림에서 해부학 용어들은 영문을 병기하여 독자들이 의학 용어와 친숙해질 수 있게 하였다.
2. 싼스끄리뜨어가 나오는 경우, 한글 표기법에 어긋나지 않는 한 원어 발음에 가깝게 표현하였다. 싼스끄리뜨어 발음에 관한 자세한 내용은 이 책과 함께 출간된 『요가 인문학』 부록에 실린 '싼스끄리뜨어 발음 해설'을 참조하면 된다.

이 책에서 소개하는 요가 수련 및 그에 따른 해부생리학은 요가를 전혀 수련해 보지 않았던 초심자부터 요가 수련을 하긴 하는데 줄기가 잡히지 않고 막연한 느낌을 지울 수 없는 수련자, 또는 요가 지도를 하면서 막상 설명하려니 무얼 어디서부터 설명해야 할지 막막했던 경험을 겪고 있는 지도자도 참고서로 삼을 만한 교재가 되면 좋겠다는 생각으로 정리를 한 것이다.

요가 수련이 다른 운동과 다른 특성을 설명하자면, 제일 먼저 몸의 전체적인 조화를 들 수 있다. 어느 기능을 강화하기 위해 다른 부위가 스트레스를 받아서 손상되거나 하는 일이 요가 수련에서도 벌어지지 않도록 최선의 주의를 기울여야 한다.

두 번째는 수련의 진행 방향인데, 여기에는 몇 가지 상충되어 보이는 지침들이 있다. 요가 수련의 목적은 육체 기능의 활성화뿐만 아니라 정신적 각성을 포함한다. 이 때문에 수련 과정 중에 어디에 중점을 두고 수련하느냐에 따라서 수련 방법과 순서가 달라지고, 그래서 상황에 따른 안내 지침이 때론 상충되어 보일 수도 있다.

그럼에도 가장 중요하다고 할 수 있는 몇 가지 지침들을 이야기하자면, 우선 요가 수련의 순서는 가장 거친 차원에서 가장 미세한 차원으로 나아가도록 설계되어야 한다는 것이다.

고전 요가 생리학에 따르면, 인간의 몸은 다섯 가지 겹으로 구성되어 있다. 가장 바깥의 겹은 음식에 의존하는 물질적인 몸으로서, 근육, 뼈, 각종 기관 및 신체 조직들로 구성되는 언너머여 꼬셔annamaya kośa고, 그다음은 호흡과 함께 생기生氣가 작용하는 층으로서 생명 유지에 필요한 신진대사 및 생리적인 시스템이 작동하는 쁘라너머여 꼬셔prāṇamaya kośa다. 그다음은 감정과 생각이 작용하는 마음의 층으로서 과거로부터 유래되어 현재의 태도와 행동에 영향을 미치고 있는 마노머여 꼬셔manomaya kośa고, 그다음은 지각과 직관이 작용하는 의식의 층으로서 감각을 통해 포착된 현상을 알아차리고 그로부터 명상을 통해 깊이 있는 직관과 지혜에 연결될 수 있도록 기능하는 윈냐너머여 꼬셔viñjānamaya kośa이다. 마지막은 고요한 기쁨이 깃든, 텅 비었으면서도 충만한 영적 각성의 층인 아넌더머여 꼬셔ānandamaya kośa다.

가장 거친 차원에서 가장 미세한 차원으로 나아가도록 수련을 설계해야 하는 이유는, 몸을 다루는 데 일차적으로 고려해야 할 골격을 바로 잡지 않고 동작이나 자세를 취해서 몸을 다치는 상황이 발생하지 않도록 해야 하기 때문이다. 요가를 지도하다 보면 운동하다가 다친 사람들을 많이 보게 된다. 골프나 테니스처럼 편향 운동은 말할 것도 없고, 몸의 균형을 잡아준다는 운동을 하다가 다치거나 문제가 해결되지 않아서 재활요가를 하기 위해 저자에게 찾아온 경우가 적지 않다.

이런 경우 대부분은 평상시 자세 때문에 이미 골격이 비틀어진 상태인데, 이것을 바루어 놓지 않고 운동을 시작해서 발생한 것이다. 이럴 때는 우선적으로 골격을 바르게 하는 동작과 자세를 수련해야 한다.

그리고 호흡과 함께 생기生氣가 원활하게 작용하도록 하는 단계로 나아가야 한다. 이것은 쁘라너머여 꼬셔prāṇamaya kośa를 활성화하는 것으로 운동 강도와 자세의 난이도가 높아 거친 단계로 보일 수도 있겠지만, 좀 더 미세한 단계로 나아가기 위해 수련하는 과정이다. 그러다 보면 자신의 몸과 관련하여 감정이 동요되거나 기복이 발생하는 경험을 하기도 한다. 자연스럽게 감정과 생각이 작용하는 마음의 층인 마노머여 꼬셔manomaya kośa의 단계로 나아가게 되는데, 수련을 통해서 그러한 상태가 가라앉거나 해소되는 경험을 목격할 수 있다.

그러나 그다음 단계인 의식의 층인 윈냐너머여 꼬셔viñjānamaya kośa 이상은 명상을 통하지 않고 경험하기는 어렵다. 따라서 더욱 진행하기 위해서는 요가 수련자들에게 명상을 하도록 권유한다.

이러한 이유로 몸을 다루는 수련과 함께 해부생리에 대해 이해를 넓히고자 하는 이 책에서는 수련을 설명함에 있어서 '1부 해부학적 원리'에서 골격과 근육에 대해 설명할 것이다. 요가의 아써너āsana 수련은 골격계와 근육계에 대한 이해가 바탕이 되어야 하기 때문이다. 그리고 숨을 쉬는 호흡기계를 설명할 것인데 요가의 호흡법을 제대로 이해하기 위해서는 호흡기계의 작동 원리를 알아야 하기 때문이다. '2부 생리학적 원리'에서는 요가에서 이야기하는 신비 생리학에 대한 소개와 더불어 현대 의학에서 설명하는 생리계통을 살펴볼 것이다. 고대의 수행자들이 남긴 몸에 대한 이해는 체험을 통한 직관적 지식을 전달하고 있지만, 과학을 바탕으로 한 현대의 의학적 설명이 고대인의 이해를 좀 더 구체적이고 실제적으로 이해할 수 있도록 도와주기 때문이다.

생리계통에서는 감각기관으로부터 받아들인 정보를 취합해서 판단을 내리는 뇌까지 연결하고 다시 뇌로부터 운동기관에 명령을 전달하는 신경계, 그리고 호르몬 분비를 통해 항상성 유지와 생리기능을 조절하는 내분비계, 대기로부터 받아들인 산소와 음식으로부터 받아들인 영양분을 온몸에 공급하는 순환기계, 음식을 소화시켜 배설하는 소화기계와 비뇨기계 등에 대한 설명에서는 요가를 진지하게 수련하는 사람이라면 알고 있어야 할 해부생리학적 이해를 공유하고 요가 수련의 관점에서 필요한 조언을 신도록 하겠다. 아울러 해부생리학적 이해에 도움이 되는 한의학적 지식들도 필요할 때마다 공유할 것이다.

이 책의 내용은 요가 수련자들이 인체 이해에 대한 참고서로 삼을 만한 교재가 되면 좋겠다는 생각으로 정리를 한 것이지만, 결코 독자들에게 정답을 제시하겠다는 마음으로 준비한 것이 아니다. 인체를 바라보는 다양한 관점이 존재하겠지만, 몸을 다루는 요가의 관점에서는 이렇게 바라볼 수도 있다는 점을 제시하고자 한 것이며, 인체 이해에 대한 요가적 관점의 연구가 활발하게 일어날 수 있는 촉매가 되길 바라는 마음으로 준비한 것이니, 독자들이 스스로 답을 찾아가는 과정을 여는 계기가 되기를 바랄 뿐이다.

본문을 시작하기 전에, 인체에 대한 저자의 이해를 도운 인연들에게 감사의 말씀을 전하고 싶다. 박사과정 공부를 위해 샀던 따끈따끈한 『원색인체해부학』을 인도 유학을 준비하는 저자에게 선물해 주었고, 이후로도 꾸준히 한의학적 관점에서 도움을 주시고 있는 한의학 박사 이우열 원장님. 『도해 운동기능해부학』을 선물하고 언제 어느 때고 궁금한 질문에 물리치료사로서 잔뼈가 굵은 농축된 경험을 나누어 주는 친구 박남정. 2004년 인도에서 몇 번만의 만남에도 불구하고 인체에 대한 지식이 아니라 원리를 꿰뚫는 혜안으로 저자에게 영감을 준, 지금은 고인이 되신 금오 김홍경 선생님. 애매하고 곤란한 질문에도 평정과 자애심으로 친절히 답을 해 주시는 신경외과 이광태 원장님. 어린 시절 함께 태권도를 수련한 인연으로 저자의 활동을 격려하고 지원하는 태권도 국제 심판인 후배 박동선 선생. 활기도의 관점에서 조언을 아끼지 않으며 저자가 걸어 온 길을 묵묵히 지켜보아 온 친구 목진호 민속학 박사 등 고마운 분들을 언급하자면 지면이 부족할 것이다. 마지막으로 그동안 공부하고 경험한 것들을 이 책의 내용으로 정리하기까지 나의 모든 여정을 함께하는 도반인 아내에게 고마운 마음을 전하고 싶다.

수련 순서를 설계할 때, 거친 차원으로부터 미세한 차원으로 나아가도록 수련을 설계해야 하는 것처럼, 인체를 이해하는 해부학을 공부할 때도 거시적 차원에서 몸의 움직임으로 드러나는 골격과 근육에 대한 이해로부터 미시적 차원의 생리적 작동에 대한 이해로 진행하는 것이 좋다. 이런 측면을 고려했을 때 골격계에 대한 우선적인 이해가 바탕이 되어야 한다.

그런데 해부학 공부에 있어서 난제는 인체 각 부위에 대한 세부적 이해뿐만 아니라, 각 부위를 통합해서 유기적으로, 또 역학적으로 바라볼 수 있는 안목이 있어야 한다는 점이다. 이런 측면에서 관절의 종류 및 척주만곡에 관한 기본 정보를 공유하면서 바른 자세란 어떻게 잡는 것인지에 대한 기준을 '바르게 서고, 바르게 앉는 방법'을 탐구하며 제시할 것이다. 그 과정 중에 바르지 못한 자세 유형에 대해서 다양한 사례를 통해 살펴보고, 그에 대한 요가적 처방도 알아볼 것이다.

1부

해부학적 원리

1장

골격계

골격은 바른 자세와 체형을 만드는 데 중요한 역할을 한다. 요가 수련을 할 때에도 골격을 바로 잡지 않고 동작이나 자세를 취한다면 몸이 다치기 쉽다. 평상시 자세 때문에 이미 골격이 비틀어진 상태인지 점검하고, 바르게 앉는 법과 바르게 서는 법을 알아보자.

골격과 관절

골격skeleton은 **뼈**bones, **연골**cartilage **및 인대**ligament 등으로 구성되며 이들 뼈 및 연골들은 **관절**joint이라는 형태로 서로 연결되어 있다. 인대는 고무 밴드처럼 관절을 보강하여 골격을 지탱하고 있다.

2개 이상의 뼈가 합쳐져서 관절articulation을 이루는데, 여기에는 움직임은 거의 일어나지 않고 골격을 지탱하는 것들과 움직임이 일어나서 몸의 활동을 가능하게 하는 것들이 있다.

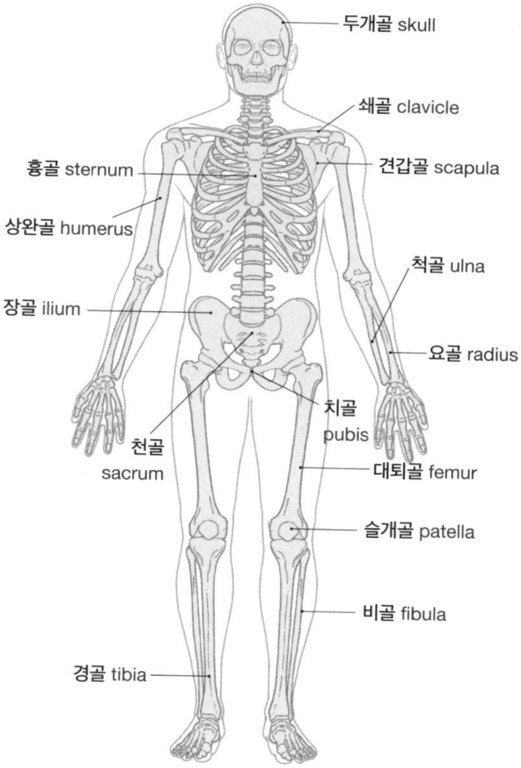

인체 골격

1. 섬유관절

섬유관절fibrous Joint은 움직임이 없거나 혹은 약간만 움직일 수 있다. 두개골cranium의 봉합이 대표적인데, 아기의 경우 두정골과 전두골, 후두골 사이가 벌어져 있어서 숨구멍이 보이다가 성인이 되면서 그 사이가 좁아져 닫히게 된다.

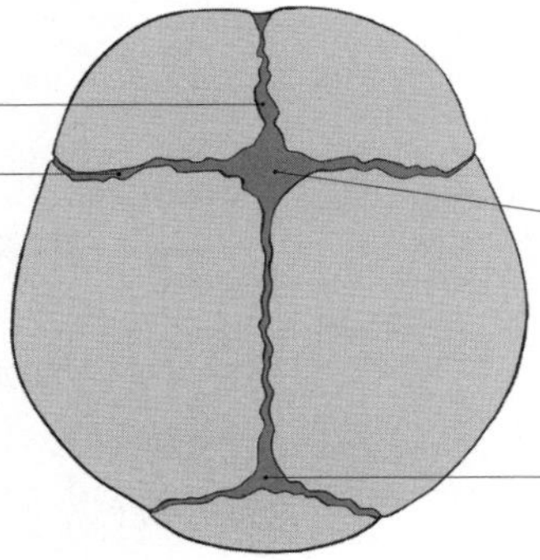

아기 두개골

섬유관절의 다른 예로 **천장관절**acroiliac articulation이 있다. 하지만 약간만 움직일 수 있는 천장관절의 움직임이 골반 전체에 미치는 영향은 결코 작지 않다. 그럼에도 천장관절의 움직임은 수동적인 것이다. 다른 많은 작용들의 결과로 드러나는 것이지, 이것 자체가 움직임을 만들어 변화를 일으키는 것은 아니다.(23쪽 '천장관절과 치골결합' 그림 참조)

2. 연골관절

연골관절cartilaginous Joint은 연골 자체의 탄성으로 인해 어느 정도 움직임이 가능하다. 여기에는 흉곽Thorax에서 흉골과 갈비뼈 사이를 잇는 관절이나 치골결합Pubic symphysis, 또는 디스크에 의해 연결된 척추관절이 있다.

흉곽은 호흡 작용에서 늑연골의 탄력으로 인해 들숨에 좌우로 확장되었다가, 날숨에 원래 상태로 되돌아오는 움직임을 한다. 치골결합은 산모가

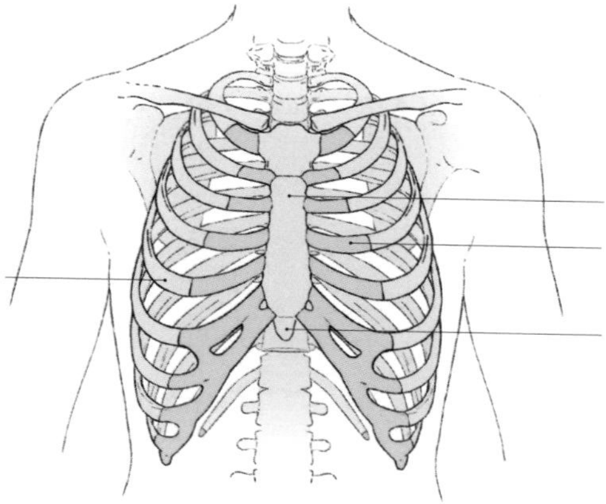

흉곽

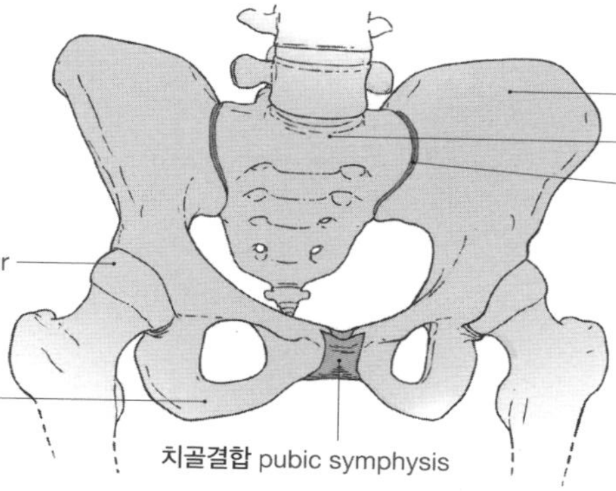

천장관절과 치골결합

아기를 낳을 때 벌어졌다가 다시 원래 상태로 회복된다. 천장관절과 치골결합은 동전의 앞뒷면처럼 약간만 틀어져도 골반 전체가 틀어져 있음을 나타내는 척도가 되곤 한다.

뼈대에서 가장 중요한 **척주**脊柱, spinal column, 즉 24개의 뼈경추 7개, 흉추 12개, 요추 5개로 이루어진 척추 기둥에서도 연골관절은 중요한 역할을 한다. 척추뼈들이 사슬 모양의 기둥을 이루며 유연한 곡선으로 인체 뼈대의 수직축을 형성하는 데 연골관절이 큰 역할을 하기 때문이다. 각 척추뼈 사이에는 **추간원판**intervertebral disc이라는 유연한 섬유연골 패드가 있어서 충격을 흡수하며 척추에 쿠션 역할을 해 준다.

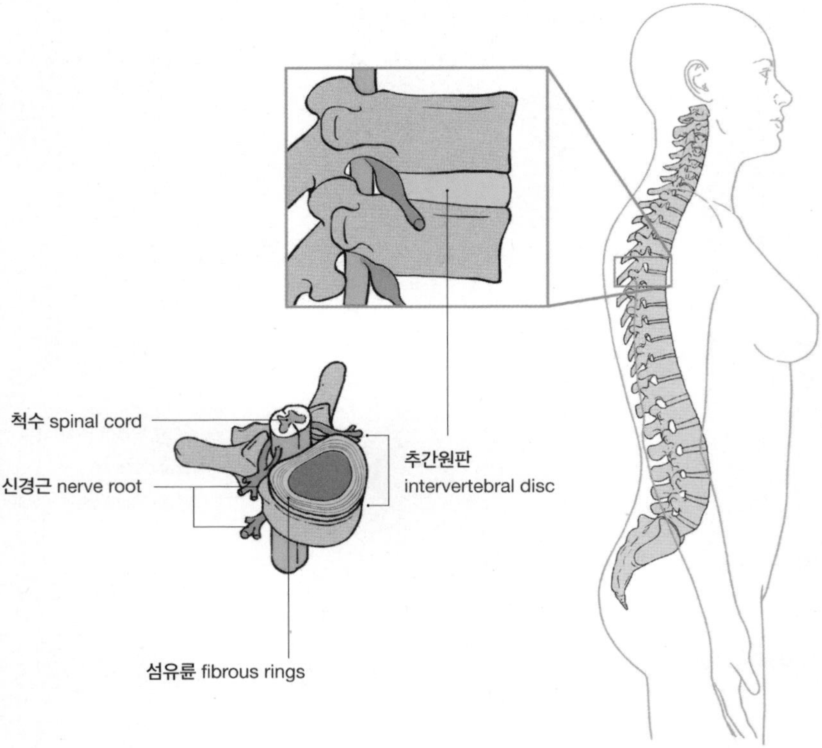

척주와 추간원판

3. 활막관절

활막관절synovial joint은 뼈와 뼈가 만나 움직임이 일어날 때 알부민을 함유한 윤활액으로 채워진 **윤활막**synovial membrane이 그 부위를 감싸고 마찰을 줄여 주는 역할을 하는 관절이다. 이 관절은 움직임이 본격적으로 일어나는 관절이기에 가동결합이라고도 부른다.

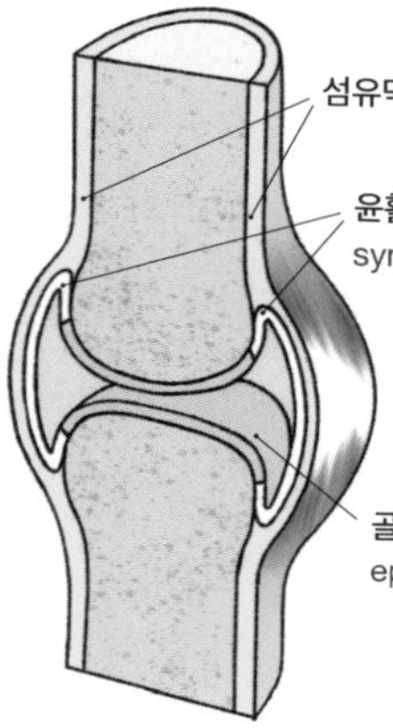

무릎 관절 구조

골단연골epiphyseal cartilage이라고도 부르는 **관절연골**은 활액 중의 물질을 흡수해서 일시적으로 부풀어 오르게 할 수 있다. 보통 준비운동을 실시한 후 상당히 두꺼워지고, 운동 후 10~30분이 지나면 다시 줄어든다. 관절을 싸고 있는 관절낭articular capsule 바깥쪽은 섬유막 인대가 감싸고 있다.

무릎 같은 활막관절에서는 활액을 둘러싼 **활액낭**synovial bursa이 미끄러지면서 완충역할을 하여 관절부의 마찰을 줄여 준다. 주변조직 간에 미끄러짐을 원활하게 하면서 활액을 내놓는 것도 있다. 무릎의 경우 굴곡으로 강한 압박을 받으면 활액을 분비하면서 관절 부위가 부풀어 무릎에 가해지는 스트레스가 경감된다. 활액낭은 근과 근 사이, 건과 건 사이, 혹은 건과 골 사이 등 조직이 마찰되어 끊어지기 쉬운 부위에 부착되어 있다.[1]

1 간혹 뼈와 뼈 사이에서 윤활 작용을 하는 것을 활액낭이라고 하고, 근육과 근육 사이에서 윤활 작용하는 것을 점액낭이라고 구분하기도 하지만, 이 둘은 거의 동의어처럼 쓰인다.

척주의 곡선

인체 뼈대의 수직축인 척주脊柱는 S자 모양의 곡선 기둥을 이루고 있어서 자동차의 스프링처럼 충격을 흡수, 완화하는 기능이 있다. 이러한 척추만곡spinal curvature, scoliosis은 우리가 걷거나 달릴 때, 또는 몸을 기울여 무거운 물건을 들어 올릴 때 척주 하부, 즉 요추에 부하가 걸리는 것을 방지해 준다. 마찬가지로 무거운 머리를 받치고 있는 경추가 일자로 펴져 있다면 중력의 영향이 경추 하부에 고스란히 전달되어 목·어깨가 굳고 머리까지 통증이 발생할 것이다. 이렇듯 경추와 요추는 인체에서 부하를 적절히 나눠 주는 스프링 역할을 해 주어야 한다.

완충 작용을 하는 척주의 곡선은 어떻게 만들어질까? 기본적으로 척주는 엄마 배 속에서 태아가 몸을 둥글게 말고 있다가 세상 밖으로 나오기 때문에 등하고 엉덩이가 둥글게 말려 있다. 이것을 **1차 만곡**first curvature이라 한다. 즉 흉추 부위와 천골 부위가 뒤로 둥글게 나와 있는 것이다. 그런데 출생 후에 아기가 머리를 가누기 시작하면서 목 부분이 앞으로 들어가고, 엎드려 몸을 가누거나 기어 다니면서 허리 부위가 앞으로 잘록하게 들어가 휘게 된다. 이렇게 출생 후 중력에 적응하면서 경추와 요추가 앞으로 들어가 휘는 만곡은 **2차 만곡**second curvature이라 부른다.

여기서 주목해 볼 만한 사실은 1차 만곡과 2차 만곡의 구조적 차이다. 1차 만곡을 나타내는 흉추부와 천골부는 각각 흉곽과 골반으로 감싸져 있어서 안정성이 좋다. 2차 만곡을 나타내는 경추부와 요추부는 주변에 별로 지지해 줄 것이 없어서 가동성은 좋은 반면 안정성은 떨어지는 단점이 있다. 이러한 이유로 몸을 숙이거나 걸음을 걷고 고개를 좌우로 돌리는 등 대부분의 움직임이 2차 만곡에서 주도적으로 드러난다. 이 부분에 구조적·기능적 문제가 생기면 그 결과 1차 만곡에도 영향을 미치곤 한다.

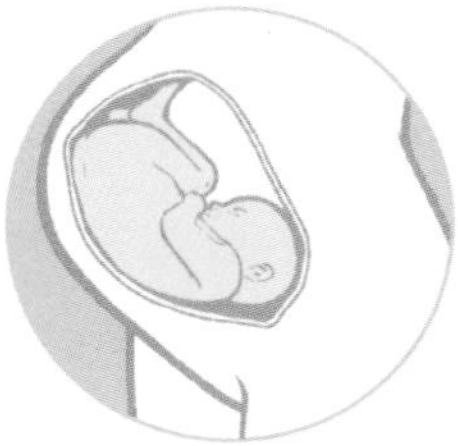

1차 만곡 발생 시점

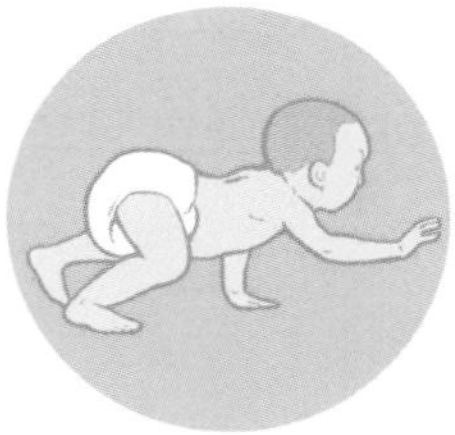

2차 만곡 발생 시점

척추만곡의 발생

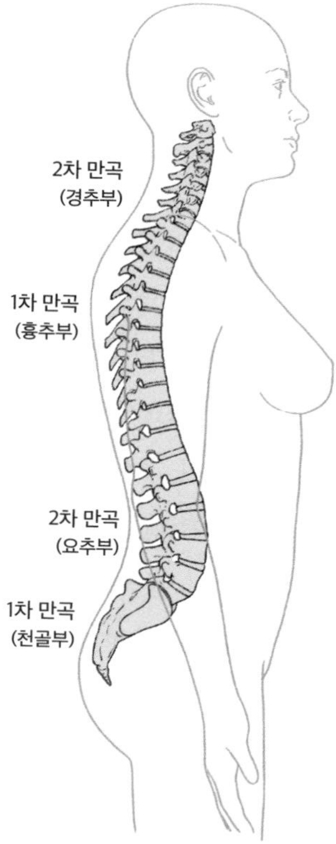

척추만곡

반대로 요추는 천골 위, 좀 더 넓게는 골반대骨盤帶, pelvic girdle[2] 위에, 그리고 경추는 흉추 위, 좀 더 넓게는 견갑대堅甲帶, shoulder girdle[3] 위에 올려져 있는 구조다. 즉 골반대나 견갑대의 안정성이 무너져서 1차 만곡에 문제가 생기면 요추나 경추의 2차 만곡에도 문제가 생길 수 있다.

---

2 골반대는 다리가 척추와 결합하는 골격의 일부로서 척추와 평행으로 위치하는 장골, 그 하단에서 앞쪽으로 나오는 치골, 뒤쪽으로 나오는 좌골의 좌우 합계 6개 뼈로 이루어진다. 장골은 척추를 받치고 있는 천골과 결합되는 경우가 많다.

3 견갑대는 견갑골과 쇄골로 구성되는데, 이 두 뼈가 바깥쪽 가장자리에서 결합하여 갑옷처럼 흉곽을 덮고 있다. 견갑대 바깥쪽에는 어깨관절이 있고, 거기에 위팔뼈인 상완골이 매달려 있다.

바르게 서기

인도의 수행전통에서는 인간이 몸으로 만들 수 있는 모든 자세와 상태를 행주좌와行住坐臥, 즉 걷고 있거나 서 있거나 앉아 있거나 누워 있는 네 가지로 크게 구분하고는 이것을 이리야빼터iriyāpatha라고 불렀다. 이 말은 일상의 모든 순간에 어떤 상태에서도 깨어 있는 의식 상태를 유지해야 한다는 의미에서 사용된 말인데, 마음을 닦는 수행도 처신處身, 즉 몸가짐이 바탕이 되어야 한다고 이야기하고 있는 것이다.

그렇다면 요가에서 말하는 바른 자세란 어떤 것이고, 몸을 정렬하는 기준은 무엇일까? 이에 대한 답변으로 바르게 서고, 바르게 앉고, 바르게 눕는 방법에 대해 먼저 설명하고자 한다. 바르게 걷기는 서서 중심을 이동하는 모든 동작을 포함하기에 나중에 별도로 설명할 것이다.

1. 바른 자세와 체형의 관계

바르게 선 자세를 위해서는 평상시 척추의 자연적인 만곡 상태를 유지하고, 골반이 앞뒤로 기울지 않는 중립 상태로 유지해야 한다. 이를 위해서는 허리 아래쪽과 배꼽 주변을 약간 긴장시킬 필요가 있다. 이때 흉곽은 이완되어 있어야 호흡에 지장을 주지 않는다.

또한 **몸의 중심선**을 의식하는 게 중요하다. 앞뒤에서 보았을 때, 고개가 좌우로 기울지 않고, 어깨의 높이가 같으며, 골반과 무릎의 높이도 같아야 한다. 옆에서 보았을 때는 귓불과 어깨, 대퇴골 대전자, 무릎, 그리고 발목 바깥쪽 튀어나온 뼈를 위아래로 연결한 선이 수직으로 내려와야 한다.(30쪽 그림 참조) 이렇게 서기 위해서는 1차 만곡과 2차 만곡이 적정하게 유지되도록 목과 허리의 변위를 수정하지 않으면 안 된다.

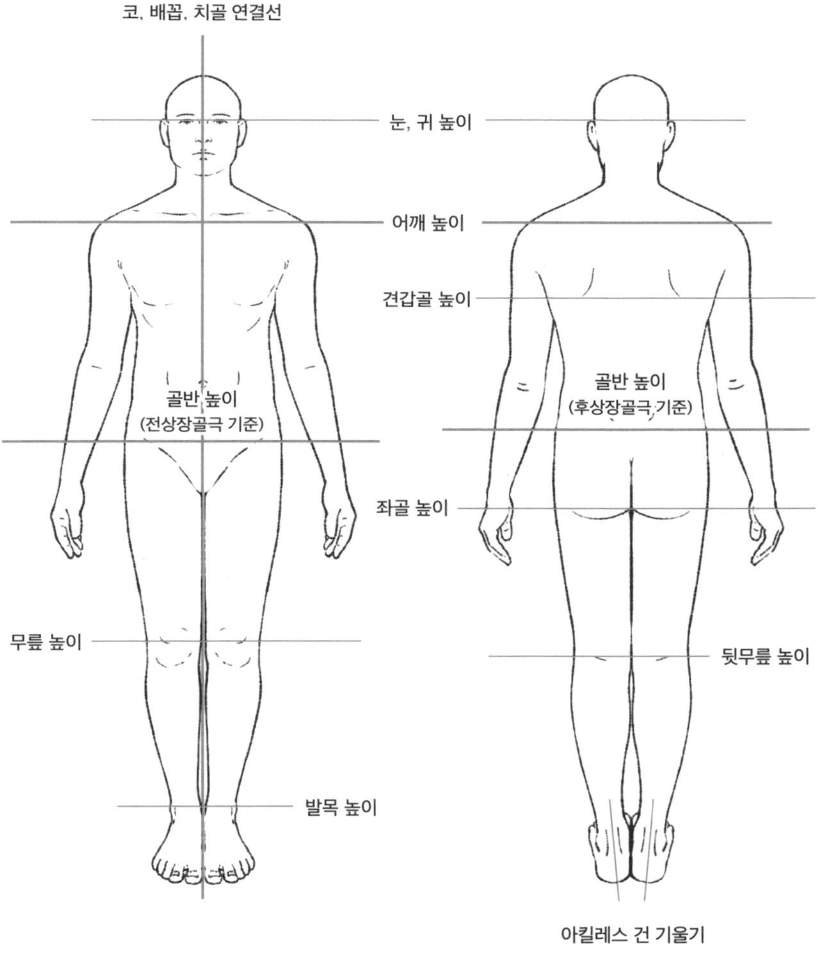
코, 배꼽, 치골 연결선
눈, 귀 높이
어깨 높이
견갑골 높이
골반 높이
(전상장골극 기준)
골반 높이
(후상장골극 기준)
좌골 높이
무릎 높이
뒷무릎 높이
발목 높이
아킬레스 건 기울기

몸의 중심선

적절한 요추만곡을 유지하기 위해서는 정상적인 골반의 경사 각도를 유지해야 한다. 이 각도는 ASISanterior superior illiac spine, 전상장골극과 PSISPosterior-Superior Iliac Spine, 후상장골극의 기울기로 측정하는데, 사람마다 차이가 있지만 PSIS후상장골극이 약 10~ 15°로 약간 높은 것을 정상으로 본다.

골반은 전·후방으로 관상축 둘레의 회전을 하게 된다. 이 말은 골반을 옆에서 보았을 때, 수레바퀴처럼 골반이 앞으로 살짝 돌기도 하고 뒤로 살짝

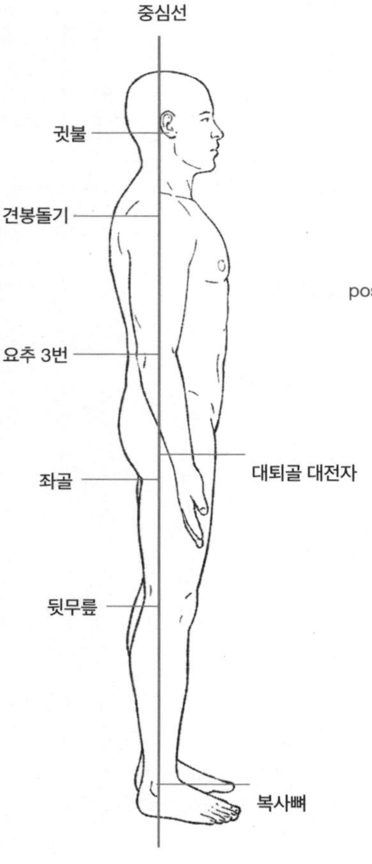

중심이 잡힌 자세

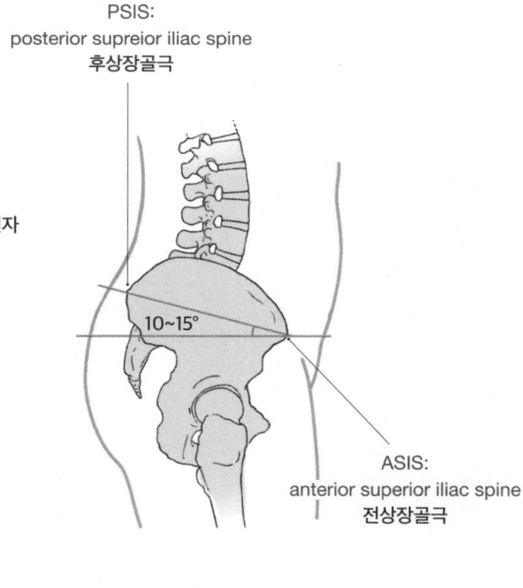

골반의 경사 각도

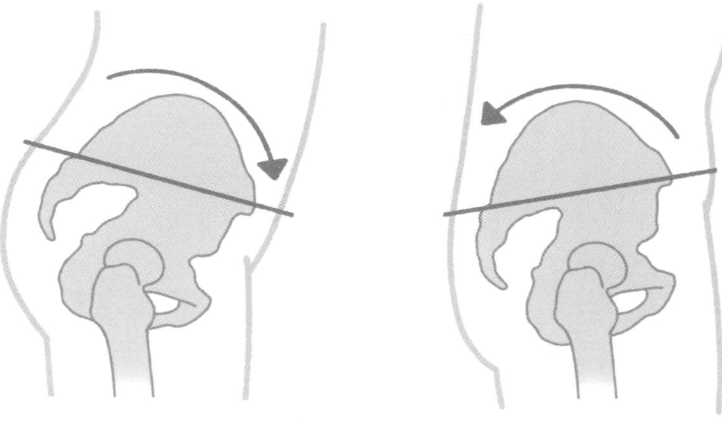

골반의 전방경사　　　　골반의 후방경사

돌기도 한다는 말이다. 이때 골반이 앞으로 도는 전방회전에서는 허리가 들어가는 요추 전만이, 골반이 뒤로 도는 후방회전에서는 허리가 펴지는 요추 후만이 발생하게 된다. 이것은 골반의 정상적인 움직임이다.

하지만 지속적인 자세 불량으로 골반의 기울기가 흐트러져 앞으로 돌아 있거나 뒤로 돌아 있으면서 요추의 정상적인 만곡을 무너뜨리는 것은 문제가 된다. 골반의 경사 각도가 무너져 있어서 요통을 유발하기 때문이다.

2. 변형된 체형

요추는 회전 운동이 거의 일어나지 않고, 상하관절면에 따라 앞뒤로 구부리는 운동이 많이 일어나서 주로 굴곡과 신전을 하는 관절이다. 요추는 골반대骨盤帶, pelvic girdle 위에 올려져 있기에, 골반의 경사 각도에 따라 요추의 전후만 양상이 다르게 나타나게 된다. 이것은 크게 네 가지 유형으로 나뉜다. 첫 번째는 오리처럼 엉덩이를 뒤로 쑥 빼고 허리는 앞으로 들어가 있는 오리궁둥이 유형이고, 두 번째는 골반이 뒤로 돌아 허리가 펴진 상태로 경

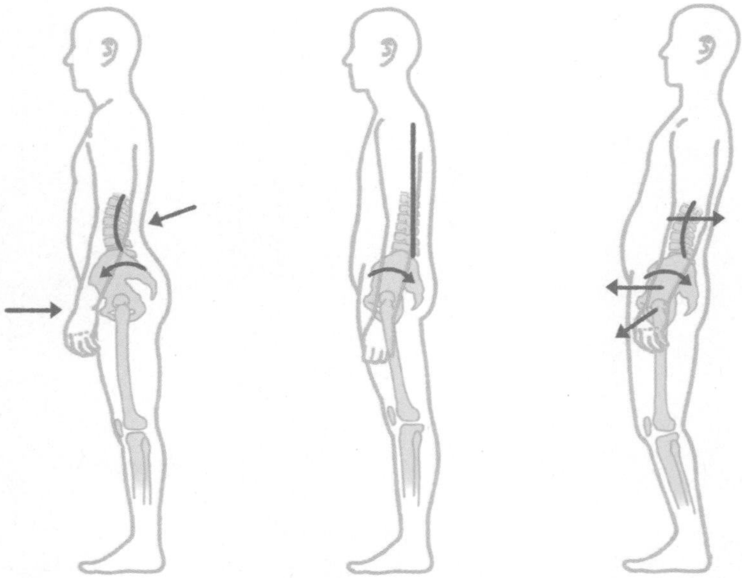

오리궁둥이 유형　　일자허리 유형　　흔들허리 유형

직되어 있는 일자허리 유형이며, 세 번째는 엉덩이가 처져서 골반은 앞으로 내밀고 상체를 뒤로 젖히고 있는 흔들허리 유형이고, 네 번째는 등이 둥글게 말린 굽은 등 유형이다. 여기서 다시 네 번째 유형은 주된 특징에 따라 몇 가지 유형으로 더욱 세분되기에, 이것에 대해서는 굽은 등 유형을 설명하는 자리에서 이야기하겠다.

① 오리궁둥이 유형

골반이 앞으로 돌아 있는 전방경사로 인해 허리가 꺾이고 엉덩이가 뒤로 튀어나와 일명 오리궁둥이 유형라고 불린다. 하이힐을 자주 신는 경우 발생 빈도가 높으며, 기립근이 단축되어 있는 과도한 요추 전만으로 통증이 생기기 쉽다.

골반 전방경사에 따른 요추 전만을 보이는 오리궁둥이 유형은 초기에는 때때로 허리 근육의 긴장을 느끼게 된다. 그러다 계속 진행되면 추간판 정렬이 어긋나면서 허리 통증이 점점 심해지며 추간판 탈출증 등 척추 손상으로까지 이어지기도 한다. 이것은 종종 좌골신경에도 영향을 미쳐, 허리나 다리까지 연관통이 나타나거나, 다리에 이상감각이 나타나기도 한다. 이 자세의 주된 특징은 복부비만 등의 이유로 복압이 떨어진 상태에서 배를 내밀면서 치골은 아래로 떨어지고 천골은 당겨져서 기립근이 단단하게 뭉치고 장요근 같은 엉덩이 굴곡근도 수축되어 경직되는 것이다.

② 일자허리 유형

골반이 뒤로 기우는 후방경사는 엉덩이가 힘없이 처지면서 꼬리뼈를 아래로 떨어트리고 허리가 펴진다. 요추가 중심축에서 뒤로 밀려나 뒤꿈치로 쿵쿵거리며 걷는 특징이 있다. 일자허리 유형은 요추와 골반을 연결하여 잡아 주는 허리 근육이 다치거나 약해져서 힘을 제대로 쓸 수 없을 때, 등 근육을 사용하여 허리가 당겨져 펴지면서 많이 생기게 된다. 이것은 거북목 자세로 장시간 작업을 하거나 목의 통증을 줄이기 위해 경추 신전기를 장기간 사용해도 발생할 수 있다. 용수철을 한쪽 끝을 잡고 당기면 반대편 끝까지 전체적으로 당겨 펴지는 것과 같은 원리가 적용되기 때문이다.

이렇게 척주가 늘려 펴진 경우엔, 바닥에 떨어진 연필을 집어 들기 위해 몸을 구부리거나 앉았다가 일어날 때도 고관절을 탄력적으로 접었다 펴는 것이 아니라 허리를 둥글게 구부러트려서 상체를 숙이게 된다. 허리와 골반을 연결하여 잡고 있는 근육들이 늘어난 용수철처럼 제대로 힘을 쓰지 못하는 반면, 다리 뒤쪽 근육들이 수축되어 있어서 골반이 앞으로 회전을 하지 못하도록 잡고 있기에, 상체를 숙이려면 목·어깨까지 연결되어 있는 등줄기 전체를 당겨야 하기 때문이다. 이렇게 되면 또 다시 허리에 과도한 긴장을 유발해서 통증이 생기거나 허리를 삐끗하기도 한다.

③ 흔들허리 유형

흔들허리 유형sway back은 햄스트링이 단축되거나 일자허리와 같은 이유로 골반이 뒤로 회전하면서 엉덩이가 아래로 처지면 허리의 만곡을 살리기 위해 골반을 앞으로 내밀고 있는 유형이다. 중심을 잡기 위해 무릎은 굽히고 상체를 뒤로 젖히고 서 있게 된다.

이 자세에서는 고관절이 과신전되어 있고 허리 하부는 골반을 따라 앞으로 당겨져 만곡이 정상적으로 살아 있는 것처럼 보일 수 있다. 하지만, 그보다는 하중 때문에 기립근이나 요방형근 등 주변 근육이 뭉쳐 있고 통증이 유발되며 요추 손상이 예상되는 자세다. 허리 상부는 중심을 맞추기 위해 편평하게 펴져서 후만 상태가 된다. 마치 짝다리 짚고 서 있는 것처럼 관절에 체중을 실어 근육에 힘을 뺀 것처럼 보이지만, 고관절 앞쪽의 인대나 장요근이 지속적으로 당겨지는 장력을 이용해서 자세를 만들고 있는 것이다. 상대적으로 뒤쪽의 엉덩이 근육은 물러져 아래로 처져 있고, 오금줄hamstring이 수축되어 있거나 허리의 경직으로 인해 무릎을 살짝 꺾어서 중심을 잡기 때문에 종아리에도 부담이 걸려 있다.

이런 경우에는 우선적으로 햄스트링과 종아리, 허리 근육의 긴장을 풀어야 하고 하부 요추의 전만을 해소하여 통증을 다스려야 한다. 허리의 만곡은 하부 요추의 통증이 사라지고 나서 상부 요추를 자극하여 되살리는 수련을 해야 한다.

이런 체형의 사람들이 바닥에 누우면 골반 후방경사로 인해 허리가 펴지면서 요추만곡이 작아져 있는 것을 발견하게 된다. 만곡을 살린다고 드러누울 때는 허리에 쿠션을 받치고 걸을 때는 골반을 앞으로 내밀고 다니지만, 그렇게 하는 것은 하부 요추의 전만을 심화시켜 천장관절까지 부담을 가중시키는 결과를 초래한다. 이런 경우에는 우선적으로 햄스트링과 종아리의 긴장을 푸는 것이 중요하다.

④ 굽은 등 유형

굽은 등 유형은 흉추가 후만되어 등이 둥글게 말린 자세다. 주된 특징에 따라 몇 가지 유형으로 나눌 수 있는데, 주된 증상이 어디로부터 비롯된 것인지 판별해야 한다. 골반 전방경사에 요추 전만과 함께 복합되거나 골반 후방경사에 흔들허리sway back, 또는 둥근 어깨와 복합되어 다양한 모습을 띨 수 있다.

첫 번째 '등이 많이 굽은 유형'은 요추 전만에 등이 많이 굽은 모습이다. 오리궁둥이 유형이 골반 전방경사에 요추 전만으로 허리가 꺾이고 엉덩이가 뒤로 튀어나와 보인다면, 이 자세는 등이 많이 굽어서 중심을 잡으려고

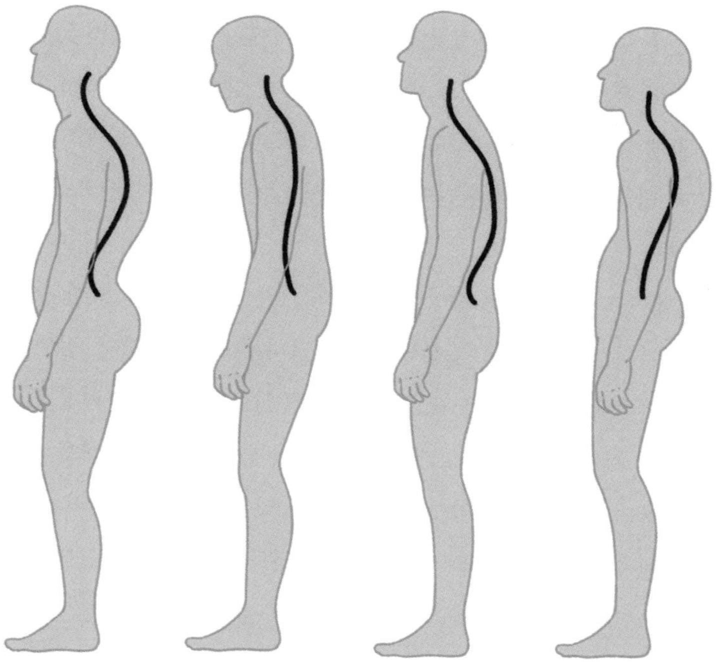

굽은 등 유형

보상작용으로 허리를 앞으로 내민 자세다.

두 번째 '엉덩이가 평평한 유형'은 장기간의 좌선 등으로 허리가 무력해지고 뱃심도 빠져서 고개가 앞으로 기울어지며 등줄기가 당겨진 자세다. 처진 엉덩이를 살짝 뒤로 빼서 몸이 약간 굽어 보이지만 사실은 등과 허리가 편평하게 펴진 모습이다. 키 큰 사람들 중에 겸손하게 보이려고 시선을 떨구고 가슴도 오므리고 다니면서 이런 모습으로 굳어진 경우들이 종종 있다. 복근은 무력하고 햄스트링은 단축되어 골반 전체가 무겁게 처져 있다.

세 번째 '구부러진 등 유형'은 등이 굽었는데 허리를 펴려고 처진 엉덩이를 앞으로 내밀어 허리 상부는 후만된 채로 하부만 전만되어 압박받는 흔들허리 유형의 한 가지 사례다.

네 번째 '어깨가 둥근 유형'은 굽은 등에 어깨가 안으로 말려 있는 흔들허리 자세의 또 다른 사례다. 요추 만곡이 살아 있는 것처럼 보이지만, 후만된 흉추에 대한 보상작용으로 골반을 앞으로 내밀어 허리를 압박하고 있는 자세다. 만약 그 부담이 허리에 나타나지 않으면 장딴지에 고스란히 나타나게 된다.

그런데 이러한 구분은 증상을 이해하기 위해 분류를 시도한 것으로, 실제로는 이러한 문제들이 복합적으로 드러나는 경우가 많다. 등이 굽은 각각의 자세마다 얼굴의 각도도 다양한데, 중심을 잡기 위해 턱을 들고 있거나 척주의 기울기에 따라 고개를 숙이고 있거나 똑바로 고개를 들고 있어도 두개골이 중심선에서 앞으로 밀려 나가 있는 모습이 보인다. 굽은 등 유형은 주된 문제가 허리·골반에서 많이 발생하지만, 그와 더불어 목·어깨·등에서도 만만치 않은 증상들이 발생한다.

전반적으로 굽은 등 유형은 상체를 웅크리고 있는 형태라서 상복부가 위축되어 굳어 있기에 소화 장애가 있고, 평상시에도 어깨를 움츠리고 다니기에 목·어깨 긴장도가 상당히 높고, 숨을 충분히 들이쉬고 내쉬지 못해 호흡도 가빠진다. 이런 사람들은 둔근도 무력해져 있어서 허리 조절력이 약하다. 앉았다가 일어날 때 등을 구부리며 허리를 신전시켜 일어난다.

골반의 전·후방 기울기를 고양이·소 자세에 적용하면, 고양이 자세처럼 등을 둥글게 구부리는 척주 굴곡에서는 척주의 1차 만곡이 증가하고 2차 만곡은 감소하며, 소 자세처럼 허리를 잘록하게 떨어트리는 척주 신전에서는 2차 만곡이 증가하고 1차 만곡은 감소하게 된다.

요추 전만을 보이는 오리궁둥이 체형은 고양이 자세처럼 척주를 굴곡시

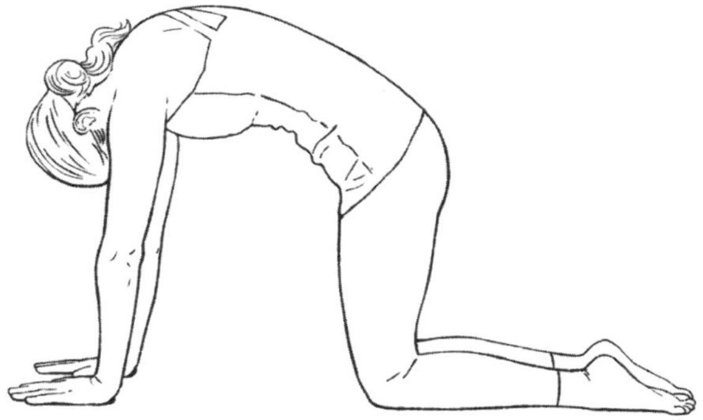

척추의 굴곡: 고양이 자세

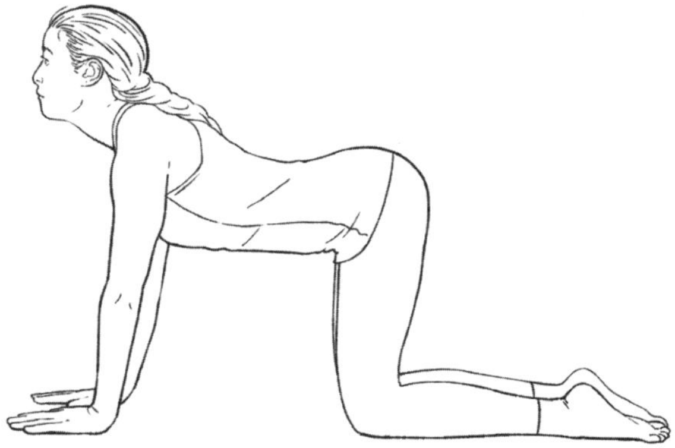

척추의 신전: 소 자세

키는 자세나 동작을 응용하여 교정하고, 요추 후만을 보이는 일자허리 체형은 소 자세처럼 척주를 신전시키는 자세나 동작을 응용하여 교정할 수 있다.

또한, 바닥에 누워 골반 자체의 전·후방회전력을 이용해 교정하는 방법도 있다. 허리를 바닥에 눌러 붙이며 요추 전만을 교정하고, 꼬리뼈를 바닥에 눌러 붙이며 요추 만곡을 살림으로써 요추 후만을 교정하는 것이다. 다만, 바닥에 드러누워 골반회전을 활용하는 방법은 단기적으로 활용할 수 있지만 장기적으로 활용하는 것은 권유하지 않으며, 특히 요통 환자의 경우에는 추천하지 않는다. 여기에는 몇 가지 이유가 있는데, 소·고양이 자세는 수련자의 유연성과 통증의 한계 내에서 움직이면서 흉추와 경추를 포함한 척주 전체의 움직임이 일어나지만, 바닥에 드러누워 하는 방법은 골반

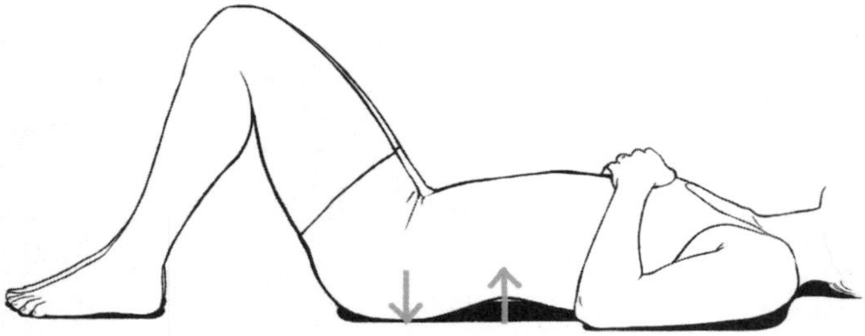

누워서 하는 골반 전방회전

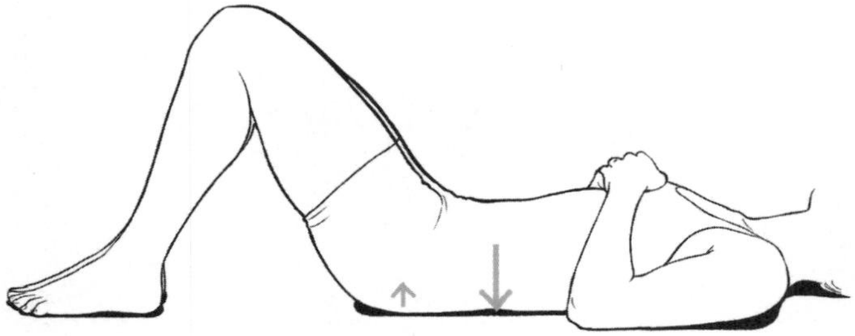

누워서 하는 골반 후방회전

의 회전을 통한 자극이 요추에 집중되기 때문이다. 그 자극이 지면반발력을 통해 강하게 전달되면 통증을 유발하거나 심화시킬 수 있어 주의해야 한다. 일자허리의 경우에도 요추만곡을 살린다고 골반 전방회전으로 허리를 들려고 해도, 흉추가 함께 작용하지 못하는 상태에서는 요추 하부의 부담만 가중시킬 뿐 실제적인 교정이 되지 못한다. 만곡은 요추 하부만으로 해결되는 것이 아니라 상부가 함께 작용해야 하기 때문이다.

흔들허리 유형의 경우엔 골반을 앞으로 내밀고 다니면서 하부 요추에 부담이 걸려 있고, 바닥에 드러누우면 골반 후방경사로 인해 엉덩이가 들리게 된다. 여기에는 무릎을 끌어안은 복부 압박 자세Pavanamuktāsana를 활용해 과신전되어 있는 고관절을 집어넣고 들려 있는 엉덩이를 눌러 내리며 하부 요추를 신전시키는 방법이 있다. 이에 대해서는 많은 내용이 함축되어

들려 있는 엉덩이

엉덩이를 눌러 내린 모습

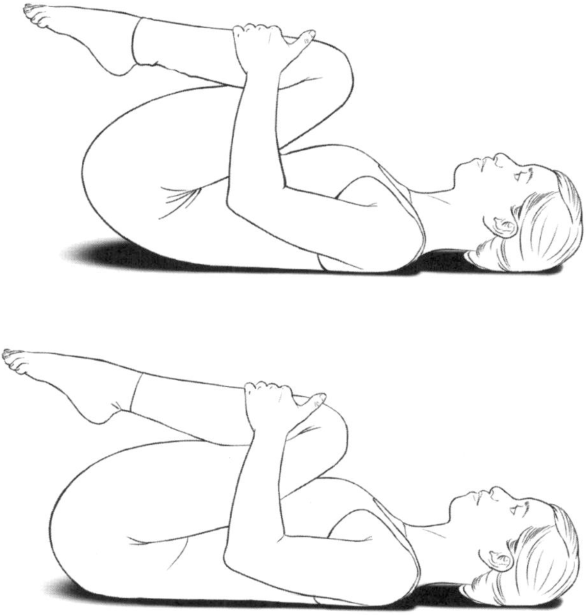

무릎을 끌어안은 복부 압박 자세

있어 추가적인 설명이 필요하지만, 여기서는 이런 방법이 있다는 것만 이야기하고 넘어가겠다.

흔들허리 유형으로 인해 천장관절이 좁아져 압박감을 느낄 때는 압박감이 느껴지는 쪽 무릎을 세워 반대편 바닥으로 넘기는 숩떠 마첸드러 아써너Supta matsyendrāsana[4]를 활용해 해소할 수 있다. 또한 후만된 상부 요추는 담요나 쿠션을 받쳐 만곡이 살아나도록 유도할 수 있다. 이때 쿠션의 위치가 중요하며, 단기간에 효과를 기대하기보다는 장기간 꾸준한 반복으로 서서히 교정되도록 해야 한다.

굽은 등 유형은 복합되어 있는 증상에 따라 요추 전만이나 후만도 위에 제시한 방법을 응용해서 교정할 수 있다. 기본적으로는 흉추 교정을 통해 웅크리고 있는 가슴을 펴야 하고 목·어깨의 긴장도 풀어야 한다. 이에 대해서는 바르게 선 자세인 따더 아써너Tāḍāsana를 설명하면서 이야기하고자 한다.

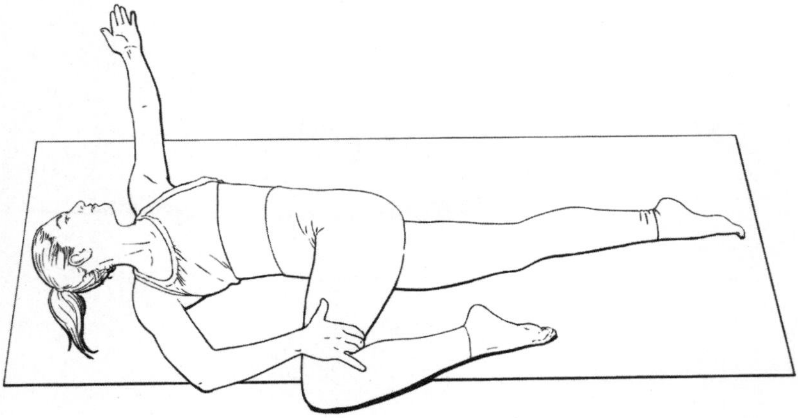

숩떠 마첸드러 아써너

4 'Supta matsyendrāsana'는 바닥에 드러누워supta 한쪽 무릎을 세워 반대편으로 넘기며 골반을 비트는 자세를 가리킨다.

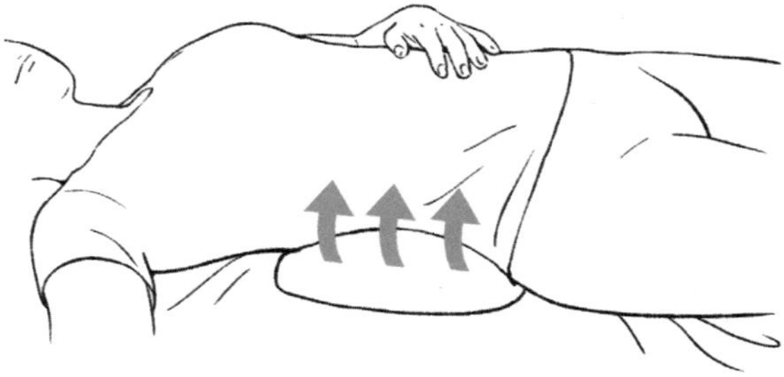

후만된 상부 요추에 쿠션을 받친 모습

그 전에 한 가지 주의사항을 짚고 넘어가는 것이 좋겠다. 서울대병원 재활의학과 정선근 교수는 어떠한 체형이든 이미 척추디스크에 손상을 입은 상태라면 허리를 굴곡시키거나 바닥에 눌러 붙이는 자세나 운동은 디스크 손상을 악화시킬 수 있다고 강조한다. 열정 넘치는 운동처방사나 요가 지도자들이 환자의 아픈 상태를 낫게 하겠다고 의욕적으로 이런저런 운동을 시키다가 증상을 악화시킬 수 있는 부분이므로 주의할 필요가 있다. 우선적으로는 디스크 손상이 아무는 것이 중요하고, 그 후에 주변 조직과 근육을 아주 천천히 강화해야 할 것이다.

여기에 덧붙여 각각의 체형에 따라 저자가 설명한 교정 방법은 하나의 예시로서, 인체 구조에 대한 이해를 넓히고 교정에 대한 참고사항으로 제시하지만 실제로 교정법으로 적용하는 데는 상당한 주의와 심화 과정이 필요함을 강조하고자 한다. 왜냐면 지도자는 더하기·빼기처럼 자신이 판단한 증상에 교정법을 대입하려고 하지만, 인체가 그렇게 단순하지 않아서 증상이 호전되는 것이 아니라 악화되는 경우도 많기 때문이다. 통증이 있는 환자 역시 자신이 느끼는 감각에 속기 쉬워서 과도한 운동이나 자세로 증상을 악화시키면서도 시원하다고 인식하기 쉽다. 의사가 처방하는 약이 잘못 사용되면 부작용이 크듯이, 교정이라는 것도 이와 같아서 자칫 몸을 상하게 할 수 있음을 명심해야 한다. 왼쪽으로 틀어져 있다고 오른쪽으로 비틀고, 뒤로 튀어나와 있다고 앞으로 밀어 넣으면 될 거라고 생각하는 경우가 많은데, 이렇게 대입하기보다는 **바른 자세를 잡도록 하는 것**이 안전하고 바람직하다. 이런 측면에서 우리는 바르게 서고, 바르게 앉고, 바르게 걷고, 바르게 눕는 방법들에 대해 이야기를 나눌 것이다.

따더 아써너

요가 아써너 중에 따더 아써너Tāḍāsana는 바르게 선 자세를 대표한다. 싼스끄리뜨 따더tāḍa가 산을 뜻하고, 아써너āsana가 자세나 좌법을 뜻하므로, 일반적으로 산 자세로 알려져 있고, 드물게는 야자나무 자세로도 알려져 있다. 이 자세의 또 다른 싼스끄리뜨 이름은 써머스티띠Samasthiti인데, 써머sama는 '고르다' '균형감 있다', 그리고 스티띠sthiti는 '확립되다' '서다'라는 의미다. 즉 써머스티띠Samasthiti는 흔들림 없이 안정된 자세로 땅을 딛고 서 있도록 현재 순간에 자신의 몸 상태에 주의를 기울이는 의식을 반영한 이름이다. 결국 따더 아써너Tāḍāsana는 써머스티띠Samasthiti가 되도록 하는 자세라고 할 수 있다. 즉 몸만 정렬되는 것이 아니라 의식도 깨어나서 몸을 통해 하늘과 땅을 연결하듯, 안과 밖을 연결한 상태가 써머스티띠Samasthiti인 것이다.

아엥가 요가에서는 따더 아써너Tāḍāsana를 서서 수련하는 모든 자세의 기초로 중요하게 여긴다. 이 자세는 수련자로 하여금 양쪽 발에 균등하게 체중을 싣는 방법을 가르친다.

1. 가지런히 발을 모은 기본 자세

두 발은 가지런히 모으고 선다. 이때 양쪽 뒤꿈치와 엄지발가락을 붙이고, 접이식 부채를 펼치듯이 발가락과 중족골 사이사이를 벌린다.

발목 위로는 정강이와 넓적다리의 연결이 중요하다. 무릎 사이가 벌어지지 않게 하려고 뒤꿈치는 붙이고 발끝을 벌리면 각 다리의 중심선이 정면을 향하지 않고 밖으로 돌게 된다. 그러면 꼬리뼈 좌우로 천장관절을 억압하게 된다. 인체 정렬에 사용하는 힘의 원리는 위아래 관절을 잡아 주는 힘의 방향을 상반되게 해서 회전력torque을 주는 것이다. 물론 꼬리뼈 중심으로 엉덩이 근육을 조이고 회음괄약근 또는 항문거근을 끌어올리듯이 하여 물러 번더Mūla bandha[5]를 유지하며, 두 다리 사이를 붙이려고 노력해야 한다. 엉덩이 근육의 긴장이 풀리면 안 된다. 하지만 각 다리의 중심선이 밖으로 돌지 않도록 넓적다리를 살짝 안으로 돌리듯 내측광근에 가볍게 힘을 주어 무릎 사이를 조이면 슬개골이 중심선 안으로 들어와 정강이와 넓적다리를 정렬하게 된다. 이때 무릎을 펴면서 중심축이 뒤로 밀려 과도하게 신전되지 않도록 주의한다.

어깨를 뒤로 말아 견갑골이 뒤로 튀어나오지 않도록 하여 가슴을 들고 등줄기를 뻗어 올린다. 복압을 유지하기 위해 배꼽을 잡아당겨 웃디야너 번더Uḍḍīyāna bandha를 유지한다. 복부를 수축시켜 흉곽 쪽으로 끌어당길 때, 횡격막이 흉부 쪽으로 들리면서 복부 기관이 위로, 그리고 척추 쪽으로 끌어당겨진다. 이때 요추 기립근의 적절한 긴장이 유지되어야 한다. 엉덩이 근육을 조이면서 흉요근막을 통해 엉덩이에 연결된 광배근과 그 안의 하부 승모근이 함께 조이고, 중부승모근을 수축시켜서 견갑골을 조이면 상부승모근이 뒤로 당겨지면서 머리를 중심선에 맞추게 된다. 이때에도 만약 엉

5 아엥가 선생님은 "항문에서 배꼽까지가 수축되어 척주로 끌어당겨 오르는 것"이라고 물러 번더를 정의한다.

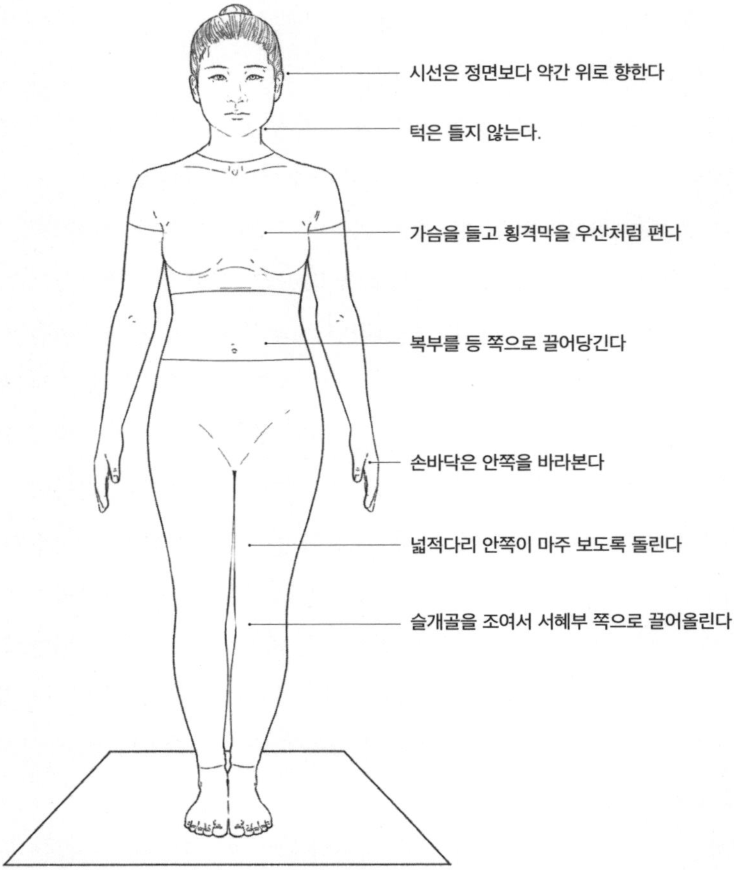

따더 아써너

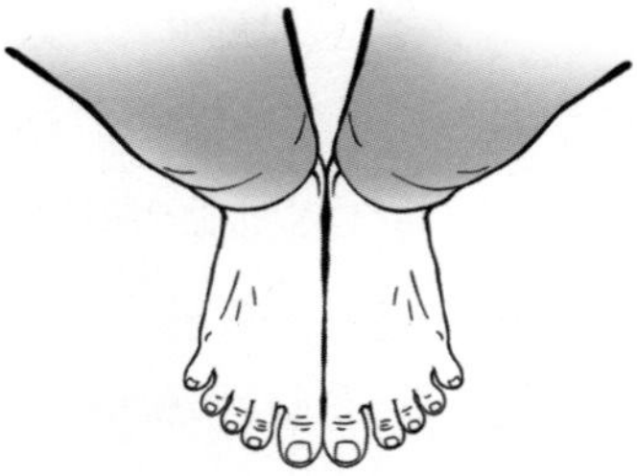

가지런히 모은 발

덩이가 무겁게 느껴진다면, 무릎 관절을 정렬할 때와는 반대 방향으로 회전력을 주는데, 둔근과 대퇴근막장근을 긴장시키며 넓적다리를 바깥방향으로 돌리듯이 힘을 주어야 한다. 무릎 관절을 정렬하는 것은 무릎에 안정성을 부여하고 발을 딛고 있는 지면과의 협응력을 높여 주지만, 중력의 부담으로부터 벗어나 하늘로 솟는 힘을 느끼려면 무릎 관절의 정렬 방향과는 반대 방향으로 역회전을 걸어야 한다.

양팔은 겨드랑이를 조이지 말고 다리 옆에 손가락 끝까지 곧게 뻗어 놓는다. 팔이 몸통에 붙거나 떨어져 있는 것은 어깨가 넓거나 좁거나, 아니면 팔꿈치가 안이나 밖으로 휜 체형에 따른 문제이므로 의식적으로 붙이거나 벌리려고 하지 않는다.

목은 척주의 만곡을 따라서 정상범위에 오면 된다. 양쪽 귓불이 어깨 위에 오도록 하여 중심선을 벗어나지 않도록 한다. 턱을 들거나 꺾어 내리지 않는다. 뒷목을 펴서 얼굴이 뒤통수 쪽으로 들어가듯이, 실제로 머리통을 뒤로 밀며 마치 누군가 정수리 부위의 머리카락을 위로 잡아 뽑듯이 해서 머리를 위로 들고 있도록 한다. 여기에 적용되는 잘런더러 번더Jālandhara bandha는 목에 힘을 주어 꺾어 내리는 것이 아니라 뒷목을 펴고 머리를 뒤로 밀어 성대와 인후부를 가볍게 압박하여 공기의 흐름을 제어하는 것이다.

만약 등이 굽고 둥근 어깨로 인해 손등이 정면을 향하는 경우라면, 어깨를 뒤로 말면서 양쪽 견갑골을 서로 가깝게 모으며, 손바닥이 앞을 향하도록 하면서 어깨를 뒤로 보낸다.

시선은 정면보다 약간 위를 향한다. 눈을 크게 떠서 제3의 눈이라는 미간을 통해 앞을 바라보는데, 양어깨도 시야에 채우듯이 넓게 한다. 이때 마치 시선이 외부를 바라보면서도 내면으로 들어와 안팎을 연결하여 자신의 몸을 뒤에서 바라보듯 한다. 의식을 내면화한다고 코끝을 바라보거나 눈을 감도록 하는 전통이 있지만, 자리에 앉거나 누워서 호흡 수련을 하는 것이 아닌 이상, 몸의 중심을 잡고 안팎으로 깨어 있어야 하므로 서서 하는 아써너 수련에 있어서는 결코 눈을 감거나 코끝을 바라보도록 권유하지 않는다.

이렇게 몸을 정렬한 상태로 호흡 작용을 알아차리는데, 목·어깨 부위를 긴장하여 어깨를 들고 있지 말고 늘어트리고 있도록 한다. 긴장을 하고 있으면 호흡이 얕아져 숨이 차게 된다. 들숨과 날숨에 따라 흉강과 복강의 수축과 팽창이 번갈아 일어나는 것을 지켜보는데, 이 때문에 몸통이 흔들리지 않도록 제어하고 있어야 한다. 체중은 발뒤꿈치나 발끝에 쏠리지 않도록 해서 양발에 고르게 분산시켜 놓는다.

이렇게 숨을 들이쉬고 내쉬면서 온몸을 감싸고 있는 피부까지 같이 숨을 쉬듯이 몸 전체를 느껴 볼 수도 있고, 아니면 피부가 뼛속으로 가라앉듯이 의식의 보호막을 쳐서 외부의 온도나 환경의 영향을 크게 받지 않도록 차단하기도 한다. '피부가 뼛속으로 가라앉듯이 의식의 보호막을 친다.'는 표현은 사실 경험해 보지 않으면 잘 이해가 되지 않는 표현이다. 세계 순방을 다니시던 아엥가 선생님이 1993년 초 일본을 거쳐 한국을 방문했을 때, 아직 꽃샘추위가 기승을 부릴 무렵이었는데, 인도에서 입고 오신 면 옷만 걸치시고도 추위에 떠는 모습을 보이지 않으시려고 사용하신 방법이기도 하다.

2. 발을 벌려 선 변형 자세

따더 아써너Tāḍāsana의 기본적인 변형 자세는 골반 너비로 발을 벌려 서는 것이다. 이렇게 하는 이유는 안정감을 높이기 위한 것이다. 살집이 있는 체형의 경우엔 발을 모아 서서는 중심을 잡기 어렵기도 하고, 그렇지 않더라도 팔을 올려 야자나무 자세를 취하거나 다른 동작으로 움직여야 할 때 중심을 잡으려고 이렇게 발을 벌려 서기도 한다.

어떤 전통에서는 팔을 위로 들어 올렸을 때, 두 팔을 나뭇가지에, 머리를 코코넛에 비유하여 야자나무 자세라고 부른다. 하지만, 그것은 외적 모습을 야자나무에 빗댄 표현일 뿐이다. 바로 선 자세를 따더 아써너Tāḍāsana로 산에 비유했을 때 태산같이 흔들림 없는 상태를 나타내고자 하는 것이라면, 나무에 비유했을 때도 그 의미에 연관성이 있어야 한다.

불·휘기·픈남·ᄀᆞᆫᄇᆞᄅᆞᆷ·매아·니 :뮐·ᄊᆡ곶 :됴·코ᄋᆢ·름·하 ᄂᆞ·니

뿌리 깊은 나무는 바람에 흔들리지 않아 꽃이 좋고 열매도 많이 열린다는 말이다. 이것은 나무가 바람에 흔들리지 않는다는 것이 아니다. 뿌리가 깊기에 바람에 흔들려도 영향을 크게 받지 않아 꽃이 지거나 열매가 떨어지지 않는다는 말이다. 같은 이유로 두 발을 벌려 섰을 때도 양발에 체중을

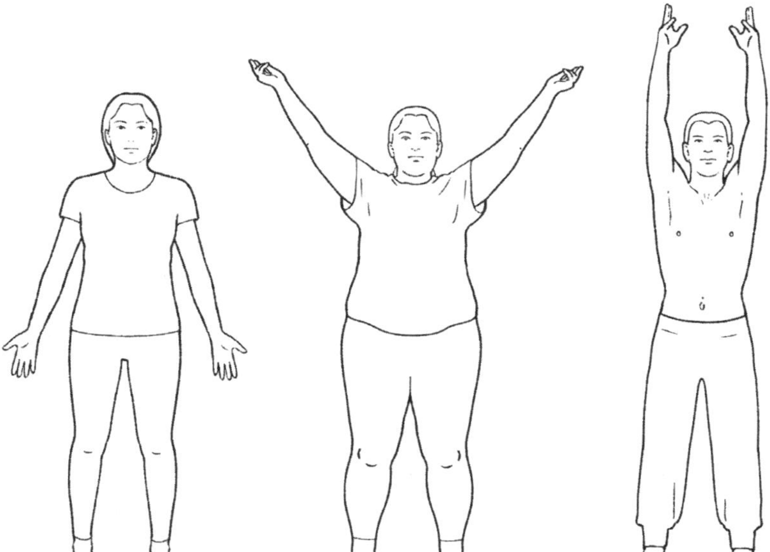

따더 아써너 변형 자세

고르게 분산하여 안정감 있게 서야 하며, 팔을 들어 올려 뻗거나 체중을 이동하는 동작 속에서도 균형감을 잃지 않도록動中靜 해야 한다. 이것은 발을 모으고 가만히 서 있을 때도 마찬가지다. 산같이 선다는 것은 정말로 어려운 일이다. 겉으로는 움직임이 없는 것 같이 보여도, 속으로는 중심이 꿈틀거리며 흔들리기 때문이다. 고요함 속의 움직임靜中動에 대한 아엥가 선생님의 말씀은 따더 아써너Tāḍāsana에서도 큰 울림으로 다가온다. "아써너는 여러분이 생각하는 그런 기계적인 것이 아닙니다. 그것은 종국에는 움직임과 버팀 사이에 균형을 이루는 의식이 포함된 것입니다."

따더 아써너 수련 시 주의사항

- 이 자세를 너무 오랫동안 지속하는 것은 다리나 허리의 근육을 굳게 할 수 있으니, 적절하게 지속 시간을 조절해야 한다.
- 무릎을 너무 과도하게 압박하여 통증이 생기지 않도록 한다.
- 저혈압이나 편두통, 불면증, 관절통을 겪고 있다면, 이 자세를 삼가는 것이 좋다. 일순간에 자세가 무너지면서 쓰러질 수 있기 때문이다.
- 눈을 감지 않도록 한다. 신체인지 능력이 향상되면 의식의 내면으로 들어가고 싶은 욕구가 일겠지만, 이완이나 좌선이 아닌 아써너 수련, 그것도 서서 하는 자세에서 의식의 개발은 눈을 뜨고 안팎으로 깨어 있는 상태에서 하는 것이다.

따더 아써너 수련의 유익함

- 우둔하고 침체된 상태를 벗어나 상쾌하고 활력이 넘치게 된다.
- 신체인지 능력을 향상시킨다. 몸과 마음의 소통이 원활해지고 지금 여기에 깨어 있게 한다.
- 깨어 있는 의식으로 수련하는 따더 아써너Tāḍāsana, 즉 써머스티띠Samasthiti는 두 발은 땅을 딛고 머리는 하늘을 향해 들어올려, 시선은 안팎으로, 즉 밖을 보고 있으나 자기 자신도 동시에 지켜보는 수련이다. 이를 통해 자연과의 유대감, 외부 세계와의 연결을 확인한다.

• 아엥가 선생님이 말씀하셨듯이 따더 아써너를 숙련하면 다른 아써너들은 저절로 따라오게 된다.

바로 선 자세에서 턱을 들어야 할지 내려야 할지는 신중하게 접근해야 한다. 정형화된 교육을 받은 요가강사나 PT강사들 대부분은 바른 자세를 취하기 위해 턱은 들지 말고 꺾어 내려야 한다고 배웠을 것이다. 그런데 도수치료를 하는 물리치료사나 재활치료를 하는 신경외과 전문의들은 대부분 턱을 꺾어 내리지 말고 고개를 도도하게 들고 다니라고 말한다. 이러한 차이는 왜 발생하는 것이며, 어떻게 하는 것이 좋을까? 이에 대해선 각자의 입장 차이를 이해해야 하고, 기본적인 원리는 무엇이며, 예외적 적용은 어떻게 해야 하는가를 밝혀야 한다. 정상체형의 경우엔 턱을 들지 말고 뒷목을 펴서 정면을 바라보는 데 문제가 없겠지만, 이미 일자목이나 거북목으로 목·어깨 부위가 뭉쳐서 통증이 시작된 사람들을 접하는 의료인 입장에서는 차라리 턱을 들고 다니라고 말할 것이다. 하지만 이렇게 하는 것은 임시방편이 될 수는 있어도 어떻게 하는 것이 바른 자세인지에 대한 기준을 제시하지는 못한다. 길을 걸어 다닐 때 노상 하늘을 쳐다보고 다닐 수는 없기 때문이다.

그런데 목을 꺾어 내리는 방법에도 문제는 있다. 왜 그렇게 해야 하는지에 대한 원리를 이해하지 않고, 획일적으로 그렇게 하는 것은 목·어깨 부위 통증을 유발시키거나 나아가 일자목, 거북목 등의 증상을 악화시킬 수 있기 때문이다.

목 문제는 목만 봐서는 안 되고, 척주 전체를 봐야 한다. 머리가 중심선에서 크게 벗어나지 않은 것 같아 보여도 골반이 후방경사되면서 등허리가 펴지게 되면 목이 앞으로 기울어지게 되기 때문이다. 역C자 목은 대부분 둥근 어깨에 호흡근인 사각근이 심하게 수축되어 있어서 숨을 충분히 들

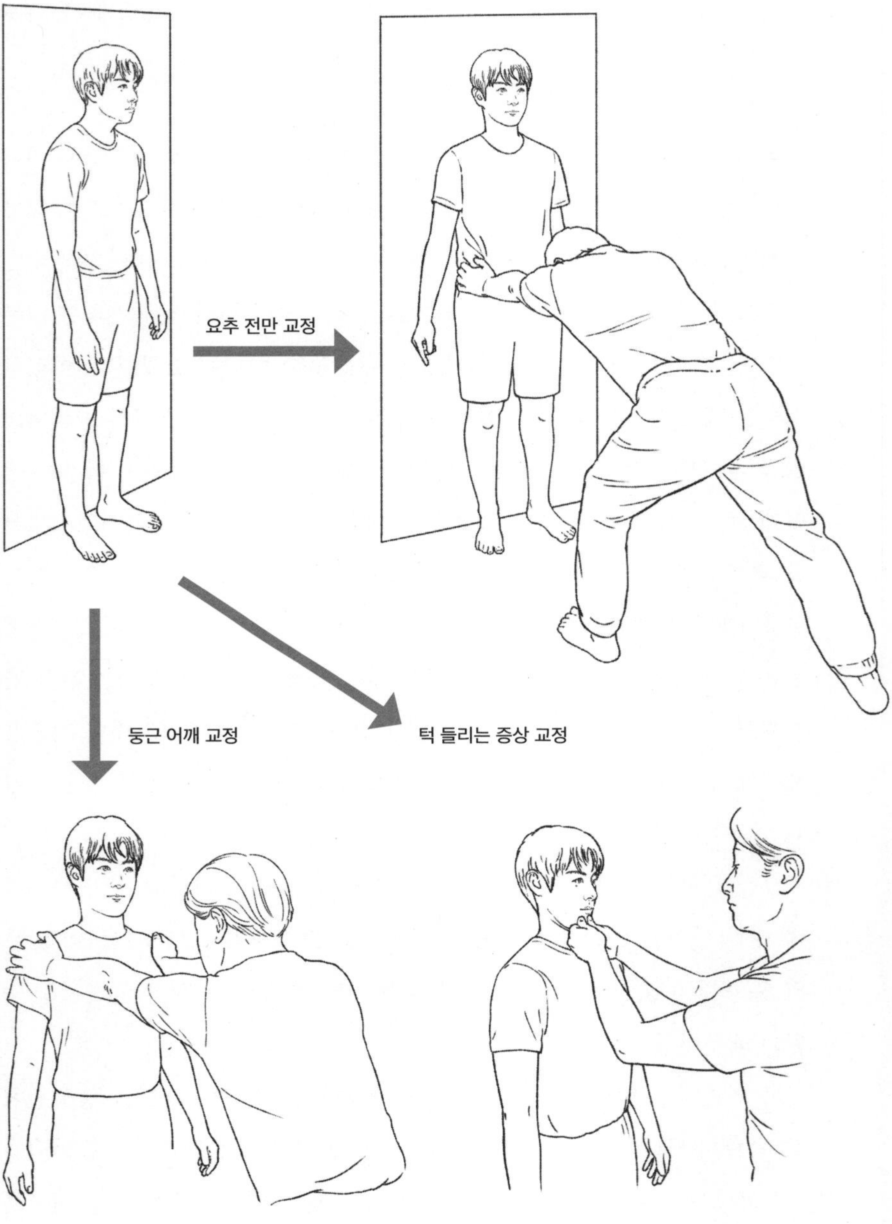

바로 선 자세 교정 방법

이쉬고 내쉬지 못한다. 굽어 있던 체형이 한 번에 바르게 펴지는 그런 일은 일어나지 않겠지만, 그래도 정상적인 체형이 되도록 노력해야 한다.

이러한 측면에서 벽을 등지고 서서 골격을 정렬하는 방법이 있다. 발뒤꿈치를 벽에 붙이고, 엉덩이, 등·어깨를 벽에 붙이고 서 보자. 정상적인 요추 만곡이 살아 있는 경우라면 손가락들이 허리 밑에 들어가게 된다. 만약 손바닥 전체가 쑥 들어간다면 요추 전방전위가 된 상태로 판단하고, 보조자가 전상장골극 부위를 손바닥으로 감싸서 골반을 벽 쪽으로 눌러 주어 꼬리뼈가 아래로 내려가면서 허리가 펴지게 한다.

둥근 어깨의 경우엔, 어깨가 벽에서 떨어지면서 견갑골의 날이 서게 된다. 이때 양쪽 어깨를 손바닥으로 감싸서 벽을 향해 눌러 주면 가슴이 펴지면서 어깨가 벽에 붙을 수 있다.

뒤통수가 벽에 붙지 않거나 턱이 들리는 경우엔, 보조자가 엄지손가락과 검지를 모아서 실행자의 아래턱 위아래 모서리에 대고 뒤통수가 우선 벽에 붙도록 눌러 준 뒤, 뒷목이 늘어나도록 대각선 방향으로 밀어 줄 수 있다. 마치 머리를 들어 올리듯이 하는 것이다. 이것은 턱을 아래로 꺾어 내리는 것과는 분명히 다른 것이다. 일자목을 만드는 것이 아닌가 하는 의구심이 들겠지만, 경추 뿌리 부분을 안정시켜 놓고, 경추 마디마디를 늘려 펴며 만곡을 살려 머리가 중심선 위에 오도록 정렬하는 방법이다.

그런데 심하게 굳어 있는 요추 후만 혹은 거북목 체형의 경우엔 의료인들이 제시하듯, 턱을 들고 허리를 펴고 가슴을 들고 있는 자세를 인위적으로 만들어 줄 필요가 있다. 목 문제를 목만 다루고 허리 문제를 허리만 다룬다고 증상이 개선되는 것은 아니지만, 그럼에도 각 부위에 척추의 분절이 제대로 가동하도록 신전시켜 주는 것은 그 나름의 의미가 있다. 왜냐면 대부분의 척추 문제는 위아래 마디가 유연하게 움직이지 못하고, 유착되어 뻣뻣해지면서 발생하기 때문이다. 이런 측면에서 덧베개 위에 누워 근육의 긴장을 풀고 이완된 상태로 척주의 2차 만곡을 살리는 방법이 도움이 될 수 있다.

3. 경추 만곡 살리기

아래의 그림은 덧베개에 드러누워 경추 부위가 베개 끝에 걸리게 해서 머리를 뒤로 젖히고 쉬는 모습이다. 목은 어깨와 하나의 그룹으로 이해한다고 했는데, 또 하나 고려해야 할 부위는 머리다. 무거운 머리를 목뼈 7개가 받치고 있기 때문에 머리와 연결되는 부위도 필연적으로 주의가 필요하기 때문이다.

만약 이 자세에서 어지러움을 느끼거나 속이 메슥거린다면, 몸통 전체를 다리 쪽으로 살짝 이동시켜 머리도 베개 위에 올려 놓는 요추 만곡 살리기 자세로 전환해야 한다.(54쪽 그림 참조) 이런 경우는 경추 1번과 2번의 정렬이 어긋나 있거나 뒤로 밀려 나와서 대뇌로 연결되는 혈관이나 신경을 압박하고 있을 수 있기 때문이다. 이럴 땐 수기요법으로 경추 교정을 받는 것이 좋다. 증상이 미미하면 이 자세를 유지한 상태로 도리도리 운동을 할 수 있다. 고개를 좌우로 도리도리 흔들어 주면, 경추 부위의 긴장을 푸는 데 도

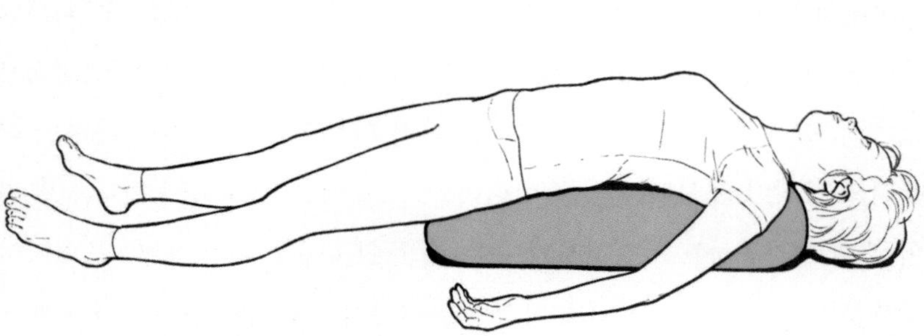

경추 만곡 살리기

움이 된다.

또 다른 경우로 어깨가 뻐근하거나 팔이나 손에 압박감이 느껴질 수 있다. 이 경우 경추 5, 6, 7번이 뒤로 밀려 나오거나 비틀어져서 위팔신경을 누르고 있거나 둥근 어깨의 경우 쇄골과 늑골 1번 사이가 좁아져 신경을 억압하고 있을 수 있다. 많은 경우에 소흉근이 수축되어 있기도 하다. 이때는 머리를 베개 위로 올리기보다는 오히려 머리 쪽으로 살짝 더 올라가서 경추 5, 6, 7번이 베개 끄트머리에 눌리도록 위치를 잡고, 등 뒤의 견갑골을 척주 중심 방향으로 서로 가깝게 당겨 가슴을 펴고 양쪽 어깨가 으쓱 올라가서 목을 좁히지 않도록 팔꿈치 쪽으로 늘어 트려놓고 도리도리 운동을 한다.

어깨 관절 자체의 가동성을 확인하면서 굳은 어깨를 푸는 시곗바늘 운동도 있다. 드러누워 양팔을 손바닥이 천장을 향해 뻗은 상태로 손등으로 마룻바닥을 쓸 듯이 머리 옆까지 끌어올려 만세 자세를 취했다가 다시 엉덩이 옆으로 내리는 동작을 10여 회 반복하는 것이다. 어깨가 굳어 있는 사람들은 손등이 바닥에 닿지 않을 것이고, 손등이 바닥에 닿더라도 동작이 자연스럽지 못하고 어딘가 뚝뚝 걸리는 듯한 움직임을 보이는데, 이 역시 꾸준히 수련하다 보면 풀리게 된다.

4. 요추 만곡 살리기

일자허리로 요추 만곡이 사라진 경우, 덧베개 위에 드러누운 숩따 받다 꼬너 아써너Supta baddhakoṇa āsana는 만곡을 회복하는 데 도움을 줄 수 있다. 허리의 굴곡과 신전이 정상적으로 이루어지고 있고, 평상시 허리의 만곡이 유지되고 있다면 문제가 없겠지만, 의자에 앉아서 하는 작업을 오랜 시간 동안 하는 사람들은 만곡이 무너져 일자허리가 되거나 한쪽으로 기울어지

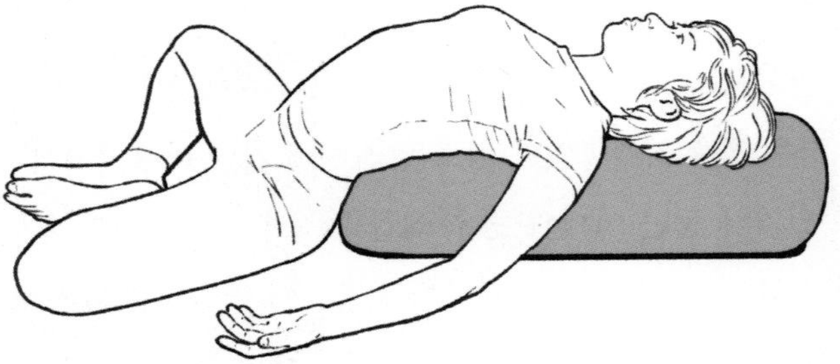

숩떠 받다꼬너 아써너

는 측만이 되어 허리 통증으로 고생하는 경우가 많다.

디스크가 마치 바람 빠진 쿠션처럼 짓눌려서 탄성이 사라져 있는데, 이런 경우 이렇게 덧베개를 사용하여 허리를 받치는 것은 척추 사이 공간을 확장시켜서 짓눌렸던 쿠션 같은 디스크가 주변 조직액으로부터 영양분을 받아들여서 다시 충전되도록 하는 데 도움이 된다. 허리 통증이 대개 하부 요추에서 주로 느껴진다고 덧베개를 천골에 바짝 밀착시키는 수련자들이 있는데, 그것은 개념이 실제를 무시해서 증상을 악화시키는 요인이 된다. 요추 중상부에 받쳐야 한다.

바르게 앉기

이제 바르게 서기에 이어서 바르게 앉는 자세에 대해 이야기하고자 한다. 원래 요가 수련에 있어서 아써너Āsana는 명상을 하기 위해 바른 자세로 앉는 좌법坐法을 뜻하는 단어다. 명상을 하기 위해서는 오랫동안 앉아 있을 수 있어야 하는데, 그러기 위해서는 한쪽 다리를 앞으로 빼거나, 두 다리 모두 한쪽 방향으로 넘기거나 하여 골반이 기울어지는 자세는 피해야 한다.

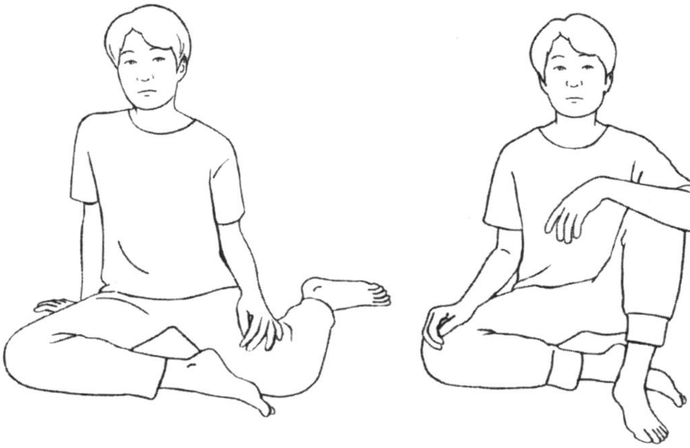

잘못된 앉기 자세

바르게 앉는 자세는 바르게 서기와 그 원리가 다르지 않다. 다만 그 원리를 어떻게 적용하느냐 하는 문제가 남는다. 아래 그림은 척추의 만곡이 살아 있는 자세와 그렇지 못한 자세를 보여 준다.

이것은 바닥에 앉아 있을 때도 나타나는 현상이다. TV 시청을 하다가 허리를 편다고 다음 그림에서처럼 무릎을 감싸 안고 앉으면 당장은 허리가

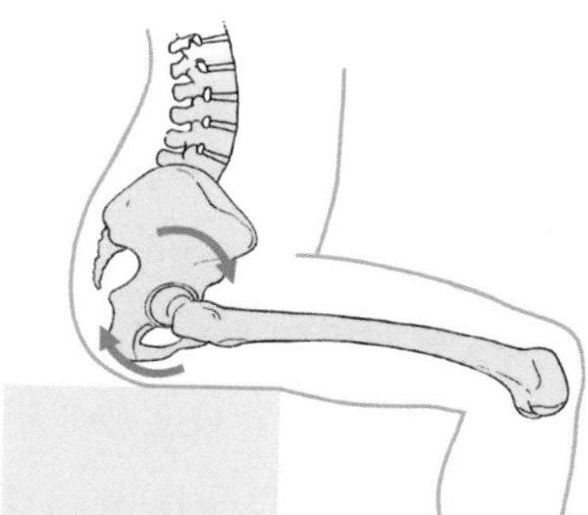

척추 만곡이 살아 있는 바른 자세

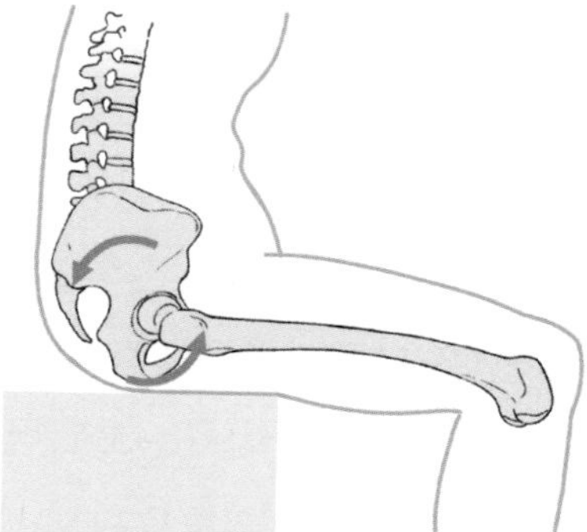

요추가 후만된 바르지 못한 자세

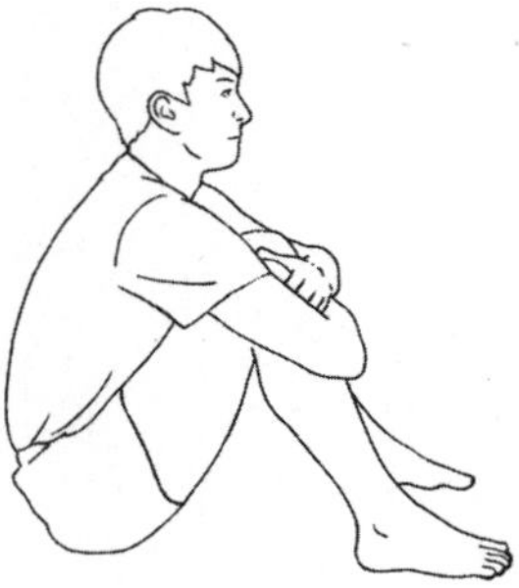

앉아서 TV 보는 자세

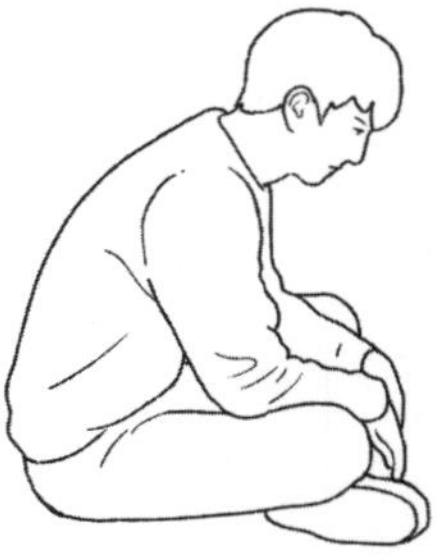

양반다리 자세

펴지면서 시원한 느낌이 들겠지만, 한동안 이 자세를 지속하고 있으면 요추 후만을 만들고 요추기립근은 팽팽한 긴장감으로 중노동을 하고 있게 된다. 이것은 소위 양반다리로 다리를 꼬고 앉을 때도 주의해야 하는 사항이다. 허리가 펴지면서 엉덩이가 처지거나 등이 둥글게 굽는 척추 변형이 일어날 수 있으니 주의가 필요하다.(35쪽 '굽은 등 유형' 그림 참조)

한쪽으로 골반이 기우는 것을 방지하고 척추의 만곡을 살려서 앉는 방법은 무릎을 꿇고 앉는 것이다. 그런데 이렇게 무릎을 꿇고 앉으면 다리가 저려서 오래 앉아 있을 수 없다. 그래서 종교의식에서 엉덩이 밑을 받침대로 괴어 종아리나 무릎에 가해지는 부담을 줄이기도 한다. 아니면 장궤長跪라고 해서 엉덩이를 들어 몸통을 길게 세워 무릎을 꿇기도 한다. 이 자세에서도 장시간 자세를 유지하기 위해 상체를 의지할 수 있는 받침대를 사용하기도 한다.

자신을 낮추어 신앙의 대상에 내맡기는 종교적 의미를 제외하고 자세만 고려하면, 이런 자세는 모두 척추의 만곡을 살려 허리에 부담을 줄여 주는 자세다. 하지만 척주를 바로 세워 의식이 각성되도록 하는 이러한 자세는 20~30분의 기도에는 적합할지 몰라도, 그보다 긴 명상에는 권유하지 않는다. 자세를 유지하기 위한 노력이 내면으로의 침잠을 방해할 것이기

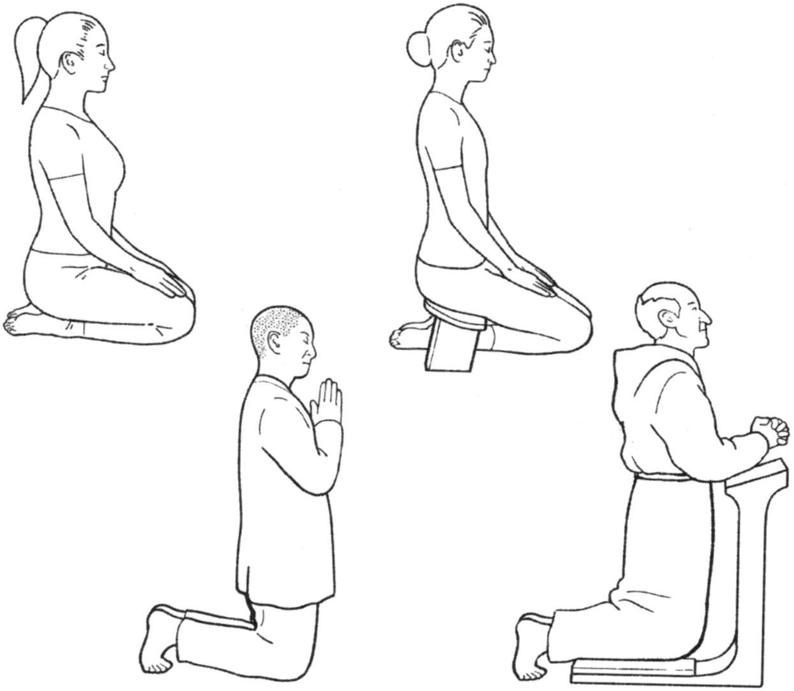

무릎을 꿇고 앉는 자세

때문이다.

아엥가 선생님은 『요가 디피카Light on Yoga』에서 영웅좌英雄坐, Vīrāsana[6]를 설명하면서 종아리에 부담을 줄이기 위해 양발을 좌우로 벌려 무릎을 꿇는 자세로 들어가기 위한 몇 단계를 보여 주고 있는데, 이것은 무릎의 유연성을 점차 확보해 가면서 가능해지는 것이다.[7]

그럼에도 불구하고 명상을 하기 위해 장시간 앉아야 한다면, 마찬가지 이유로 무릎을 꿇고 앉는 자세를 권유하지는 않는다. 같은 이유로 양쪽 다

6 Vīrāsana는 영웅을 뜻하는 Vīra와 좌법(坐法)을 뜻하는 āsana가 결합된 단어로서, 앉아 있는 모습이 마치 말에 올라탄 장수처럼 몸통을 꼿꼿이 세운 당당한 모습이라서 이렇게 이름 붙은 것으로 생각한다.

7 『Light on Yoga』(B. K. S Iyengar) p. 120~121 참조

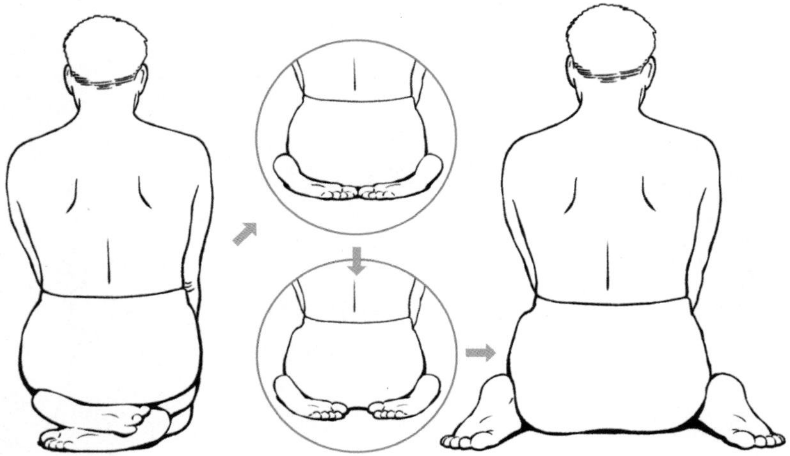

아엥가 선생님의 좌법

리를 ∞자 모양으로 꼬고 앉는 가부좌跏趺坐, 즉 연화좌蓮華坐, Padmāsana도 권장하지 않는다. 이 자세는 유연성이 확보되어 통증이 문제가 되지 않는 경우에는 집중에 도움이 되겠지만, 그렇지 않다면 통증과 싸우면서 대부분의 시간을 보내기 십상이기 때문이다.

그래서 한쪽 다리를 반대쪽 다리 위에 올리는 반가부좌半跏趺坐, Ardha Padmāsana로 대안을 삼기도 하는데, 양쪽을 번갈아 하기보다는 자신이 편하게 느끼는 쪽을 선호함으로써 한쪽 무릎이 들리며 골반의 비대칭이 심화될 우려가 있다.

이것을 방지하면서 접지 면적을 넓혀서 안정감을 확보하는 자세가 양무릎을 좌우로 좀 더 넓게 벌려 발목만 포개어 놓은 성취좌成就坐, siddhāsana[8]다.

8 siddha를 영적인 성취(siddhi)를 이룬 사람으로 해석하여 이 아써너를 '달인좌'로 번역하기도 하는데, siddhāsana는 명상수행에 적합도록 몸을 가꾸는 다른 모든 아써너들의 완성으로, 나아가 영적 성취를 위한 좌법으로 이해하는 것이 보다 바람직해 보인다.

가부좌

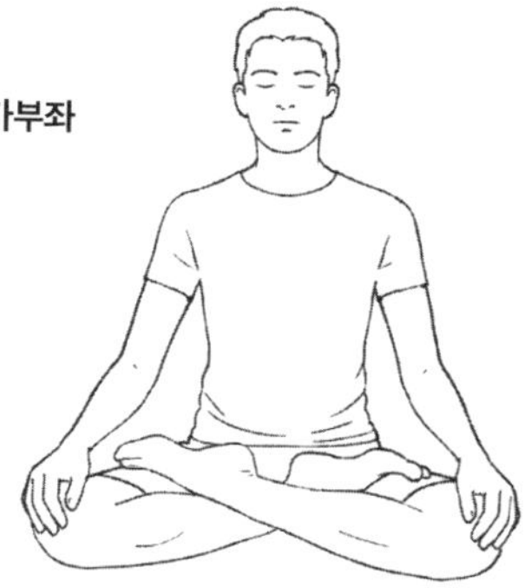

반가부좌

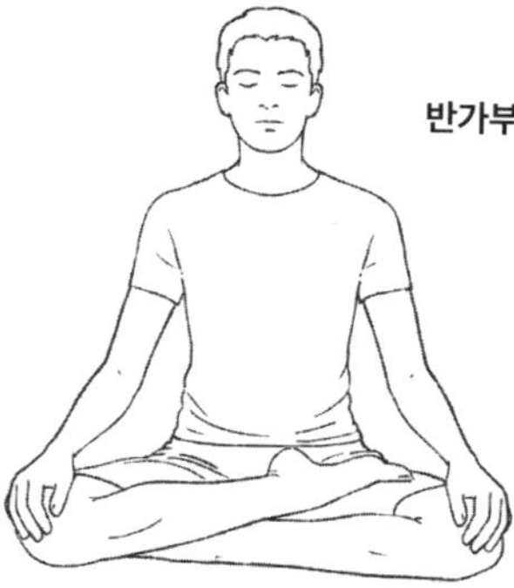

성취좌

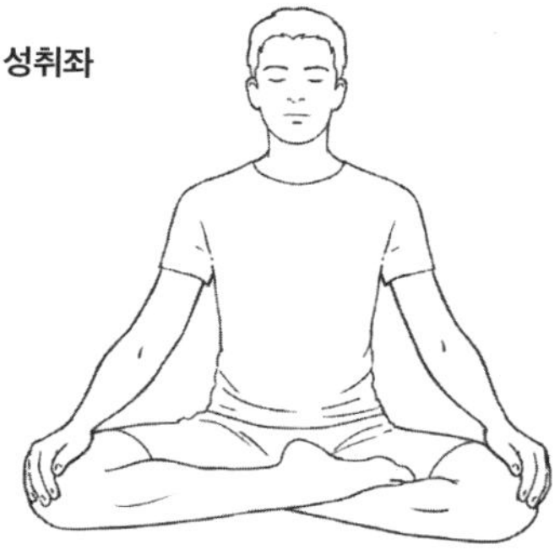

해부좌

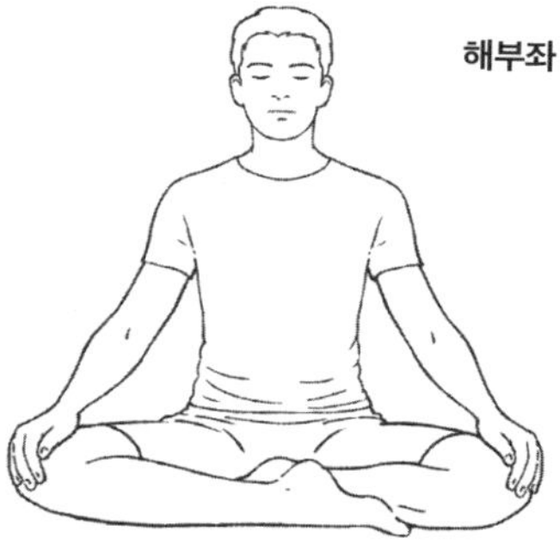

만자좌

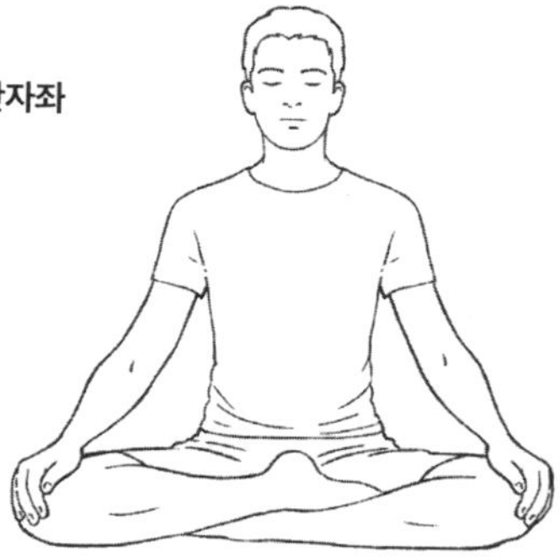

책상다리 자세

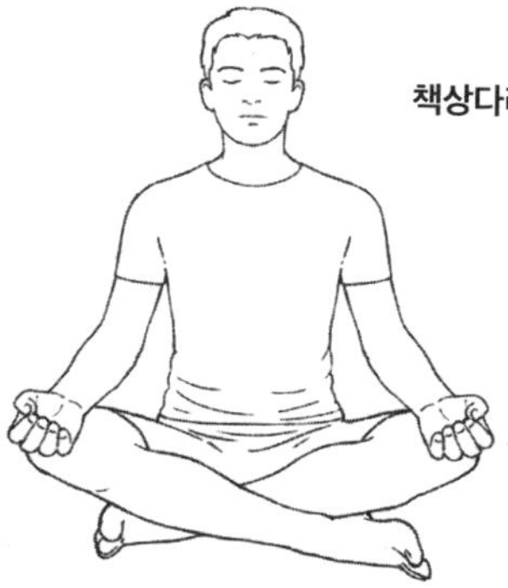

이에 대한 변형으로 발목을 앞뒤로 풀어 놓는 해부좌解趺坐, muktāsana,[9] 발끝을 반대편 넓적다리와 종아리 사이에 찔러 넣은 만자좌卍字坐, svastikāsana[10] 등이 있지만, 이들은 성취좌siddhāsana의 변형으로 다리 근육의 굵기와 체온이나 외부 온도 변화에 따른 적용의 문제일 뿐, 달인좌, 해탈좌, 길상좌로 번역할 때처럼 명칭이 제시하는 실제적 의미가 있다고 보지는 않는다. 이때 이 자세들도 고관절의 유연성이 확보되지 않은 상태에서는 편안하게 지속하기 어렵다. 그래서 보다 더 편한sukha 자세인 책상다리 자세sukhāsana로 앉는다.

그런데 책상다리 자세sukhāsana든, 성취좌成就坐, siddhāsana든, 허리가 뒤로 밀려 나오지 않게 하려면, 엉덩이를 살짝 뒤로 빼어 좌골결절 앞부분으로 앉아야 한다. 이렇게 하면 마치 무릎을 꿇고 앉았을 때와 마찬가지로 골반이

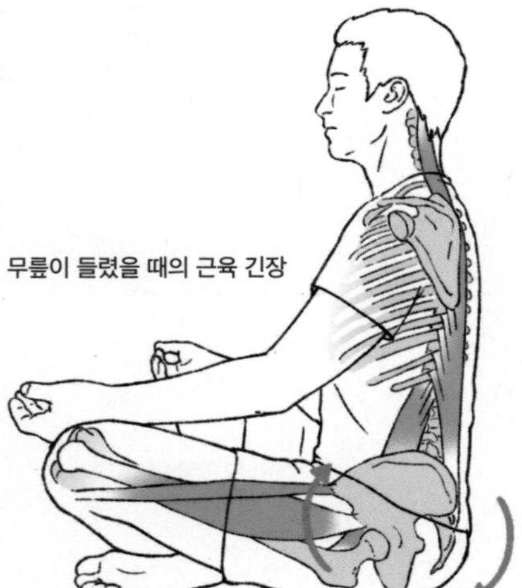

무릎이 들린 자세

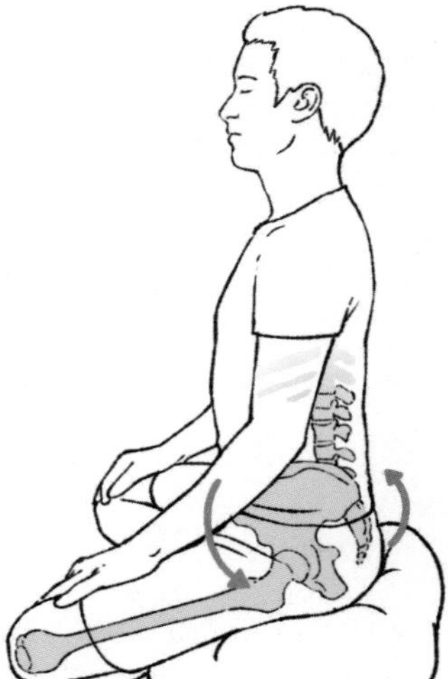

무릎이 들리지 않은 자세

9 muktāsana는 mukta를 해탈(解脫)로 보아 해탈좌(解脫坐)로 번역하기도 하지만, 꼬았던 다리를 푼 형태적인 것으로 이해하여 해부좌(解趺坐)로 번역한다.

10 svastika라는 단어가 경사롭다, 상서롭다는 뜻이 있어서 길상(吉祥)으로 옮기기도 하지만, 여기서는 발끝을 말아 넣은 두 다리 모습이 卍자를 연상시키는 형태적인 것으로 이해한다.

후방경사되는 것을 방지하여 요추 만곡을 유지할 수 있도록 도울 것이다.

또 하나 주의사항은 무릎이 들려 서혜부가 깊숙이 찔려 들어와 있으면 안 된다는 것이다. 이럴 땐, 방석이나 담요를 말아서 엉덩이 밑을 받쳐서 골반의 높이를 높여 주어야 한다. 꾸준한 수련으로 무릎과 고관절의 유연성이 확보되면 방석의 높이를 낮추어도 문제가 없게 된다.

이상의 설명은 명상 수행을 위해 오랫동안 앉기 위한 조언이다. 내면 세계로 침잠하기 위해 몸과 마음을 안정시키고 깨어 있는 의식 상태를 유지하는 데는 움직이거나 서 있거나 누워 있는 자세보다는 앉아 있는 자세가 좋다. 특별한 문제가 없다면 전통적인 방식에서 스승들은 이러한 자세들에 익숙해지길 권고할 것이다. 그러나 척추디스크가 손상된 사람들은 결코 바닥에 앉는 것을 권유하지 않는다. 상태를 악화시킬 수 있기 때문이다.

오늘날 컴퓨터 작업을 장시간 하는 직장인들은 나이를 막론하고 목·어깨 통증, 허리·골반 통증을 달고 사람들이 대부분이다. 컴퓨터 작업을 하기 위해 의자에 앉는 자세가 잘못되었기 때문이다. 목·어깨 통증은 모니터의 높이가 눈높이보다 낮거나 모니터가 정면이 아닌 좌우 한쪽에 치우쳐 있을 때 많이 발생한다. 또한 허리·골반 통증은 대부분 의자에 앉는 방법이 잘못되었기 때문이다.

사람들은 대부분 '바르게 앉는 자세'를 알고 있다. 엉덩이를 살짝 뒤로 빼서 허리를 펴고 앉으면 된다. 문제는 이러한 원리가 현실에서 제대로 적용되지 않는다는 것이다. 대개 의자에 앉을 때는 명상을 할 때처럼 몸에 대한 각성된 의식을 유지하면서

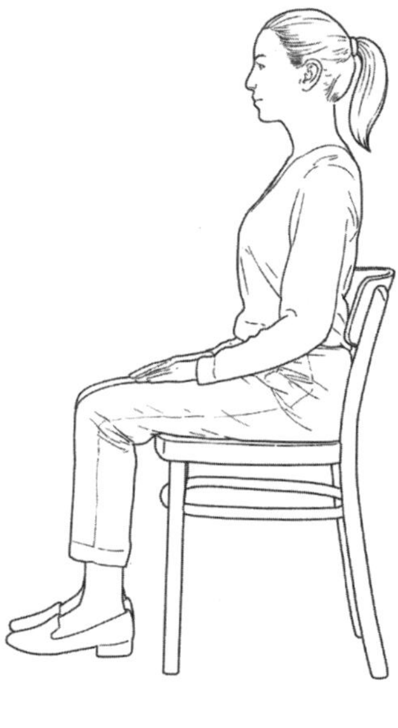

바르게 앉은 자세

가만히 있는 것이 아니라, 어떤 작업을 하기 위해 앉기 때문에 자세가 무너져도 인식을 하지 못한다. 여기에는 두 가지 유형이 있는데, 하나는 굽은 등에 거북목을 만드는 '전방주시 몰입 자세'이고, 다른 하나는 흔들허리 체형을 만드는 '나는 쉬고 싶어 자세'다.

'전방주시 몰입 자세'는 말할 것도 없고, '나는 쉬고 싶어 자세'도 한번 자세를 잡으면 한동안 지속하는 양태를 띤다. 소파에 앉아 편안하게 TV를 시청하는 것 같지만, 허리에는 엄청난 부담을 주고 있는 것이다. 컴퓨터 작업을 하다가 '전방주시 몰입 자세'로 피로해진 허리를 쉬게 하려고 '나는 쉬고 싶어 자세'를 잡아도, 당장은 쉬는 것 같겠지만 나중엔 안절부절못하게 된다.

그런데 똑바로 앉는다고 의자에 엉덩이를 깊숙이 집어넣고 허리를 꼿꼿하게 세웠는데도 통증이 느껴지는 이유는 무엇일까? 그 이유는 다음 그림

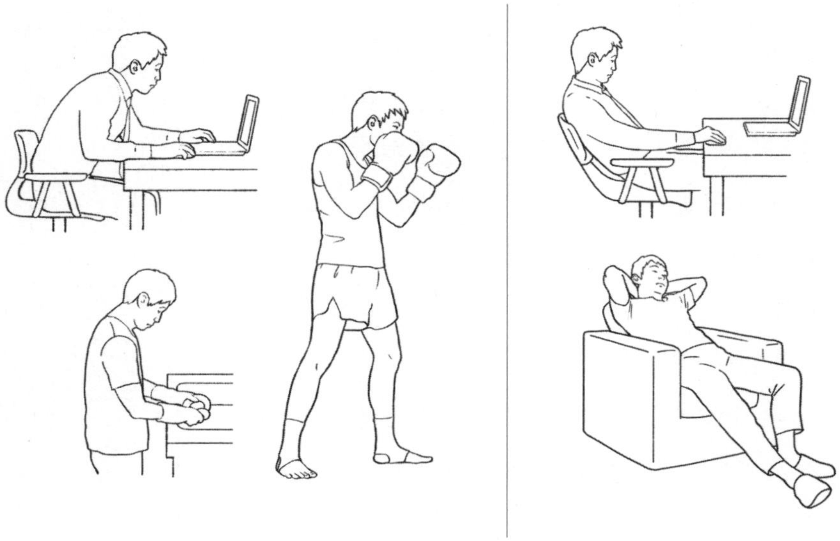

전방주시 몰입 자세 **나는 쉬고 싶어 자세**

에서 보다시피, 허리를 편다는 것이 지나쳐서 허리를 굳혔기 때문이다. 이것은 명상을 시작한 초보자들에게서도 자주 발생하는 문제다. 명상을 시작하고 나서 20~30분이 지나면서 배가 꺼지고 허리가 굽으려 할 때 이것을 버티려고 배와 허리에 힘을 주어 굳히면 등줄기 전체가 뻣뻣해진다. 이 때문에 어깨가 들리고 숨이 가빠지면서 나중엔 감정적 동요까지 발생하곤 한다.

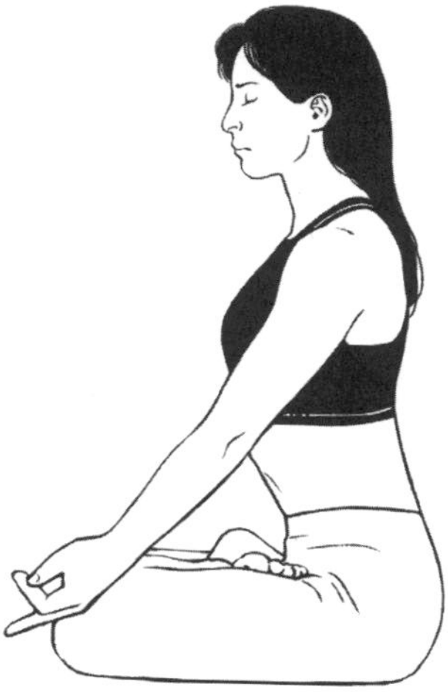

전형적인 명상 자세

우리 몸은 호흡 작용과 더불어 의식이 내면으로 들어가면서 발생하는 자연적인 몸의 리듬 때문에 결코 경직된 자세를 유지할 수 없다. 인간은 로봇이 아니고 유기체다. 한 자세로 몸을 굳히는 것만큼 우리의 몸을 괴롭히는 일은 없다. 소위 '전형적인 명상 자세'는 오래 유지하기도 힘들지만, 자세를 유지하고 있는 동안에도 내가 뭔가

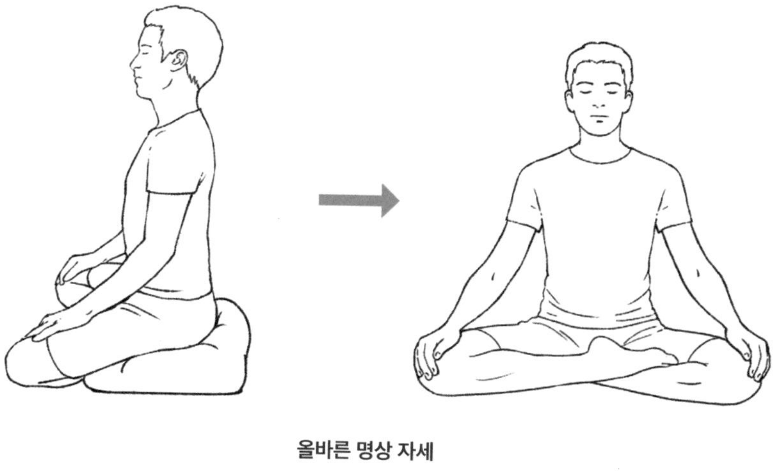

올바른 명상 자세

하고 있다는 자의식을 갖기에 딱 좋은 자세다.

명상 중 허리가 숙여졌다가 다시 펴는 것이 잘못된 것은 아니다. 명상 고수가 허리를 편 채로 장시간 앉아 있는 것도 몸에 힘을 뺀 채로 호흡을 통한 에너지 기둥이 몸통을 받치고 있는 것이지 결코 의지력을 발휘하여 근육에 힘을 주고 버티고 있는 것이 아니다. 이런 식으로 몸통을 바로 세워 앉는 것이 자연스러워지면, 엉덩이를 받치는 방석의 높이가 낮아져도 큰 문제가 되지 않는다. 오히려 두꺼운 방석을 고수하는 것이 허리에 부담을 가중시킬 수도 있으니, 자신에게 적합한 높이를 찾는 것이 중요하다.

다시 의자에 앉는 자세로 돌아와서 살펴보자면, 엉덩이를 뒤로 빼고 앉기 위해 발이 무릎보다 뒤에 있어야 한다고 기준을 세우면, 스쿼트Squat나 웃까따 아써너Utakatāsana처럼 골반 전방경사에 척주를 편 바른 자세가 되는 것은 맞다. 하지만 하루 종일 컴퓨터 앞에 그렇게 자세를 잡고 있을 수는 없다. 스쿼트 자세를 장시간 유지하는 것처럼 허리에 엄청난 부담을 줄 것

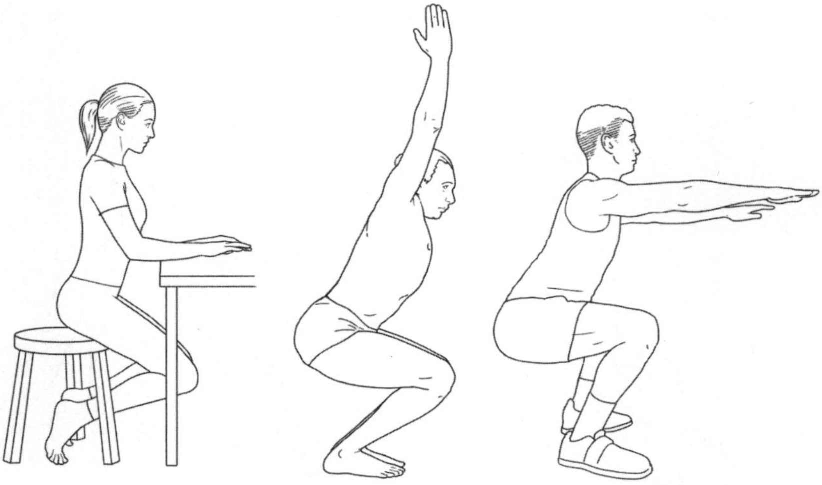

발을 무릎보다 뒤로 빼어 앉은 자세 **웃까따 아써너** **스쿼트**

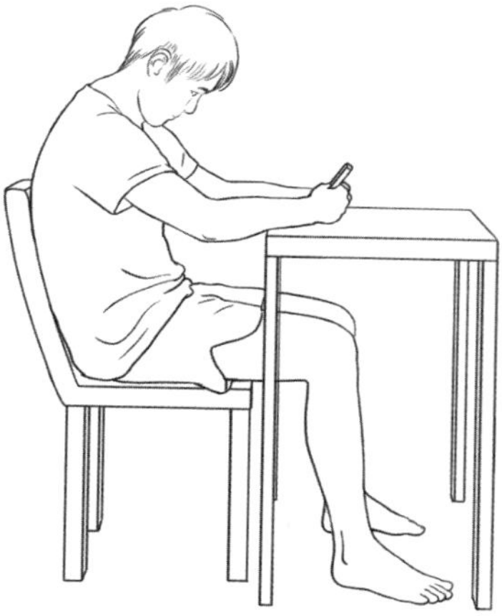

의자에 잘못 앉은 자세

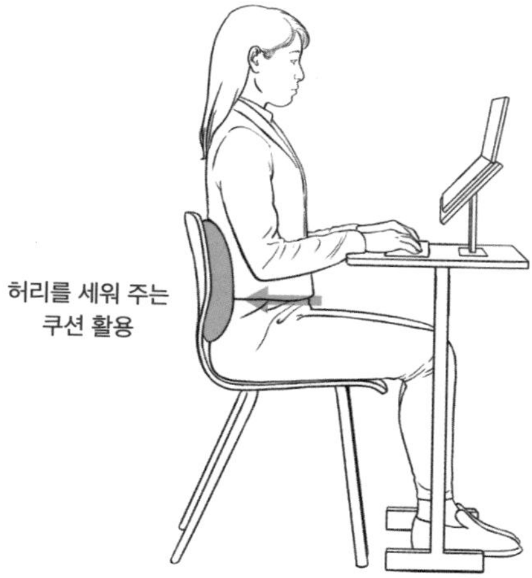

의자에 바르게 앉은 자세

이기 때문이다.

중간중간 척추가 쉴 수 있도록 등을 기댈 수 있는 등받이가 있어야 한다. 또 척추를 바로 세우는 것도 의식해야 하지만, 몸통을 수직으로 세우기보다는 등받이와 몸통 사이에 체중을 받쳐 줄 수 있는 쿠션이 있어서 몸통을 살짝 뒤로 기울여 의지할 수 있어야 한다. 물론 여기서도 스마트폰을 본다고 고개를 앞으로 쭉 빼서 거북목 자세를 만들면 곤란하다.

만약 어딘가 통증이 있다면, 그러한 통증을 불러일으키는 자세를 자주 취하고 있지는 않은지, 그리고 그렇게 자세를 취하게 하는 평상시 생활습관은 어떤 것인지 그 원인을 찾아서 수정해야 한다.

이상으로 연골관절 중에 대표적인 척추의 만곡과 골반의 전·후방 기울기를 바탕으로, 명상을 하기 위해 바르게 앉는 방법뿐만 아니라 평상시 의자에 바르게 앉는 방법에 대해 알아보았다. 앉기에서는 골반의 역할이 중요하다. 마지막으로 골반을 살펴보도록 하자.

안정성과 가동성이 중요한 골반

상체와 하체를 중간에서 연결하며 인체의 균형을 잡고 있는 부분은 골반이다. 골반은 천골을 기초로, 위로는 척주가 기둥처럼 놓여 있고 아래로는 고관절을 통해서 다리와 연결되어 있다. 몸통을 안정되게 받쳐 주는 안정성과 두 다리로 움직임을 만들어 내는 가동성이 함께 확보되어야 하는 교차점이다. 때문에 골반은 위로는 허리와 함께 이해해야 하며, 아래로는 고관절의 움직임과 함께 이해해야 한다.

천골과 좌우 장골과의 결합을 천장관절이라고 부르는데 이 관절의 후면은 하중을 견디는 섬유관절로서 복잡한 인대로 보강되어 있고, 전면은 미세한 움직임이 일어나는 활액관절로 이루어져 있다. 골반 앞쪽에는 마찬가지로 수동적 부하를 감당하는 연골관절인 치골결합으로 양쪽 관골髖骨[11]이

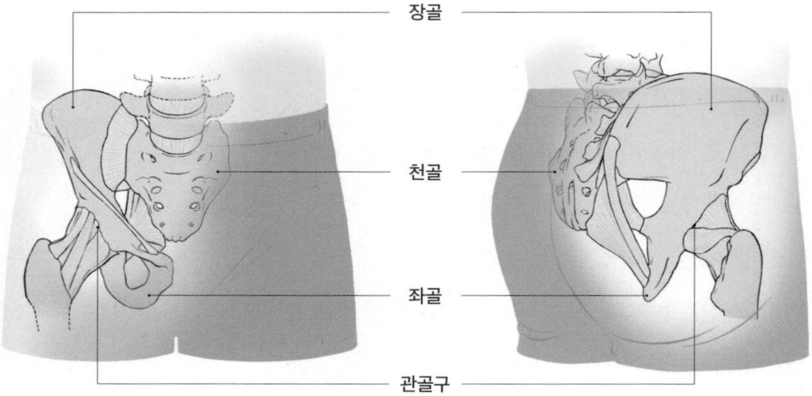

골반

11 3개의 뼈, 즉 장골·치골·좌골이 유합하여 된 것으로, 이 뼈들은 출생 시에는 완전히 분리되어 서로 연골에 의해 결합되어 있다. 발육이 중지되면 이 연골 부분이 골화하여 이 3개의 뼈가 합착되는데, 이를 관골이라 부른다.

합쳐져 있으며, 관골의 외측 면에 대퇴골두와 짝을 이루는 둥글고 오목한 관골구socket가 형성되어 있다.

이렇게 골반에는 3개의 관절이 있는데, 천장관절과 치골결합이 안정성을 감당한다면, 관골구와 대퇴골두의 조합으로 기능하는 고관절은 가동성을 감당한다. 그런데 주춧돌 위의 기둥 같은 골반과 척주의 안정성이 고관절을 통해 연결되어 있는 두 다리의 가동성으로 인해 무너지지 않도록 해야 한다. 두 다리는 하늘을 나는 새의 양 날개와 같고 자동차의 양쪽 바퀴와 같아서 그 크기와 힘이 균형을 이루어야 한다. 그런데 이 가동성의 균형이 깨지면 골반과 척주의 안정성이 흔들리게 된다.

두 다리의 가동성에 대해 이야기하기 전에 골반과 척주의 안정성을 짚고 넘어가는 것이 맥락에 맞는 것 같다. 그런데 가동성이든 안정성이든 골격만으로 확보되는 것이 아니고, 관절을 잡아 주고 있는 근육과 인대, 힘줄 등 주변 조직이 협조할 때 확보가 가능해지는 것이다. 그래서 2장 근육계에서는 관절과 함께 뼈에 붙어 있는 골격근을 함께 다룰 것이다.

2장

근육계

움직임을 만들어 내는 관절의 가동은 뼈에 붙어 있는 근육을 통해서 이루어진다. 근육의 밸런스가 바탕이 되면 자세와 움직임도 좋아진다. 이번 장에서는 몸통, 엉덩이, 팔과 다리, 목과 머리 등 움직임의 중심이 되는 근육들을 살펴보고, 바르게 눕는 법과 바르게 걷는 법까지 살펴본다.

근육계에 들어가기에 앞서

1장 골격계에서는 관절의 종류 및 척주만곡에 대한 기본 정보와 바른 자세에 대해 알아보았다. 이번 장에서는 앞서 살펴본 골격을 중심으로 움직임과 관련된 전신의 근육을 짚어 볼 것이다. 척주와 골반, 엉덩이와 다리, 목과 머리, 팔과 어깨, 복근의 다섯 가지로 크게 나누어 하나씩 살펴보자.

- 척주와 골반
- 엉덩이와 다리
- 목과 머리
- 팔과 어깨
- 복근

우선 '척주와 골반'에서는 몸통의 기둥 역할을 하는 척주와 골반을 점검하면서, 골반 위에서 체중을 지탱하는 중요한 역할을 하는 요추의 구조와 특성 및 허리 통증 관련 질환을 살펴보고, 또 몸통을 받치는 기립근과 허리·골반 구조물을 지탱하는 요방형근과 장요근에 대해 살펴볼 것이다.

또 '엉덩이와 다리'에서는 엉덩이 근육을 기능별로 살펴보고, 고관절, 무릎 관절, 발목 관절 순서로 하지 관절과 근육에 대해 공부할 것이다. 더불어 좌골신경통을 비롯한 하지의 신경 통증, 골반과 무릎 등의 관절통에 대해서도 살펴보고 평발이 인체에 미치는 작용에 대해서도 살펴본다.

이어서 '목과 머리'에서는 척주의 꼭대기 부분인 경추 관절과 머리를 잡아 주고 있는 근육들을 살펴보고 일자목, 거북목뿐만 아니라 경추 디스크 문제와 유사한 문제를 유발하는 증상에 대해서도 살펴본다.

'팔과 어깨'에서는 흉추의 구조와 특성, 그리고 팔 운동에 작동하는 등 근육, 가슴 근육, 어깨 관절들을 나누어 살펴본다. 또한 견갑골 안쪽 통증이나 익상견갑 등 관련 질환들에 대해서도 살펴본다. 그리고 견갑골의 움직임에 대한 이해를 바탕으로 '바르게 눕기'에 대해 점검할 것이다. 팔 굽힘과 뻗음, 손목 굽힘과 뻗음에 관련한 근육들을 살펴보며 해당 부위의 통증들에 대해서도 살펴본다.

마지막으로는 '복근'에서는 몸통 앞쪽에서 내장기관을 보호하는 복근의 종류와 기능을 복압 유지를 돕는 흉요근막과 함께 살펴볼 것이다. 복압은 움직임과 운동에 있어서 중요한 역할을 한다. 따라서 이 근육들이 복합적으로 작용하는 '바르게 걷기'에 대해서 살펴볼 것인데, 걷기는 지면반발력과 중심 이동을 전제로 하는 모든 동작을 포괄하는 주제로 등장하기에 요가 아써너와 태권도나 복싱 등의 기본서기 자세나 펀칭, 또는 발차기 동작에 어떻게 이 원리들이 어떤 근육의 작동으로 발휘되는지 살펴본다.

우리 몸의 근육을 바르게 이해하면 일상의 움직임은 물론 요가 수련에도 큰 도움이 된다. 방대한 내용이라 어렵게 느껴질 수 있지만, 요가 수련을 하면서 자세를 완성하는 근육들에도 관심을 가지고 조금씩 앎을 확장해 나가다 보면 어느덧 몸에 대한 이해도도 깊어질 것이다.

골격근과 관절의 움직임

척주와 골반

자세가 좋다는 것은 뼈를 지탱해 주는 근육의 밸런스가 좋다는 뜻이다. 근육의 밸런스가 좋으면 혈관도 곧게 신장되므로 혈액순환이 정체 없이 잘 이루어지게 된다. 또한 근육을 균등하게 움직임으로써 체온이 상승하여 대사 작용도 활발하게 이루어진다.

골반 및 팔다리에서 기능하는 관절은 구조와 역할에 따라 다양한 움직임이 일어난다. 이때 관절의 가동은 뼈에 붙어 있는 근육을 통해서 이루어진다. 그래서 이 근육들을 골격근이라고 부르고, 대뇌의 명령을 따라 의지대로 움직이기에 **수의근**隨意筋, 또는 **맘대로근**이라고 부르며, 근육에 가로무늬가 있다 하여 **가로무늬근**이라고도 부른다.

이와는 상대적으로 뼈에 붙어 있지 않는 혈관이나 속이 비어 있는 자궁, 방광, 소화관 같은 내장근육들은 대뇌의 명령과는 상관없이 자율적으로 움직이기에 **불수의근**不隨意筋이라 부른다. 대부분의 내장근육에는 가로무늬가 없어서 **민무늬근**, 또는 **평활근**平滑筋이라고도 부른다. 이 근육은 가는 필라멘트와 굵은 필라멘트가 흩어져 있고 근섬유가 서로서로 연결되어 있어서 자율신경계의 자극에 의해 느리게 파동 치는 것처럼 수축할 수 있다. 심장근육은 불수의근임에도 불구하고 골격근과 같이 가로무늬가 있는 점이 특이하다.

요가에서 관건은 수의근인 골격근을 다스려 불수의근인 내장근에도 긍정적 영향이 미치도록 하는 것이다. 몸 신경을 다루어서 자율신경이 정상적으로 작동하도록 하는 것이다. 이러한 이유로 관절의 다양한 움직임을 골격근과 함께 다룰 것인데, 골격근의 종류를 몇 가지 관점에서 이해하고 가는 것이 좋겠다.

1. 근육의 수축

근육은 굵은 힘줄인 건腱, tendon이나 얇은 힘줄인 건막에 의해 골외막에 부착되거나, 인대ligament에 의해 뼈에 부착되어 있으면서 수축에 의해 관절에서 운동을 일으킨다.

근육이 붙어 있는 양단 중 수축운동의 범위가 작고 근을 고정시키는 곳을 **이는 곳** 또는 **일어나는 곳**origin이라고 하고, 운동을 시작하고 수축범위가 큰 곳을 **붙는 곳** 또는 **닿는 곳**insertion이라고 한다. 이는 곳은 움직임의 축이 되는 곳에 가까운 근육의 부착 부위를 의미하며, 닿는 곳은 움직임의 축에서 먼 근육의 부착 부위를 의미한다. 다시 말하자면 근육의 수축 움직임은 닿는 곳에서 이는 곳으로 일어나고, 근육의 신장 움직임은 이는 곳에서 닿는 곳으로 일어난다.

인체의 한 부분을 움직일 때는 대체로 여러 근육이 함께 움직인다. 이런 경우에 가장 많이 작용하는 근육을 **주동근**agonistic muscle=prime mover이라고 하고, 보조역할을 하는 근육을 **협동근**synergist이라고 부른다.

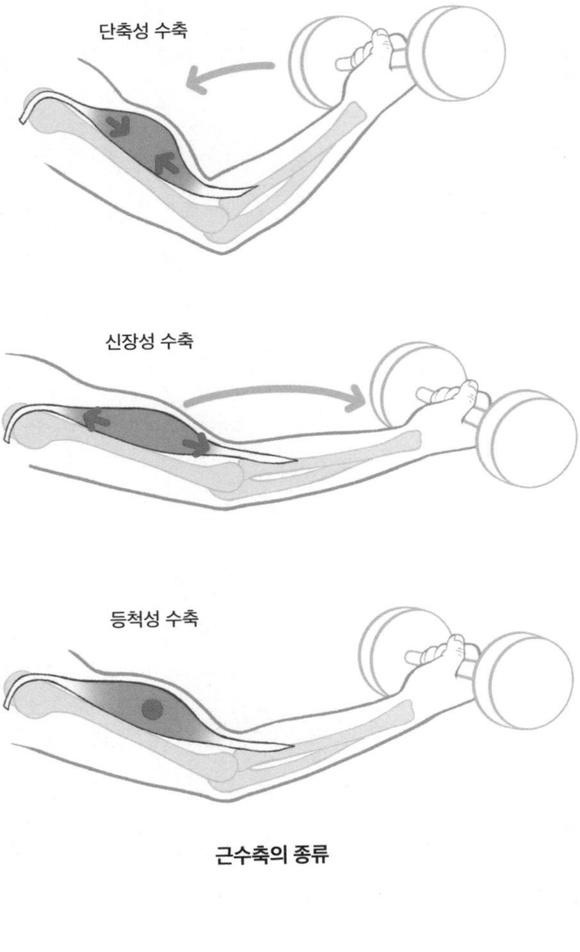

근수축의 종류

근육을 수축하면 근육이 짧아지면서 잡아당기게 되는데, 이때 반대편 근육은 길어지면서 신전된다. 이때 수축하는 근육을 **작동근**agonist이라 하고, 반작용으로 신전되는 근육을 **길항근**antagonist이라고 한다. 이런 작용을 **길항작용**antagonism이라 하는데, 예를 들면 상완이두근과 상완삼두근은 서로 길항근으로서 하나가 구부러지면 다른 것은 펴지게 된다.

등장성 수축等張性 收縮, isotonic contraction은 관절과 함께 근의 길이가 변화하는 수축이다. 무거운 물체를 드는 것이나 다양한 형태의 미용 체조가 이 범주에 속한다. 여기에는 근육의 길이가 짧아지면서 힘을 내는 **단축성 수축**concentric contraction과 근육의 길이가 길어지면서 힘을 내는 **신장성 수축**eccentric contraction이 있다. 반면에 저항에 대하여 움직임이 없이 버티면서 근육의 길이가 일정하게 유지되며 장력이 증가하는 수축은 **등척성 수축**等尺性收縮, isometric contraction이라 한다.

모양, 위치, 크기 등에 따른 골격근의 명칭

구분	
모양	삼각근, 승모근(등세모근), 원근, 능형근(마름모꼴근)
위치	측두근, 흉근, 복근, 대퇴근, 늑간근, 전경골근
크기	대둔근, 중둔근, 소둔근, 대흉근, 소흉근
운동	거근, 신근, 굴근
근섬유의 방향	복직근, 외복사근, 내복사근, 복횡근
이는 곳의 수	이두근, 삼두근, 사두근
이는 곳과 닿는 곳	흉쇄유돌근

2. 근섬유의 종류

① 지근과 속근

근섬유에는 지근섬유遲筋纖維, slow-twitch muscle fiber와 속근섬유速筋纖維, fast-twitch muscle fiber가 있다. 지근은 느린 속도로 꾸준히 반응하는 근육으로 마라톤 선수의 근육처럼 오랜 시간 동안 운동할 수 있는 근육이다. 속근은 단거리 선수의 근육처럼 빠른 시간 내에 폭발적인 힘을 낼 수 있는 근육이다. 지근은 혈관을 통한 산소공급이 꾸준히 이루어져야 하기에 붉은색을 띠며, 피로저항력이 높아서 장시간 지속적으로 하는 유산소운동에 적합하다. 속근은 지근보다 혈관이 적은 대신 섬유가 두꺼워서 백색을 띠며, 순간적으로 큰 힘을 폭발적으로 내는 무산소운동에 적합하지만 그만큼 쉽게 피로해진다.

② 긴장성 근육과 위상성 근육

파워리프팅 같은 고강도 중량을 활용한 운동을 하면 속근이 발달한다. 반면, 기마자세 등을 유지하고 버티는 전통무술이나 요가 같은 수련에는 지근의 발달이 뚜렷하다. 이러한 특성 때문에 쉽게 지치지 않고 지속적으로 수축하는 지근은 긴장성 수축을 하는 근육tonic muscle으로, 그리고 필요에 따라 상황에 따라 순간적인 힘을 쓰는 속근은 위상성 수축을 하는 근육phasic muscle으로 구분하기도 한다. 다시 말하자면 긴장성 근육은 움직임의 방향이나 상황에 관계없이 지속적으로 힘을 쓰는 근육이고, 위상성 근육은 움직임의 방향과 상황에 따라 힘을 쓸 수도 있고, 쓰지 않을 수도 있는 근육이다.

③ 겉근육과 속근육

자세를 유지하면서 힘을 기른다면 지근의 긴장성 수축을 통해 안정성을 확보할 수 있다. 반면, 펀칭이나 킥킹 등 순간적인 폭발력을 목표에 전달하려면 지근의 단련을 통한 안정적인 자세를 바탕으로 타점에 주먹이나 발이 닿는 순간 속근의 큰 힘을 모아 전달하는 집중력이 필요하다. 지근이 약하다면 자세가 무너질 것이고, 속근이 약하다면 힘을 제대로 전달할 수 없을 것이다. 이것은 일상에서 반듯한 자세를 유지하는 것에도 적용된다. 오랫동안 서 있거나 앉아 있을 때, 혹은 속근이 위축되어 운동 시 제 기능을 하지 못해도 지근에 지속적인 부하가 가중되어 경직되거나 심하면 통증이 나타날 수도 있다.

대개 위상성으로 큰 힘을 쓰는 속근은 표층에 분포하고, 긴장성으로 지속적인 힘을 쓰는 지근은 심층에 분포한다. 척추기립근도 표층기립근과 심층기립근으로 구분되고, 엉덩이 근육도 표층둔근과 심층둔근으로 구분된다. 표층근육이 파워리프팅으로 근섬유의 크기를 키울 수 있는 큰 근육이라면, 심층근육은 중력과 같은 자극에 버티는 힘을 키워 골격을 안정되게 잡아 주는 골격 안정화 근육이다. 그런데 표층근육은 대개 위상성으로 수축하는 근육이라서 힘을 발휘하지 않을 때는 이완되어 있다. 이렇게 이완되어 있는 시간이 오래되어 근육이 위축되어 보행과 같은 일상 동작에도 제 기능을 발휘하지 못하게 되면, 그 부하가 지근에 전달되어 영향을 미치게 되는 것이다. 보행도 발을 땅에 내디뎌 땅을 차며 발을 뒤로 보내야 앞으로 나아갈 수 있는 것인데, 이때 발을 통해 전달되는 지면반발력을 표층둔근이 제대로 감당하지 못하면 크기가 작고 힘이 약한 심층둔근에 충격이 누적되게 되는 것이다. 마찬가지로 표층기립근이 무력해져 있어도 심층기립근이 굳게 된다. 이런 스트레스가 누적되다 보면 바닥에 떨어진 볼펜을 줍다가도 허리가 삐끗할 수 있다. 관절을 싸고 있는 관절 막이나 인대, 근육 등이 부분적으로 손상을 입는 연부조직 염좌가 발생하는 것이다.

골반과 척주의 안정을 돕는 요추

골반과 척주의 안정을 돕는 근육들을 살펴보기 전에 경추, 흉추, 요추로 구분되는 척추의 특성을 개괄적으로 알아보고자 한다. 의학용어는 대부분이 그리스어나 라틴어 어원을 가진 경우가 많아서 영어로 하는 의사소통 능력과는 별개로 학습을 해야 하는 경우가 많다. 더욱이 의료 현장에서는 의학용어를 약어로 표현하는 경우가 많아서 해부학 용어의 약어 표시도 익숙해질 필요가 있다. 척주는 경추, 흉추, 요추가 하나로 이어져 기둥을 이루는데, 목뼈를 뜻하는 경추는 의학용어로는 'cervical vertebra'라 부르고, 등뼈를 뜻하는 흉추는 'thoracic vertebra'라 하며, 허리뼈를 뜻하는 요추는 'lumbar vertebra'라고 부른다. 또한 척추뼈의 약어는 각각 앞 글자를 따서 몇 번째 뼈인지를 나타내는 숫자를 붙여서 표기한다. 이를테면 경추 1번은 C1, 흉추 2번은 T2, 요추 5번은 L5로 나타낸다.

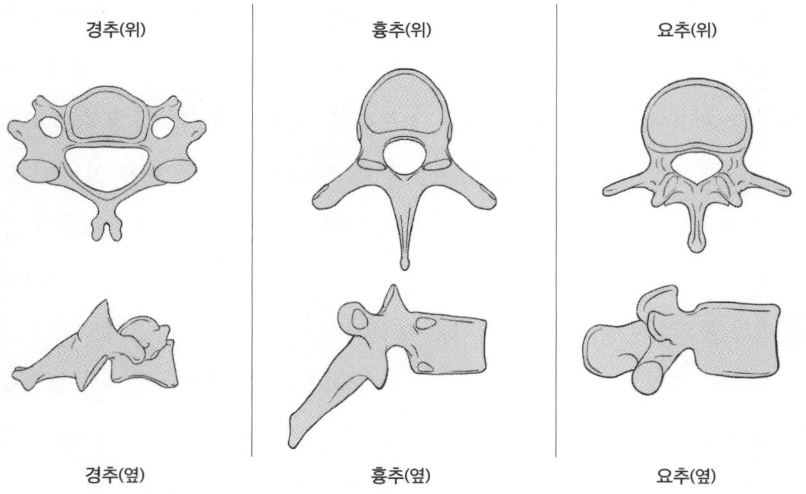

척추뼈의 모양

척추의 일반적인 구조는 큰 부피를 차지하는 척추 몸통이 복부 쪽을 향해 있고 그 뒤에 척수가 지나가는 구멍이 있으며 척수구멍을 형성하는 고리에 등 쪽을 향해 가시가 뻗듯이 한가운데 극돌기를 기준으로 좌우로 횡돌기가 뻗어 있다. 그렇지만 척추뼈의 종류에 따라 모양이 조금씩 다른데 이것은 그 기능에도 영향을 미친다.

우선 경추는 횡돌기가 추체 바로 옆에 붙어 있으며 다른 척추에서는 보이지 않는 구멍이 경추 7번(T7)을 제외하고는 그 외 경추마다 양쪽 횡돌기에 있고, 모든 극돌기 끝이 갈라져 있다. 흉추는 횡돌기가 두껍고 단단하며 돌기의 끝에 갈비뼈의 결절과 관절을 형성하기 위해 오목하게 패여 있고 극돌기도 상대적으로 길다.

1. 요추의 구조

요추는 경추나 흉추와 달리 극돌기와 횡돌기 사이에 젖꼭지 모양의 유두돌기乳頭突起, mammillary process가 상관절돌기 외측에 자라나 있다. 흉추의 횡돌기는 관절돌기보다 뒤에서 나오지만, 요추의 횡돌기는 관절돌기보다 앞에서 나온다. 이것은 흉추의 늑골에 상응한다. 때문에 요추의 촉진은 횡돌기보다 두툼하고 두드러지는 유두돌기에 한다.

요추의 횡돌기는 1~3번 요추(L1~3)까지는 옆으로 수평하게 뻗지만, 4~5번 요추(L4~5)에서는 살짝 위쪽으로 기울어져 있다. 장골릉과 같은 선상에 요추 4번과 5번의 사이가 위치하며, 그 옆 바로 아래에 요추 5번의 횡돌기가 있다. 여기서 유두돌기를 촉진하여 요추 5번의 위치를 기준으로 잡는다.

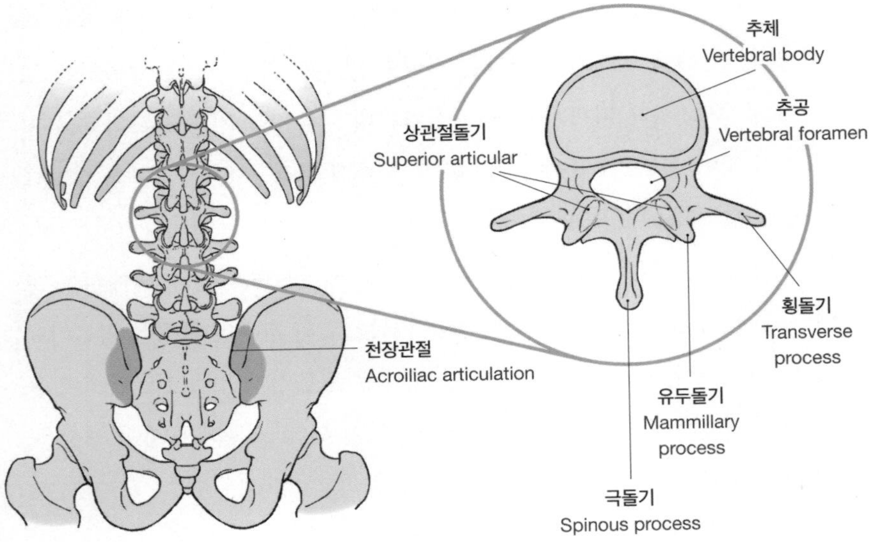

뒤에서 본 요추

위에서 본 요추 2번

2. 요추신경

척추구멍을 지나고 있는 척수는 요추 1~2번 높이까지 존재하며 그 아래는 척수가 존재하지 않고 위의 척수에서 내려오는 신경다발이 말의 꼬리털 모양으로 통과하고 있어서 마미馬尾 신경총이라고 부르는 것이 끝까지 이어진다. 척수액 검사를 하기 위해 척수관 속으로 바늘을 찔러 넣는 요추천자는 척수를 피하기 위해 요추 3~4번이나 요추 4~5번 사이에서 실행한다.

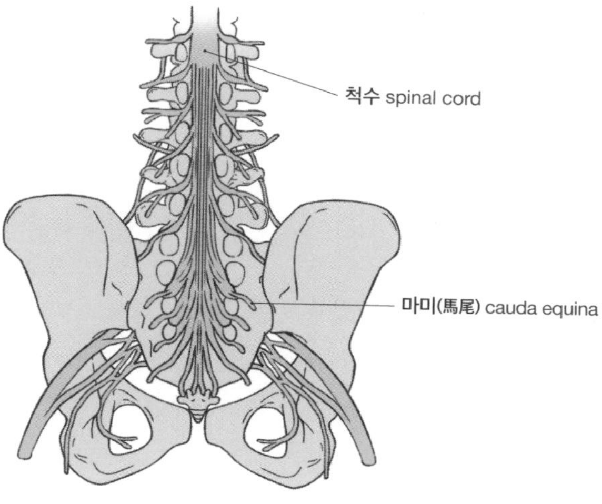

요추신경

3. 요추에서 발생하는 질환들

요추에서 발생하는 질환들이 있다. 추간판 탈출증과 척추관 협착증, 후관절 증후군, 척추전방전위증, 요추 후만증이 그것이다.

추간판 탈출증과 척추관 협착증

외상이나 잘못된 자세로 인해 추간판이 제 위치를 벗어나 한쪽으로 치우쳐 척수 신경을 누르거나 자극하면 요통이 발생한다. 추간판disc이 손상되어 수핵이 흘러나와 신경을 오염시켜도 통증이 생긴다. 대개 똑바로 누운 상태에서 다리를 30° 들어 올릴 때 통증이 나타난다.

최대 60°까지는 햄스트링의 개입 없이 다리를 들어 올릴 수 있다. 이때 통증이 느껴진다면 통증이 없는 각도까지 낮추어 발목 배측 굴곡을 시켜 본 후 허리 통증이 있다면 디스크 문제로 판단한다.

디스크 손상의 경우엔 앉거나 일어설 때 힘들고 가만히 있기 힘든데, 걸으면 통증이 줄어들기도 한다. 반면에 50m도 채 걷지 못하고 다리가 아프고 뜨거운 느낌이 나서 걷다가 멈추기를 반복하면 척추관 협착증으로 진단한다. 이런 증상의 환자는 허리를 돌리는 동작을 절대 시키지 않는다. 특히 요추 5번~천골 1번 디스크 문제는 요추 5번을 교정하는 대신, 천골이나 골반 교정을 한다.

후관절 증후군

허리를 숙여서 회전을 시킬 때 요추 상하관절면에 문제를 일으킬 수 있는데, 이를 후관절 증후군facet syndrome이라고 한다. 요추는 5°까지 회전이 가능하지만, 숙인 상태에서는 3°만 회전해도 손상을 줄 수 있다. 요추는 시상관절로 굴곡과 신전을 주로 하는 관절이기 때문이다.

바로 선 상태에서 허리를 뒤로 펴고 회전을 시킬 때 통증이 있으면 디스크나 후관절 문제로 본다. 이때 통증이 허리에 머물면 후관절 증후군, 방사통이 무릎 아래까지 내려가거나 저림 등 이상감각 현상이 동반되면 디스크 문제로 간주한다.

후관절 증후군은 전만증의 일종으로 허리를 펴면 통증이 악화되고, 허리를 굽히면 감소된다. 골반이 전방으로 기울어져 있으면 요추과전만이 되어 후관절에 압력을 가중시킨다. 측만에 의해 좁아진 관절면에서도 통증이 유발된다.

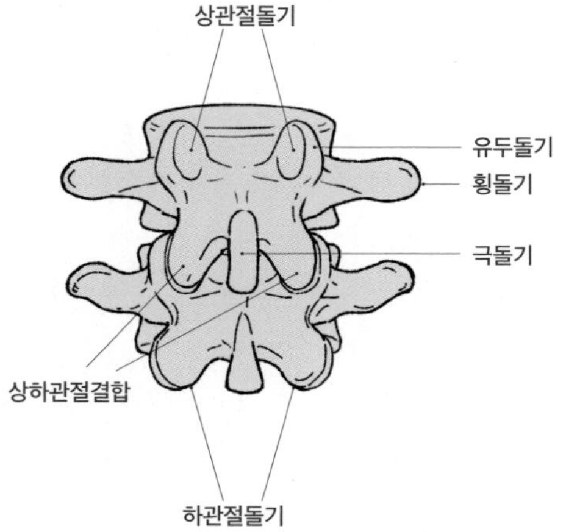

뒤에서 본 요추 3, 4번

척추전방전위증

척추전방전위증척추미끄럼증, Spondylolisthesis은 척추가 전방으로 미끄러지는 것으로 요추 5번에서 가장 많이 발생한다. 상관절돌기와 하관절돌기의 뼈가 없어지거나 골절되어서 척추의 앞부분과 뒷부분이 나뉘어져 있는 척추분리증과 동반되기도 한다. 아침에 일어날 때는 둔통을 느끼지만 활동하고 있는 동안에는 오히려 편안해진다. 허리를 앞으로 끌어당기고 있는 요추 과전만의 경우엔 추간판과 추간관절에 과대한 부담을 주어 만성 요통으로 진행된다. 하지 방사통과 저린 느낌이 온다면 추간판 탈출증을 함께 동반한 경우다. 척수관에도 변형이 생겨 척수를 압박하면 척추관 협착증을 유발할 수도 있다.

전만증을 교정하는 방법은 똑바로 누운 자세로 양쪽 무릎을 끌어안는 복부 압박 자세Pavanamuktāsana로 척주를 늘려 펴 주는 것이다. 요가치료사는 허리를 굴곡시키는 각도를 조절할 수 있는데, 요추 5번(L5)에서 위로 올라갈수록 엉덩이를 더 들어 올리면 된다. 배꼽 뒤가 요추 3번(L3), 치골 바로 위가 요추 5번(L5), 그 사이가 요추 4번(L4)다.

만약 요추 5번이 전방전위 되어 있는 것을 엎드리게 해서 교정한다면, 환자의 치골 바로 위에 부드러운 롤을 끼우고, 천골을 하방으로 눌러 내려서 무거운 중량 원반을 올려 놓고 그대로 몇 분간 휴식을 취하게 한다.

요추 후만증

요추 후만증을 치료하는 경우엔, 요추 3번을 기준으로 요추를 전방으로 밀어 넣는 동작을 시킨다. 엎드린 자세로 팔다리를 뻗어서 들어 올리거나 개구리 자세, 메뚜기 자세, 코브라 자세, 활 자세 등을 활용한다.

몸통 뒤쪽에서 척주를 지지하는 기립근 척주와 골반

등 표면에는 크기가 큰 승모근trapezius과 광배근latissimus dorsi이 있는데, 이 근육들은 견갑골과 상완골에 연결되어 있어서 팔 운동에 작동하는 위상성 근육이다. 이 근육들 속에는 척주를 좌우 양 측면에서 잡아 주고 있는 척주 기립근들이 있다. 목·어깨와 허리·골반 구조물이 비틀어지지 않도록 몸통을 바로 세우는 역할을 하는 긴장성 근육이다.

척주기립근들은 그림에서 보듯이 상체를 앞으로 숙이는 동작에서 최대로 신장성 수축을 한다. 앉은 자세에서는 흉추 부위 기립근이 허리 부위 기립근보다 더 활발하게 작용한다. 좌우 요천추 부위 기립근들은 반대편 팔

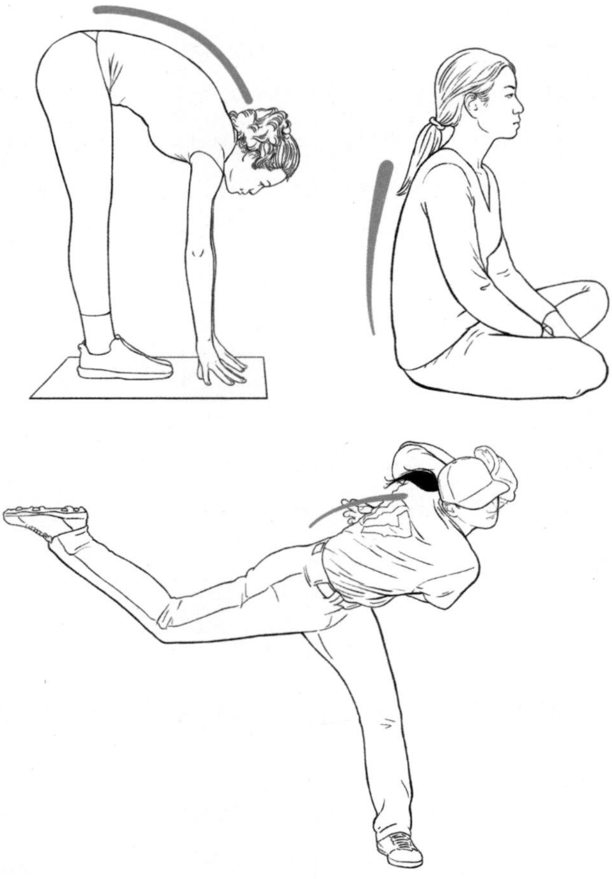

기립근의 작용

운동을 할 때에 보다 활성화된다.

척주기립근들은 깊이에 따라 표층과 심층으로 구분한다. 표층에 장늑골근, 최장근, 극근의 세 가지가 있고, 심층에 반극근, 다열근, 회전근의 횡돌기극근 세 가지와 횡돌기간근, 극간근의 추간근 두 가지로 총 여덟 가지가 있다. 이 근육들은 모두 척수신경의 지배를 받는다.

1. 세 가지 표층기립근

표층기립근에는 **장늑근**iliocostalis이 목에서부터 등, 허리까지 가장 바깥쪽에 부착되어 있고, 그 안쪽에 **최장근**longissimus muscle이 머리, 목, 등, 허리까지 가장 길게 부착되어 있다. 그 안쪽에 척추 극돌기에 붙는 **극근**spinalis muscle이 부착되어 있다. 이 중에서 장늑근과 최장근에는 압통점이 나타날 수 있다.

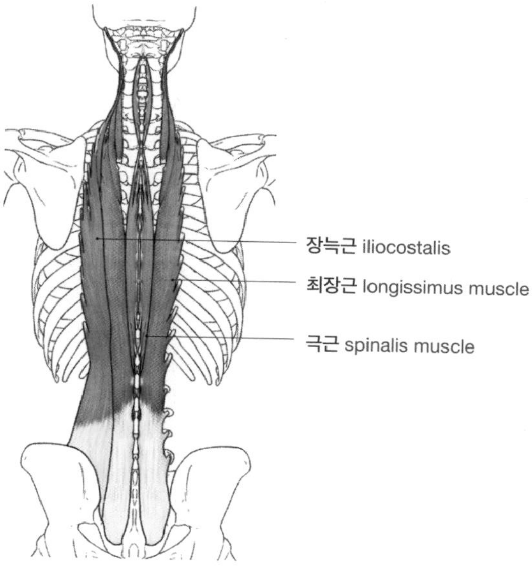

표층 기립근

2. 다섯 가지 심층기립근

심층기립근에는 횡돌기극근transversospinalis과 추간근Intervertebral muscles이 있다. 횡돌기극근은 말 그대로 횡돌기에서 일어나서 몇 개의 추체를 가로질러 극돌기에 닿는 근육으로, 밑에서 위로 연결되는 근육들이다. 여기에는 중간 길이의 반극근과 다열근, 그리고 짧은 길이의 회전근이 있다. 약 7개의 추체를 가로지르는 **반극근**semispinalis은 등에서 목, 머리까지 걸쳐 있어서 머리를 받치는 목 근육의 성격이 강하다. 2~3개의 추체를 가로지르는 **다열근**multifidus은 천골에서부터 견갑골 안쪽까지 이어져 있으면서 허리골반을 잡아 주는 기능이 강한 근육이다. 한두 개의 추체를 연결하는 **회전근**rotator은 척주가 회전을 하면서도 제자리에서 벗어나지 않도록 잡아 주는 역할을 한다. 가로지르는 추체의 수가 적으면 적을수록, 더 짧은 분절에서 움직임

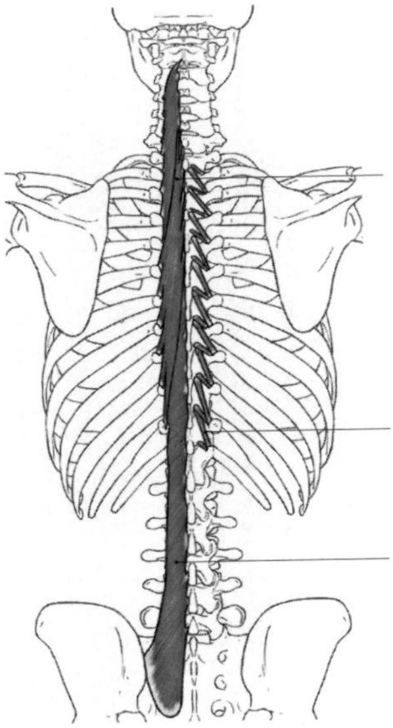

횡돌기극근

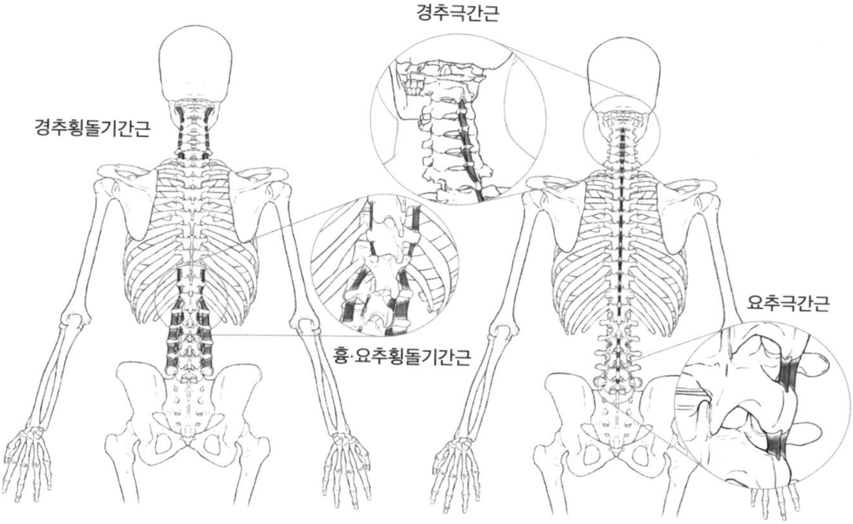

추간근

을 원활하게 할 수 있는 조절 능력이 강해진다.

추간근은 가장 깊은 층에서 척추와 척추 사이를 잇는다. 추간근에는 **횡돌기간근**과 **극간근**이 있다. 횡돌기간근에는 경전횡돌기간근, 경후횡돌기간근, 요외측횡돌기간근, 요내측횡돌기간근이 있고, 흉횡돌기간근은 발달이 좋지 않거나 결손되어 있다. 극간근은 흉곽을 통해 안정이 확보된 흉추에는 발달이 저하되어 있고, 경추와 요추 부위에 발달되어 있다.

3. 표층기립근과 심층기립근의 차이

위 그림들에서 보다시피, 표층기립근은 굵기가 굵고 보다 겉에 있고, 심층기립근은 굵기도 작고 척추 가까이 속에 묻혀 있다. 큰 동작들은 속근섬유가 많아 순간적인 힘을 쓰는 표층기립근이 담당한다면, 은근히 버티는 힘을 쓰는 적색근인 지근섬유가 많은 심층기립근은 작고 세밀한 움직임을 담당하며, 척추의 안정성에 기여한다.

흉추는 늑골과 연결되어 흉곽을 이루어 통으로 움직인다. 경추나 요추보다는 움직임이 적어서 굴곡과 신전은 많이 일어나지 않지만 양팔의 움직임을 따라서 **회전운동**이 많이 발생한다. 반면에 **요추**는 회전보다는 그 아래 골반과 고관절의 움직임을 따라 **굴곡과 신전**이 많이 발생한다. 경추는 굴곡과 신전, 그리고 회전이 다른 척추들보다 훨씬 자유롭다.

그림에서 알 수 있듯, 허리 아랫부분으로 내려갈수록 다열근의 비율이 커진다. 그만큼 표층기립근보다는 심층기립근이 콘크리트 기둥 속 철근처럼 허리·골반 구조물을 안정되게 잡고 있는 것이다.

4. 심층기립근의 통증 패턴

허리가 구부정한 사람은 심층의 근육이 늘어난 채로 굳어서 허리를 똑바로 펴는 힘이 점차 감소되어 뼈마디가 아픈 것처럼 느끼며 허리에 튀어나온 뼈를 누르면 통증이 심하고 주변 근육이 단단하게 굳어 있다.

심층기립근의 손상에 의한 통증은 대개 좌우 한쪽에 나타나는데, 견갑골 안쪽이나 허리뿐만 아니라 엉덩이, 또는 천장관절이나 꼬리뼈 쪽에 통증이 나타난다. 참을 수 없는 통증이 자세를 변경해도 지속되어, 근육통이 아닌 뼈 자체의 통증으로 오인하기도 한다.

5. 기립근의 스트레칭과 강화

서서 하든 앉아서 하든 다리를 곧게 뻗고 상체를 앞으로 숙여 기립근을 스트레칭하면 햄스트링과 둔근이 당겨지기 때문에, 기립근 자체의 신장을 최대로 끌어올릴 수 없다. 기립근을 고립시켜 신장하기 위해서는 다음 그

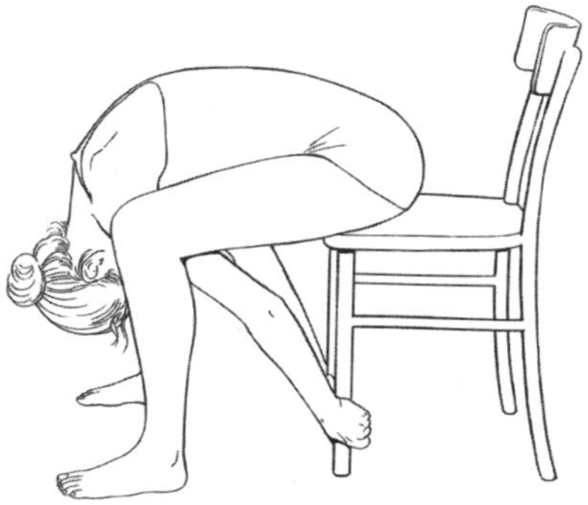

의자 활용 거북이 자세

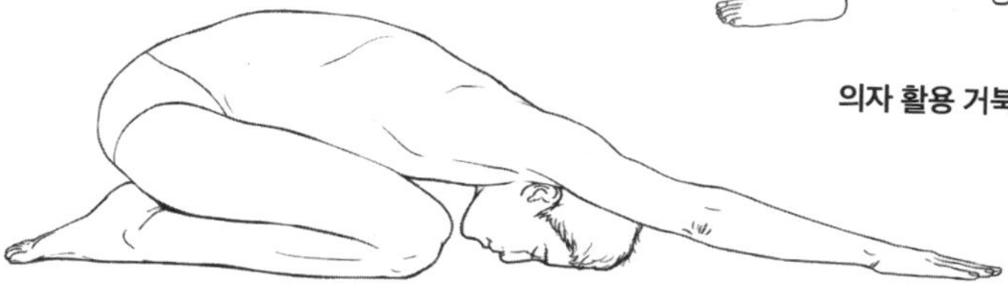

무릎 꿇고 상체 앞으로 숙이기

림에서처럼 의자에 앉아서 하는 거북이 자세Kurmāsana on chair나 무릎을 꿇고 상체를 숙이는 자세Vīrāsana bending forward가 좋다.

요추기립근을 강화하는 방법으로는 '안녕하세요Good Morning 운동법'을 응용한 아르더 웃따너 아써너Ardha Uttanāsana가 있다. 안녕하세요 운동법은 상체를 앞으로 숙일 때 어깨가 엉덩이보다 높은 지점에서 멈추어서 기립근에 팽팽한 장력이 걸리게 하는 것이다.

중심을 잡기 위해 무릎을 살짝 굽히고 하는데, 무릎을 곧게 펴고 엉덩이를 뒤로 빼서 할 수도 있다. 그러면 기립근에 자극이 가기보다는 햄스트링의 신장성 수축이 더욱 뚜렷해질 것이다. 이 동작을 맨손으로 하면 요가의 아르더 웃따너 아써너Ardha Uttanāsana처럼 된다. 이렇게 이 동작은 허리를 강화하기 위해서도 수련할 수 있고, 햄스트링 스트레칭을 위해서도 활용할 수 있다.

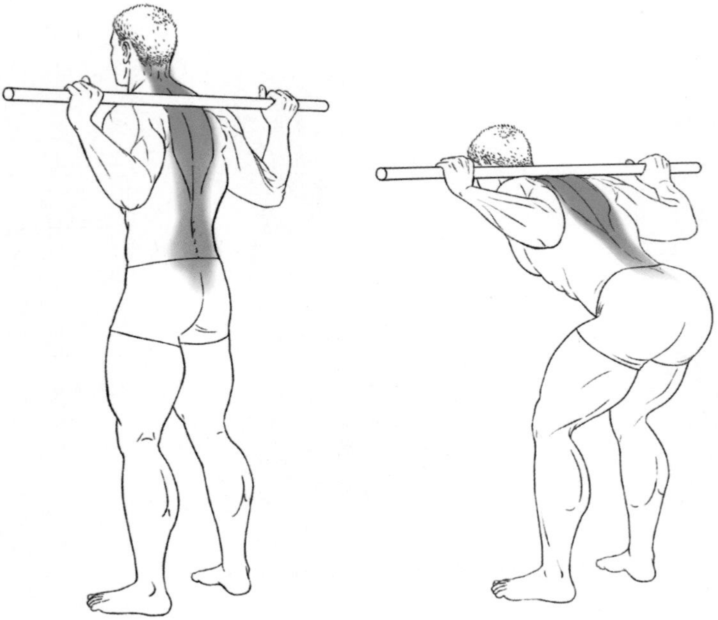

안녕하세요 운동법

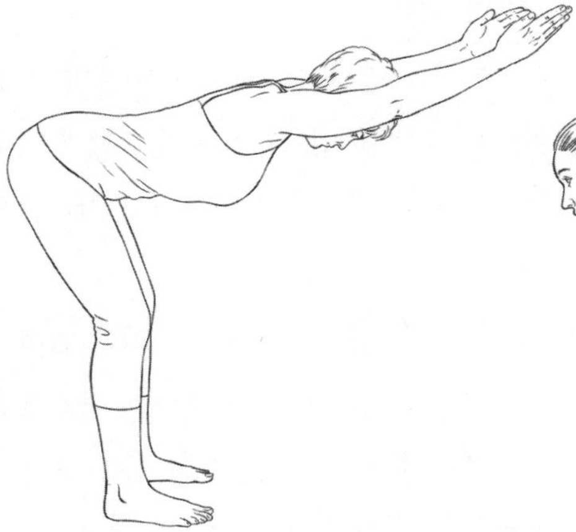

허리 강화

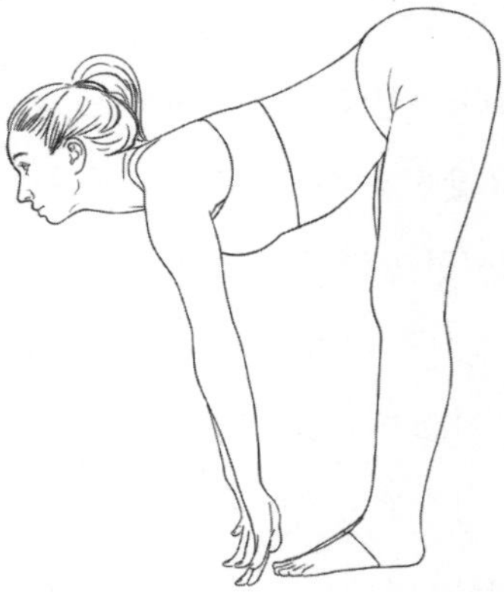

햄스트링 스트레칭

아르더 웃따너 아써너

요방형근이나 장요근과 같은 속근육들은 척추 옆에서 허리·골반 구조물을 지탱해 준다. 하나씩 살펴보자.

1. 요방형근

요추 횡돌기 옆에 붙어 있는 요방형근은 복근 중 가장 안쪽에 있는 복횡근보다도 안쪽에 있다. 좌우 장골릉 후면에서 일어나서 요추 1~4번 횡돌기와 흉추 12번 늑골 후면에 부착한다. 척추 좌우로 안쪽 깊숙이 붙어 있기 때문에 한쪽만 수축할 때 그쪽으로 측방굴곡을 일으켜 척추와 골반 사이가 좁아진다. 때문에 척주측만증의 경우에 장골이 올라오면서 한쪽 요방형근이 단축되고 요추 부위는 반대편으로 밀려나 있는 모습을 보인다. 양쪽이 동시에 수축할 때는 척추기립근의 신전작용을 보조하는데, 반면에 척추굴

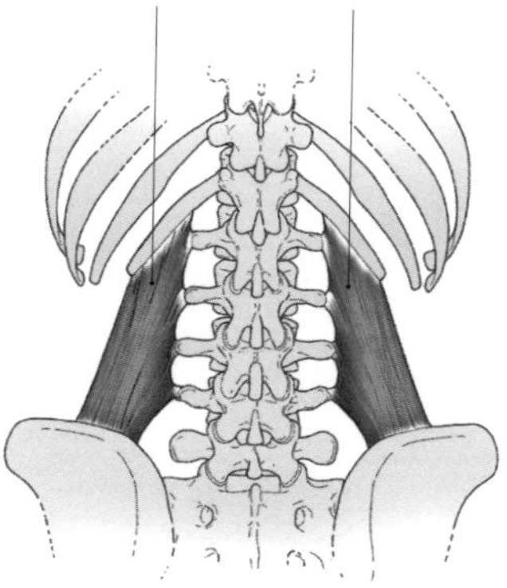

뒤에서 본 요방형근

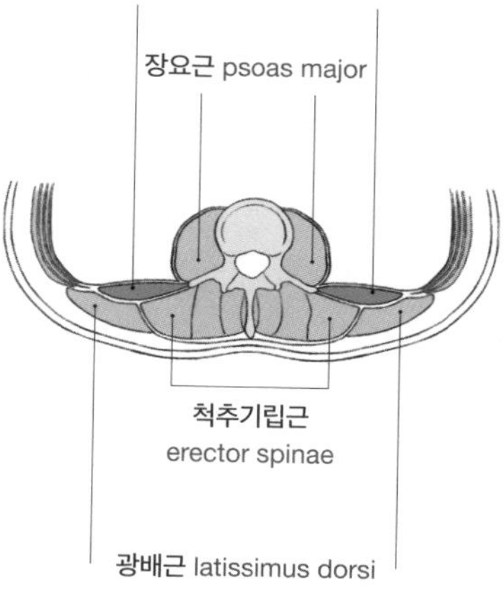

위에서 본 요방형근

곡이 장기화될 때는 이 근육이 늘어나 굳게 되면서 통증을 유발할 수 있다.

요방형근은 장늑근과 함께 몸통의 측방굴곡에 작용한다. 독립적으로 작용하는 경우는 거의 없고, 몸통에서는 대요근과 척추기립근, 회전근, 내·외 복사근과 복직근, 광배근과 함께 작동하고, 골반에서는 엉덩이를 감싸고 있는 중둔근, 소둔근과 함께 작동하여 상체를 옆으로 구부리게 한다. 요가 아써너 중에서는 빠리브릿따 자누 쉬르셔 아써너Parivṛtta Jānu Śirṣāsana가 대표적이다.

양쪽 요방형근이 동시에 수축하여 척추기립근의 신전작용을 보조하기도 한다. 몸통을 뒤로 뒤집는 후굴後屈, Back Bend 자세에서는 길항근인 복직근의 작용과 함께 척추기립근, 하후거근 등의 신전작용을 돕는다. 요가 아써너 중에서는 우르드워 다누러 아써너Ūrdhva Dhanurāsana가 대표적이다.

요방형근은 거의 모든 동작에 관여하기 때문에 근육이 무리하기 쉽다. 만약 이 근육이 마비되면 걸을 때 장골을 들어 올리는 기능이 제한받아 정상적인 보행이 불가능해진다. 허리를 뒤로 쑥 빼고 엉금엉금 걷게 되며, 순간적으로 통증이 나타날 때는 깜짝 놀랄 정도로 따끔거리는 것이 특징이다. 연관통은 엉덩이 외측과 천골 주변에 많이 나타난다. 하지만 장요근이나 이상근의 문제처럼 통증이 다리를 타고 내려가지 않는다는 차이가 있다.

무거운 물건을 들다가 허리를 삐끗한 경우는 요추 부위의 뼈와 뼈를 이어 주는 섬유조직인 인대가 손상되어 통증이 생긴 요추 염좌도 있지만, 비정상적 자세를 장시간 유지하면서 허리 근육이 비정상적으로 뭉쳐서 통증이 유발되는 하요부 근육 염좌도 있다. 대개는 이 둘이 동시에 허리 통증을 일으킨다고 추정된다.

'악마의 일격'이라는 별명을 갖고 있는 **급성 요통**은 바닥에 떨어진 볼펜을 줍거나 설거지를 하다가도 발생할 수 있다. 허리를 삐끗하는 순간 척추신경을 보호하기 위해 주변 근육에 순간적으로 브레이크 작용이 일어나는

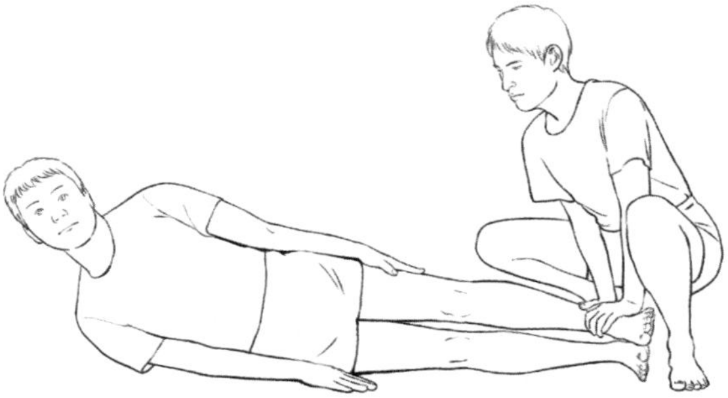

요방형근 측방굴곡 스트레칭

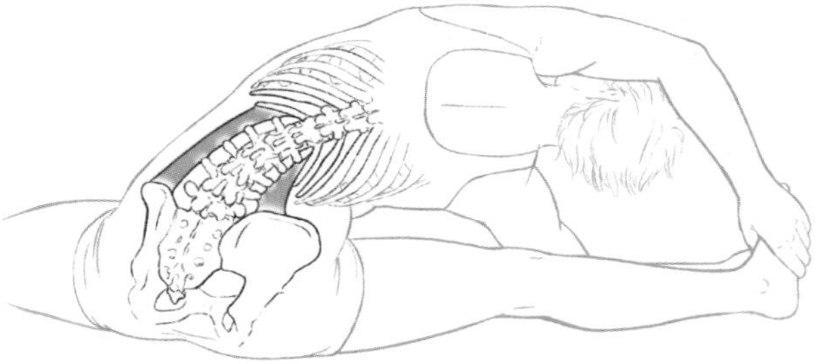

빠리브릿떠 자누 쉬르셔 아써너

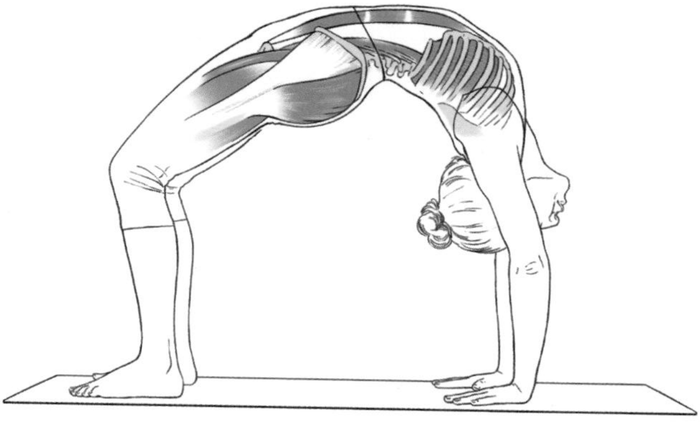

우르드워 다누러 아써너

것이다. 이때는 척주 전체에 압력이 걸려서 통증이 계속되기에 어떤 자세를 취해도 불편하다. 상체를 앞으로 숙이는 동작이 제한이 되기 때문에 무릎을 굽혀 천천히 손을 짚어 앉게 되고, 허리를 조금만 움직여도 통증이 극심하기에 손을 쓰지 않고는 앉았다 일어나는 것도 불가능하다. 누군가 부축하려고 할 때 통증이 방사되기 때문에 접촉을 거부하게 된다. 이틀 정도 침상에 드러누워 휴식을 취할 것을 강력히 권유하지만, 신속하게 허리의 긴장을 푸는 방법은 무릎을 끌어안은 복부 압박 자세Pavanamuktāsana 등을 활용해 척주를 늘려 펴고, 요방형근을 마사지하는 것이다.(39쪽 그림 참조)

요방형근은 장골에서 흉추 12번 사이에 걸쳐 있는데, 그 길이가 손가락 두세 개 모은 정도밖에 되지 않는다. 압력을 조절하지 못하고 강하게 12번 흉추 부위를 압박하다가 골절을 일으킬 수 있으니 마사지할 때 주의해야 한다. 요방형근 위를 척추기립근이 덮고 있어서 엎드린 자세로 등 쪽에서 이 근육을 찾으려 한다면 손으로 찾기도 쉽지 않다. 한쪽 무릎을 굽혀 반대편으로 넘겨 놓고 척추 옆 안쪽 깊은 곳에서 찾는 것이 좋다.

바닥에 드러누워 한쪽 무릎을 굽혀 반대로 넘긴 숩따 마첸드러 아써너 Supta matsyendrāsana는 짧아진 요방형근을 펴는 자세이기도 하다.(40쪽 그림 참조) 좌우 요방형근이 균형을 이루지 못할 땐, 바닥에 드러누워 다리를 뻗은 상태로 한쪽씩 다리를 교차하며 다리를 당기고 뻗기를 반복하게 한다. 이때 한쪽 근육이 늘어나 있어서 힘을 제대로 쓰지 못하면, 치료사는 그쪽 발목을 잡고 환자가 다리를 잡아당길 때 저항을 걸어 줄 수 있다.

2. 장요근

허리와 골반의 중요한 기능 중 하나는 상체와 하체를 안정되게 잡아 주는 것이다. 걷고 뛰고 구르는 등 움직임 속에서 뼈대가 어긋나지 않도록 하면서 운동기능을 충분히 발휘하도록 도와주는 것이다. 이런 측면에서 허리와 골반을 지지하는 대표적인 근육 중 하나는 바로 장요근엉덩허리근이다. 골반 내 척추 앞 측면에 붙어 있는 장요근은 대·소요근psoas major & minor과 장골근iliacus 등 3개의 근으로 구성되어 있다. 소요근은 크기도 작고 기능상 차이가 없어서 대요근의 일부로 간주한다. 요근은 흉추 12번~요추 5번(T12~L5)의 추체 좌우 횡돌기 아랫부분과 추간판에서 일어나서 대퇴골 안쪽, 약간 후면에 있는 작은 돌기에 부착하며, 요추 2~4번 신경의 지배를 받는다. 위로는 횡격막에 닿아 있고, 뒤에는 요방형근이 근접해 있다. 장골근은 장골 안쪽 오목면에서 일어나서 요근 닿는 곳 힘줄에 합쳐지며 요추 2~3 신경의 지배를 받는다. 장요근 앞에는 창자 등 장기가 자리 잡고 있어서 손으로 촉진이 가능한 부위는 치골 옆 서혜부, 그리고 전상장골극과 배꼽을 잇는 선 중앙부인데, 뱃살 때문에 촉진이 어렵다면 옆으로 돌아눕게 해서 찾는다.

장요근은 걷고 뛸 때 대퇴를 올리는 작용, 즉 고관절을 굴곡시키는 경우와 대퇴를 고정하여 허리를 앞으로 굽히거나 바르게 펼 때 작용하는 근육이다. 대퇴골은 고정시키고 장골근이 수축하면 골반을 앞으로 끌어당겨 골

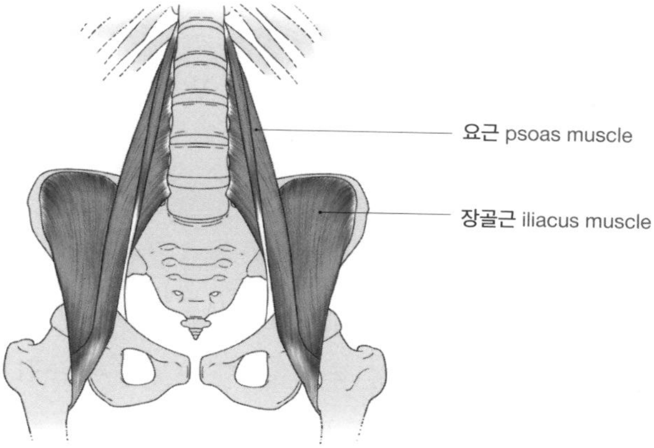

장요근

반의 전방경사를 이끌어 내고, 대요근은 요추를 앞쪽으로 당겨서 요추 전만 상태를 만들어 낸다. 이 근육들은 서 있거나 앉아 있을 때 자세를 유지하게 위해서 계속해서 수축 상태의 탄력을 유지한다. 그런데 이 근육들이 짧아지면, 골반이 앞으로 기우는 전방경사가 되어 허리가 꺾이고 엉덩이가 뒤로 튀어나오는 오리궁둥이 자세를 만든다. 하이힐을 자주 신는 경우 발생 빈도가 높은데, 과도한 요추 전만으로 통증을 유발하기 쉽다. 무릎을 들어 올려 바깥쪽으로 넘기는 고관절 외회전 시 장요근이 수축하는데, 이러한 특성 때문에 장요근이 짧아져 있으면 보행 시 대퇴가 바깥으로 도는 **팔자걸음**을 걷게 된다.

장요근은 요방형근과 더불어 허리 통증을 많이 일으키는 근육이다. 물론 중둔근, 소둔근도 있지만, 골반 안쪽에 위치한 근육으로는 그렇다는 말이다. 배꼽 옆 대요근에 통증유발점이 생기면 그 뒤편 요추에서 천장골까지 위아래로 뻗는 통증이 생기고, 장골근에 통증유발점이 생기면 서혜부에, 힘줄의 부착부에 생기면 넓적다리까지 방사통이 생긴다. 장요근이 단축되어 있는 경우에는 앉았다 일어나기 힘들어하고, 똑바로 서 있는 것도 힘들어서 손을 허리에 짚는다. 누워서 쉴 때도 옆으로 드러누워 무릎을 당겨 올린 태아 자세가 편하다고 한다.

장요근이 단축되어 있는지 테스트하는 방법이 있다. 드러누워서 한쪽 무릎을 두 손으로 감싸 잡고 가슴 쪽으로 당길 때 반대편 무릎이 바닥에서 들리는지 확인하는 것이다.

하지만 이 방법은 검사 방법으로만 활용하는 것이 좋다. 들린 무릎을 눌러 내리며 장요근을 스트레칭 하는 방법으로는 추천하지 않는다. 자칫 허리를 후만시키며 요추 디스크 손상을 유발할 수 있기 때문이다.

장요근을 스트레칭 하는 좋은 방법은 바닥에 엎드리거나 일어서서 무릎을 뒤로 접어 고관절을 축으로 뒤로 당기며 장요근을 펴는 것이다. 고관절

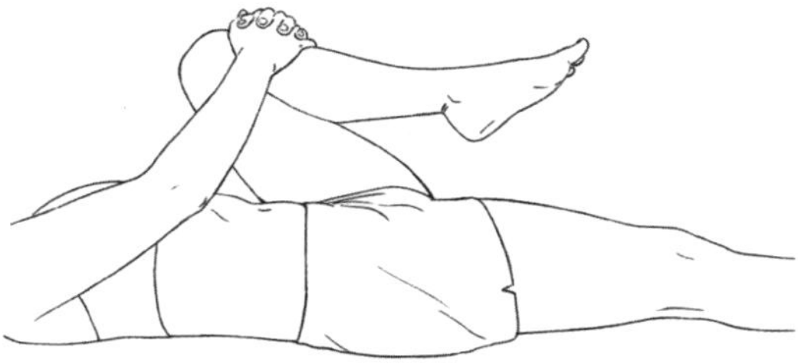

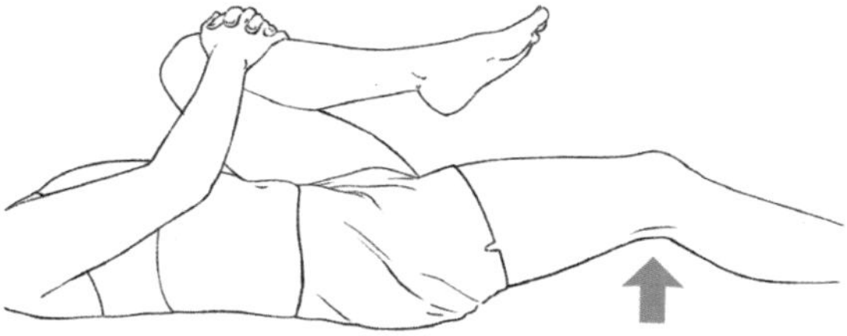

장요근 테스트

에서 대퇴를 신전시켜 엉덩이를 앞으로 눌러 주는 것이다. 일어서서 할 때는 허리를 꺾어서 배를 내미는 것이 아니고 고관절을 축으로 무릎을 뒤로 뻗듯이 하면 된다.

골반 전방경사로 허리가 꺾이고 엉덩이가 뒤로 튀어나오는 오리궁둥이 체형의 사람은 이 운동을 하면 요추 전만 증상을 더욱 악화시킬 수 있기 때

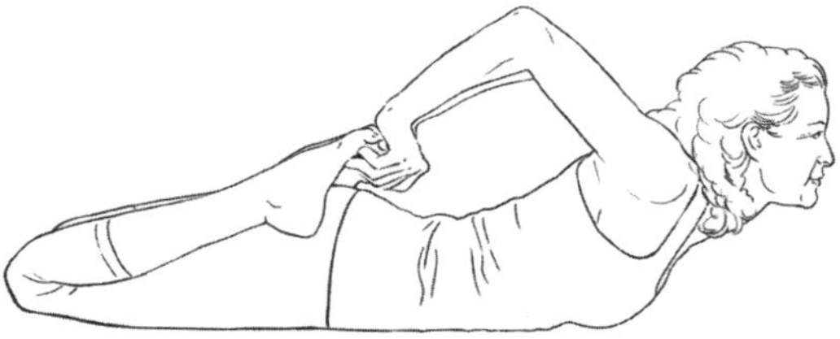

엎드려서 하는 장요근 스트레칭(베꺼 아써너)

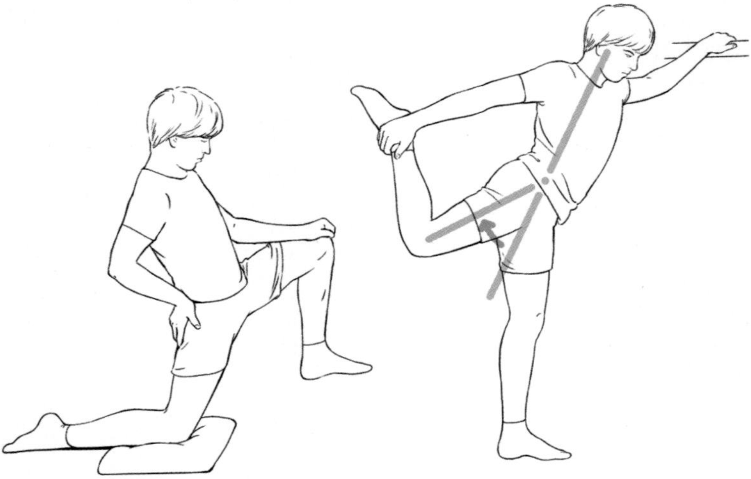

일어서서 하는 장요근 스트레칭

문에 주의가 필요하다. 골반 중립 상태를 유지해야 하는데, 그러기 위해선 엉덩이 근육을 조이고 배꼽을 잡아당겨 골반을 후방경사 시키듯이 운동 방향의 반대 방향으로 회전력을 걸어 놓고 동작에 들어가야 한다. 결코 허리를 꺾어 배를 내밀면서 하지 말아야 한다.

마찬가지로 오리궁둥이 체형의 사람이 브리지bridge 자세나 런지lunge 자세를 취할 때도, 요추 전만을 악화시키지 않도록 엉덩이 근육을 조이고 배꼽을 잡아당겨 골반을 후방경사 시키듯이 운동 방향의 반대 방향으로 회전력을 걸어 놓고 동작에 들어가야 한다. 골반을 높이 들어 올려 허리를 꺾지 않도록 한다.

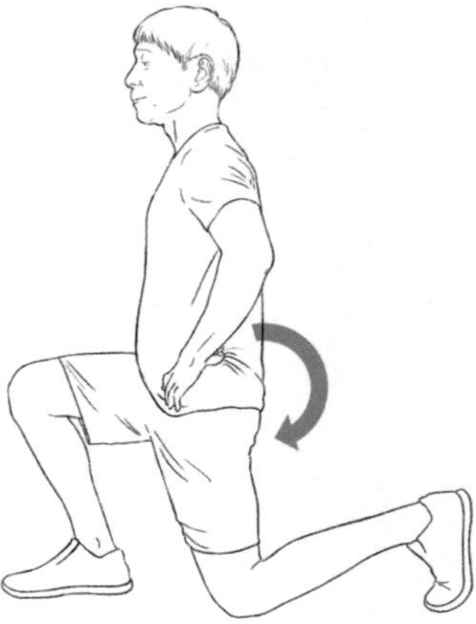

런지 자세

그렇지만 일반적으로는 브리지 자세에

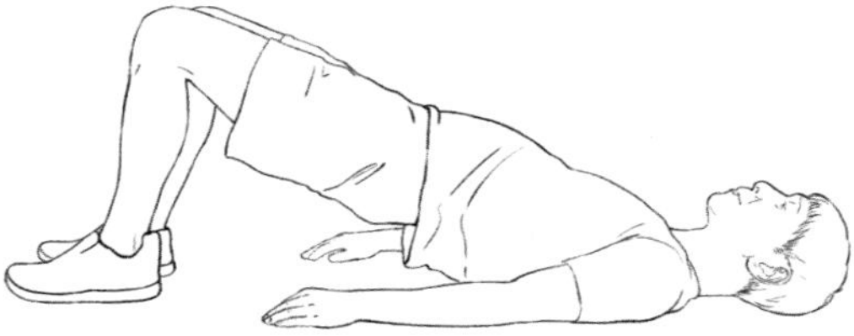

안전한 브리지 자세

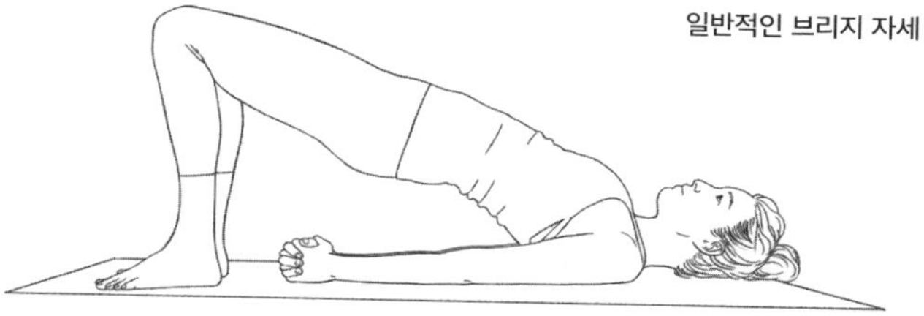

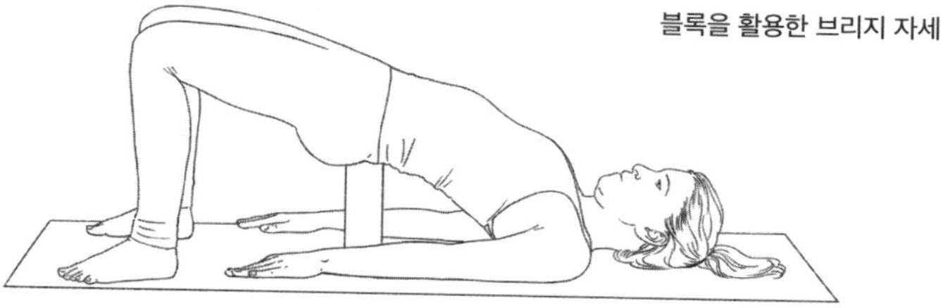

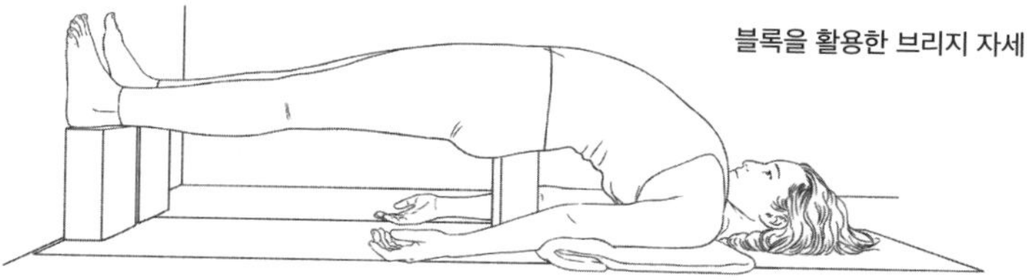

다양한 브리지 자세

서 골반을 한껏 치켜올린다고 문제가 되지는 않는다. 이 자세는 보이는 것과는 달리 허리를 꺾기보다는 허리를 뻗는 자세이기 때문이다. 물론 일자허리의 경우엔 그렇게 하고 싶어도 충분한 각도가 나오지 않을 것이다. 그런 경우엔, 목침으로 천골 아래를 받치거나 발의 높이를 높여서 수련한다.

오리궁둥이 체형과 반대로 장요근이 단축되어 있을 때는 바닥에 엎드려 골반 중립 상태에서 고관절의 안정된 신전 각도인 20°만큼 다리를 뒤로 들어 올릴 수 없다. 한쪽 장요근이 수축되어 있을 때는 아래 그림에서 보다시피, 보조자의 도움으로 골반을 고정시킨 채 고관절을 신전시켜 장요근을 늘려 펴기도 한다. 이 자세는 한쪽 장골이 후방경사되어 그쪽 다리가 당겨져 짧아진 경우에 교정하는 자세이기도 하다.(134쪽 참조) 후방경사된 장골을 엎드려서 확인해 보면, 장골릉의 높이가 반대편보다 머리 쪽으로 더 올라간 것을 발견하게 된다. 이것은 장골의 구조상 뒤로 회전하면 후상장골극은 다리 쪽으로 내려가도 장골릉은 머리 쪽으로 더욱 돌출하게 되서 그렇다는 이야기를 카이로프랙틱을 가르치시는 장석봉 선생님으로부터 배워서 알게 되었다.

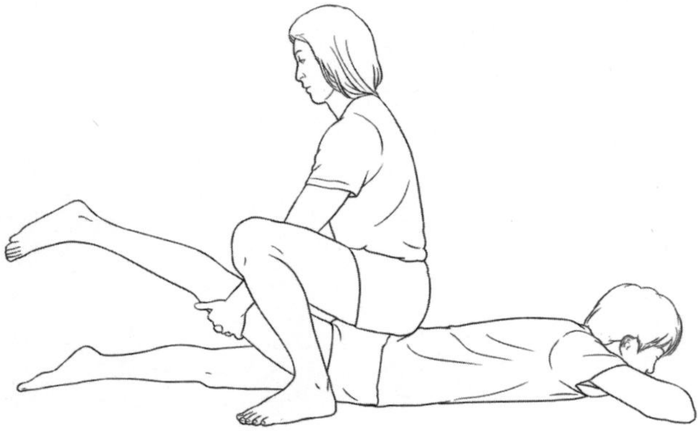

골반 중립 상태에서 고관절 신전

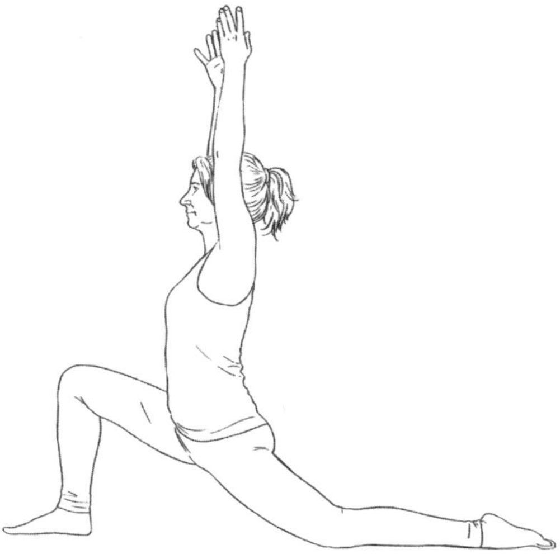

켄타우로스 자세

물론 수기요법에서의 교정 방법이 따로 있지만, 요가를 응용한 교정법은 후방경사된 쪽 다리를 뒤로 빼서 켄타우로스 자세Kentauros pose[12]로 전방으로 회전시켜 주는 것이다. 앞의 그림처럼 보조자가 고관절 신전을 돕는 자세도 보조자가 엉덩이를 실행자의 후방경사된 후상장골극에 맞추어 다리를 들어 올리면서 전방으로 회전시켜 교정할 수 있다.

이와는 반대로 장요근이 늘어나서 탄력이 떨어져 있는 경우 강화하는 방법도 있다. 바닥에 드러누워 두 다리를 들고 버티는 웃티떠 빠더 아써너Utthita pādāsana, 거기서 다리를 들어 올렸다 내렸다 반복하는 레그 레이즈Leg raise와 일어서서 무릎 차기를 하듯이 한쪽씩 무릎을 올리며 두 손바닥으로 눌러 주는 것이다.

12 헬스 트레이너들에게는 로우런지(low lunge)로 알려진 이 자세의 싼스끄리뜨어 원어는 Aśva sañcalanāsana 라고 하는데, '말 걸음 자세'라는 뜻이다. 이것을 영어권에서는 equestrian pose, 즉 '승마 자세'로 옮겼다. 필자가 '켄타우로스 자세'라고 하는 이유는, 켄타우로스가 하체는 말이고 상체는 사람인 반인반마(半人半馬)의 모습이라 활달한 걸음걸이를 나타내는 데 적합하다고 판단했기 때문이다.

두 다리를 들고 버티는 정적인 요가 아써너에서는 등척성 수축으로 장요근의 버티는 힘을 증가시킨다면, 다리를 들어 올렸다 내렸다를 반복하는 레그 레이즈와 같은 동적인 운동에서는 단축과 신장을 반복하는 등장성

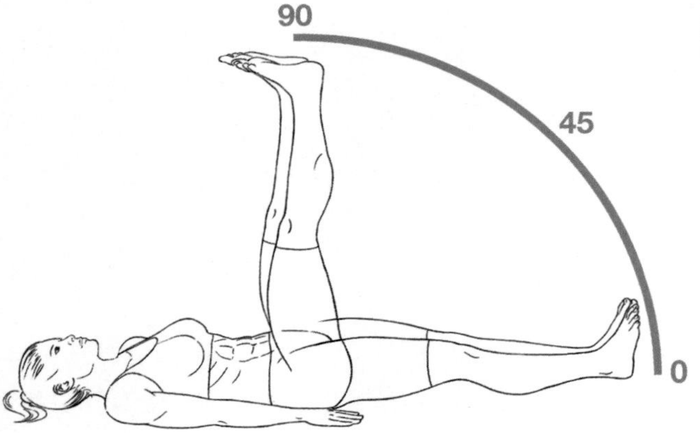

웃티떠 빠더 아써너에서 다리 내렸다가 들어 올리기

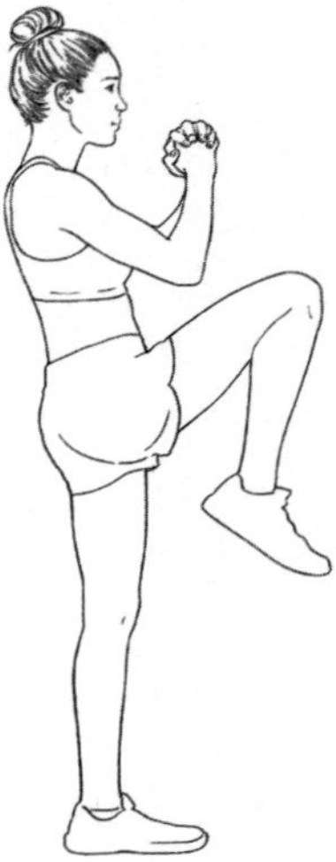

무릎 치기

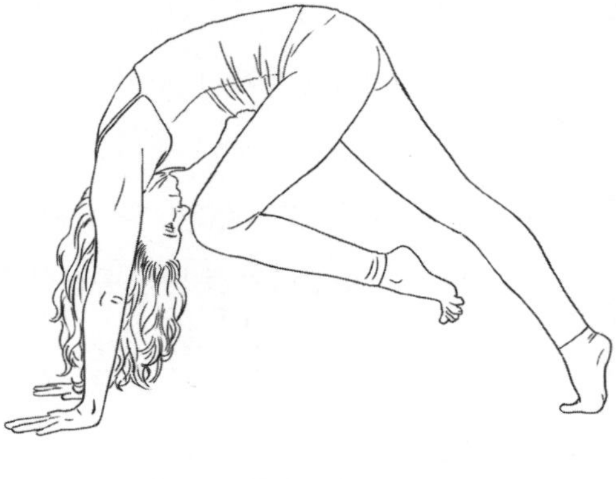

등산 동작

운동으로 역동적인 힘을 키운다. 그런데 레그 레이즈Leg raise를 하며 다리를 들어 올릴 때, 30~60° 사이에서 극심한 통증을 느낀다면 요추 추간판에 손상이 있을 가능성이 크다.(81쪽 참조)

장요근의 탄력을 키우는 또 다른 방법은 아도무카 아써너adhomukhāsana, 일명 다운독Down dog 자세에서 무릎을 교대로 끌어당기며 산을 오르듯이 하는 등산 동작mountain climbing을 좌우 교대로 반복하거나, 두 무릎을 굽힌 앉굽이 자세에서 똑바로 일어서며 뒷무릎을 가슴을 향해 들어 올리는 런지 니 업Lunge knee up을 하는 것 등이 있다.

엉덩이 근육

엉덩이와 다리

골반은 몸통을 안정되게 세우는 안정성과 두 다리로 움직임을 만들어 내는 가동성이 함께 확보되어야 하는 교차점이라고 이야기했다. 지금까지 골반과 척주의 안정성을 확보하기 위한 근육들을 이해했다면, 이제부터는 두 다리의 움직임이 발생하는 고관절과 그를 둘러싼 근육들을 살펴보아야 한다. 이 근육들 중에 안정성과 가동성 양쪽에 작용하는 근육이 바로 엉덩이 근육들이다. 그런데 이 엉덩이 근육도 표층근육과 심층근육이 있어서 그 역할이 조금씩 다르다.

다음의 그림처럼 대둔근과 중둔근이 자리 잡고 있고 이 두 근육은 대퇴근막장근이 옆에서 덮고 있다. 대둔근과 대퇴근막장근을 제거하면 중둔근과 고관절을 외회전시키는 이상근을 비롯한 다른 심층 근육들이 드러난다. 중둔근보다 크기가 작은 소둔근은 중둔근에 덮여 그 안에 위치한다.

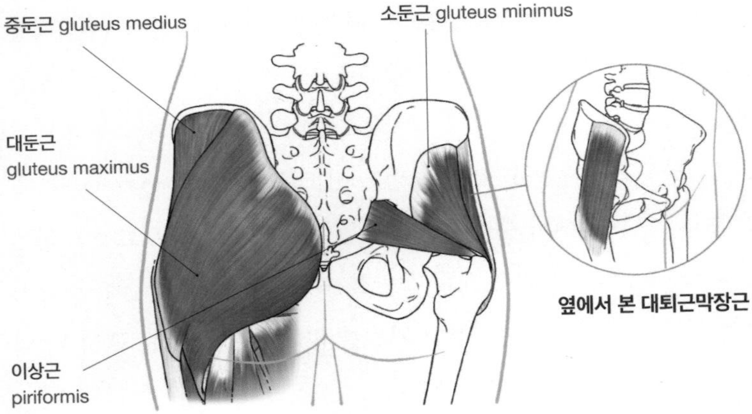

뒤에서 본 엉덩이 근육

1. 대둔근

대둔근gluteus maximus은 골반 바깥쪽에 있는 큰 근육이다. 장골 바깥면과 천골과 미골의 뒷면에서 일어나서 대퇴골 조선條線, 거친 면 상부에 붙으며 사람에게서만 특유한 둔부를 형성한다. 장골릉 바깥쪽에서 일어나서 대퇴골 대전자大轉子, 큰 대퇴 돌기를 감싸고 장경인대로 이어지는 대퇴근막장근Musculus tensor fasciae latae이 이 근육 바깥쪽에 부착되어 있다.

대둔근은 고관절을 신전하고 허리를 신전하는 근육으로서 장요근과는 길항근이 되는 작용을 한다. 서 있을 때 두 근육이 균형을 유지하면서 수축하여 허리가 비틀거리는 것을 막아 준다.

대둔근이 다리를 후방으로 차는 작용뿐만 아니라 **무릎을 뻗치는 작용**도 하는 이유는 이 근육이 장경인대ilio-tibial band를 통해 경골tibia 외측까지 도달하기 때문이다.

2. 중둔근

중둔근gluteus medius은 장골릉 바깥쪽을 부채꼴 모양으로 덮고 대퇴골 대전자에 붙는다. 중둔근은 몸 중심 측으로 움직이는 내전을 제외한 모든 방향으로 대퇴를 움직이는 동시에 곧게 선 자세에서는 몸통을 안정되게 유지하는 데 공헌한다. 오르막길에서 대둔근이 후방으로 강력하게 박차는 힘을 발생한다면, 내리막길에서는 중둔근이 고관절을 안정되게 잡아 주기에 엉덩이가 옆으로 흔들리면서 넘어지는 것을 방지한다.

중둔근의 주요 기능은 아르더 짠드러 아써너ardha candrāsana, 반달 자세나 옆차기에 작용하는 고관절 외전이다. 이렇게 다리를 옆으로 들어 올릴 때는 대퇴근막장근과 함께 주도적으로 작동하는데, 다리를 옆으로 더욱 뻗어 낼 때는 넓적다리 안쪽의 내전근과 바깥쪽의 장경인대도 함께 작동한다.

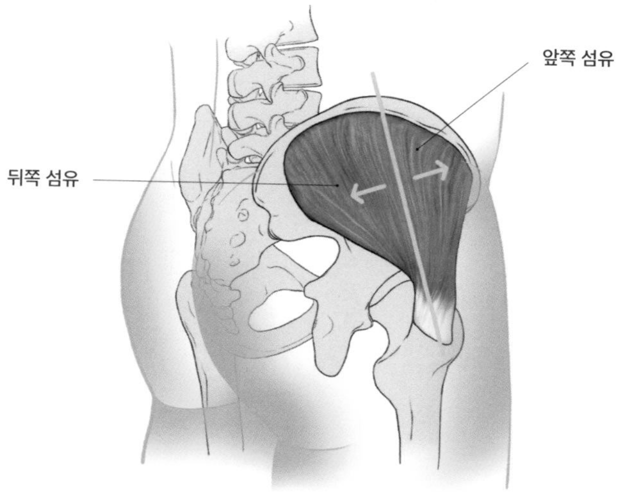

중둔근

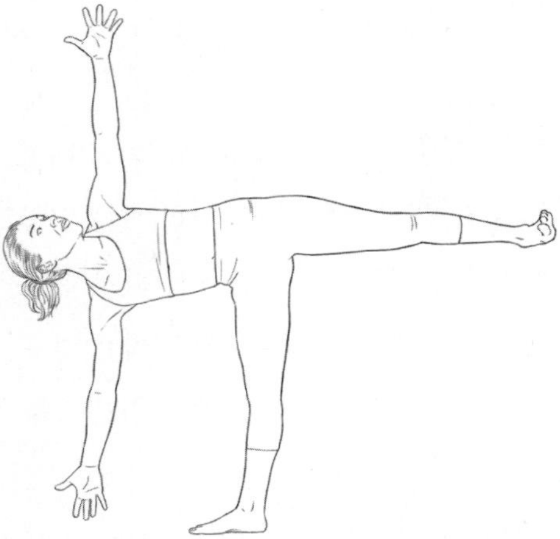

아르더 짠드러 아써너

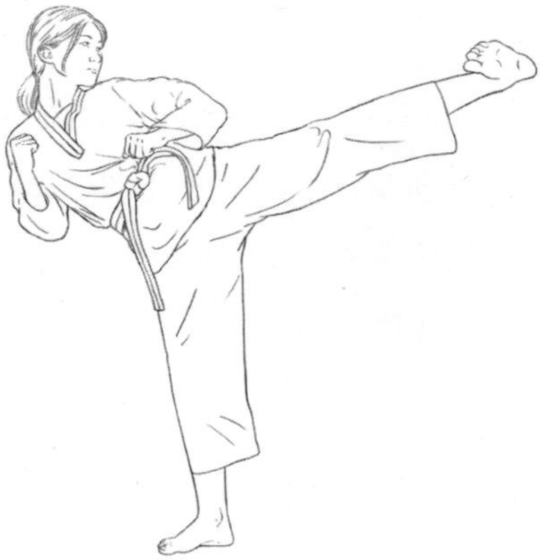

옆차기

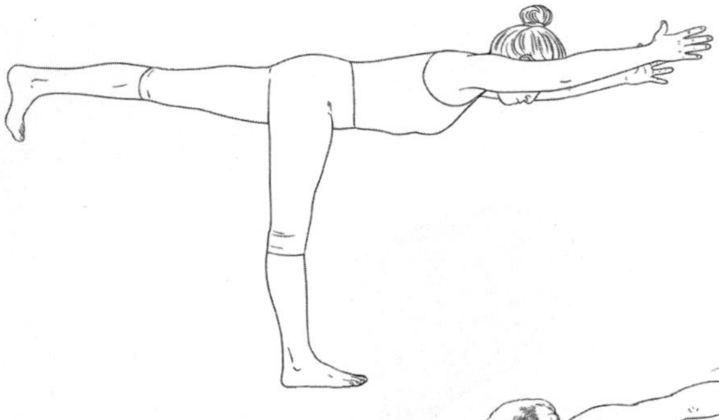

뷔러버드러 아써너III

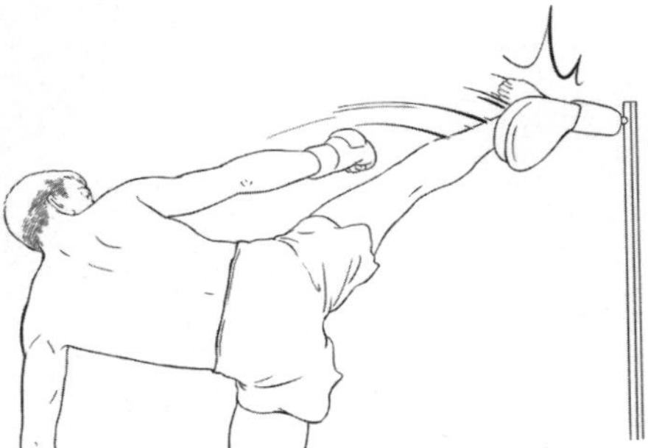

뒤돌려차기

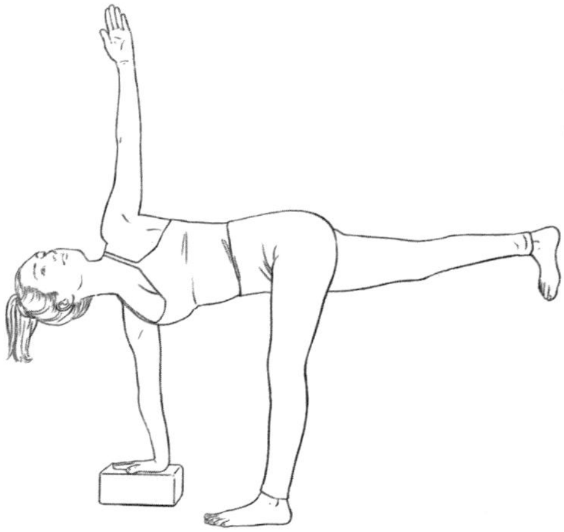

빠리브릿떠 아르더 짠드러 아써너

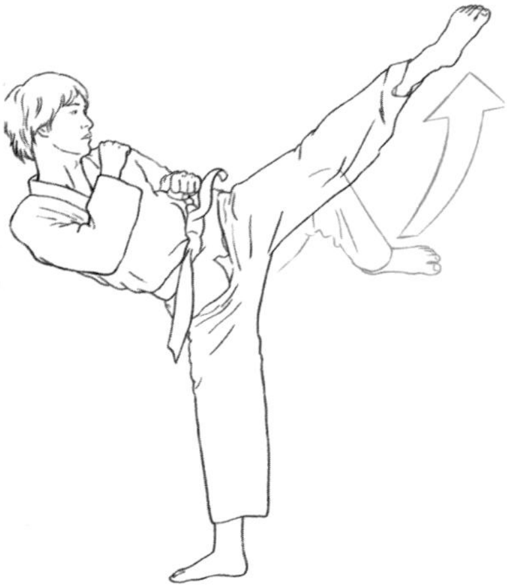

앞돌려차기

중둔근은 어느 쪽이 힘을 주도적으로 쓰는가에 따라서, 앞쪽과 뒤쪽으로 나누어 살펴볼 수 있는데, 여기서 뒤쪽 섬유는 병원에 가서 엉덩이에 주사를 맞는 부위라고 보면 된다. 뒤쪽 섬유는 뷔러버드러 아써너III Vīrabhadrāsana III에서 보이는 고관절 신전과 뒤돌려차기에서 보이는 외회전에도 관여한다. 반면에 앞쪽 섬유는 앞돌려차기나 빠리브릿떠 아르더 짠드러 아써너 Parivṛtta Ardha Candrāsana, 비틀어 선 반달 자세에서처럼 고관절 굴곡과 내회전에도 작용한다.

이렇게 중둔근을 앞쪽과 뒤쪽으로 반으로 나누어 살펴보는 것은 운동선수의 경우, 고관절 신전과 외회전에 문제가 있는지, 아니면 고관절 굴곡과 내회전에 문제가 있는지에 따라 재활운동에 있어서 치료점이 달라질 수 있음을 시사한다.

3. 소둔근

가장 크기가 작은 소둔근gluteus minimus은 중둔근에 덮여 그 안에 위치한다. 소둔근은 중둔근과 같이 장골 후면에서 일어나서 대퇴골 대전자greater trochanter에 부착하며 대부분 중둔근과 작용을 같이 한다. 하지만 큰 힘을 쓰는 중둔근, 대둔근이 위축되어 제 기능을 하지 못하게 되면 소둔근을 비롯한 심층 둔근, 그리고 햄스트링, 장딴지 근육이 스트레스를 받게 된다. 그런데 그 스트레스가 누적되어 심층 둔근의 근막이 신경과 유착되면 마치 좌골신경통처럼 통증이 방사되어 나타나게 된다.

소둔근의 방사통 패턴은 압통점이 앞쪽에 있으면 담경락을 따라 장경인대와 비골근을 따라 내려가고, 뒤쪽에 있으면 방광경을 따라 다리 뒤쪽 라인을 타고 내려간다.

그런데 소둔근은 중둔근과 같이 작용을 하기에 통증을 완화하거나 기능을 강화하는 운동법 또한 연결되어 있다.

중둔근의 주요 기능은 고관절 외전으로써 다리를 옆으로 들어 올릴 때 대퇴근막장근과 함께 주도적으로 작동한다고 설명했는데, 그림처럼 누워서 다리를 옆으로 드는 것은 중둔근의 그 기능을 점검하며 활성화하는 운동법이다. 아르더 마첸드러 아써너Ardha Matsyendrāsana는 중둔근과 소둔근을 스트레칭 하여 통증을 완화하는 방법이고, 일명 클램 쉘clam shell, 조개껍데기 운동법은 중둔근 부위를 독립적으로 강화시키는 운동법이다.

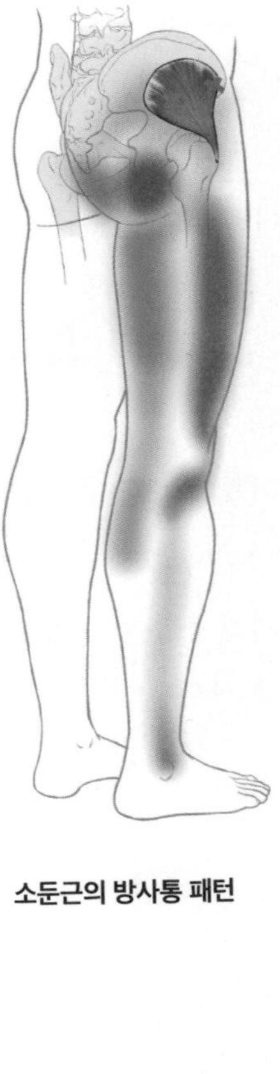

소둔근의 방사통 패턴

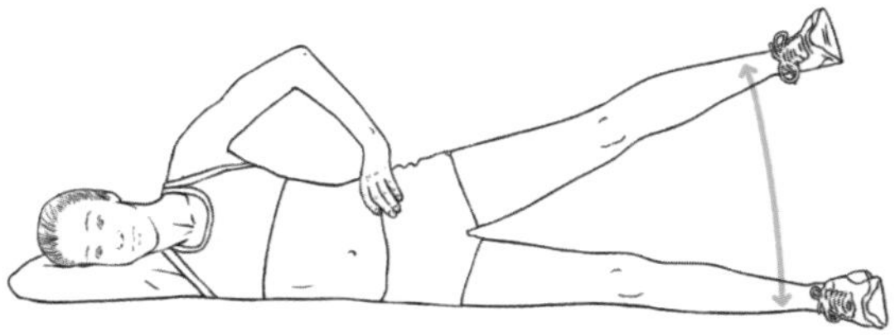

누워서 다리 옆으로 들기

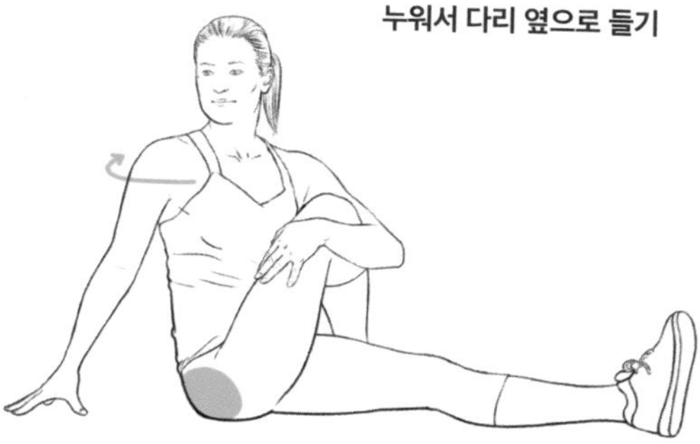

아르더 마첸드러 아써너

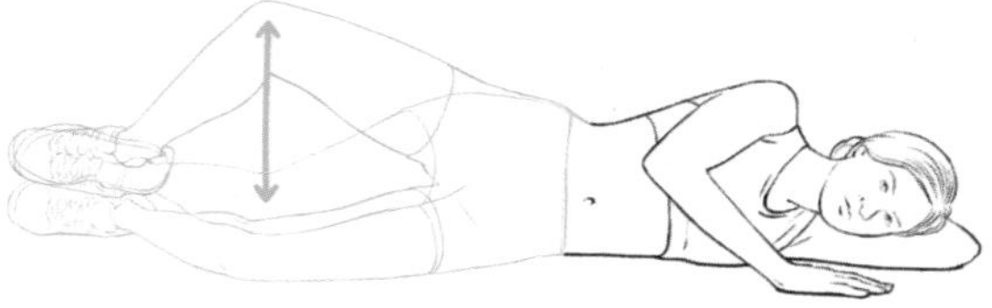

조개껍데기 운동

4. 이상근

이상근piriformis은 대퇴를 외전 혹은 외회전시키는 근육으로 천골 1~2번 신경의 지배를 받는다. 천골 전면 두 번째와 세 번째 천골공 바깥 주변과 천결절 인대sacrotuberous ligament에서 일어나 대좌골절흔을 통과하여 골반외측으로 나가서 각각 대퇴골 대전자 윗부분에 붙는다. 후상장골극 융기와 미골선단에 선을 이어 그 중앙점에서 대전자간의 중앙점이 이상근의 하연과 일치하며 이 중앙점에 좌골신경이 통과한다.

표층둔근인 대둔근과 중둔근을 벗겨내면 그 안에 소둔근과 이상근piriformis, 쌍둥이근gemellus, 속폐쇄근obturator internus, 바깥폐쇄근obturator outside, 대퇴사각근quadratus femoris이 드러난다. 이러한 심층둔근은 대둔근의 대퇴 외회전 기능을 보조하는데, 그중에 이상근은 이러한 기능을 보조하는 대표적인 심층 둔근이다. 이상근은 내회전 기능을 하는 대퇴근막장근, 치골근, 햄스트링과 중둔근과 소둔근의 앞쪽 섬유 등과 길항작용을 한다.

이상근 증후군은 이상근과 좌골신경의 해부학적 이상으로 발생하는 좌

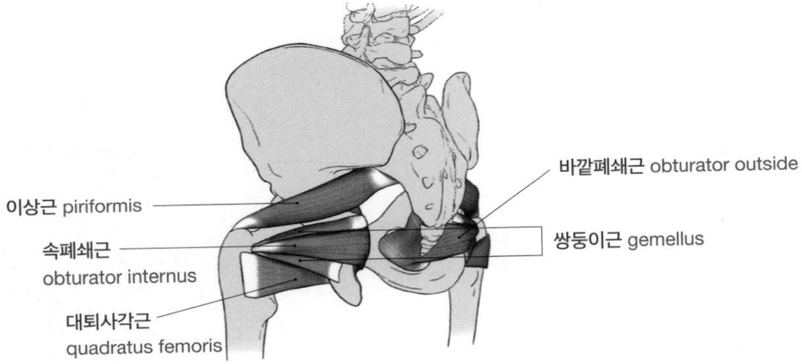

옆에서 본 이상근

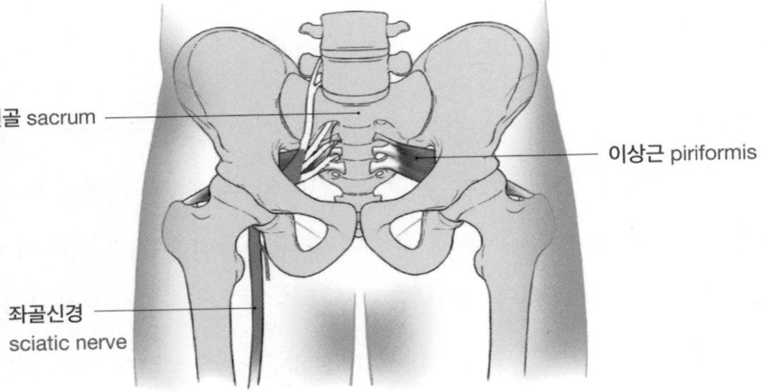

앞에서 본 이상근

골신경통 가운데 하나다. 근육이 과도하게 긴장되거나 비대해져 좌골신경을 압박할 때 발생하고, 위아래로 허리와 다리까지 아파지면서 다리가 저리거나 당기는 디스크 탈출증 유사증상이 나타나 착각하기 쉽다. 그것은 이상근 증후근의 모든 증상이 허리 디스크 탈출로 설명되기 때문이다. 좌골신경은 골반저근을 통과하는데, 이런 식으로 신경이 근육을 통과할 때 그 근육의 상태가 좋지 않으면 신경을 자극할 수 있다. 이상근 통증유발점 촉진 시에는 천골쪽 이는 곳과 대전자 쪽 닿는 곳 가까이 압통점을 찾아야 한다. 그렇지 않고 한가운데 좌골신경을 강하게 압박하면 그 자체로 신경을 억압하여 통증이 더 거세질 수 있으니 주의해야 한다.

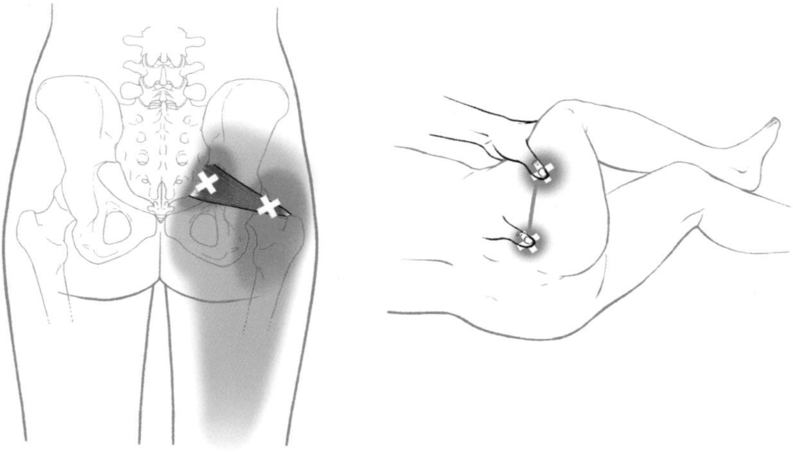

이상근 통증 유발점

이상근 자체가 일시적으로 굳어지는 경우도 있다. 장거리 운전을 하는데, 한쪽 엉덩이 주머니에 지갑을 넣은 상태에서 하게 되면, 운전이 끝나고 집에 돌아와서 이상근이 굳어서 통증을 느끼게 된다. 이럴 땐 이상근 스트레칭으로 이상근을 풀어 주면 된다. 이상근은 심층 고관절 안정근이므로

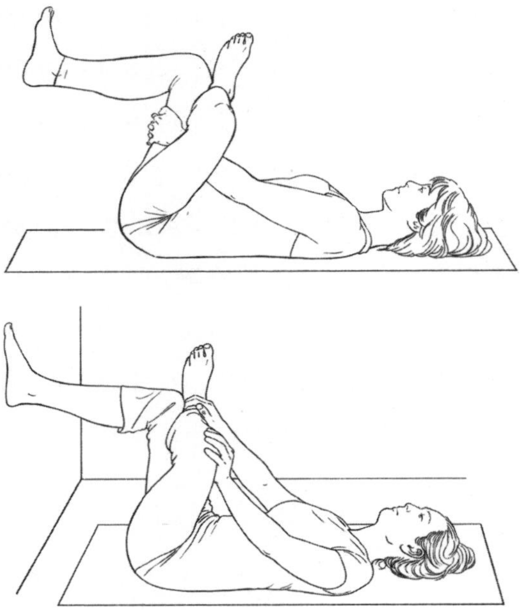

이상근 스트레칭

적어도 1분 정도는 지속적으로 스트레칭을 해 줘야 근육방추의 신전방사를 자극하고 실제로 신장이 시작될 수 있다. 이상근의 신장은 좌골신경the sciatic nerve도 함께 신장시킨다는 점을 볼 수 있다.

하지만 이상근만 독립적으로 스트레칭 하는 것은 불가능하다. 협동근인 다른 외전근들이 함께 작용하기 때문이다. 대부분은 중둔근과 대퇴근막장근에서 이어지는 장경인대까지 스트레칭해야 한다.

다음의 그림에서 왼쪽은 아르더 마첸드러 아써너Ardha Matsyendrāsana로서 무릎을 굽혀서 하는 자세이고, 오른쪽은 빠리브릿떠 허스떠 빠당구슈터 아써너Parivṛtta hasta pādānguṣṭhāsana로서 다리를 뻗어서 이상근을 자극하는 스트레칭 자세인데, 무릎을 굽혔을 땐 이상근 부위를 보다 집중적으로 자극하고, 다리를 뻗고 할 때는 장경인대까지 늘려 뻗게 된다.

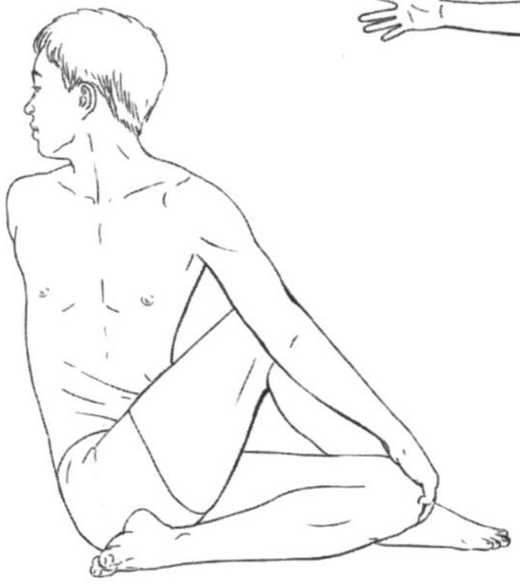

아르더 마첸드러 아써너

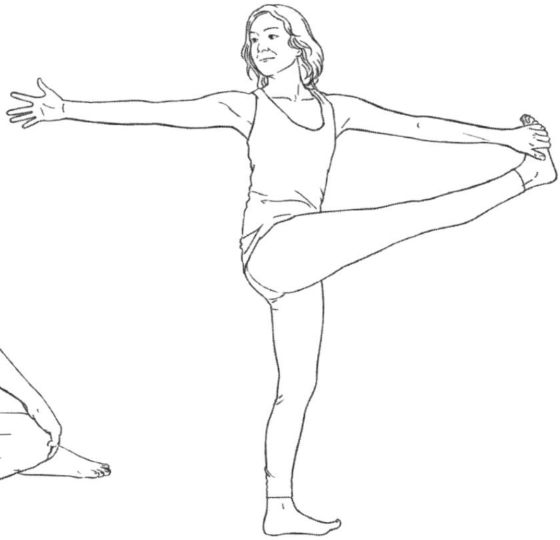

빠리브릿떠 허스떠 빠당구슈터 아써너

5. 좌골신경과 통증

이상근 증후군과 가장 관련성이 높은 것이 좌골신경통이다. 좌골신경은 요추 4~5번, 천골 1~3번에서 신경이 합쳐져서 엉덩이를 통과해서 다리로 내려간다. 이것이 무릎 뒤에서 총비골신경common peroneal nerve의 형태로 내려가서 종아리에서 경골신경내과 쪽 정강이신경, tibial nerve과 비복신경외과 쪽 장딴지신경, sural nerve으로 갈라져 발바닥으로 내려간다.

오랫동안 서 있거나 앉아 있는 직업군의 경우 위상성 근육인 표층둔근이 위축되는 경우가 있다. 폭발적인 힘을 내야 할 일이 없을 뿐더러 기본적인 보행조차 없으니, 근육이 물러지는 것이다. 이런 상황이 지속되다 보면, 엉덩이 근육에 힘을 주는 방법조차 망각하게 된다. '둔부기억상실증'이라는 별명이 붙을 정도로 "똑바로 서서 엉덩이에 힘을 주어 보세요."라고 주문을 해도 엉덩이 근육을 제대로 수축하질 못한다.

이런 경우엔 보행 시 무력해진 표층둔근 대신 대퇴근막장근이나 햄스트링, 또는 내전근들이 과도하게 쓰이다가 무릎 통증이 발생하기도 하고 햄스트링이나 종아리 근육을 과하게 쓰면서 좌골신경줄기가 근육근막에 포착되어 다리가 저리는 증상이 발생하기도 한다. 결국 근육과 신경의 유착으로 인한 좌골신경통은 평소 걸음걸이라든가, 구두를 신고 오래 서 있는 일이나 의자에 오랫동안 앉아 있는 경우 등 생활습관이 원인이 된다.

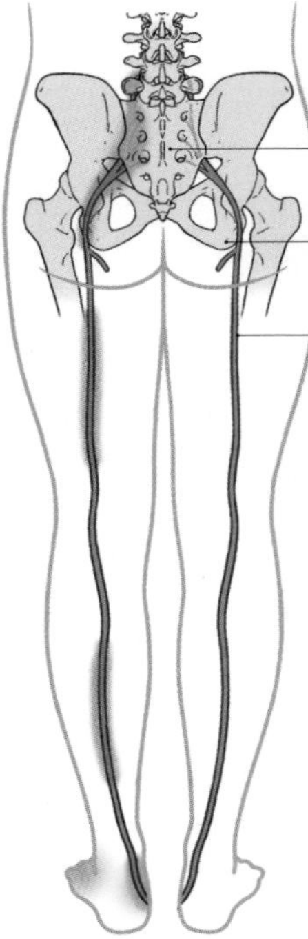

좌골신경 통증 반응 부위

표층둔근이 무력해지면서 팔자걸음, 안짱걸음, 또는 일명 뻗치기로 오랫동안 서 있는 등, 걷거나 서 있거나 앉아 있는 자세에서 근육의 균형이 깨지고 신경과 유착이 되어서 문제가 발생하는 것으로, 이상근 자체에는 아무런 문제가 없더라도, 이상근 증후가 나타날 수 있다.

이런 경우엔 다운독 자세Adhomukha Śvanāsana에서 고관절을 굴곡시켜 종아리를 뻗으라고 하면, 뒤꿈치를 바닥에 내리지 못한다. 뿐만 아니라 좌골신경줄기가 당겨서 허리도 뒤로 밀려 나온다. 이것은 엉덩이 근육에 아무런 증상이 없어도 종아리 근육이 경직되어 좌골신경에 증상이 드러나는 것이다. 때문에 이상근 증후근 증상이 있다고 해서 이상근 부위만 확인해서는 안 된다.

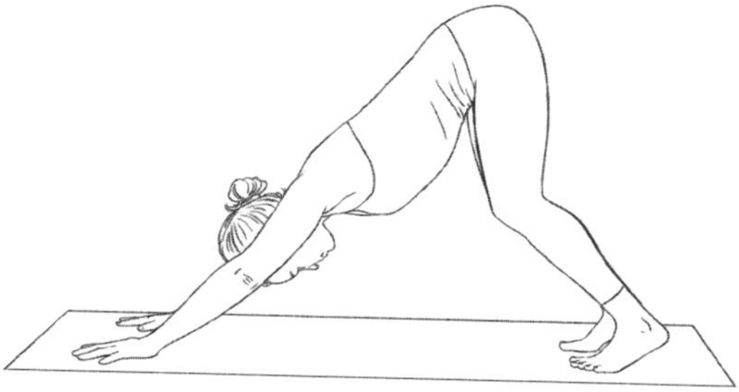

종아리 근육이 위축된 다운독 자세

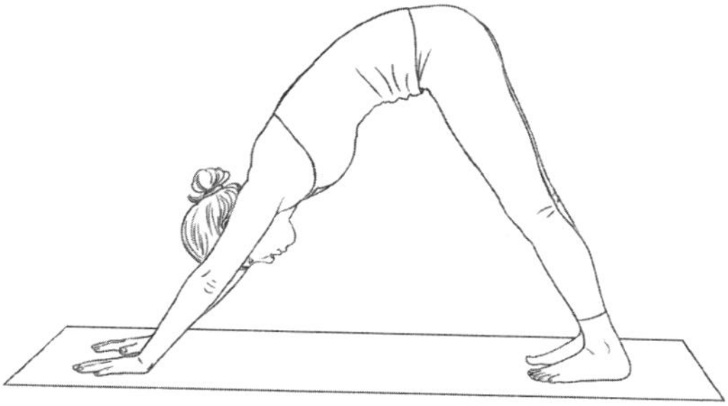

허리가 밀려 나온 다운독 자세

좌골신경통

디스크 탈출증으로 인한 좌골신경통도 있다. 디스크가 터져 수핵이 흘러나와 좌골신경을 오염시켜 통증이 발생하는 것이다. 이런 급성 디스크 손상의 경우에는 신경차단술로 염증 부위를 가라앉히기도 하는데, 터진 디스크가 아물 때까지 안정을 취하는 것이 기본이다. 수핵 탈출로 납작해졌던 디스크가 회복되는 것은 엉덩이 밑에 눌려 있던 방석이 압력이 사라지고 공기를 흡수해서 다시 빵빵해지는 것과 유사하다. 디스크에는 산소나 영양소를 공급하는 혈관이 없으므로, 대신 주변 조직액으로부터 이들을 공급받아서 제 부피를 회복해야 한다. 이때 추간을 넓히는 견인과 같은 적절한 자극은 마치 정맥과 동맥을 통해 노폐물을 내뱉고 신선한 혈액을 공급받는 것과 같은 대사 작용을 촉진하게 된다. 때문에 다치지 않게 자극을 줄 수 있는 적절한 부하를 주는 것이 관건이다.

활막관절의 움직임

이제 둔근에 의해 가려져 있지만, 많은 활동이 일어나는 고관절에 대해 알아봐야 한다. 고관절은 활막관절이다. 다양한 관절의 움직임은 대개 움직임을 일으키는 **활막관절**synovial joint에서 일어난다. 이것은 움직일 수 있는 관절이기에 **가동관절**이라고도 부른다.

활막관절의 구조에 따른 다양한 움직임을 이야기하기 전에 그러한 움직임이 일어나는 인체의 기본 면에 대해 이해해야 한다. 우리 몸은 절단면에 따라 크게 세 가지 면을 기준으로 움직임을 이해할 수 있다. 그 세 가지 면은 시상면矢狀面, sagital plane, 관상면冠狀面, coronal plane, 수평면水平面, transverse plane이다.

시상면矢狀面, sagital plane은 화살 시矢 자에 모양 상狀 자로 화살이 가르고 지

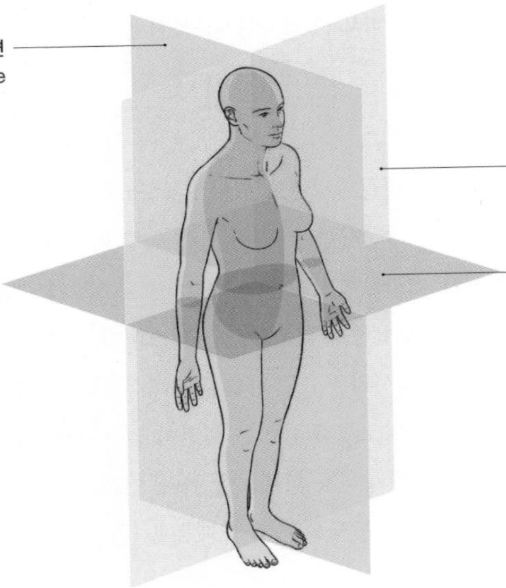

인체 기준면

나간 면을 뜻하는 말이다. 두개골의 봉합선 중 시상봉합이 있다. 좌우 두정골이 한가운데 만나 붙은 선이 마치 화살이 치고 나간 모습과 비슷하다고 하여 붙여진 이름이다. 마찬가지로 시상면은 인체를 정중앙에서 앞뒤로 가르고 지나간 면을 뜻한다.

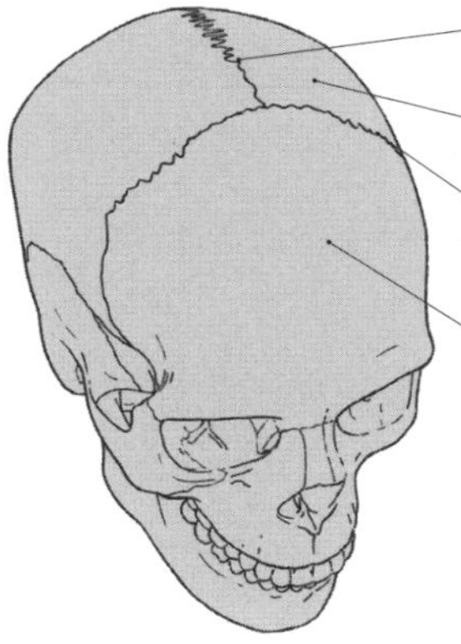

두개골

두개골에서 관상봉합은 왕관 모양, 즉 왕관을 쓴 자리 같은 모양이다. 전두골과 두정골이 만나는 봉합선이 몸통을 좌우로 가르고 있다. 마찬가지로 관상면은 이마면이라고도 부르는데, 인체를 옆에서 좌우로 가르고 지나간 면을 뜻한다. 수평면은 인체를 물의 평면을 기준으로 상하로 구분하는 면이다.

인체를 정중앙에서 앞뒤로 가르고 지나간 시상면에서의 대표적인 움직임은 인체를 옆에서 바라보았을 때 앞뒤로 움직이는 굴곡과 신전이다. 인체를 옆에서 좌우로 가르고 지나간 관상면에서의 대표적인 움직임은 인체를 앞이나 뒤에서 바라보았을 때 좌우 옆으로 움직이는 외전과 내전이 있다. 이를테면 팔다리를 밖으로 벌리거나 안으로 오므리는 동작이다. 인체를 상하로 구분하는 수평면에서의 대표적인 움직임은 시계방향이나 반시계방향으로의 회전이다. 관상면에서의 외전과 내전은 수평면에서의 회전과 결합하여 외회전과 내회전으로 나타나곤 한다.

그런데 이러한 움직임은 팔다리에서 일어나는 것이다. 가장 큰 힘을 쓰는 고관절부터 살펴보자.

고관절의 특성과 움직임

고관절은 절구와 공이ball & socket 모양의 관절로서 공처럼 생긴 뼈 머리가 컵 모양의 다른 뼈 공간에 들어맞는 형태의 관절이다. 이 관절에서 다리를 굽히거나 뻗고, 밖으로 벌리거나 안으로 모으고, 안팎으로 회전시키는 동작들이 발생한다. 그런데 일반인이 일상생활에서 고관절의 가동범위를 충분히 살리는 동작을 하며 살고 있지는 않다. 장시간 의자에 앉아 있는 운전기사나 직장인들의 경우에는 고관절의 가동성이 현저히 줄어들어 있거나 한쪽 고관절이 벌어진 채로 불편을 감수하고 살고 있는 사람들이 있다. 고관절은 어깨 관절 다음으로 넓은 운동범위를 가졌음에도 불구하고 인대와 두꺼운 근육에 의해 보호되는 구조로 통증이 발생했을 때 정확한 부위를 파악하기가 어려운데, 주변 근육이 약해지면 관절 자체에 가해지는 하중이 커지므로 관절에 이상이 발생하기 쉽다. 여기서 우리는 고관절의 다양한 움직임을 살펴볼 것이며 그러한 움직임을 가동시키는 근육들의 기능과 활성화에 대해서도 공부할 것이다.

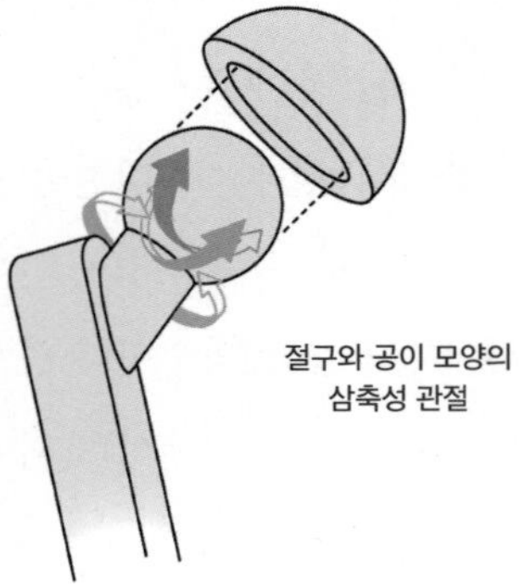

고관절의 특성

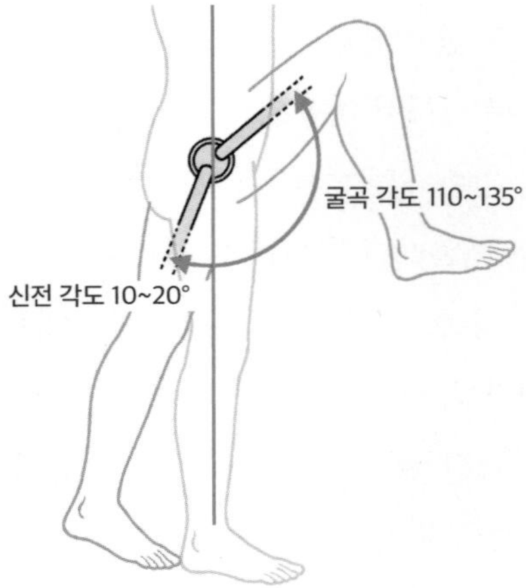

고관절의 굴곡과 신전

1. 굴곡과 신전

다리를 앞으로 굽히거나 뒤로 뻗는 고관절의 움직임은 **굴곡**flex과 **신전**extension이다. 다리가 앞으로 움직이면서 관절을 접어서 관절의 각도를 작게 만든 것이 굴곡이고, 팔다리가 뒤로 움직이면서 관절의 각도를 크게 만드는 것이 신전이다.

고관절 굴곡근은 골반 속에 있는 장요근과 치골에 붙어 있는 치골근, 넓적다리 앞쪽의 대퇴직근와 넓적다리 안쪽으로 감아 도는 봉공근, 엉덩이 바깥쪽에서 대둔근을 가리고 있는 대퇴근막장근, 그리고 대둔근 안에 있는 중둔근과 소둔근의 앞쪽 섬유 등이다.

성인의 일반적인 고관절 굴곡의 각도는 무릎을 폈을 때는 80~90°, 무릎

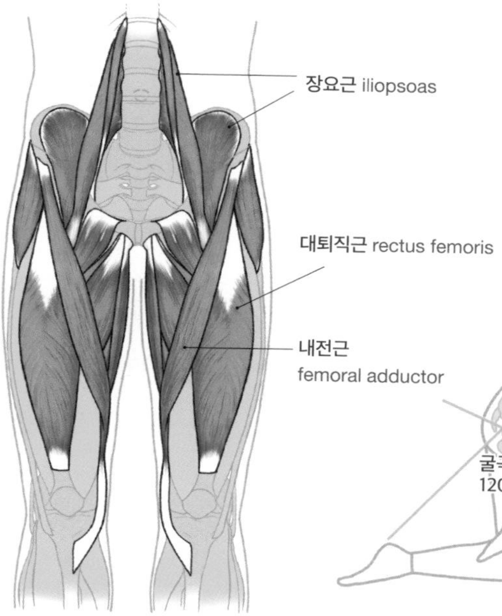

앞에서 본 고관절 굴곡근

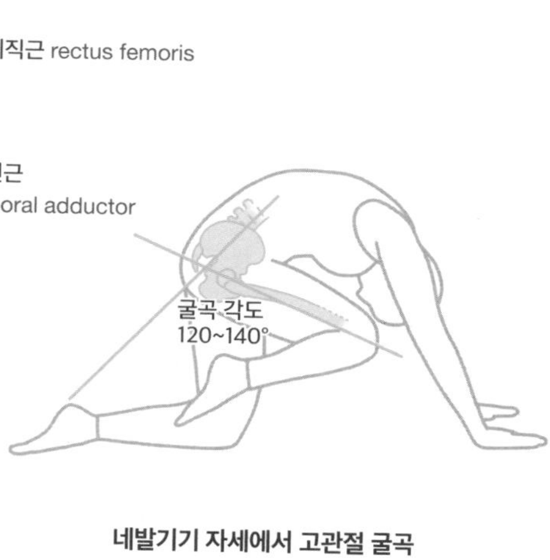

네발기기 자세에서 고관절 굴곡

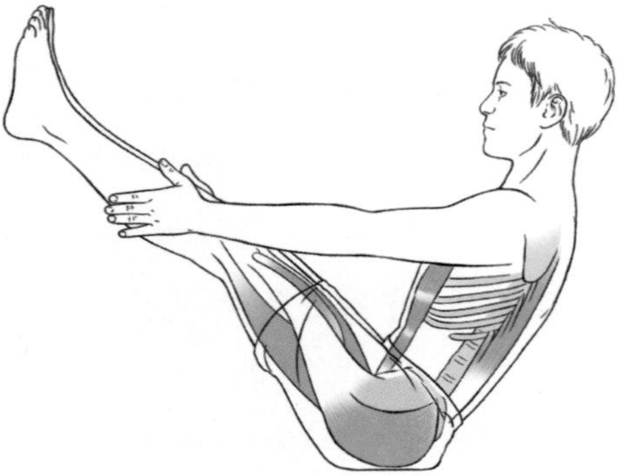

나붜 아써너

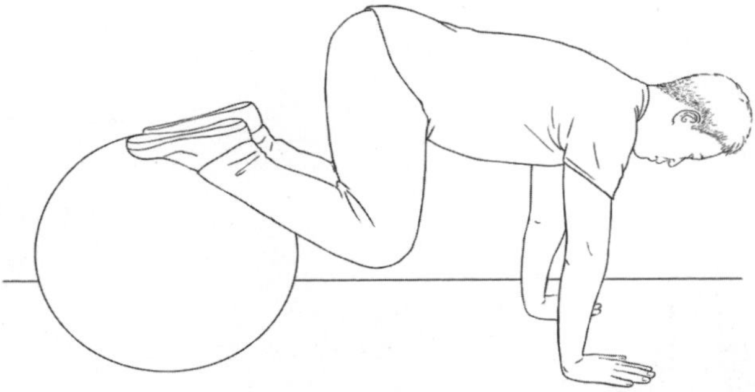

공 끌어당기기

을 굽혔을 때는 110~135° 정도로 본다.

골반이 회전되면 각도는 더 커진다. 이런 가동성으로 대퇴가 늑골하부 5cm 이내까지 접근할 수 있다. 주동근은 장요근, 대퇴직근, 그리고 일곱 개의 내전근이다. 이 근육들을 강화하려면 나붜 아써너Navāsana에서 떨어지려는 다리를 들고 있거나, 네발기기 자세나 플랭크 자세에서 등산mountain climbing 동작을 할 수 있다.(102쪽 그림 참조) 짐볼 위에 두 발을 올려놓고 엎드려서 고관절의 힘으로 무릎을 굽히며 공을 끌어당길 수도 있다.

여기서 복근은 안정화 근육으로 도움을 주지만 주동근은 고관절 굴곡근이다. 무릎을 굽혀 세우고 상체를 허리까지 들어 올리는 일반적인 윗몸일으키기sit up도 복근만 작동하는 것이 아니라 고관절 굴곡근이 많은 힘을 쓰는 운동이다. 이렇듯 고관절 굴곡은 대개 복부를 수축시켜 상승된 복압을 유지하는 것을 기본으로 하기에 복부와 대퇴의 협응이 중요하다.

고관절 신전근은 엉덩이에서 무릎까지 다리 뒷면에 부착되어 있는 근육들이다. 대둔근, 중·소둔근의 뒤쪽 섬유, 대퇴이두근, 반건양근과 반막양근으로 이루어진 오금줄hamstring, 대내전근 등이 있다.

고관절의 일반적인 신전 각도는 능동은 10~20°, 수동은 20~30°다. 이 동작에서 무릎은 엉덩이보다 뒤로 더 올라간다. 주동근은 오금줄hamstring과 대둔근이다. 평상시 서 있을 때의 과신전은 문제가 되지만, 운동할 때 가동범위가 확장되어 나타나는 과신전은 기능적인 것으로 문제가 되지 않는다.

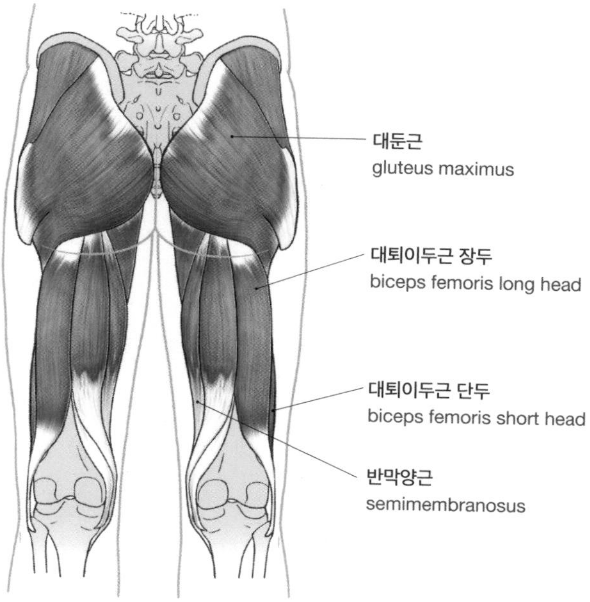

뒤에서 본 고관절 신전근

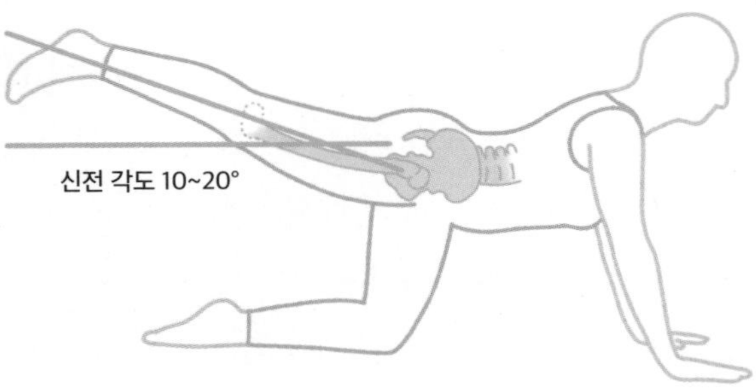

고관절 신전

2. 외전과 내전

다리를 안팎으로 벌리고 모으는 움직임은 **외전**abduction과 **내전**adduction이다. 외전은 다리가 신체의 중심선에서 멀어지는 움직임이고, 내전은 다리가 신체의 중심선에 가까워지는 움직임이다.

성인의 고관절 외전 각도는 40° 정도까지다.[13] 고관절 외전근으로는 심층 둔근인 중둔근과 소둔근, 그리고 그 아래 이상근, 쌍둥이근, 안팎 폐쇄근, 대퇴사각근이 있다. 여기에 더해 협동근으로 골반 속의 장요근과 엉덩이 바깥쪽 대퇴근막장근과 넓적다리 안쪽 봉공근이 있다.

다음의 왼쪽 네발기기 자세 그림은 오른쪽 대퇴는 내전되어 있는 반면, 왼쪽 대퇴는 외전되어 있는 것을 보여 준다. 이 자세는 왼쪽 고관절 외측 외전근 수축에 의한 것이다. 주동근은 중둔근이고, 협력근은 소둔근과 대퇴근막장근이다. 차에서 내릴 때 다리를 밖으로 내는 동작이나 다리를 옆으로 넓게 벌릴 때 작용한다.

이때 사용되는 봉공근은 고관절 굴곡과 외전에 작용하는 근육으로서, 근

13 Evaluation of the Hip, 대한고관절학회 학회지 21(2): 107~115, 2009 참조

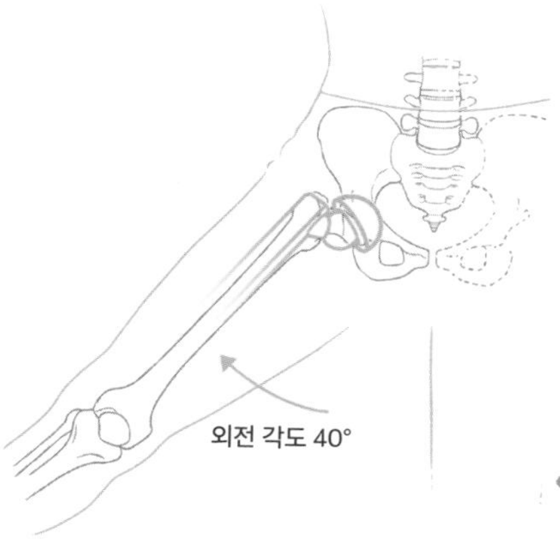

선 자세에서의 고관절 외전

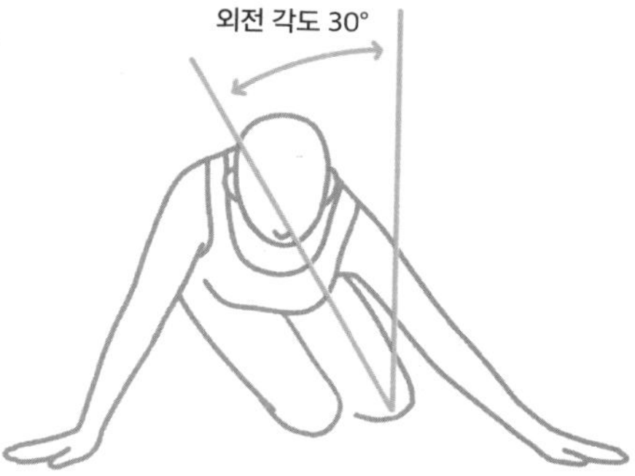

네발기기 자세에서 고관절 외전

육 중에 길이가 가장 긴 근육이다. 전상장골극에서 시작되어 S자를 그리면서 대퇴전면을 하행하여 무릎의 내측 경골내과medial condyle of tibia에 도달한다. 재봉사의 근육이라는 뜻의 봉공근sartorius이 수축하면 다리가 바깥으로 비틀리면서 몸 옆쪽으로 올라가는 동시에 하퇴가 내측으로 회내된다.

요가 아써너 중에는 받다꼬너 아써너baddha-koṇa āsana에서 봉공근이 신장성 수축을 하게 된다. 신발수선공 자세cobbler pose로도 알려져 있는데, 과거에는 재봉사도 신발수선공도 이런 자세로 앉아서 작업을 했던 모양이다. 우리에게는 제기차기를 연상시키는 자세이기도 하다. 봉공근은 기본적으로 고관절의 굴곡과 외전, 외회전에 작용한다. 굴곡에는 대퇴직근, 장요근, 치골근, 대퇴근막장근을 돕고,

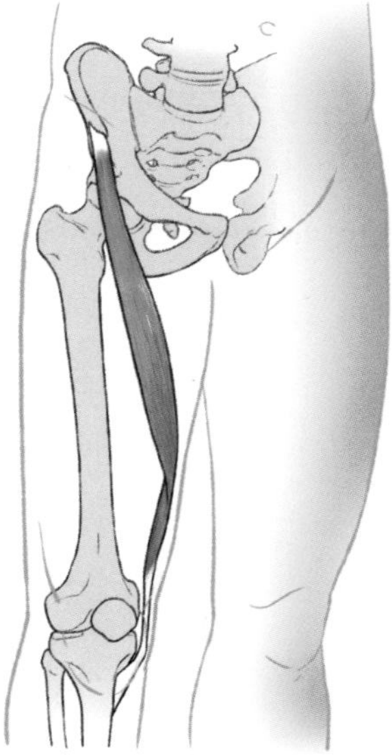

봉공근

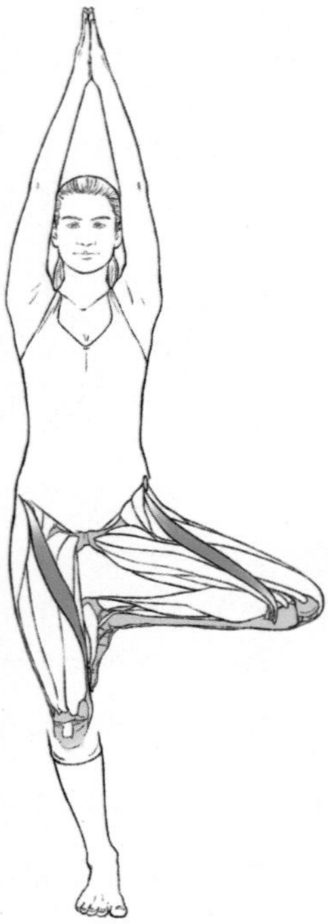

브릭셔 아써너

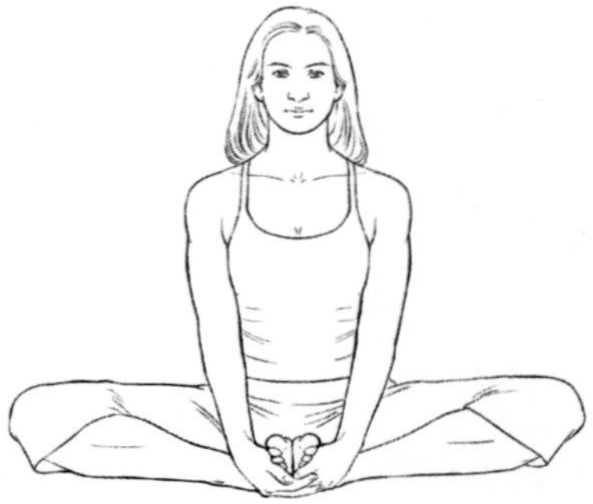

받다꼬너 아써너

외전에는 중둔근, 소둔근, 이상근과 대퇴근막장근의 작용을 돕는다. 무릎 굴곡 시에는 넓적다리 바깥쪽에서 무릎 바깥쪽 경골융기에 부착하는 장경인대의 하퇴의 외회전에 길항작용을 한다.

고관절 내전근은 치골에서 시작하여 넓적다리 안쪽에 부착된 근육들이다. 치골근, 장내전근, 단내전근, 대내전근, 박근치경골근이 있다. 앞서 이야기한 받다꼬너 아써너Baddhakoṇa āsana에서 내전근은 신장성 수축을 하게 된다. 하지만 고관절 내전근의 기본적인 기능은 다리를 안으로 모으는 것으로서 차를 탈 때 바깥 다리를 안으로 당겨 차 안으로 집어넣을 때 작용한다. 차려 자세에서 두 무릎 사이가 벌어지지 않도록 긴장시키는 근육이다. 머리서기 자세인 쉬르셔 아써너Śīrṣāsana에서 다리가 벌어지지 않도록 잡고 있는 것도 내전근의 작용이다.(367쪽 그림 참조)

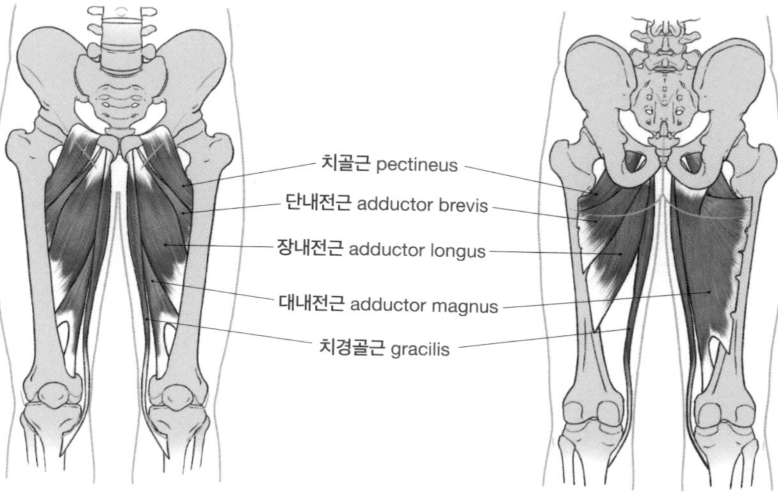

앞에서 본 대퇴내전근 **뒤에서 본 대퇴내전근**

성인의 일반적인 고관절 내전의 각도는 30° 정도까지다. 아래의 그림에서 왼쪽 대퇴는 외전, 오른쪽 대퇴는 내전되어 있다. 왼쪽 엉덩이 외측과 오른쪽 엉덩이 내측이 수축되어 있다. 내전은 서혜부 근육을 수축시킨다. 이들은 모두 좌골과 치골에서 시작되어 고관절 굴곡에 관여하는 다섯 개의 내전근이다.

다음은 내전근 스트레칭과 수축을 통한 단련의 다양한 모습이다. 바닥에 앉아서 내전근을 스트레칭 하는 자세들은 내전근을 늘려 펴는 신장성 수축이 주된 작용이지만, 서서 하는 자세들에서는 뻗음을 기반으로 당김이 동시에 작동하는 등척성 수축 운동이 된다.

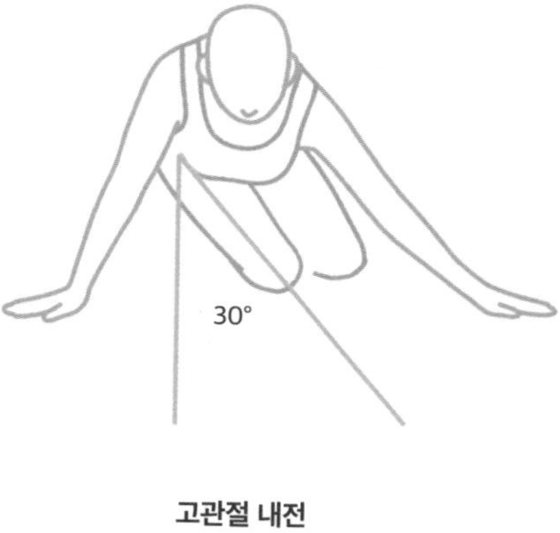

고관절 내전

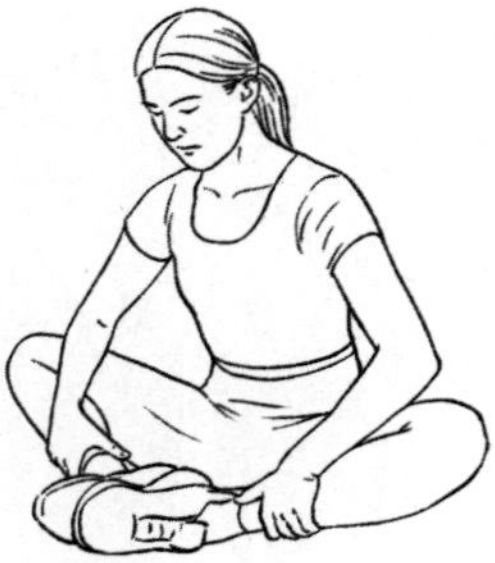

받다꼬너 아써너

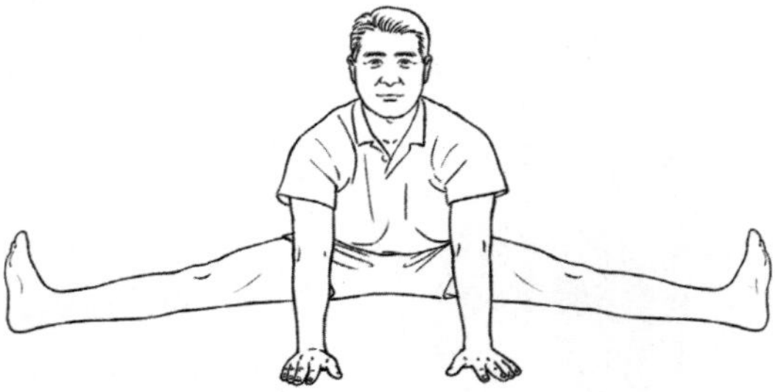

우뻐뷔슈터꼬너 아써너

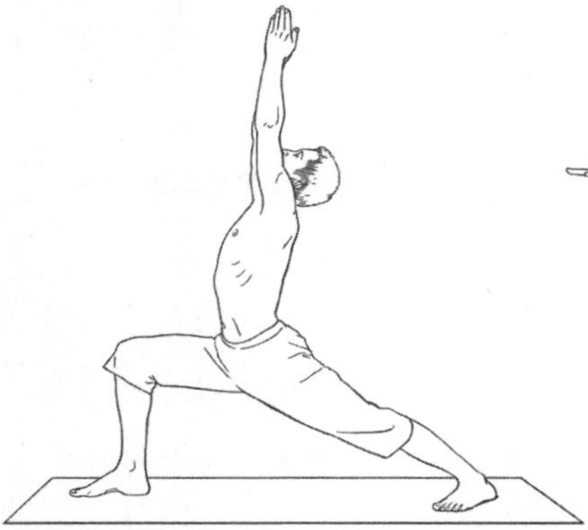

뷔러버드러 아써너 I

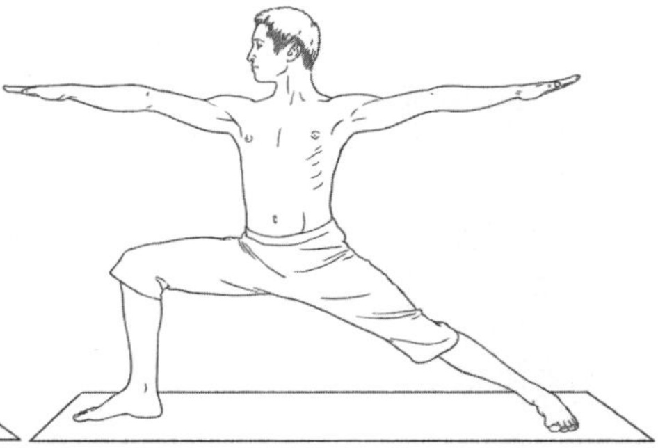

뷔러버드러 아써너 II

뷔러버드러 아써너 I, IIVīrabhadrāsana I, II에서 자세가 안정되도록sthira 잡아주는 것은 뒤쪽 다리 내전근의 역할이 크다. 정중동靜中動의 개념을 적용해서 설명하자면 앞쪽 다리에서 움직임이 일어나지만, 중심을 잡고 자세에 안정감을 부여하는 것은 뒤쪽 다리 내전근이다. 그럼으로써 자세가 안정되고sthira 앞쪽 다리가 고역스럽지 않고 편안하게sukhaṃ 된다.[14]

14 sthira-sukham āsanam [요가 쑤뜨러 II.46]

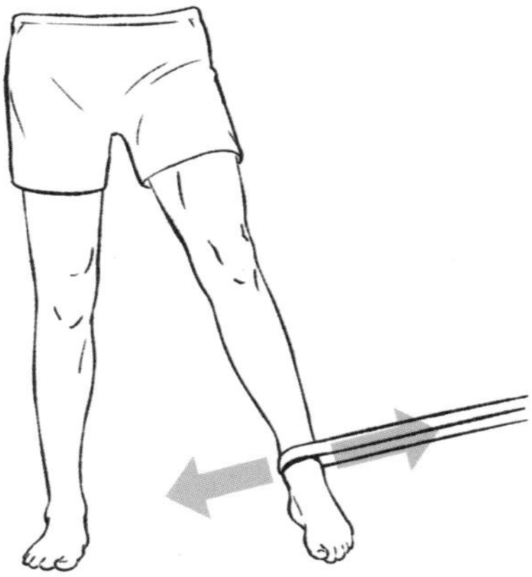

탄력 밴드 당기기

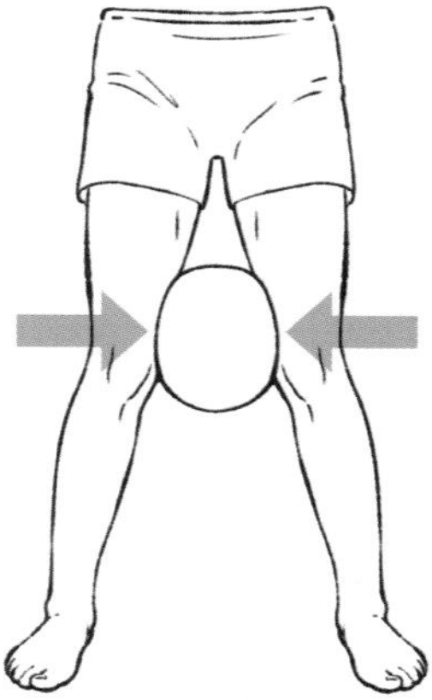

미니볼 조이기

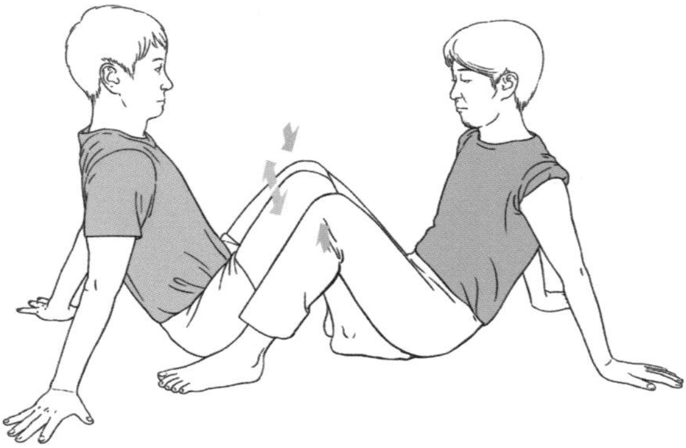

무릎 씨름

내전근을 강화하는 다양한 운동 방법들이 있다. 두 무릎 사이에 미니 볼을 끼워 놓고 조이는 운동을 할 수도 있고, 아니면 한쪽씩 발목에 탄력밴드를 걸어 안으로 잡아당기는 운동을 할 수도 있다. 두 사람이 마주 보고 앉아서 무릎을 끼워 넣고 무릎 씨름을 하는 것도 좋다. 이때 무릎을 안으로 조이는 사람은 내전근을 단련하고, 무릎을 밖으로 벌리는 사람은 외전근을 단련할 수 있다.

3. 내회전과 외회전

다리를 안팎으로 회전시키는 움직임은 내회전pronation과 외회전supination이다. 내회전은 신체 중심선에 가까워지는 횡단면의 움직임으로 고관절에서 넓적다리를 안쪽으로 회전시킬 때 일어나고, 외회전은 신체 중심선에서 멀어지는 횡단면의 움직임으로 고관절에서 넓적다리를 바깥쪽으로 회전시킬 때 일어난다.

고관절 내회전은 내전근과 굴곡근의 조합으로서 치골근, 단내전근, 장내전근, 대내전근과 중둔근과 소둔근의 앞쪽 섬유, 그리고 대퇴근막장근의 작용으로 일어난다.

고관절 외회전근은 엉덩이에 부착되어 있는 대둔근과 중·소 둔근의 뒤쪽 섬유, 그리고 이상근과 안팎 폐쇄근 같은 심층 둔근과 같은 외전근과 무릎까지 넓적다리 뒷면에 부착되어 있는 대퇴이두근의 장두 같은 신전근의 조합으로서, 골반 속 장요근과 넓적다리 안쪽 봉공근이 외전근의 협동근으로 외회전에 함께 작용한다.

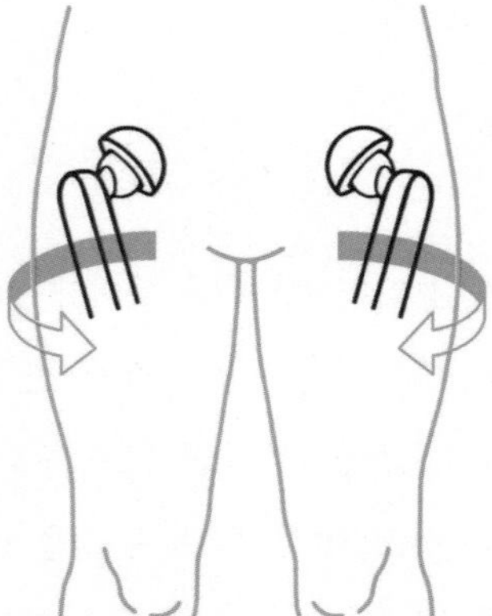

고관절의 내회전

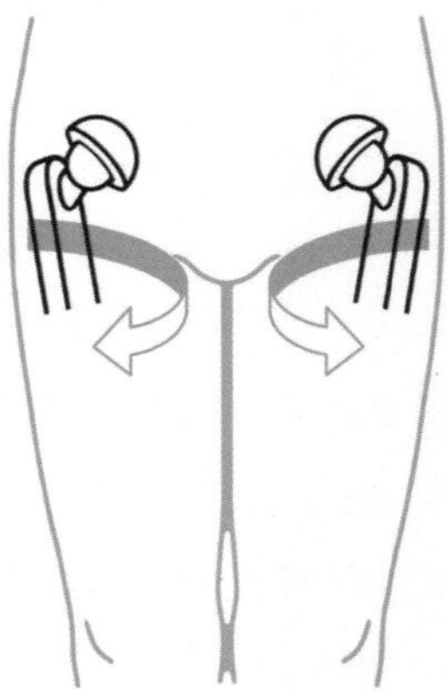

고관절의 외회전

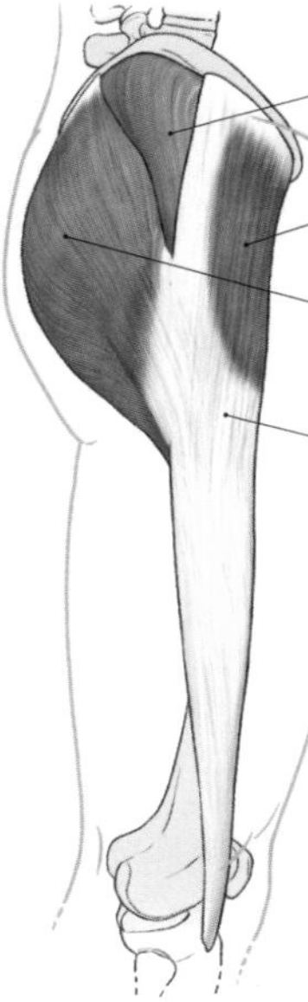

대퇴근막장근

대퇴근막장근tensor fascia lata은 장골릉 바깥쪽 전상장골극에서 일어나서 대전자에 부착하여 장경인대iliotibial band로 이어진다. 장경인대는 말 그대로 장골에서 경골까지 이어지는 인대라는 뜻으로, 넓적다리 옆면을 타고 내려와 정강이뼈 바깥쪽 융기에 부착한다. 대퇴근막장근의 기본적인 기능은 고관절의 굴곡과 외전, 무릎이 굽혀진 상태에서는 대퇴 내회전과 하퇴의 외회전에 관여한다. 또한 장경인대를 통해서 무릎 관절의 굴곡과 신전에 개입한다. 내리막길에서 중둔근, 소둔근의 브레이크 작용을 통한 골반 안정화를 돕는데, 큰 보폭으로 쿵쿵거리며 내려오다가 이 근육에 무리가 갈 수도 있다.

대퇴근막장근은 대퇴 내회전을 하면 단단하게 수축하는 것을 손으로 느낄 수 있다. 장경인대는 무릎 관절 바깥쪽 대퇴이두근의 힘줄을 찾은 뒤, 그 힘줄보다 위에서 무릎을 굽혔다 펴기를 반복하면서 줄기를 찾을 수 있다. 중둔근의 고관절 신전과 외회전 작용이 약화되면 보상작용으로 대퇴근막장근이 과활성화되어 스트레스가 쌓일 수 있다. 이렇게 되면 태권도 선수의 경우 옆이나 뒤 후리기를 할 때 발에 힘이 들어가지 않아 임팩트를 전달하지 못하고 다리를 휘두르는 정도가 되고 만다.

아르더 짠드러 아써너Ardha Candrāsana, 반달 자세와 옆차기에서 대퇴근막장근이 활성화되는 것을 느낄 수 있다.(106쪽 그림 참조)

장경인대는 장골에서부터 무릎 아래 경골 외측에까지 부착되어 있기 때문에 격투기에서 하단차기로 이곳을 맞은 선수들이 발을 바닥에 제대로 딛지 못하고 쩔쩔매는 것을 보게 된다. 장경인대 통증은 내리막길에서의 충격 누적으로 대퇴근막장근에 스트레스가 쌓이거나 사이클 선수의 페달링처럼 대둔근의 지속적인 수축으로 고관절을 외전시키면 장경인대를 잡아당겨 무릎이 밖으로 돌면서 발생하게 된다. 이것을 장경인대 증후군이라고 한다.

이것은 다리를 뻗으며 페달을 밟을 때는 대퇴를 내회전시켜서 무릎이 안으로 돌았다가, 무릎을 다시 굽히는 과정에서 장요근과 대퇴근막장근의 수

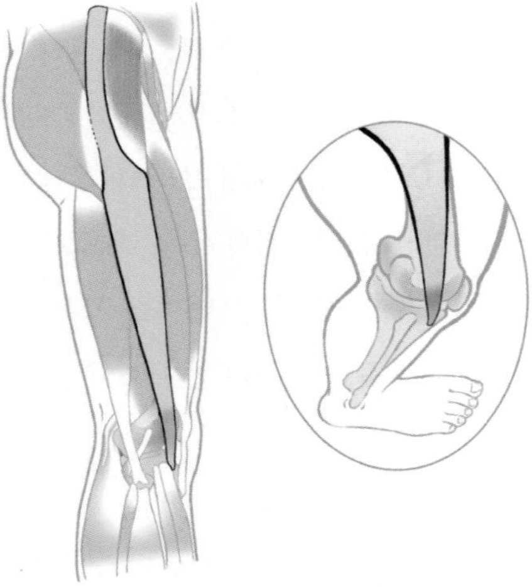

장경인대 통증 부위

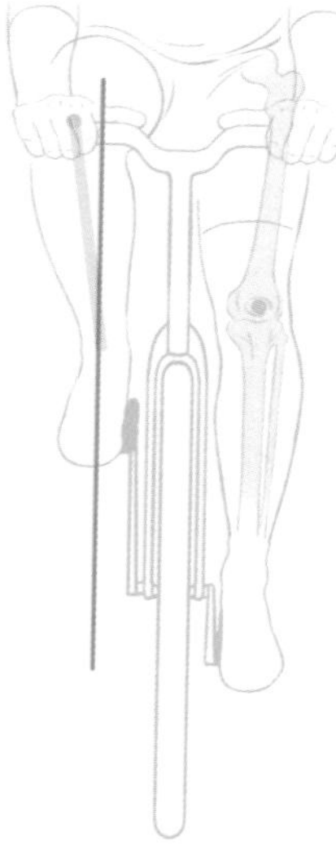

라이딩과 장경인대 통증

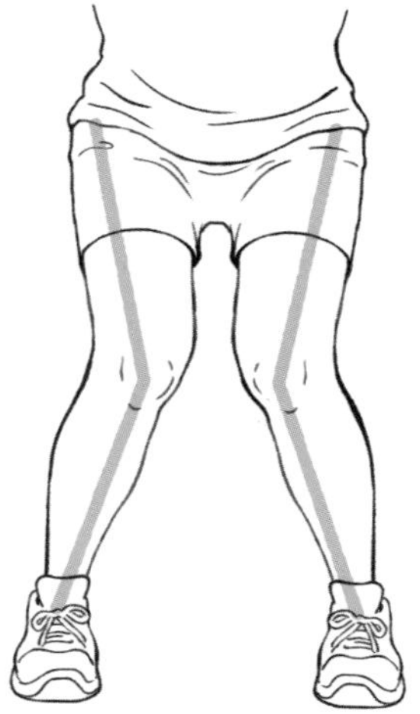

무릎이 안으로 돌게 된 예시

축 작용으로 장경인대를 잡아당기면서 무릎이 살짝 외회전하게 되기 때문이다. 이런 식으로 무릎이 안팎으로 돌면서 대퇴골 하단 돌출부와 장경인대의 마찰이 발생하게 된다. 이것은 안장의 높이가 낮아도 발생하지만 평소 무릎이 안팎으로 도는 팔자걸음 걸이와도 연관이 있다. 이 습관을 교정하지 않은 상태에서 클릿cleats의 각도가 11자로 세팅되어 있으면 발목을 고정시킨 상태에서 무릎의 회전각도가 커지는 현상을 유발하게 된다. 이럴 땐 차라리 클릿을 약간 V자로 벌려 주어 발과 무릎의 방향을 좀 더 일치시켜 주는 것이 무릎의 회전 각도를 줄이는 방편이 된다.

대퇴근막장근은 단독적으로 작용하지 않고, 항상 둔근과 함께 작동한다. 대둔근이 물러져 있으면 대퇴근막장근이 그만큼 긴장되고, 달리기나 스쿼트를 할 때 무릎이 안으로 돌게 되면 중둔근, 소둔근까지 경직되는 악순환을 일으키게 된다. 이럴 땐 대퇴근막장근의 긴장을 풀어 주고, 넓적다리 가장 바깥쪽 장경인대 위아래로 드러나는 외측광근의 긴장을 풀어 주어야 한다.

1장 골격계에서 골반의 전·후방경사가 요추의 전만과 후만에 미치는 영향을 알아보았었는데, 여기서는 좌우 고관절의 내외전 각도가 골반의 기울기에 미치는 영향을 알아보고자 한다. 우선 고관절은 골반 소켓에 대퇴골두를 인대가 고무 밴드처럼 붙잡고 있는 구조를 이해해야 한다.

고관절은 이미 이야기했다시피 절구 안에 공이가 들어와 있는 모습이라서 굴곡과 신전뿐만 아니라 내전과 외전, 내회전, 외회전이 가능한 관절이다. 그런데 이 관절을 감싸고 있는 관절낭이 염증으로 인해 굳으면서 가동범위에 제한이 걸리곤 한다.

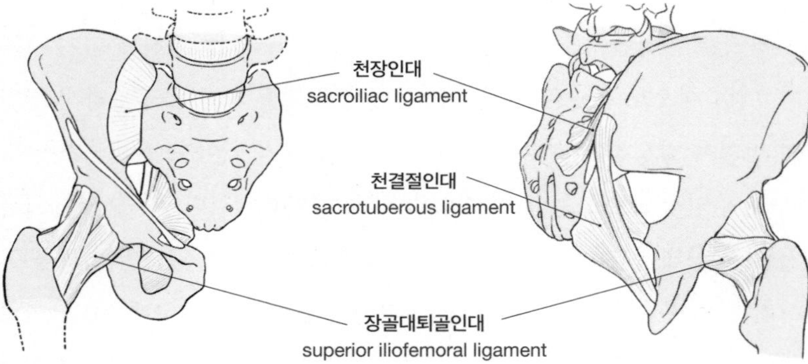

앞에서 본 골반인대 옆에서 본 골반인대

이때는 신발수선공 자세cobbler pose로 알려져 있는 받다꼬너 아써너baddha-koṇa āsana로 앉으면 그쪽 무릎이 들리면서 골반이 틀어지게 된다. 들린 무릎을 눌러 내리려고 하면 통증이 생기고, 양반다리로 앉는 것도 힘들어하는 경우가 많다. 이것은 오십견, 또는 동결견으로 알려진 증상과 유사한 것으로 유착성 관절낭염의 일종이다. 이것은 관절 자체에는 이상이 없는 증상이기에 꾸준히 가동범위를 늘리는 수련을 해야 한다.

이러한 증상이 아닐지라도 대퇴골두가 소켓에 들어와 있는 각도는 상황마다 달라진다. 운동할 때 자세나 동작에 의한 각도 변화라면 문제가 되지 않겠지만, 평소 습관적인 이유로 고관절이 정상 각도를 벗어나 고착되면 문제가 발생한다. 고관절의 경사각은 성인 기준으로 125~130° 사이를 정상으로 보고 있는데, 경사각이 이 기준치보다 감소된 경우를 내반고coxa vara라 하고 기준치의 각도보다 훨씬 큰 경우를 외반고coxa valga라 한다.

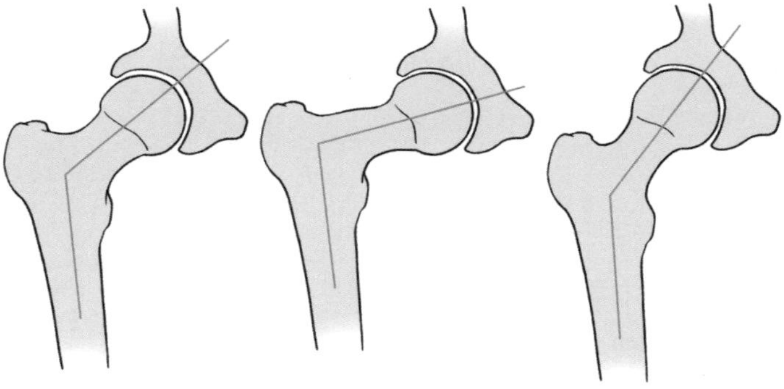

고관절 각도

한쪽 고관절이 내전되고 반대쪽 고관절이 외전되면, 내전된 쪽 장골이 후방경사되고, 외전된 쪽 장골은 전방경사가 되어 골반이 비틀어지게 된다. 다음의 가운데 그림에서 보다시피, 바닥에 드러누워 골반의 수평이 잡히면 내전된 쪽 엉덩이 살이 삐져나와 보인다. 오른쪽 그림처럼 일어선 자세를 뒤에서 바라보았을 때 내전된 쪽 장골의 높이가 올라가 보인다.

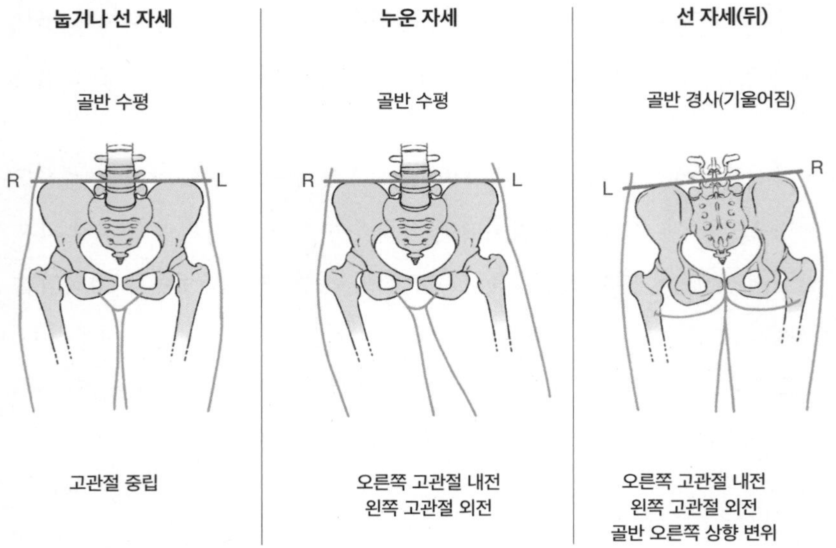

고관절 내외전에 따른 다리길이 및 골반 기울기 변화

오른쪽 그림은 좌우 반대의 경우다. 왼쪽 장골이 후방으로 회전하면서 높이가 높아져 보이지만, 고관절이 내전되면서 대퇴골두가 소켓 안으로 당겨져 다리 길이가 짧아져 있다. 이런 경우 걸음을 걷게 되면, 길이가 길어 보이는 다리부터 걷기 시작하고 서 있을 때는 짧아 보이는 다리에 체중을 싣고 짝다리로 서게 된다.

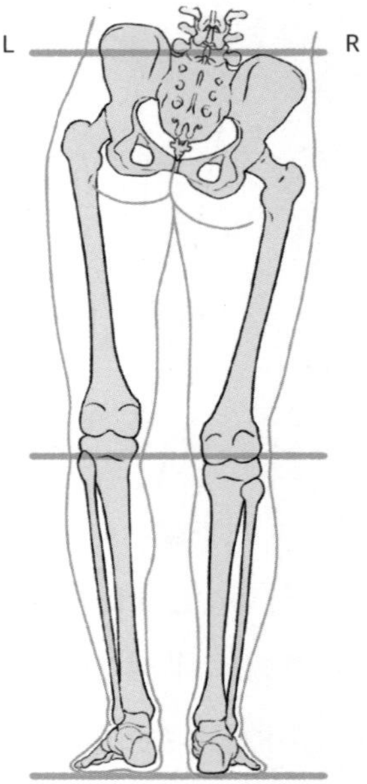

짧아진 다리 길이

무릎의 신전과 굴곡

무릎의 신전과 굴곡을 이해하기 위해선 먼저 무릎 관절의 특성을 이해해야 한다. 무릎 관절은 절구와 공이 관절과 유사하지만 오목한 관절면이 매우 얕은 융기관절condyloid joint이면서 동시에 한쪽으로만 굴곡하고 반대편은 신전하는 경첩hinge 관절의 한 종류다. 경첩관절은 문짝을 달고 있는 경첩이 한쪽으로만 펴지고 반대편으로는 굽기만 하는 것과 유사해서 붙은 이름이다. 손가락 관절이나 팔꿈치를 펴고 접는 왕복동작에서 보다시피, 무릎 관절도 한쪽으로만 펴지는 특성이 있다. 때문에 무릎을 펼 때 작동하는 근육과 무릎을 굽힐 때 작용하는 근육이 다르다.

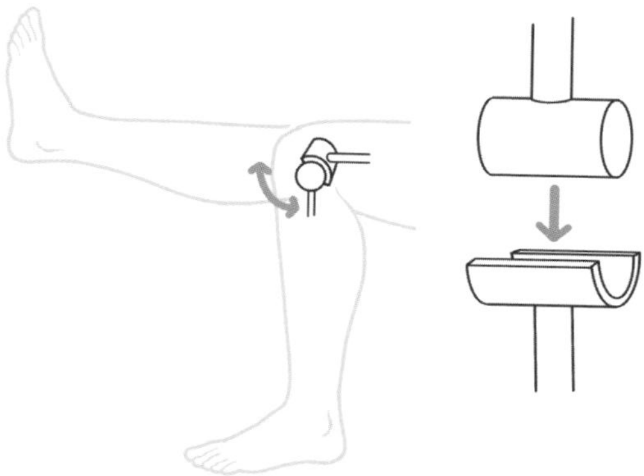

무릎의 신전과 굴곡

1. 무릎 폄근

무릎을 뻗는 데 크게 작용하는 대퇴사두근quadriccps muscle of thigh은 대퇴 전면에 있는 큰 근육들인데, 대퇴근막장근과 봉공근이 옆에서 덧붙여져 있다. 무릎 관절을 신전시키는 작용을 하며, 보행 시 없어서는 안 될 중요한 근육들이다.

대퇴사두근은 장골에서 시작하는 다관절근육인 대퇴직근rectus femoris과 대퇴골 거친 선에서 시작하는 단관절 근육인 외측, 중간, 내측의 넓은 근육 4개가 합쳐진 것이다. 대퇴직근은 무릎에서 직선으로 고관절을 향해 올라가지만, 내측광근과 외측광근은 안팎으로 비스듬히 올라간다. 대퇴직근은 전하장골극에서 일어나는 앞 갈래와 대퇴골 관절구 위의 장골에서 일어나는 뒤 갈래가 다른 세 광근들과 한데 모여 경골 상단의 거친 면에 부착한다.

대퇴직근은 무릎의 신전뿐만 아니라 고관절 굴곡에도 작용하여 장요근과 함께 골반 전방회전에 기여한다. 대퇴직근은 하퇴를 좌우로 비트는 움직임에 영향을 받는데, 이 근육이 무력해지면 무릎 관절면이 마찰되기 쉽고, 슬개골을 감싸고 내려와 경골에 붙은 슬개건에 염증이 발생하곤 한다. 그렇게 되면 무릎 통증을 호소하게 되고 산이나 계단을 내려갈 때 다리에

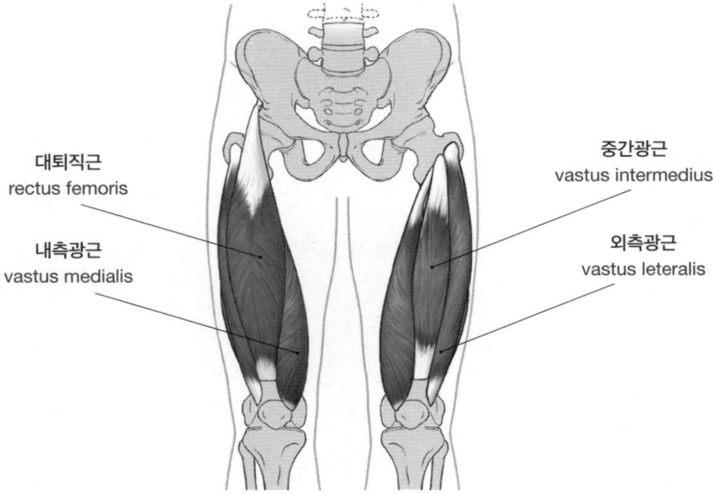

대퇴사두근

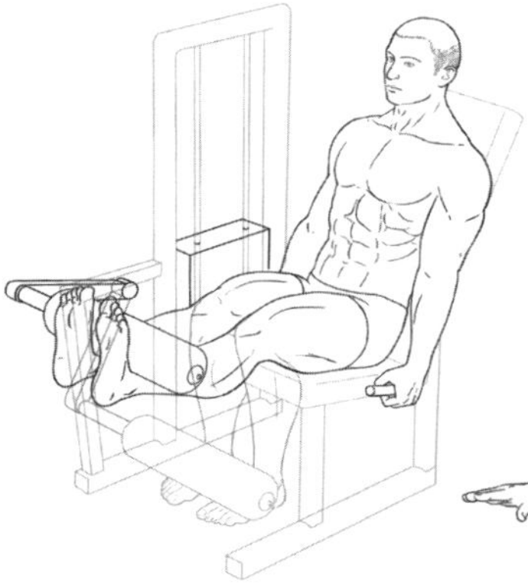

레그 익스텐션

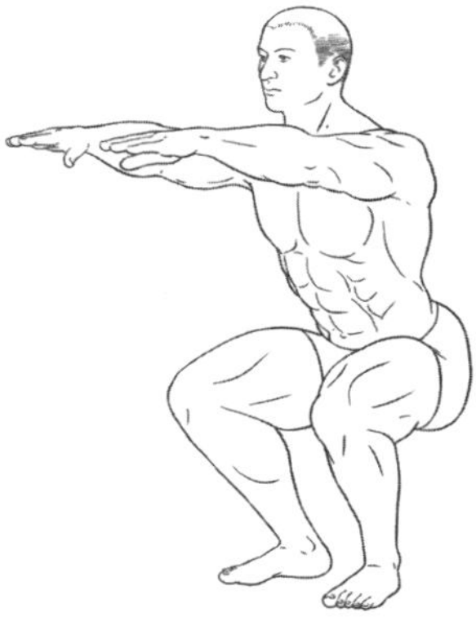

스쿼트

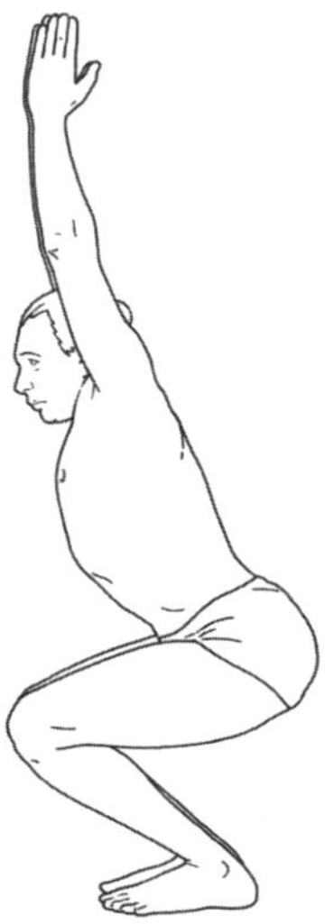

웃까떠 아써너

힘이 안 들어간다고 호소한다.

하지만 대퇴사두근은 네 갈래 근육들이 함께 작용하기에, 이 중 하나만 따로 운동을 할 수는 없다. 특정 동작이나 자세에서 이 중 하나에 의식을 두어서 집중해야 하는 것이다. 대퇴사두근을 단련하는 잘 알려진 방법은 의자에 앉아서 다리를 뻗어 올리는 레그 익스텐션Leg Extension 동작과 스쿼트Squat이나 웃까떠 아써너Utkaṭāsana가 있다.

다음의 그림은 대퇴골이 사선으로 기울어져 있는 모습을 보여 준다. 슬개골은 대퇴골의 방향을 향하고 있으나 내측광근의 힘에 의해 경골의 연장선상에 압박된다고 한다.[15]

무릎 관절이 굽어 있을 때는 대퇴골과 경골이 살짝 벌어져 있다. 그러다

15 이 내용은 『도해 운동기능해부학』(Rolf Wirhed) p.40 참조

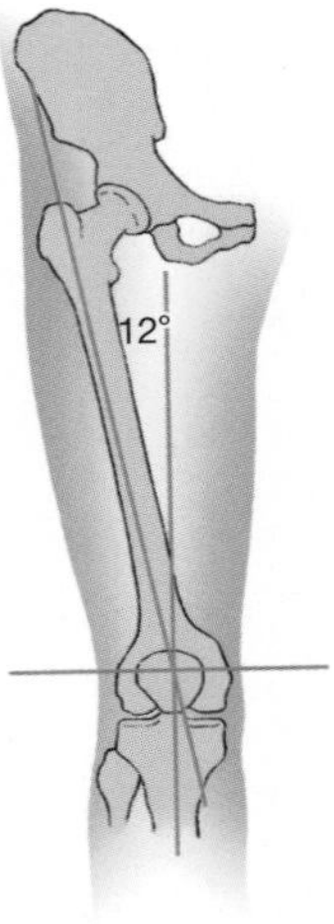

남자의 대퇴골 경사

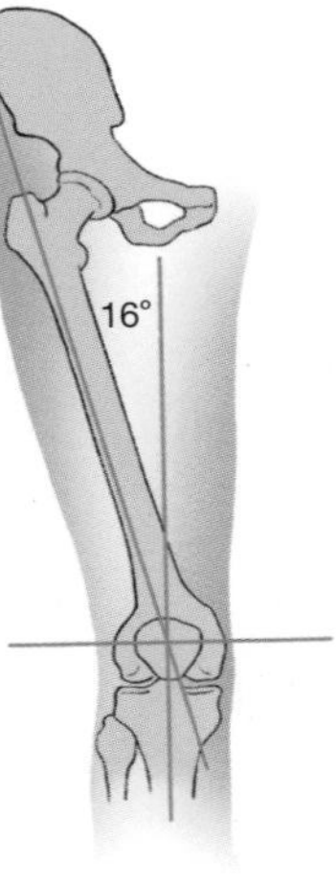

여자의 대퇴골 경사

가 무릎을 뻗을 때는 대퇴골이 고정되어 있으면 경골이 밖으로 돌고, 경골이 고정되어 있으면 대퇴골이 안으로 돌며, 마치 암수 나사가 결합하듯 정렬이 된다. 이때 대퇴골 하단 앞쪽 관절 사이에 있던 슬개골이 대퇴직근의 수축 작용에 의해 도르래고랑을 타고 위쪽으로 끌어올려진다.

무릎 뒤편에서는 경골 뒤쪽 삼각면 내측 3분의 2 지점에서부터 활액낭과 비골두를 지나 대퇴골 외과에 부착되는 슬와근오금근이 무릎의 잠김 기전에 길항작용을 한다. 대퇴골이 고정되어 있으면 경골을 내회전시키고, 경골이 고정되어 있으면 대퇴를 외회전시키며 잠긴 무릎을 푸는 데 핵심적인 역할을 한다. 하지만 다리를 곧게 뻗고 체중을 실을 때는 경골에 대한 대퇴골의 전방 탈구를 막는 기능을 한다.

대퇴골이 안으로 기울어져 있기 때문에 앞발의 발끝을 밖으로 돌려 놓고 삼각형 자세Trikoṇāsana에 들어갈 때, 무릎의 정렬을 의식하지 않으면 앞무릎이 대퇴골의 방향을 따라서 안쪽으로 쓰러지게 된다.

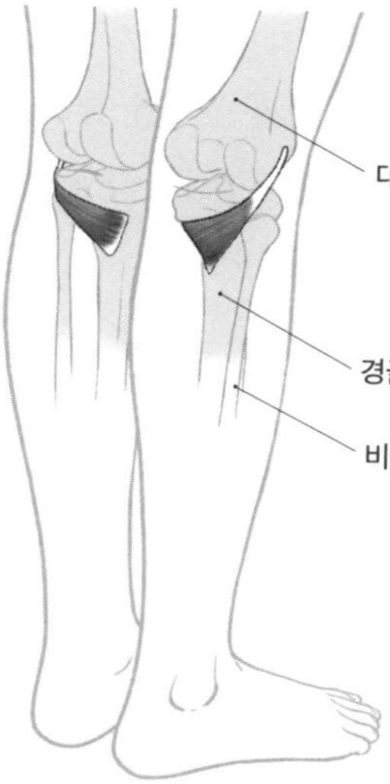

슬와근

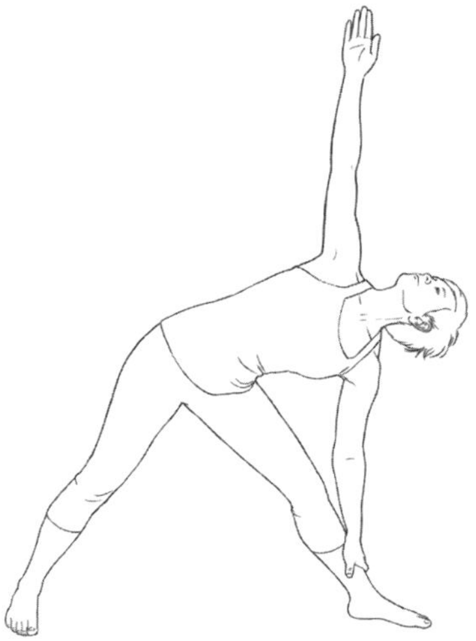

잘못된 삼각형 자세

무릎을 온전히 뻗지 못하는 것은 무릎의 안정성이 확보되지 못해서 자세가 흔들리는 원인이 된다. 이것은 대개 햄스트링이 단축되어 있어서 발생하는 현상인데 무릎을 뻗지 못하면 대퇴골과 경골이 정렬되면서 무릎이 잠기는 현상이 발생하지 못한다. 이때는 슬와근도 굳어 있는 경우가 대부분이다.

반면에 무릎을 뻗는 데도 주의해야 할 사항이 있는데, 그것은 과신전이다. 무용이나 요가 수련을 오랜 기간 한 사람의 경우에 무릎이 과도하게 펴지다 못해 뒤로 휘어진 경우들이 있다. 대퇴골 대전자에서 발목을 이은 중심선에서 보면 무릎 관절이 뒤로 밀려 있는

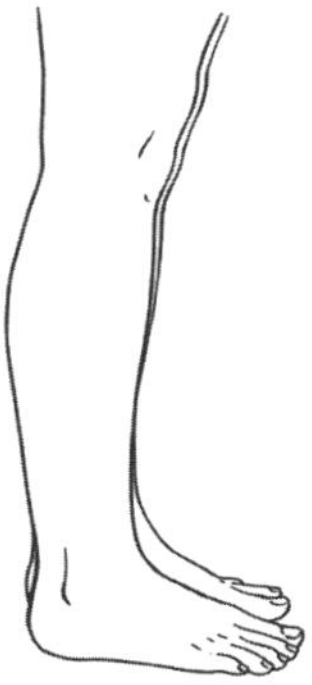

정상 무릎

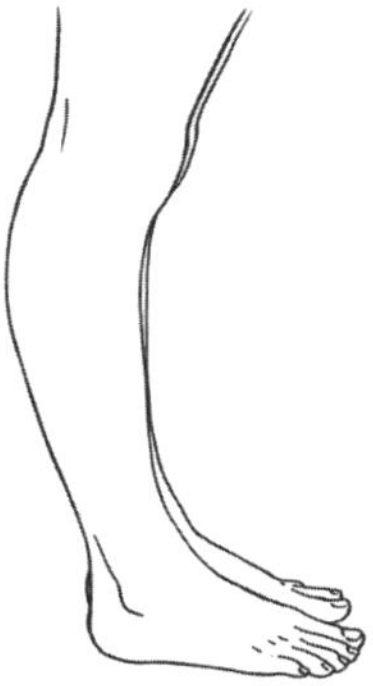

과신전된 무릎

것이다.

이렇게 무릎이 과신전되면, 슬개골과 무릎 관절면의 마찰을 줄여 주는 완충패드 역할을 하는 점액낭이 압축되면서 염증이 발생하거나 완충기능을 상실하여 슬개골이 대퇴골에 밀착되어 연골을 손상시키게 된다.

삼각 자세를 잡을 때, 무릎이 과신전되지 않도록 하는 방법은 무릎을 약간 굽힌 상태에서 햄스트링의 신장성 수축eccentric contraction을 느끼며 서서히 무릎을 뻗다가 대퇴골과 경골이 정렬되면서 관절이 닫히면 뻗기를 멈추고

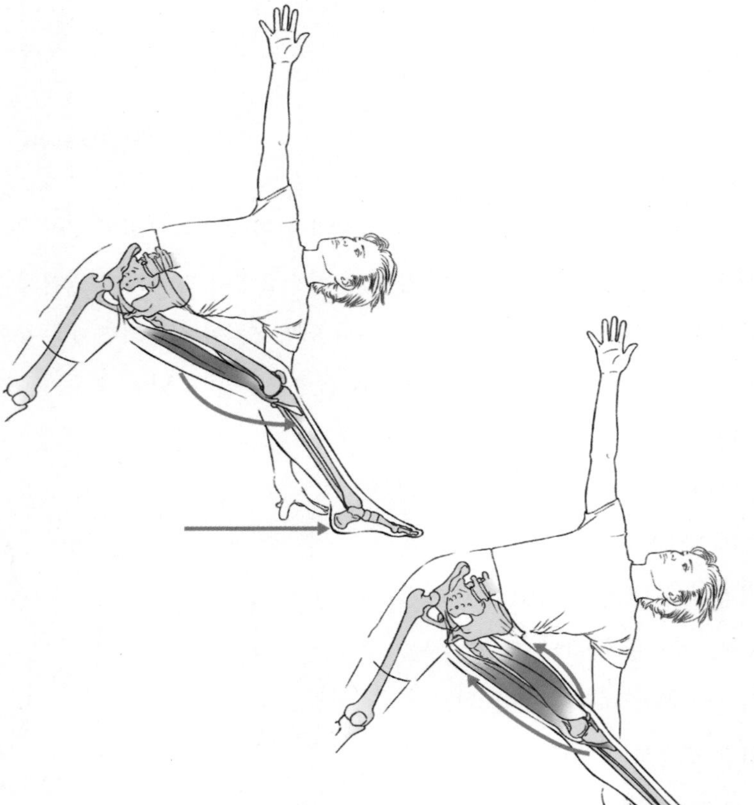

삼각 자세에서 과신전 예방하기

자세를 유지하는 것이다. 이때 길항작용을 하는 대퇴사두근과 햄스트링이 서로 균형을 유지하도록 힘을 써야 하는데, 방법은 양쪽 근육을 무릎에서 고관절 쪽으로 동시에 끌어올리는 것이다.

무릎이 과신전된 일명 백니back knee는 슬와근이 늘어지고 무릎 앞쪽의 관절 공간이 좁아져서 통증을 유발할 수 있다. 이럴 땐 오금에 밧줄을 끼워 덧베개 위에 무릎 꿇고 앉아서 관절 사이 공간을 넓혀 주면 통증을 줄이는

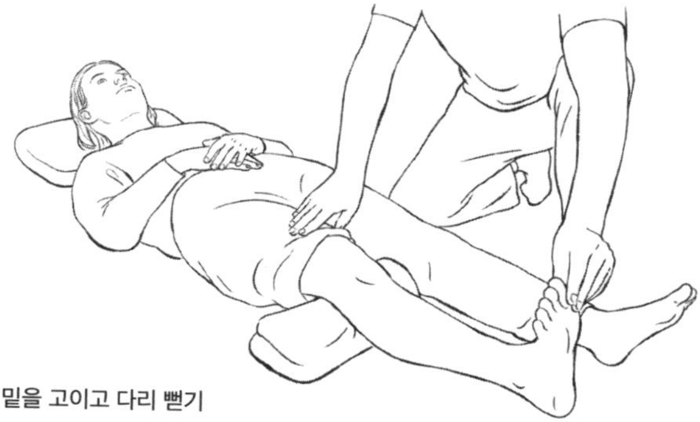

무릎 밑을 고이고 다리 뻗기

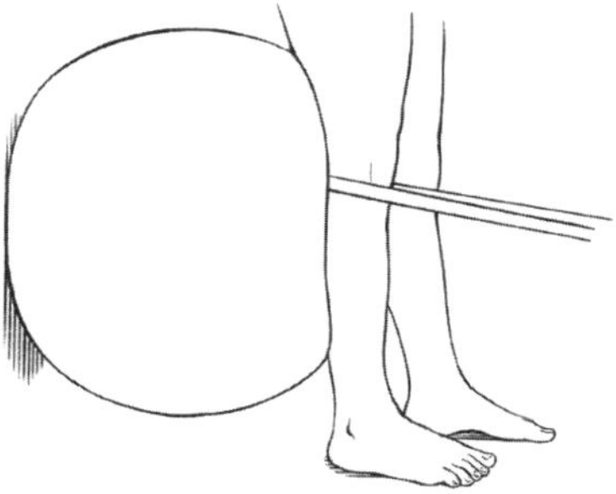

무릎 뒤에 탄력밴드 걸고 짐 볼 밀기

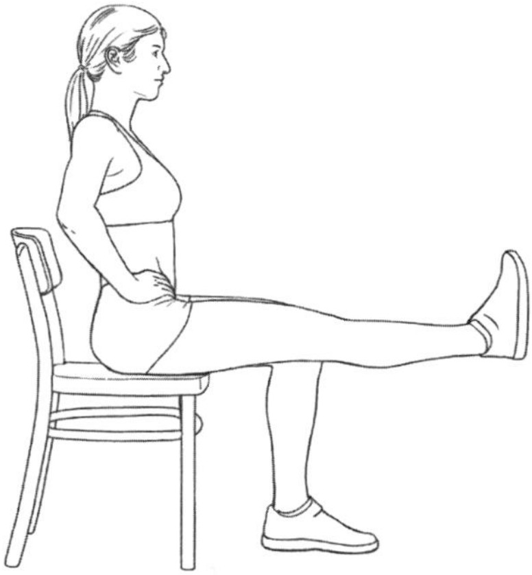

의자에 앉아 다리 뻗기

무릎 관절 정렬 및 슬개건 강화

데 도움이 된다. 활동을 할 때는 슬개골 아래 공간을 확보해 주는 밴드를 감고 하는 것이 무릎을 안정시키는 데 도움이 된다.

대퇴골과 경골을 정렬하여 무릎을 온전히 뻗어 무릎의 안정성을 확보하는 훈련은 슬개건염 등 무릎 통증을 극복하는 재활훈련의 기초가 된다. 방법은 바닥에 다리를 뻗고 앉아 무릎 밑에 쿠션이나 담요를 말아 받치고 발끝을 당기며 다리를 뻗는 것이다.

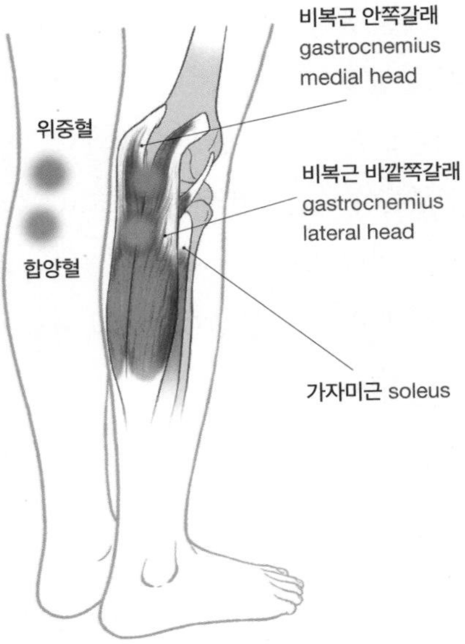

위중혈, 합양

이때 주의사항은 무릎 관절이 정렬되어 닫히는 것을 감각적으로 확인하면서 자세를 몇 초간 유지하는 것이다. 이것은 의자에 앉아서 다리를 뻗는 것으로도 할 수도 있고, 벽을 등지고 서서 무릎 뒤에 짐볼을 끼워놓고도 할 수 있는데, 핵심은 관절이 닫히는 것을 감각적으로 확인하면서 자세를 유지하는 것이다.

침구학에서는 좌골신경통이나 무릎 뒤편 질환에 무릎 뒤편 한가운데 위중혈을 생각하지만, 근육학에서는 비복근이 양 갈래로 갈라지면서 그 아래 가자미근과 그 위 슬와근 줄기가 한데 만나는 지점의 긴장을 푸는 것을 우선으로 여긴다. 여기에 손가락을 대고 환자로 하여금 다리를 뻗고 발가락을 당겼다 풀었다 반복하도록 하면 엄청난 통증을 호소하는 자리다. 그만큼 역학적인 부하가 걸리는 곳이므로, 이곳의 긴장을 푸는 것이 무릎 재활의 기초가 된다. 이곳은 위중혈로부터 손가락 두세 개 아래에 있는 합양혈이 있는 자리이기도 하다.

2. 무릎 굽힘근

무릎 굽힘근은 대퇴골 후면에 있는 반건양근, 반막양근, 대퇴이두근의 3개 근육이다. 이 근육들은 모두 골반하부 좌골결절에서 일어나서 대퇴후면에서 무릎으로 하행한다. 반건양근과 반막양근은 함께 경골 내측으로 붙어서 하퇴를 내전하면서 무릎을 굴곡한다. 대퇴이두근은 긴 갈래와 짧은 갈래가 있는데 경골 외측을 덮고 비골머리에 부착한다. 이 근육들이 **오금줄** hamstrings이라고 불리는 것은 그 힘줄腱, tendon들을 무릎이 구부러지는 뒤쪽 오목한 부분에서 용이하게 접촉할 수 있기 때문이다. 고관절의 신전 시, 무릎 굽힘근들이 단축되면 대퇴골이 후방으로 끌리게 된다. 이때 골반을 앞으로 기울일 수 없으면 요추부가 앞으로 밀려 나가게 된다. 요통이 무릎 굽힘근의 현저한 단축에 의해서 일어나는 것은 이 때문이다.

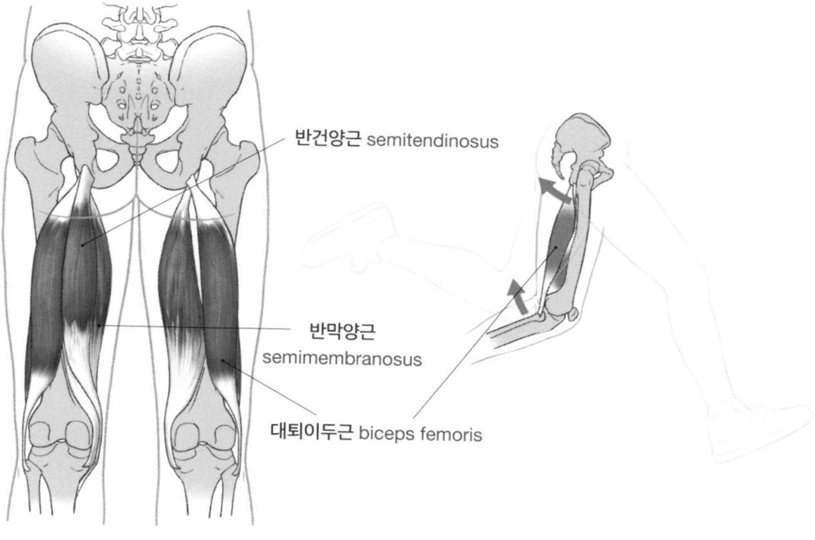

뒤에서 바라본 대퇴사두근

옆에서 바라본 대퇴이두근의 수축

반대로 햄스트링이 단축되어 있을 때 상체를 앞으로 숙이는 웃따너 아써너Uttanāsana를 하면, 요추 부위가 뒤로 튀어나오게 된다. 허리를 구부릴 때 60°까지는 요추가 그 역할을 하고 그다음 골반이 움직여야 한다. 그런데 햄스트링이 짧아져 있으면, 골반의 움직임이 제한을 받아 요천관절에서 보상작용이 일어날 수밖에 없다. 이럴 때는 햄스트링 스트레칭보다는 허리를 보호하는 것이 중요하다. 무릎을 살짝 굽혀 햄스트링의 긴장을 완화하고 허리를 곧게 펴도록 하는 것이 좋다.

숩떠 빠당구슈터 아써너 IISupta pādāṅguṣṭhāsana II와 끄라운쩌 아써너Krauñcāsana로 이 근육들을 신장시킬 수 있다. 숩떠 빠당구슈터 아써너가 무릎 안쪽 반건양근과 반막양근을 보다 더 늘려 편다면, 끄라운쩌 아써너는 모든 오금줄을 늘려 편다.

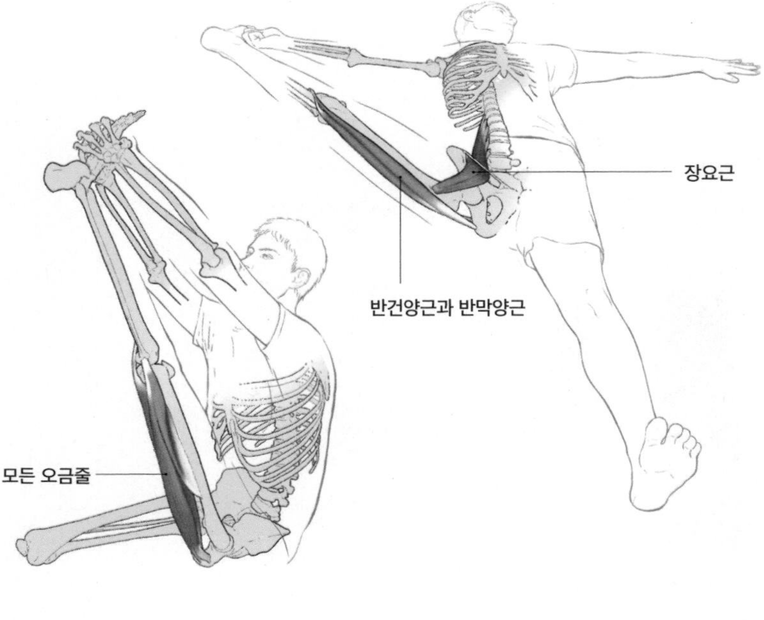

끄라운쩌 아써너

숩떠 빠당구슈터 아써너 II

아넌떠 아써너Anantāsana도 똑같이 무릎 굽힘근들을 늘려 뻗는 자세다. 허리에 묵직한 요통이 있을 때, 고관절 변위교정과 함께 허리의 부담을 푸는 특효가 있는 자세다.

다만 몇 가지 주의사항이 있다. 우선 다리를 들어 올릴 때 엉덩이를 뒤로 빼지 말고 관절오목에 대퇴골두를 마치 절구 안에 공이를 똑바로 세우듯이 해야 하며, 그것도 관절오목에 대퇴골두를 찔러 넣듯이 위에서 아래로 손으로 잡아당겨야 한다. 여기에 아주 미세하지만 중요한 요점이 하나 있는데, 그것은 들어 올린 발이든, 바닥에 뻗어 놓은 발이든 발목을 발등 쪽으로 꺾어서 새끼발가락 쪽 바깥 라인을 팽팽하게 해야 한다는 것이다. 바닥에 뻗어 놓은 발의 경우에도 새끼발가락이 지면에 붙어서 중심을 잡아 주는 균형추 역할을 해야 한다.

새끼발가락 바깥쪽 첫째 마디 바로 아래에는 움푹 들어간 곳이 있다. 한의학에서는 이곳을 통곡혈이라 부른다. 원래 뜻은 막힌 것을 통하게 하는 골짜기通谷라는 의미이지만, 금오 선생님에게 짧고 굵은 침으로 이곳을 맞

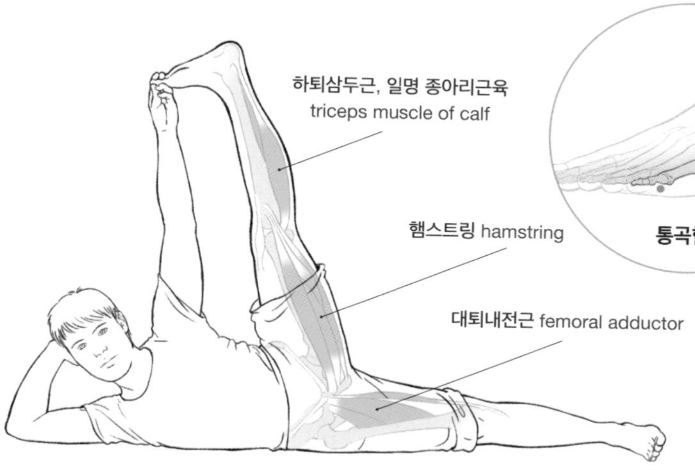

아넌떠 아써너

을 땐 마치 대못이 박히듯이 그야말로 '아이고' 하고 통곡痛哭을 했던 자리다.

발에 있는 이 통곡혈은 그 아래 지음혈과 함께 족태양방광경락의 요혈이다. 방광은 수액이 모이는 곳으로 이 경락이 정체되면 수승화강水升火降이 이루어지지 않아 머리와 눈이 아프고, 목덜미와 어깨가 뻣뻣해지고, 요통이나 좌골통, 또는 오금 한가운데 통증 등이 나타나게 된다. 방광경락도를 보면 이 경락은 허리 아래로 요추와 천추 부위를 통과하면서 천골신경이 지배하는 새끼발가락 바깥쪽 끝까지 이어지는 것을 볼 수 있다. 새끼발가락 바깥쪽을 자극하며 무릎 굴곡근을 늘려 뻗는 아넌떠 아써너가 허리와 골반의 부담을 줄이며, 수승화강의 기화작용을 돕는 역할을 한다는 것을 뒷받침한다.

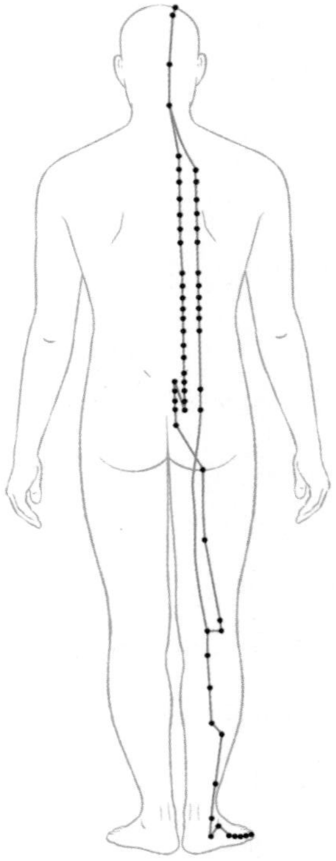
족태양방광경락

3. 무릎 관절의 통증

무릎 관절의 통증은 대개 염증으로 인해 발생한다. 세균이나 결핵으로 인한 이차성 염증이 아니라면, 무릎의 퇴행성 변화로 인해 관절을 이루는 연골, 뼈, 관절막에 병적인 변화가 발생하여 통증 및 기능 장애, 나아가 관절의 변형을 유발하는 것이 대부분으로 퇴행성관절염이라 부른다. 퇴행성관절염의 가장 흔한 증상은 관절통인데, 초기에는 걷거나 움직일 때 통증이 생기지만, 나중에는 움직이지 않아도 아픈 단계로 진행한다. 문제는 무릎 관절을 아낀다는 생각으로 운동을 피하는 것이다. 왜냐면 관절을 잡아 주고 있는 것은 연부조직과 더불어 주변 근육이기 때문이다. 관절 주변 근력을 강화하면 무릎 관절을 보호할 뿐만 아니라 약해진 관절 기능을 강화하는 효과가 있으므로 꾸준한 근력 강화와 스트레칭으로 관절이 굳는 것을 방지해야 한다.

무릎에 대한 논의를 마치기 전에, 과도한 운동이나 잘못된 자세로 인한 다양한 무릎통증 양상을 살펴보면 이해를 높이는 데 도움이 될 것 같다.

달리기 선수의 무릎 통증

일명 달리기 선수의 무릎통증runner's knee pain으로 불리는 슬개대퇴통증 증후군은 반복적이고 무리한 무릎 사용으로 인해 슬개골 주변에 통증이 발생하는 질환이다. 이 질환자들은 슬개골이 제 위치를 벗어나 마찰되면서 슬개골의 연골이 닳기도 한다.

과한 운동 후 생긴 연골연화증은 휴식을 취하고 강도를 적당히 올리면서 하는 무릎 주변 근육의 근력 강화 운동으로 치료하지만, 슬개건염의 치료는 염증반응이 가라앉고 나면 저강도 레그 익스텐션Leg extension 등, 슬개건에 직접적인 자극을 줄 수 있는 운동으로 무릎을 강화한다.

요가 아써너에서는 모든 서서하는 자세나 무릎을 굽히는 자세들을 응용한다. 아르더 짠드러 아써너Ardha Candrāsana, 반달 자세나 브릭셔 아써너Vṛkṣāsana처럼 한 다리로 중심을 잡는 수련은 앞서 제시한 방법대로 대퇴골과 경골을 정렬하여 무릎을 온전히 뻗어 수련하면 무릎의 안정성을 확보하는 데 도움이 된다.

뷔러버드러 아써너 I, IIVīrabhadrāsana I, II에서처럼 한쪽 무릎을 굽히는 자세에서 굽히는 무릎의 각도와 정적으로 버티는 시간을 조절하며 무릎을 굽히고 뻗는 과정을 인지하며 수련하는 것은 무릎 관절이 하중을 견디는 힘을 배가할 것이다. 전사 자세 I의 경우에는 뒤쪽 다리 정강이로 폼 롤러를 굴리며 다리 앞쪽에 실리는 부하를 배가하여 수련할 수도 있다. 마찬가지로 브리지 자세나 스쿼트 같은 경우에는 한 발을 들어 강도를 높여가면서 수련하기도 한다.

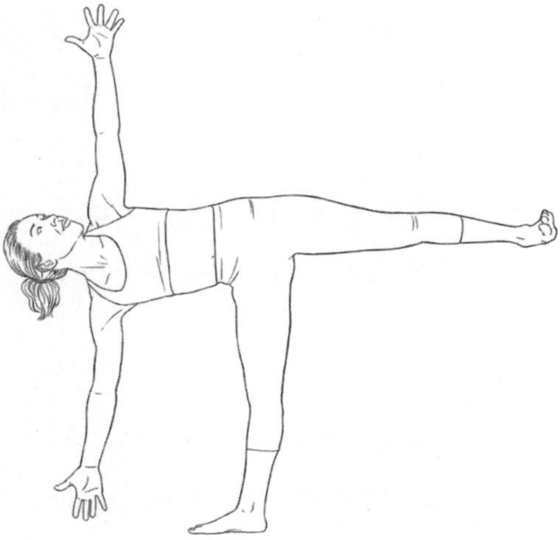

아르더 짠드러 아써너

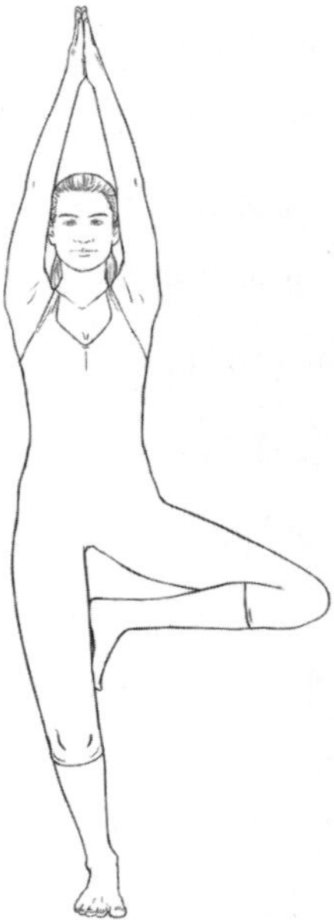

브릭셔 아써너

자세로 인한 무릎 통증 - 슬개건염

무릎은 장시간 구부리고 있어도 통증이 생기게 된다. 장거리 운전 후에 오른쪽 무릎에 슬개건염이 발생하는 경우가 있다. 운전 중에는 오른 다리를 앞으로 내어 우측 관골에 후방경사의 회전이 걸리는 것을 좌골이 잡고 있으면서 햄스트링을 잡아당기고 있게 되는데, 액셀러레이터나 브레이크 조작을 할 때마다 무릎에 부하가 걸리게 된다. 이것은 마치 무릎을 뻗지도 굽히지도 않은 상태에서 줄넘기를 뛰면서 무릎에 부담이 가중되는 것과 유사하다.

또 다른 경우 하나는 의자에서 다리를 몇 시간 동안 꼬고 있다가 무릎 안쪽에 통증이 발생하는 경우다. 무릎의 안쪽 경골내과medial condyle of tibia에는 넓적다리로부터 내려와 거위발 모양으로 힘줄들이 합쳐지는 세 근육들이 있다. 하나는 고관절 굴곡과 외전에 작용하는 봉공근이고, 그 다음은 내전근인 박근치경골근, 그리고 햄스트링 중 하나인 반건양근이다.

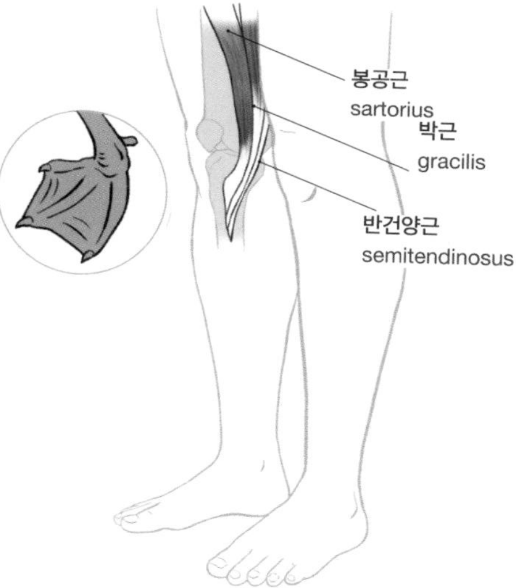

거위발건

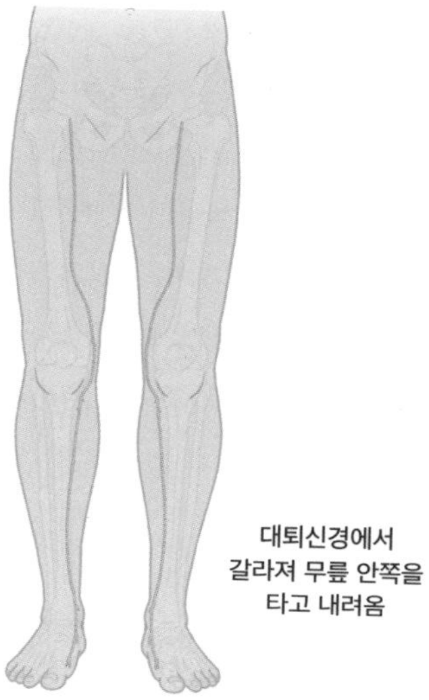

복재신경

이렇게 모인 힘줄의 모양이 거위 물갈퀴와 닮아서 거위발건이라고 부른다. 그런데 무릎을 굽혔다 펴는 동작을 반복해 마찰이 잦아지면 거위발건과 경골 사이에 위치한 점액낭에 염증이 생기게 된다. 그런데 이 거위발건 통증은 다리를 몇 시간 동안 꼬고 있다가도 발생한다. 한쪽 다리를 들어 올려 반대편 무릎 위에 올리는 것은 운전할 때와 마찬가지로 그쪽 관골에 후방경사의 회전이 걸리는 것을 좌골이 잡고 있으면서 햄스트링은 잡아당기고 장요근은 심하게 굴곡 되어 압박된다. 그러면 대퇴신경이 눌리면서 **복재신경**伏在神經, saphenous nerve**포착**으로 무릎에 통증이 발생한다. 복재신경포착으로 인한 무릎통증은 거위발점액낭염과 구별이 어렵다. 복재신경은 무릎 통증 신경으로서 봉공근 안쪽으로 타고 거위발건을 타고 내려가서 발목 안쪽에 까지 걸리는 감각신경이다.

하지만 신경을 배제하고 인체 역학만 고려하면, 장거리 운전으로 인한 무릎 통증이든, 다리를 오랫동안 꼬고 있다가 발생하는 무릎 통증이든 역회전이 걸리는 좌골이 골반회전을 통해 무릎을 쳐서 발생하는 것이다.

무릎 점액낭염

무릎 점액낭은 뼈 사이의 마찰을 줄이며 움직임이 부드러워지도록 윤활액을 분비한다. 과도한 운동이나 불편한 자세를 지속하다 보면 염증이 발생할 수 있다. 무릎 점액낭염이 발생하면 뻣뻣하고 뻐근한 통증으로 인해 다리를 뻗거나 무릎을 구부리는 것이 불편해지며, 욱신거리는 통증으로 인해 발 디딤이 부정확해지고, 붓기로 인해 만져 보면 물컹하면서 열감이 느껴진다. 점액낭염은 조기치료가 중요한데, 냉찜질로 열기와 붓기를 빼고, 무릎을 꿇거나 구부리는 자세를 피하며 충분한 휴식을 취해야 한다. 그러나 감염에 의한 염증일 경우가 있으니, 반드시 의료전문가의 진료를 받는 것이 좋다.

발목 운동에 작용하는 근육

엉덩이와 다리

발목의 굴곡과 신전은 발가락의 움직임까지 포함한다. 발목의 움직임을 관장하는 근육은 하퇴 앞쪽에 있는 근육들과 뒤쪽에 있는 근육들로 구분된다. 하퇴 앞쪽에 있는 근육들은 주로 발목을 발등 쪽으로 당기는 족배굴곡에 관여하고, 하퇴 뒤쪽에 있는 근육들은 발목을 펴는 신전에 관여한다. 이 근육들을 이해하기 위해선 하퇴와 발목의 골격의 구조를 알아야 한다. 하퇴는 앞면의 정강이뼈경골와 옆면의 종아리뼈비골로 이루어져 있어서 발목 바깥쪽의 복사뼈와 안쪽의 복사뼈로 끝난다.

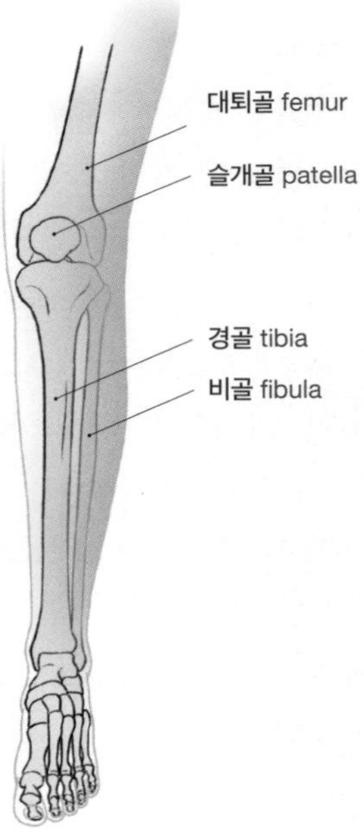

다리와 발목의 구조

발에서는 족궁arches of the foot의 형태와 기

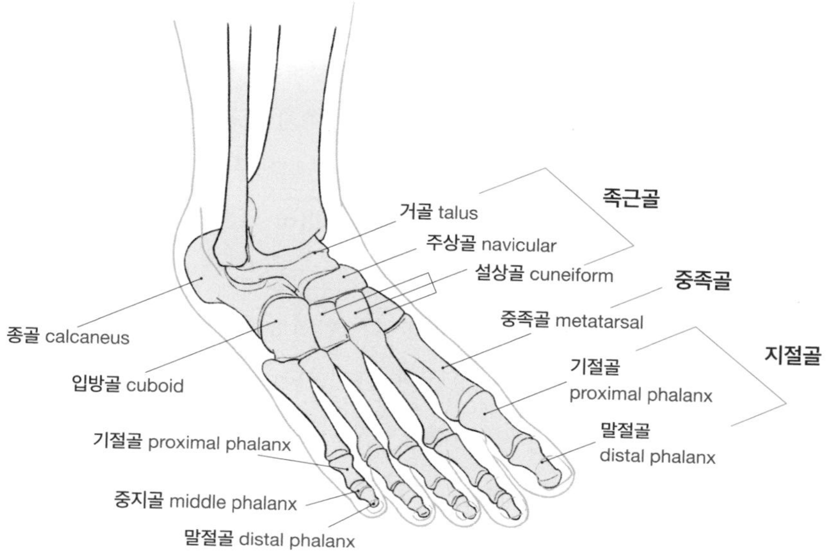
족근골
거골 talus
주상골 navicular
설상골 cuneiform
중족골
중족골 metatarsal
지절골
기절골
proximal phalanx
말절골
distal phalanx
종골 calcaneus
입방골 cuboid
기절골 proximal phalanx
중지골 middle phalanx
말절골 distal phalanx

발뼈

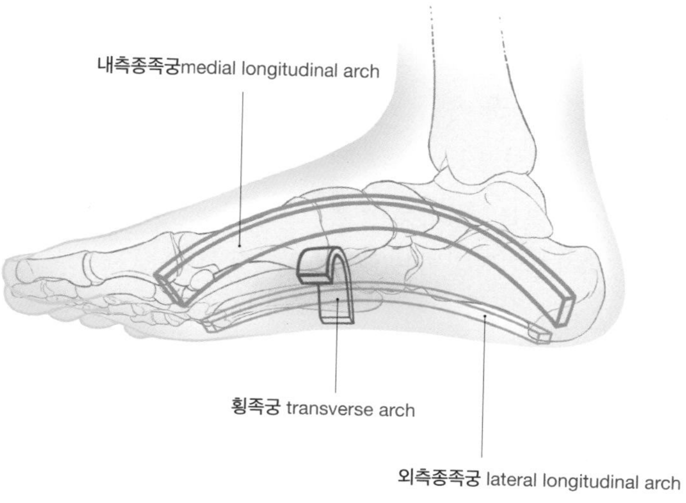
내측종족궁medial longitudinal arch
횡족궁 transverse arch
외측종족궁 lateral longitudinal arch

족궁

능을 알아야 한다. 발뒤꿈치에서 발가락 쪽으로 뻗어 있는 종족궁 2개와 발 바깥쪽에서 안쪽으로 발의 중심부를 가로 지르는 횡족궁 1개가 있다. 엄지발가락 쪽의 내측 종족궁은 새끼발가락 쪽의 외측 종족궁보다 높다. 보행 시 외측 종족궁은 발바닥이 땅에 닿았을 때 체중을 발뒤꿈치에서 발가락 쪽으로 분산시키며, 내측 종족궁은 발가락이 지면에 닿았을 때 용수철처럼 밀어내는 작용을 한다.

용수철처럼 탄력적으로 족궁을 떠받치는 힘의 80%는 발바닥 인대가 담당하고 발바닥 근과 건들이 나머지 20%를 담당한다. 바르게 섰을 때 체중은 한쪽 발에 50%씩 나뉘어 내려가서 발뒤꿈치에 25%, 나머지 25% 중 10%는 제1 중족골두metatarsal에, 그 나머지 15%는 제2~5 중족골두로 분산된다고 한다.

1. 발목 굽힘근

하퇴 앞쪽에 있는 근육들은 경골 및 비골에서 일어나 하퇴의 전외측을 이루는 근육이다. 힘줄은 발목에 있는 신근지대 아래를 지나서 발등으로 향한다. 이 중에 **전경골근**앞 정강이근은 발등의 내측연을 따라서 발목 안쪽 족근골과 중족골에 붙어서 발등 쪽 굽힘dorsiflexion에 가장 강력하게 작용하며, 발의 안쪽을 끌어올리는 내번작용inversion에도 작용한다. 하지만 발가락까지 연결되지 않아서 발가락을 펴는 작용은 잘하지 못한다.

장지신근은 말 그대로 발가락을 뻗는, 다시 말해 젖혀 올리는 근육으로 엄지발가락을 다스리는 장무지신근과 함께 나머지 4개의 발가락을 발등 쪽으로 꺾어 올리는 족배굴곡을 하며, 전경골근의 내반력에 대해 발목의 균형을 잡아 준다. 이렇게 발가락을 꺾어 올리는 근육들이 경직되어 있으면, 무릎을 꿇고 앉을 때 이완성 긴장이 되면서 신경이 근막에 의해 일시적으로 눌려서 발에 쥐가 나거나 저리는 증상이 나타난다. 네발기기 자세에서 쥐가 잘 나는 경우도 이 근육들이 경직되어 있는 경우가 대부분이다.

발목을 발등 쪽으로 꺾어 올리는 굴곡의 일반적인 각도는 20°이다. 전경골근과 장무지신근의 수축을 통해 발을 정강이 쪽으로 젖히는 것인데, 던더 아써너Danda āsana, 지팡이 자세로 앉아서 벽에 발을 붙이고 발등이 얼마나 젖혀지는지 확인해 볼 수 있다. 허리디스크로 요추 5번, 천추 1번 운동신경이 압박될 때 발목 배측 굴곡이 안 되는 이유는 전경골근 지배신경이 L4~5, S1 신경이기 때문이다.

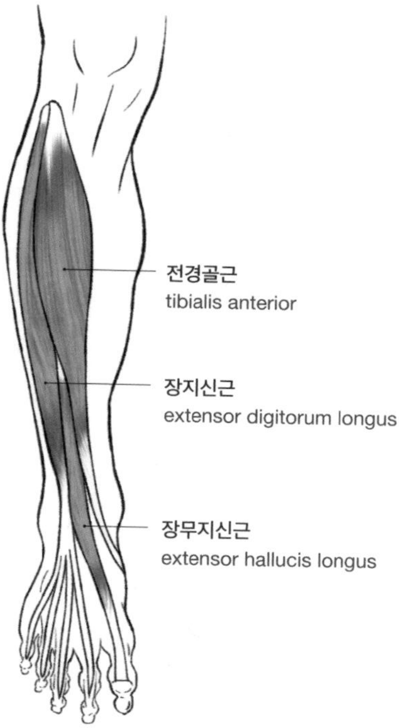

발목굽힘근

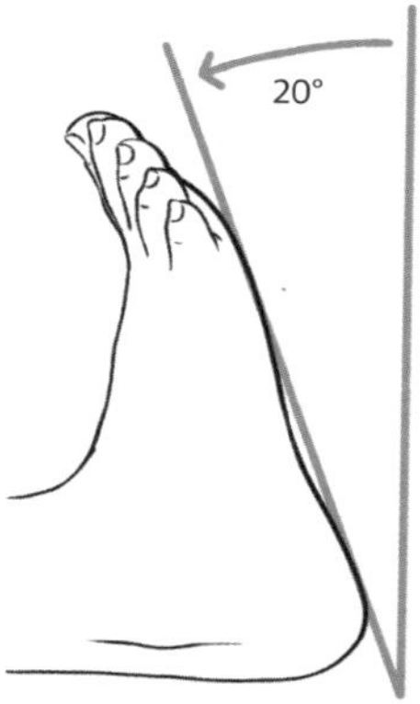

발목의 배측 굴곡

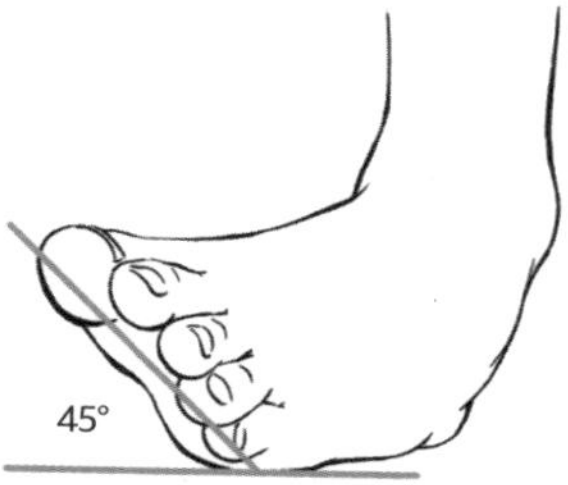

내번

내번inversion은 발 내측이 1인치 정도 당겨지는 것이다. 이 동작은 옆차기 동작처럼 외전과 함께 잘 이루어진다. 하지만 발목 염전이 발생하는 곳이기도 하다. 주동근은 후경골근으로서 전경골근의 부속근이다.

후경골근은 경골 뒷면에서부터 거골을 제외한 족근골과 중족골에 붙어 있는 근육이다. 발 안쪽 한가운데서 주상골을 끌어올려 족궁을 형성하는 데 기여한다. 이 근육이 느슨해지면 평발이 되고, 단축되면 요족이 된다. 내번과 더불어 발목이 바깥으로 기울어지는 회외supination의 일반적인 각도는 45°다.

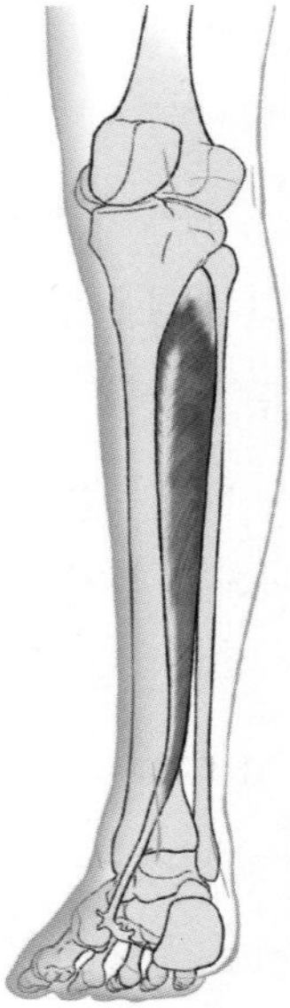

후경골근

2. 발목 폄근

하퇴 후면에는 종아리를 형성하는 삼두근이 있다. 대퇴골 후면 내측 및 외측상과에서 일어나는 두 갈래의 **비복근**腓腹筋[16]과 경골과 비골상부에서 일어나서 비복근 속에 자리 잡고 있는 **가자미근**[17]이다. 즉 비복근은 무릎 위부터 연결되어 있고, 가자미근은 무릎 아래에서 시작한다. 위의 두 근육의 힘줄은 합쳐져서 하나의 굵은 아킬레스 건이 된다. 아킬레스 건은 뒤꿈치뼈 후상면에 부착하여 뒤축을 올리며 발목을 펴는 족저굴곡 운동에 관여한다. 저측 굴곡의 일반적인 각도는 40~50°로 발등과 정강이가 곧게 뻗어질

16 비복근(腓腹筋, gastrocnemius muscle)이라는 이름은 장딴지 비(knḗmē), 배 복(gaster), 힘줄 근의 합성어로 배처럼 볼록 튀어나온 장딴지 근육을 뜻한다.

17 가자미근은 말 그대로 종아리에 납작하게 붙은 모습이 가자미 같아서 붙여진 이름이다.

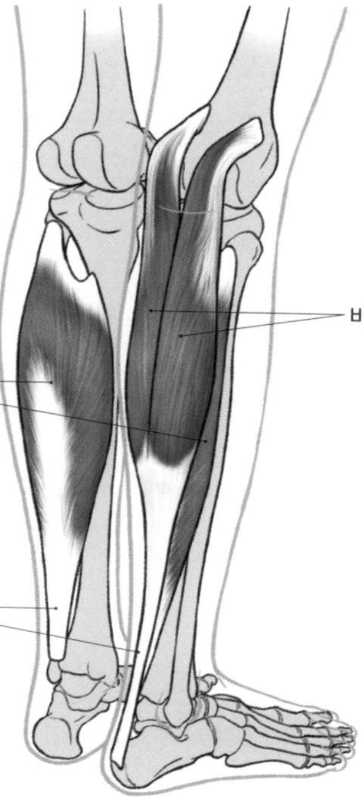

발목 폄근

수 있도록 한다. 태권도에서 발등으로 앞돌려차기를 할 때, 이 근육들이 탄력이 있어야 뒤꿈치를 당기며 발등을 펼 수 있는 것이다.

비복근은 무릎 뒤 대퇴골 후면에서 일어나므로 무릎을 굴곡하기도 한다. 비복근은 폭발적으로 힘을 쓰는 단거리 달리기와 점프를 할 때 많이 사용되는 근육이다. 이 근육은 무릎과 발목에 모두 관여하는데, 햄스트링에 연결되어 있어서 다리 뒷면에서 하나의 줄기처럼 작용한다. 때문에 이 근육들이 경직되어 근막에 의해 어디선가 신경이 눌리면 좌골신경통처럼 종아리에 통증이 발생하기도 한다. 이 근육들은 축구에서처럼 **폭발적인 힘**을 연속적으로 쓰다가 쥐가 잘 나는 근육들이다. 종아리에 쥐가 났을 때는 환자를 눕히고 다리를 들어 올려서 장딴지가 펴지도록 바깥으로 벌리고 발을 감싸 잡아 발등 쪽으로 발목을 꺾어 준다.

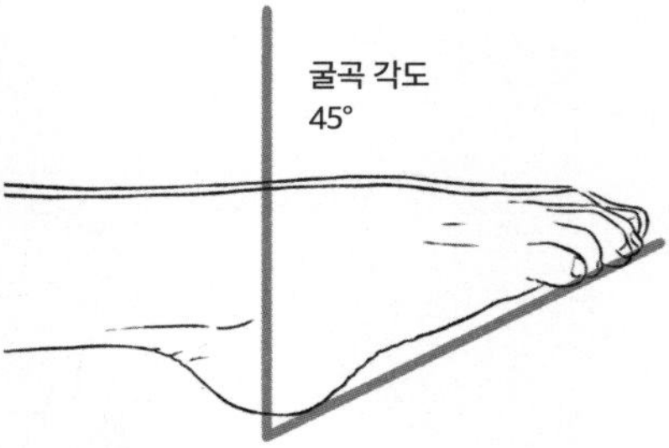

발목의 저측 굴곡

가자미근은 다리까지 내려갔던 피를 심장으로 복귀시키는 **정맥 펌프 역할**을 한다. 즉 정맥혈관을 압박하여 혈액을 쥐어짜서 심장까지 되돌리는 역할을 하는 것이다. 이 근육이 제대로 기능하지 못해 정맥혈이 하지에 고여 붓게 되면 정맥혈관이 지렁이처럼 울퉁불퉁 퍼렇게 불거져 나오는 **하지정맥류**에 걸리게 된다.

이 근육들의 근력을 높이는 운동법과 유연성을 키우는 스트레칭 방법이 있다. 아래의 그림과 같이 뒤꿈치 들기와 내리기를 하면 근력과 유연성을

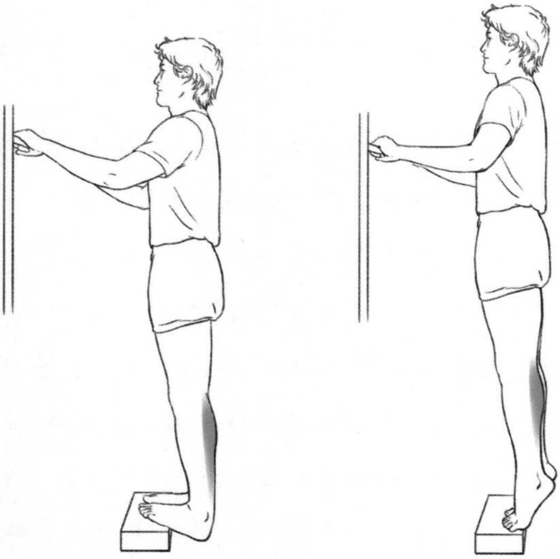
종아리 근육 단련

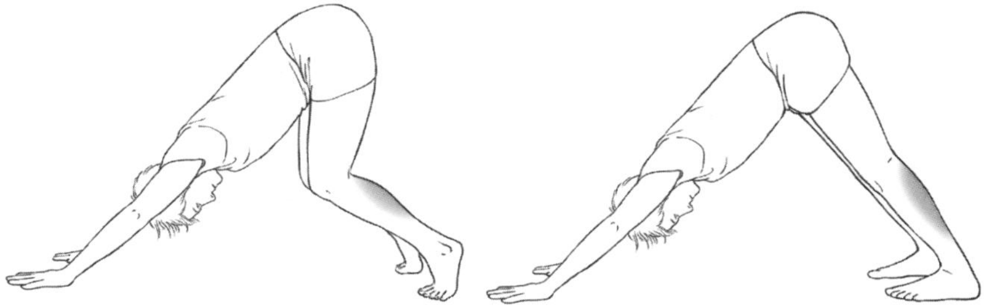

다운독에서의 종아리 근육 단련

동시에 키울 수 있다. 뒤꿈치 들기로 근력을 키우고 뒤꿈치 내리기로 다리를 곧게 뻗은 상태에서 발목을 꺾어 올려 늘려 준 것인데, 이와 마찬가지로 다운독 자세에서도 무릎을 곧게 편다면 비복근과 가자미근이 동시에 신장되지만, 무릎을 구부린 준비자세의 경우엔 가자미근만 스트레칭된다.

3. 발목의 외번 및 족궁 유지

내번과 반대로 발목의 외번에 작용하는 근육이 있다. 하퇴의 외측면에는 장·단 비골근, 그리고 제삼 비골근이 있다. 이들의 힘줄은 바깥 복사뼈 후방에서 발바닥으로 들어가 각각 제1 및 제5 중족골에 붙어 있으므로 발의 외측연을 올리는 외번 작용 및 족궁을 유지시키는 데 관여한다.

단비골근은 바깥 복사뼈를 타고 아래로 내려와 바깥 복사뼈 위쪽을 타고 내려온 **제삼비골근**과 함께 새끼발가락쪽 입방골에 힘줄로 부착되어 외측 세로족궁을 상승시키는 작용을 한다. **장비골근**은 단비골근처럼 바깥 복사뼈를 타고 아래로 내려와 힘줄이 입방골 아래 터널을 타고 내측설상골과 엄지발가락쪽 중족골 아랫부분에 붙어서 중족골두를 끌어내리며 발목

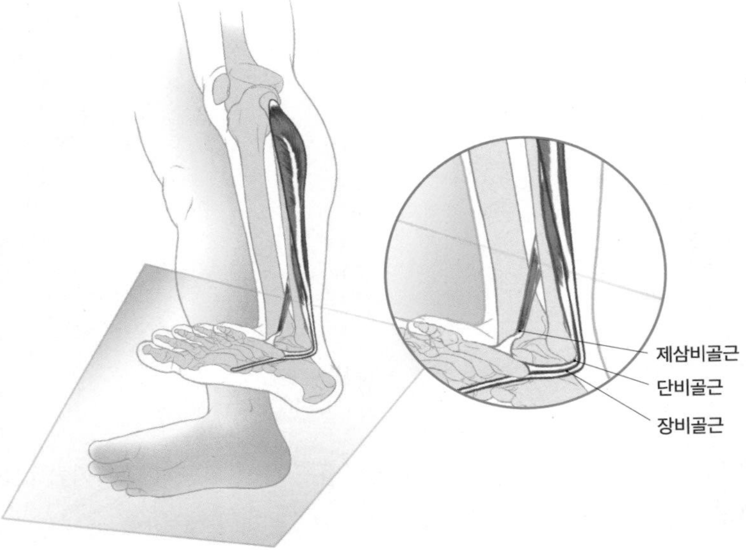

비골근

을 외번시키면서 내측 세로 족궁을 끌어올리는 역할을 한다. 뒤꿈치를 들어 올렸다 내리기를 반복할 경우, 엄지발가락 아래 두툼한 무지구를 눌러주면 장비골근이 활성화된다. 태권도에서 발 앞축으로 앞차기를 할 때, 장비골근이 탄력이 있어야 발목을 편 상태에서 장지신근, 장무지신근을 도와 발가락을 당겨 올릴 수 있는 것이다.(290쪽 그림 참조) 내외비복근과 가자미근으로 구성되는 하퇴삼두근은 발날 쪽에 주로 작용한다. 장비골근은 새끼발가락에서부터 엄지발가락까지 발목뼈들을 하나로 결합시켜 발 안쪽에도 작용하기에 하퇴삼두근을 도와 발 전체에

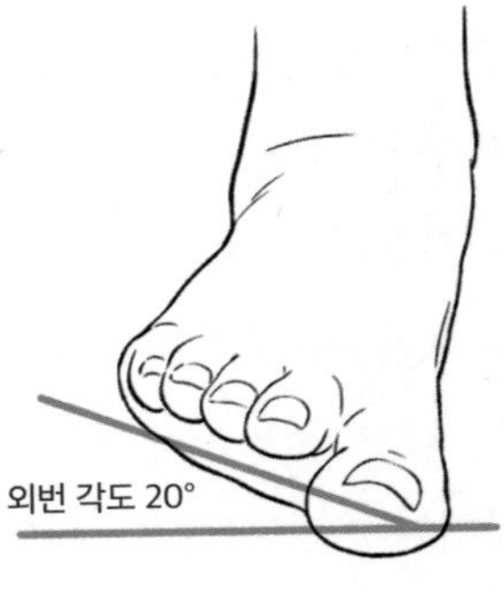

발목의 외번

균형감 있게 힘이 작용하도록 한다.

발목 외번과 더불어 발목이 안쪽으로 기울어지는 회내의 일반적인 각도는 20°다. 발 외측이 1인치 정도 잡아당겨지는 것으로, 이것은 발 안쪽으로 공을 찰 때 내전에 수반되는 동작이다.

발목 안쪽으로 체중이 실리며 발바닥이 안으로 무너지는 평발의 경우 발목이 회내된 것이다. 평발의 경우, 따더 아써너Tāḍāsana로 서 있어도 발바닥 안쪽이 무너지지만, 쁘러싸리떠 빠돗따너 아써너Prasārita Pādottānāsana로 다리를 벌려 서면, 무너진 족궁이 극명하게 드러난다.

이것은 전후경골근과 장비골근이 약해서 벌어지는 현상인데, 다리 안쪽

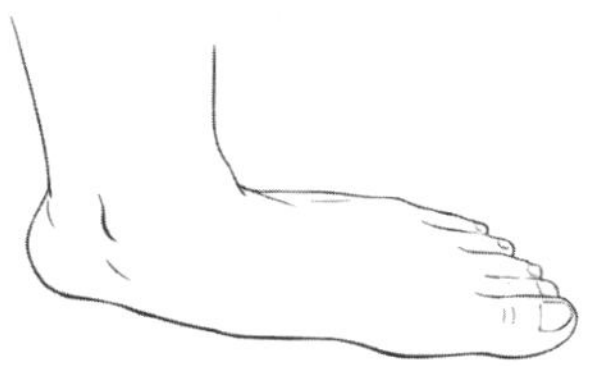

평발

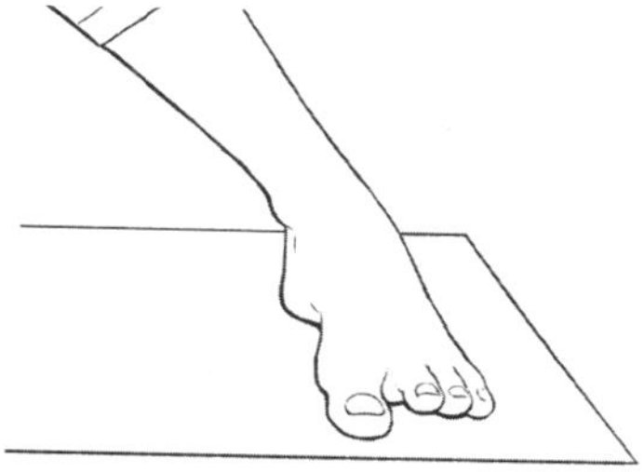

정상 족궁

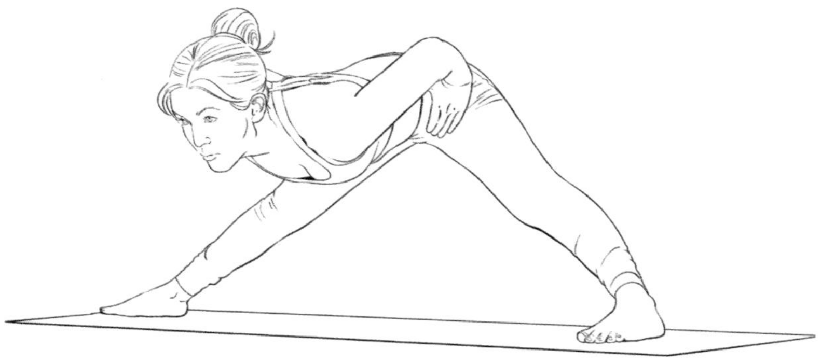

무너진 족궁과 쁘러싸리떠 빠돗따너 아써너

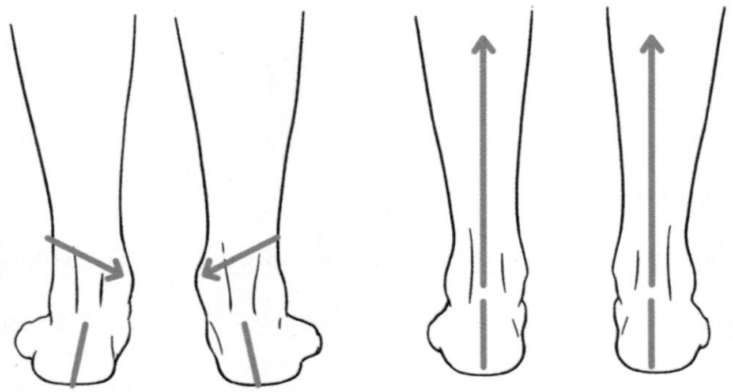

족궁이 무너진 회내된 발목 **족궁이 살아 있는 정상 발목**

라인이 바깥쪽에 비해 무너져 내리는 모습을 보인다. 한의학에서는 발에서 시작하는 음陰경락 3개가 다리 안쪽 라인을 타고 올라온다고 한다. 평발로 인해 발목 안쪽이 무너지면 이 음경락 3개가 한 곳에서 만나는 삼음교 혈자리가 활성화되지 못하는 것을 임상적으로 확인하게 된다.

오른쪽 그림은 아킬레스건이 11자로 똑바로 서 있는 모습이라면, 왼쪽 그림은 평발로 인해 발목이 안쪽으로 쓰러지며 아킬레스건이 八자 모양으로 기울어진 모습이다. 이러한 모습을 보이는 여성들의 경우에는, 월경불순이나 산부인과 질환, 심한 경우 자궁 내 이상을 밝히곤 한다. 남성들의 경우에도 마찬가지로 전립선 이상이나 성기능 저하 등이 드러난다. 무엇보다도 걸음걸이가 활기차지 못하고 발을 무겁게 끌고 다니곤 한다.

이럴 때는 발가락들을 꺾어 올려 중족골을 후방으로 당겨 올리면서 족궁을 끌어올리는 연습을 해야 하며, 동시에 다리 안쪽 라인을 탄력적으로 끌어올리는 연습도 병행해야 한다. 뒤꿈치를 들면서 두 무릎을 붙이듯이 다리 안쪽 라인을 끌어올려 버티는 연습을 하면 도움이 된다. 후경골근과 내전근이 활성화되면서 엉덩이 근육들도 탄력적으로 되며 허리도 곧게 펴지게 될 것이다.

4. 발끝으로 서기와 한 발로 균형 잡기

발목 염좌 등의 이유로 비골근이 늘어나서 발이 비정상적으로 내번되면 신발 바닥 외연이 닳게 된다. 이렇게 비정상적으로 내번되는 장애를 예방하기 위해서는 앞서 이야기한 뒤꿈치를 들어 올렸다 내리기를 반복하는 운동으로 하퇴삼두근을 단련하면서 더불어 엄지발가락 아래 중족골두를 눌러서 비골근을 활성화시키는 방법이 있다.

이때 하퇴삼두근의 길항근인 장무지굴근이나 장지굴근도 단련할 수 있는데, 엄지발가락을 구부리는 역할을 하는 장무지굴근과 그 나머지 발가락을 구부리는 역할을 하는 장지굴근은 장무지신근 및 장지신근과 반대로 발바닥을 지나가는 근육으로서 발바닥 쪽으로 발목을 펴면서 발가락을 굽히는 역할을 한다.

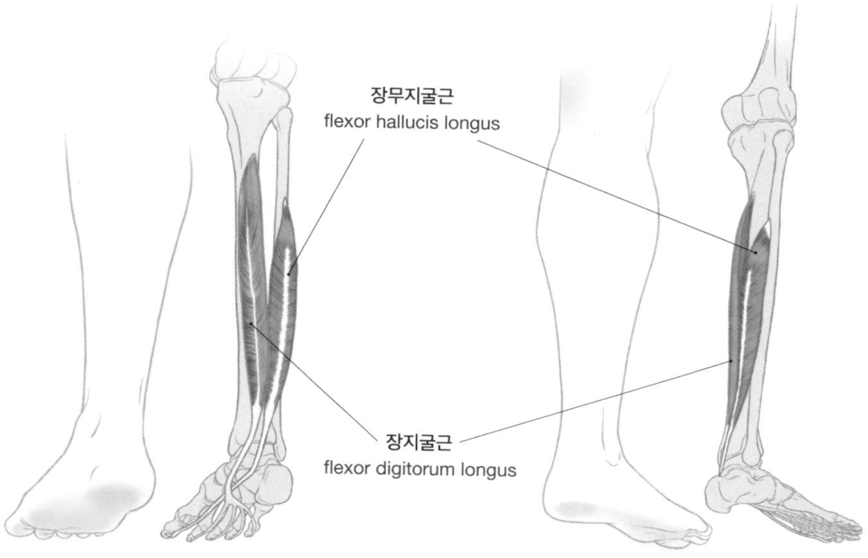

뒤에서 본 발가락 굽힘근

옆에서 본 발가락 굽힘근

평소에 발가락을 많이 사용하지 않다가 울퉁불퉁한 길을 걷거나 신발이 커서 덜컹거리면서 오래 걷게 되어 종아리가 당길 때, 비복근뿐만 아니라 이 근육도 같이 당기게 된다. 이 근육들을 단련하는 방법은 발가락으로 수건을 집어 올리는 동작이 있는데, 이것은 족저근막염을 예방하는 데도 도움이 된다.

뒤꿈치를 들고 발끝으로 서서 균형을 잡는 방법은 강화하고자 하는 부위와 목적에 따라 아래 그림에서 보다시피 변화를 줄 수 있다. 왼쪽 그림대로 발끝을 안쪽으로 돌려서 발끝으로 서며 균형 잡는 연습을 하면, 장무지굴근, 장지굴근, 후경골근이 활성화된다. 반대로 오른쪽 그림처럼 발끝을 바깥쪽으로 벌려 발끝으로 서게 되면 장비골근과 단비골근이 활성화될 것이다.

균형감각은 귓속 달팽이관과 소뇌로 연결되는 신경조절 기능과 관련되어 있는데, 이는 신체 좌우 신경 조절 테스트로 점검할 수 있다. 오른쪽 그림은 그 하나의 예로서, 한쪽 무릎을 굽혀 들고 반대편 발로 균형을 잡는

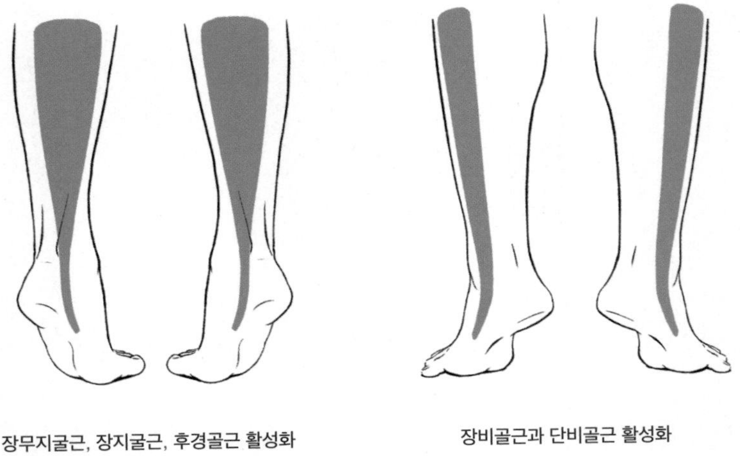

장무지굴근, 장지굴근, 후경골근 활성화

장비골근과 단비골근 활성화

발끝 서기

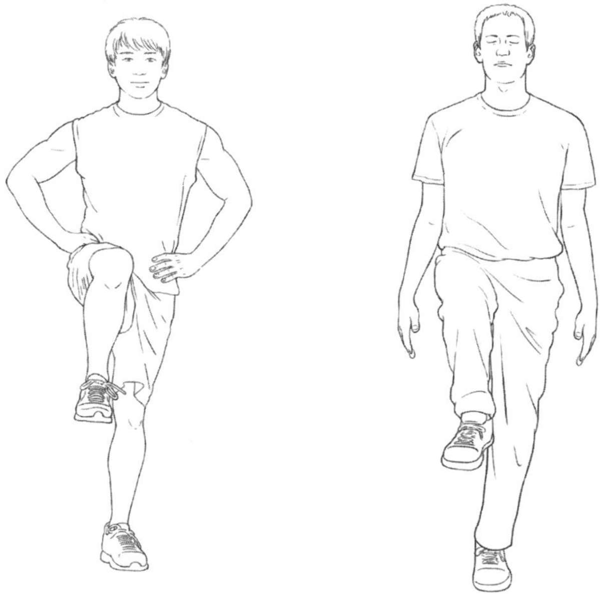

한 발 서기 훈련

것이다. 이때 양팔은 늘어트리거나 어깨나 허리에 올려 팔의 사용을 제한한다. 불안정한 자세를 유지함으로써 발의 위치를 미묘하게 조절하는 능력이 배양되며 발목 주변 근육들의 협응성을 높임으로써 발목을 튼튼하게 강화할 수 있다.

이렇게 한 발로 균형을 잡는 방법은 지면을 딛고 있는 발바닥 근육과 피부의 민감성을 개발시킬 뿐만 아니라 발가락으로 수건을 집어 올리는 동작과 마찬가지로 족저근막염을 예방하는데도 도움이 된다. 하지만 발목 염좌나 족저근막염 등 상처가 있는 경우엔 상처를 덧나게 할 수 있으므로 주의를 요한다.

목과 머리를 이어 주는 경추

경추는 두개골과 흉추 사이에 있는 일곱 개의 뼈다. 목이 긴 기린을 포함한 대부분의 포유류는 머리를 받치고 있는 경추가 일곱 개다. 경추는 위로는 머리와 함께 복합적으로 이해해야 하고, 아래로는 흉추와 함께 어깨로 이어지는 견갑대의 움직임과 함께 이해해야 한다.

1. 경추의 구조

경추는 흉추나 요추에 비해 모양이 대부분 작고 납작하며, 경추 7번을 제외하고는 가로로 난 횡돌기에 척추동맥과 정맥, 그리고 교감신경총이 지나가는 구멍이 있다. 경추 1번은 둥근 고리 모양이라서 **환추**環椎라고도 부른다. 두개골을 바로 밑에서 받치는 관절면이 있으며, 그 아래 경추 2번(C2)의 이빨 모양으로 위로 솟은 돌기를 축으로 삼아 회전을 하기에 추체가 없고 극돌기가 튀어나와 있지 않다. 때문에 극돌기는 손으로 만질 수 없고, 대신에 유양돌기 옆에서 횡돌기를 촉진할 수 있다. 경추 2번은 추체에서 위로

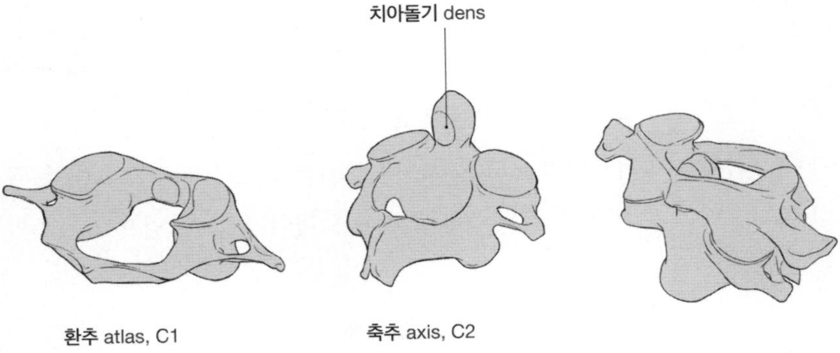

경추 1번 **경추 2번** **경추 1, 2번 결합된 모습**

솟아오른 이빨 모양의 돌기가 있다. 이것은 환추 가운데서 축의 역할을 하는 것으로, 경추 2번을 **축추**軸椎라고 부른다. 환추와 축추 사이는 축pivot을 기준으로 회전하는 관절로서 추간원판이 없다. 또한 무거운 머리를 받치고 있어서 머리의 위치에 따라 좌우 외측이나 후방으로 중심이 벗어나곤 한다. 때문에 일자목이나 거북목의 경우 팔이 저리다고 하부 요추만 교정해서 될 일이 아니다. 반드시 환추와 축추의 중심을 맞추고 하부경추 교정에 들어가야 한다.

경추 2번부터 아래의 척추뼈 사이에는 추간판disk이 완충 역할을 한다. 경추 3~6번까지는 비슷한 형태를 보이는데, 여기에는 척추뼈 몸통의 뒤에 삼각형 모양의 구멍척주관이 있다. 외부에서 만져질 수 있는 가시돌기극돌기는 짧고 끝이 둘로 갈라져 있어서, 여러 가지 인대나 근육들이 부착한다.

여기에서도 추간판 정렬이 어긋나면 목통증이 점점 심해지며 척추 손상으로까지 이어져 추간판 탈출증이 발생하기도 한다. 추간판이 제 위치를 벗어나 한쪽으로 치우쳐 척수신경을 누르거나, 추간판이 손상되어 수핵이 흘러나와 신경을 오염시켜 통증이 발생하기도 한다.

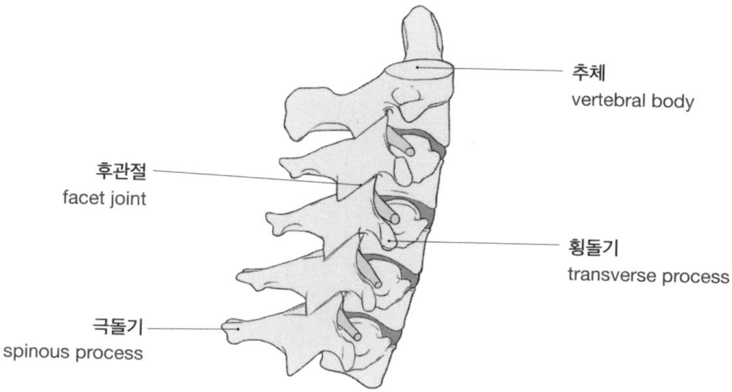

경추 2~6번과 후관절

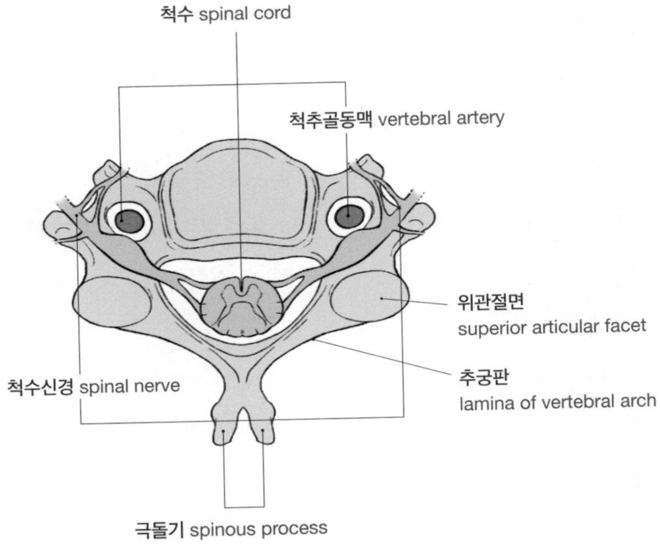

위에서 본 경추 3~6번과 척수신경

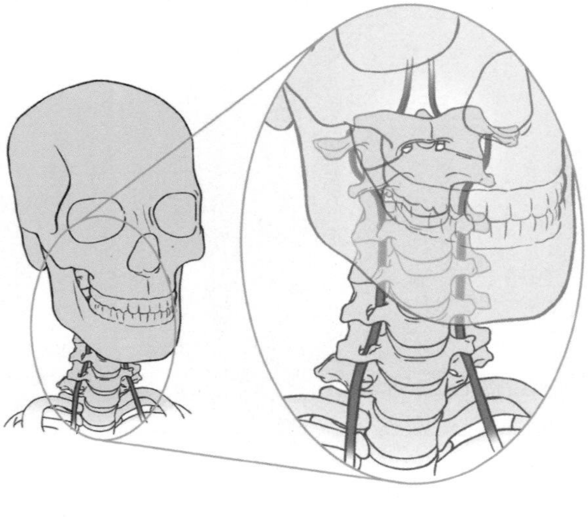

추골동맥

경추 위아래로 관절돌기가 있어 위관절면과 아래관절면이 만나 추체와 돌기 사이에 후관절[18]을 이룬다. 각 횡돌기에는 구멍이 있고 그 바깥에 2개의 전·후방결절에 의해 끝난다. 이렇게 앞뒤 결절로 나뉘져 있어서 전사각근anterior scalene, 견갑거근levator scapulae, 경판상근splenius cervicis 같은 근육들이 부착한다. 경추 속에 있는 척주관으로는 운동신경과 감각신경들이 척수로 수렴되어 지나간다. 경추 앞쪽으로는 심장박동·호흡·소화 기능을 조절하는 자율신경이 지나고 있고, 양쪽 횡돌기구멍으로는 대뇌에 혈액을 공급하는 추골동맥이 지나간다.

경추 7번은 고개를 앞으로 숙였을 때 목뼈 중에 가장 크게 만져지는 뼈로서, 크고 두텁다는 뜻의 융추隆椎라고도 한다. 길고 끝이 갈라지지 않은 극돌기가 있으며, 그 끝에는 목덜미인대항인대가 부착되는 결절이 있다. 횡돌기구멍은 작거나 때로는 없는 경우도 있다. 이 구멍으로는 작은 정맥들이 통과하며 드물게 척추동맥이 지나간다. 위관절면이 도드라지게 서 있어서 위에 있는 목뼈들이 앞으로 밀리는 것을 방지한다.

경추 7번은 고개를 젖혀도 앞으로 밀려 들어가지 않고 만져지는데, 거북목 증상으로 인해 경추 7번이 심하게 뒤로 튀어 나온 경우엔 버섯 증후군이라는 이름으로 부르기도 한다. 경추 5~6번은 고개를 뒤로 젖히면 안으로 들어가 잘 만져지지 않는다. 그렇지만 간혹 경추 6번이 굳어 있는 경우가 있기도 하다.

18 경추후관절은 척추뼈 후외측에 위치해 체중부하를 전달하는 데 중요한 역할을 한다. 고개를 앞으로 숙이거나 뒤로 젖힐 때 척추관절을 안정되게 잡고 고개를 돌릴 때 과도한 회전이 일어나지 않도록 작용하는 관절이다.

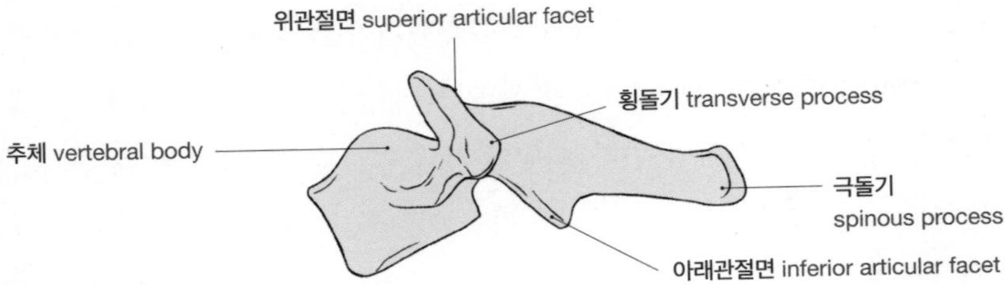

옆에서 본 경추 7번

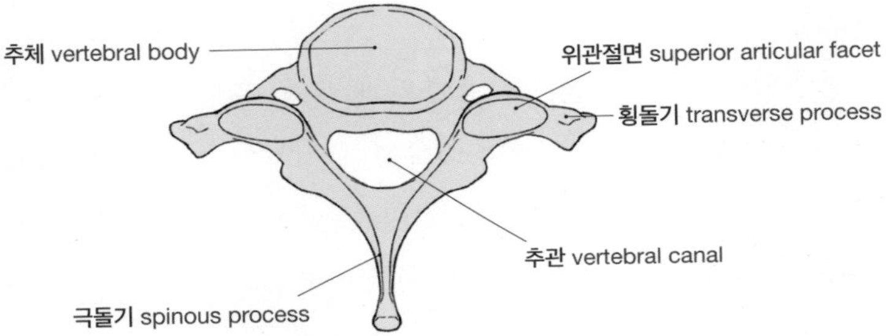

위에서 본 경추 7번

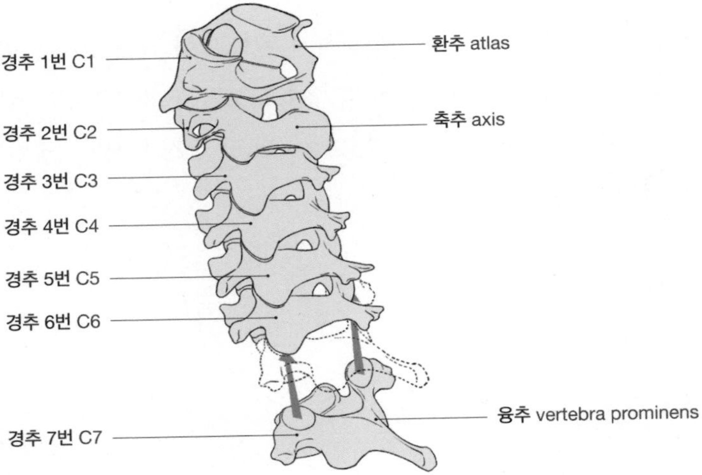

경추의 구조, 경추 6번과 7번 결합된 모습

2. 경추신경

경추신경은 후두골과 경추 1번 사이로 나오는 신경과 경추 7번 아래로 나오는 신경을 포함하여 총 8쌍이다. 경추 1~4번 신경은 머리 쪽으로 올라가며 후두부에 부착되어 있다. 경추 5~8번 신경은 어깨와 팔을 경유하여 손으로 내려간다. 경추 0~6번까지 추골동맥이 지나간다.

경추 1~2번 신경은 후방으로 나와 있고 나머지 신경은 횡돌기 외측으로 빠져나오기 때문에 자극이 갈 경우 민감하게 반응하는 부위라서 주의가 필요하다. 목이 굳은 사람이 목을 돌리다가 신경을 억압하거나 머리를 바닥에 대고 물구나무를 서는 쉬르셔 아써너Śīrṣāsana를 하다가 경추신경이 다치는 경우가 종종 발생하므로 주의가 필요하다. 경추 1~2번 신경은 연수와 관계가 있어서 뒤로 밀려 나와 신경이 눌리면 어지럼증이나 호흡 곤란이 올 수도 있다. 덧베개에 드러누워 경추 만곡을 살리기 위해 머리를 뒤로 젖

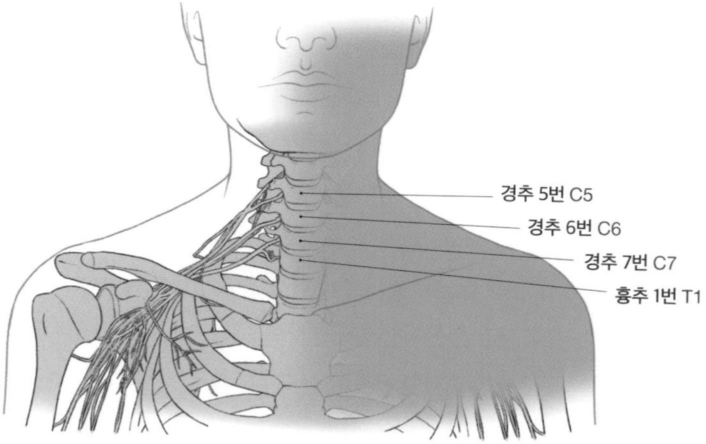

경추신경

히고 도리도리를 하다가 어지럼증이나 속이 메슥거리는 증상을 보이는 경우 대부분이 경추 1~2번이 어긋나서 신경을 누르고 있기 때문인데, 문제는 이 증상이 만성화되어서 한두 번의 교정으로 쉽게 정상화되지 않는다는 것이다.

나머지 신경은 경추가 외측방으로 비틀어지면서 신경을 억압하게 되면 해당 부위에 따라 다양한 반응이 나타나게 된다. 특히 경추 5~8번 신경을 다치면 목뿐만 아니라 어깨와 견갑골 안쪽이나 팔에서 손가락까지 타고 내려가는 방사통이 발생하곤 한다. 간혹 이러한 증상을 오십견 등 어깨 관절 질환으로 오인하고 애먼 수술을 하는 경우가 있어서 안타까움을 자아낸다.

경추 5~6번 사이 관절에서는 추간판 탈출증이 빈발하기 때문에 거북목과 일자목의 경우에도 만곡을 정상화시키고 쉬르셔 아써너Śīrṣāsana를 수련해야 한다. 경추도 척주의 한 부분이라서 당연히 장늑골근과 최장근, 극근 등의 표층기립근과 반극근과 회전근, 횡돌기간근과 극간근 등의 심층기립근이 경추를 감싸고 있다. 이 중에 장늑근과 최장근에 압통점이 나타날 수 있다.

경추후관절 증후군

경추후관절 증후군後關節症候群, Facet Joint Syndrome은 염좌의 일종이지만, 추간판 탈출증이나 척추관 협착증처럼 팔이 저리는 방사통 증상은 없고 해당 부위에 주로 통증이 발생한다. 교통사고로 인한 경추의 외상이나 장기간의 잘못된 습관으로 거북목이 되어 후관절의 관절낭이 좁아지면서 신경을 억압하는 질환인데, 주요 증상은 목·어깨에 무거운 물건이 올라가 있는 것처럼 무겁고 묵직한 느낌이 들며 고개를 뒤로 젖힐 때 통증을 느끼고 견갑골 부위에서도 통증이 느껴지곤 하는 것이다. 주사치료나 견인치료 등으로 통증을 해소하고 만곡을 살려내도록 운동처방을 해야 한다.

머리를 잡아 주는 근육들

머리중심의 중력선은 두개골과 경추가 만나는 관절 지점보다 전방에 있다. 그래서 머리가 앞으로 기울어지지 않도록 당기고 있느라 뒷목·어깨 부위에 있는 근육들이 긴장하게 된다. 목 뒤에서는 두판상근과 경판상근 등 목신전근과 어깨 위의 승모근, 견갑거근이 함께 잡아당기고 있고, 목 앞에서는 경장근, 두장근, 전두직근, 외측두직근 같은 목 굴곡근이 목 옆의 협동근인 흉쇄유돌근, 사각근과 함께 길항작용을 하며 중심을 잡고 있다.

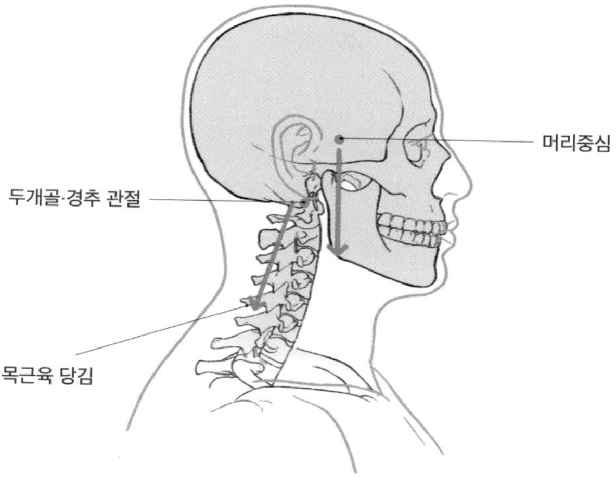

머리중심

1. 목 신전근

머리를 밑에서 받치고 있는 **후두하근**suboccpital muscle은 경추 1, 2번에서 유양돌기에 붙어서 머리를 뒤로 젖히거나 숙이고 좌우로 돌리는 작은 운동에 작용한다. 여기에는 대후두직근, 소후두직근, 상두사근, 하두사근이 있다.

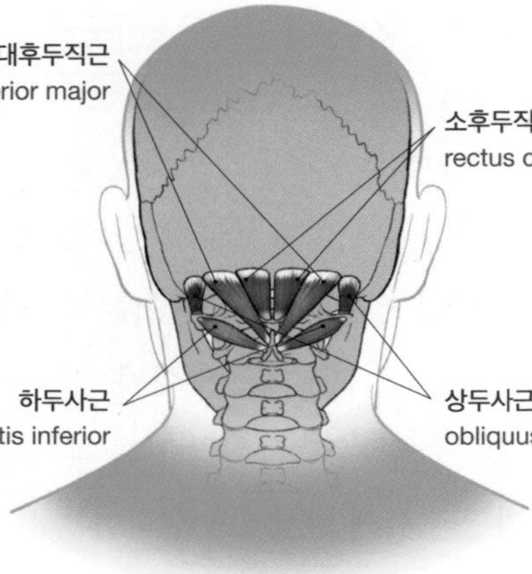

후두하근

특히 경추 1번 횡돌기 아래쪽 외측에서 경추 2번 극돌기에 붙어 있는 하두사근에는 **고유 감각 수용체**[19]가 많이 분포되어 있어서, 공간인지를 바탕으로 몸의 중심과 자세 유지, 그리고 뇌척수액의 순환을 돕는다. 눈의 긴장을 푸는 일과도 연결되어 있다. 뿐만 아니라 후두근섬유 모두와 이들을 덮고 있는 승모근힘줄과 흉쇄유돌근힘줄 등 후두근섬유에는 고유 감각 수용체인 근방추와 골지힘줄기관이 높은 밀도로 존재한다. 이 두 센서는 몸 각 부

19 고유 수용성 감각(固有 受容性 感覺, proprioception)은 영어 proprioception에서 proprio는 one's own이라는 뜻으로서, 외적 자극이 없어도 자체적으로 느끼는 감각을 뜻하는 말이다. 자기 몸의 위치나 자세, 평형 및 움직임을 파악하여 중추신경계로 전달하는 감각이다. 피부 아래 관절이나 근육, 힘줄의 움직임 등을 감지하는 감각이라 하여 심부 감각이라고도 불린다. 고유 수용성 감각은 운동감각(kinesthesia)과 동일한 의미로 사용되기도 하지만, 운동감각은 고유 수용성 감각의 특수한 경우로 한정하기도 한다. 운동감각이 팔, 다리 등 움직임이 일어나는 곳에서 중량과 저항에 따른 몸의 위치와 방향, 범위 등에 대한 처리 능력과 관련 있다면, 조금 더 보편적으로 고유 수용성 감각은 몸에서 느껴지는 압박감, 움직임, 떨림, 위치감, 근육통증, 평형감 등에 대한 모든 감각정보를 의미한다고 말할 수 있다. 이것은 요가나 명상 수련에서 몸 어디에서든 육체적 감각을 느끼는 수련과도 관련이 있다. 시각이나 청각기관과 같이 신체 밖에서 발생한 자극을 받아들여 처리하는 외적 감각 수용체(exteroceptor)가 자극에 대하여 의식이 개입되는 과정을 거치는 것과는 달리, 몸속에서 발생한 자극에 대한 처리는 대뇌의 의식적인 처리 과정을 거치지 않기 때문에 단지 반응을 통해서만 나타난다. 고유 수용성 감각은 이렇게 몸속에서 발생한 자극을 처리하는 신경조직인 내적수용체(interoceptor)를 통해 받아들여진다. 이러한 고유 감각 수용체는 손가락, 발가락, 무릎, 팔꿈치, 그리고 목이란 모든 목처럼 큰 부위를 조절하는 미세한 움직임에 관여하는 근육에 많이 분포되어 있다. 반면 정교하지 않은 운동을 하는 큰 근육에는 수용체가 적고, 기능이 퇴화된 부위에는 수용체가 거의 없다.

위의 근육의 길이와 긴장도 등의 정보를 감지하여 중추신경계로 전달하는데, 여기에 어떤 부정적인 변화가 생기면 그에 따른 정보 교란 현상이 일어나게 된다. 인체의 정상에서 균형을 잡고 있으면서 다른 부분들과 영향을 주고받는 머리를 받치고 있는 특성상, 밀도 높게 존재하는 이 두 센서는 다른 부위들의 비정상적 변화를 반영하는 모니터 역할과 그러한 변화를 수정하는 스위치 역할을 병행한다. 다른 부위에 미치는 영향이 그만큼 크기 때문이다.[20]

운전 도중 갑자기 차가 뒤에서 받히면 고개가 뒤로 젖혔다가 다시 앞으로 꺾이면서 목뼈의 관절이나 인대가 손상되는데, 이런 사고를 당하고 나면 대개 목이 뻣뻣해지고 아프며, 고개를 젖히거나 좌우로 돌릴 때 어지럼증이 생긴다. 고유 수용성 감각이 교란되어 윗목에서 나오는 신경에 비정상적으로 반응하는 증상이다.

머리에서 뒷목으로 이어지는 두판상근은 목덜미를 잡을 때 붙잡게 되는 부위에서 상부승모근 안에 위치에 있는 근육으로 심부 두통의 원인이 되기도 하는 근육이다. 목덜미인대의 아래쪽 절반과 경추 7번, 그리고 흉추 3~4번 극돌기에서 후두골과 유양돌기를 잇고 있는 넓은 판 모양의 근육이다. 양쪽이 동시에 수축하면 고개를 뒤로 젖히고, 한쪽만 수축하면 같은 쪽 회전 및 굴곡을 한다.

경판상근splenius cervicis은 흉추 3~6번 극돌기에서 시작하여 경추 1~3번 횡돌기에 부착되어 있는 근육으로, 상부흉추와 경추를 연결한다. 두판상근과 유사하게 고개를 뒤로 젖히면 양쪽이 동시에 수축하고, 한쪽만 수축하면 같은 쪽 회전 및 굴곡을 한다. 이것은 모든 경추와 흉추 8번까지의 상부 흉추가 회전에 따른 굴곡이 같은 방향에서 일어나기 때문이다. 즉 우회전 시 우측굴곡, 좌회전 시 좌측굴곡인데, 극돌기는 반대로 돌아간다. 두판상근

20 『카이로프랙틱』(장석봉) p. 145~148 참조

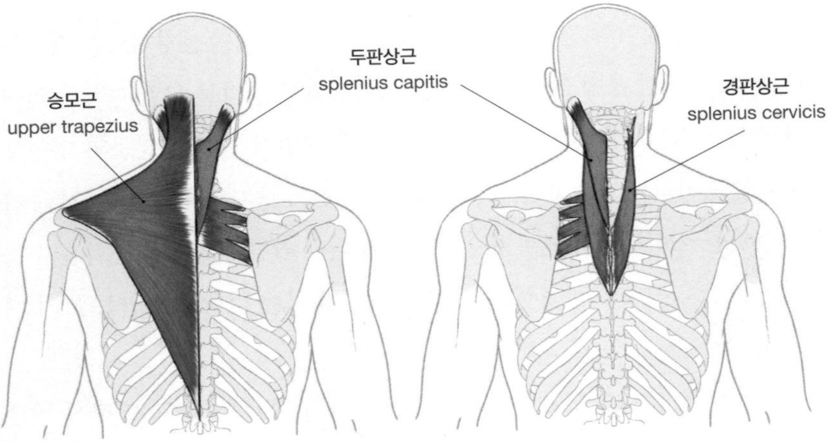

두판상근

과 경판상근은 둘 다 고개를 세우고 있을 때 지지근으로서 역할을 한다. 이 근육이 경직되면 어깨 통증을 유발하고, 특히 눈 주변에서 뻐근한 압통을 느끼게 된다.

2. 목 굴곡근

목 굴곡근은 목 앞쪽 심부에서 턱을 당겨 고개를 숙이는 작용을 하는 근육들이다. 경추 1번에서 후두골에 붙는 작은 근육인 전두직근rectus capitis anterior과 외측두직근rectus capitis laterails이 4개의 쌍으로 경장근longus colli, 두장근longus capitis과 함께 경추의 전만 커브를 지탱하면서 목의 안정성에 기여한다. 하지만, 길이가 긴 두장근과 경장근은 스마트폰이나 컴퓨터 사용으로 인해 거북목이 될 경우 무력해지는 근육들이다.

두장근longus capitis, 머리 긴근은 경추 3~6번 횡돌기에서 후두골에 붙어서 기침이나 재치기를 할 때 목과 머리를 안정시키며 고개를 숙일 때 턱을 당기는 역할을 한다.

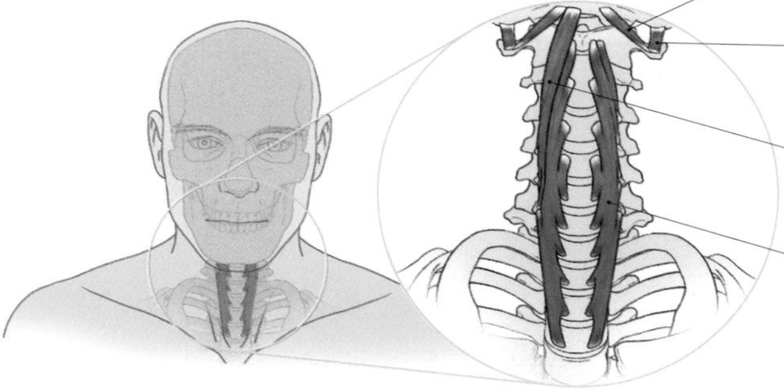

목 굴곡근

경장근longus colli, 목 긴근은 경추 5번~흉추 3번 몸체와 횡돌기에서 경추 1번 전방 결절과 경추 2~6번 횡돌기에 붙는다. 목과 머리가 앞으로 빠지는 것을 막고, 고개를 숙일 때 두장근과 유사한 역할을 한다.

이 근육들이 무력해져 제 역할을 하지 못하면, 거북이처럼 목을 길게 빼서 턱을 앞으로 내밀고 있게 된다. 이렇게 되면 균형을 맞추기 위해 등 윗부분이 굽게 되면서 등 근육이 늘어나게 되고 상호작용으로 반대편에 있는 가슴 근육은 단축되면서 어깨가 앞으로 말리게 된다.

거북목 증상을 개선하고자 할 때는 고개를 뒤로 젖히기만 해서는 안 된다. 기초가 되어야 할 경추 하부가 심하게 뒤로 밀려 나와 있어서 중심에서 벗어나 있기 때문에 고개를 뒤로 젖혀도 경추의 구조가 정상 상태로 되돌아오지 못한다. 앞서 언급했듯 경추 7번이 심하게 뒤로 튀어나온 경우엔 그 모습이 마치 버섯이 자라난 모습과 비슷하다고 하여 '버섯 증후군'이라는 이름으로 부르기도 한다. 지방 조직으로 인한 돌출일 수 있지만, 목뼈가 튀어나와서 돌출한 경우엔 턱을 집어넣고 목을 곧게 펴는 훈련을 먼저 해야 한다. 그와 더불어 늘어져 힘을 못 쓰고 있는 두장근과 경장근의 탄력을

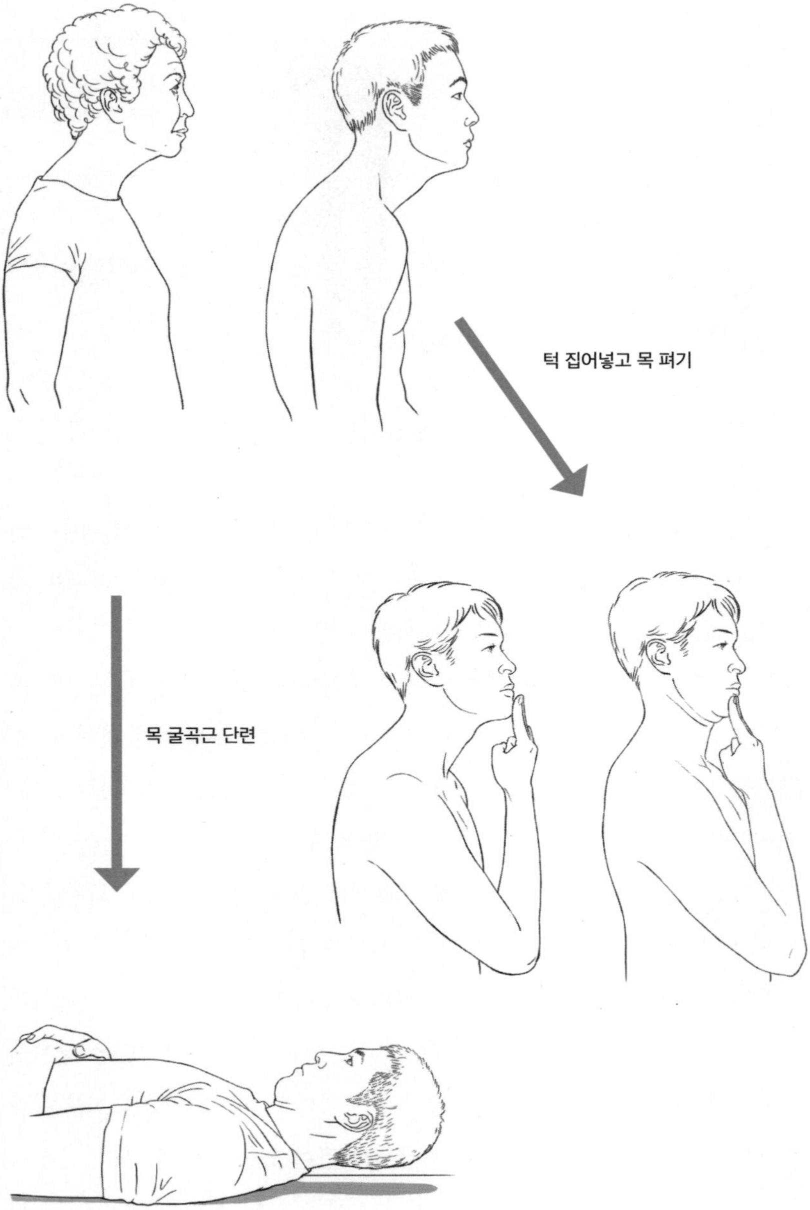

거북목 교정 방법

회복해야 하는데, 바닥에 드러누워 턱을 당기고 머리를 바닥에서 띄워 자세를 유지하는 방법이 있다.

거북목 증상이 심한 경우엔 이 자세를 몇 초 이상 버티기도 힘들어하며, 턱을 천장으로 내밀곤 한다. 12초씩 반복해서 나중엔 남성은 40초, 여성은 30초 이상 유지할 수 있도록 훈련한다. 이것을 서서 하는 방법도 있다. 머리 뒤에 손깍지를 끼거나 수건이나 고무 밴드를 대고는 후두로 밀어서 머리 중심을 맞추는 것이다.

3. 목 옆 부분의 협동근

심층의 목 굴곡근이 늘어져 제 기능을 하지 못하게 되면, 목 옆에 있는 협동근인 흉쇄유돌근과 사각근이 긴장하며 단축된다. **흉쇄유돌근**sternocleidomastoid muscle, 목빗근은 흉골sternum 앞면과 쇄골clavicle 안쪽 3분의 1지점에서 시작하여 유양돌기와 위목덜미의 바깥쪽에 부착한다. 양쪽이 동시에 수축하

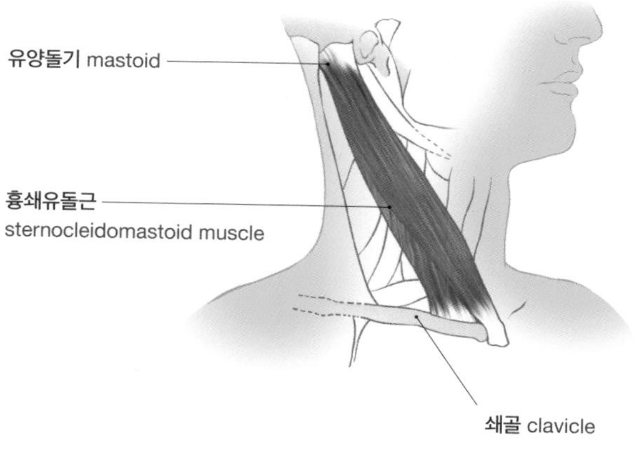

흉쇄유돌근

면 고개를 숙이는 작용을 하고, 한쪽만 수축하면 고개를 옆으로 굽히거나 머리가 반대쪽으로 돌아가는 작용을 하는데, 거북목이 되면 될수록 길이가 단축된다.

상부승모근 속에는 어깨를 으쓱 올릴 때 사용되는 견갑거근이 있다. 이 견갑거근과 흉쇄유돌근 사이에 전, 중, 후anterior, medius, posterior로 갈라지는 세 쌍의 비스듬한 근육 사각근이 있다. **사각근**斜角筋, scalene muscle, 목갈비근은 목 중앙 높이에서 흉쇄유돌근을 확인한 다음, 손가락을 약간 뒤쪽으로 조금 더 이동하면 경추 양옆으로 횡돌기 측면에 약간 딱딱하게 잡히는 것으로 촉진할 수 있다. 사각근은 경추 횡돌기에서 일어나서 1~2번 늑골에 부착하기에 수축하면 늑골을 들어 올리는 역할을 한다. 턱을 집어넣고 목을 곧게 펴는 훈련을 하다 보면, 심층의 목 굴곡근에는 힘이 들어가지 않고 대신 사각근에 힘을 주고 있는 경우를 종종 보게 된다. 근육이 기억을 상실한 것이다. 이럴 땐 사각근을 마사지하여 긴장을 풀어 주는 것이 좋다.

전사각근은 경추 3~6번 횡돌기에서 시작하여 늑골 1번에, 중사각근은 경추 2~7번 횡돌기에서 시작하여 똑같이 늑골 1번에, 후삼각근은 경추 5~7번 횡돌기에서 시작하여 늑골 2번에 부착한다. 때문에 사각근은 늑골 1, 2번을 들어 올려 호흡을 보조하는 역할을 하고, 양쪽이 수축하면 고개를 숙이는 작용을 하고, 한쪽만 수축하면 고개를 옆으로 숙이는 역할을 한다.

여기서 주목할 사실은 전사각근과 중사각근 사이로 상완신경총[21]이 내려와 쇄골 아래와 제1 늑골 사이를 통과하여 위팔을 따라 내려간다는 것이다.

21 상완신경총은 C5, C6, C7, C8 그리고 T1의 5개 경추신경이 모여 이루어지는 신경다발로 팔의 움직임과 신경 지배를 담당한다.

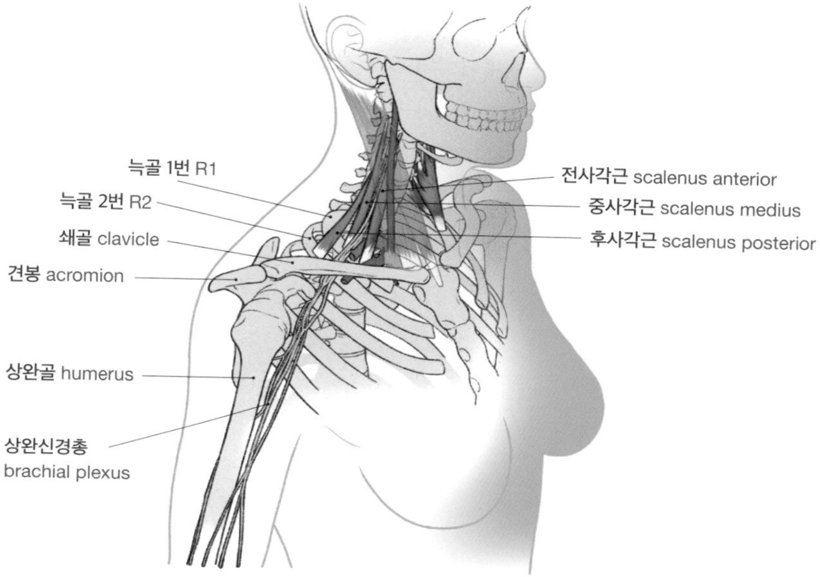

사각근과 상완신경총

사각근 증후군

상완신경총이 이렇게 전 · 중 사각근 사이로 내려와 쇄골과 늑골 1번 사이를 통과해서 위팔을 따라 내려가기에 사각근이 단축되어 굳어도 근막이 신경을 억압하여 팔에 저림이나 통증이 나타날 수 있다. 이 증상은 굽은 등, 굽은 어깨, 거북목의 체형에서 많이 나타난다. 뒷목은 늘어져 있고 목 앞쪽은 단축되어 있으며 가슴이 위축되어 호흡도 가쁘다. 이러한 증상을 **사각근 증후군**이라 부르는데, 흉곽출구 증후군의 한 가지로 간주한다. 경추 5~7번 디스크와 유사하게 물건 뚜껑을 열 때 힘이 안 들어가서 미끄러지거나 주먹을 쥘 때에 양쪽 힘의 크기가 다르게 느껴지곤 한다. 그리고 팔을 들면 괜찮은데 팔을 내리면 팔이 저리거나 통증이 나타나곤 한다.

흉곽출구 증후군

쇄골하정맥과 동맥이 흉곽 속에서 팔 쪽으로 나가는 곳을 흉곽출구라고 하는데, 여기에 이상이 생기면 혈관과 함께 상완신경을 압박하여 팔·손·어깨 등에서 통증이 일어나고 저린 느낌이 드는 등 여러 증세가 나타난다. 흉곽출구 증후군thoracic outlet syndrome, 胸廓出口症候群은 일으키는 부위에 따라서 사각근 증후군, 경늑골 증후군, 늑쇄 증후군, 과외전 증후군 등으로 나눈다.

처음에는 질병이 일어난 부위에 압통이 나타나고, 손이나 팔이 저리거나 무력감 등이 나타나고 동맥과 정맥이 압박되면서 상위척골 신경마비와 비슷한 증세가 나타난다. 여기서 한 가지 주목할 사실은 경추는 일곱 개지만 경추신경은 여덟 개라는 것이다. 경추 1~3번을 지나는 신경은 머리 쪽 신경이고, 경추 4번 신경은 목·어깨, 5번은 팔 바깥쪽, 6번은 팔 아래와 엄지와 검지를 다스리는 요골신경을 관장하고, 경추 7~8번, 흉추 1번 신경은 나머지 손가락을 다스리는 척골신경을 관장한다.

경늑골 증후군

경늑골 증후군은 정상 상태에서는 없는 경추늑골이 선천적으로 한 개 더 존재해 이것이 상완 신경 다발과 쇄골 아래 동맥을 눌러서 사각근 증후군과 유사한 증상을 나타내는 흉곽출구 증후군이다. 경늑골 증후군은 선천적이므로 X선 검사에서 발견되면 될 수 있는 대로 흉곽 출구가 압박되지 않게 주의해야 한다.

일자목, 거북목

목과 머리

컴퓨터 작업을 하거나 그림을 그리거나 하는 등 장시간 몰입 자세를 유지하다 보면 경추의 C자 만곡이 펴지면서 일자목이 되거나 역C자로 휘는 거북목이 된다. 이런 문제는 목·어깨 통증으로 드러나고, 호흡이 깊지 못하고 얕은 호흡을 하면서 말을 할 때 입이 돌출하게 된다. 이것은 목 주변의 근육이 정상 상태의 균형을 잃어버리고 얕은 호흡을 입으로 숨을 쉬어 보상하려는 작용이다. 게다가 목·어깨가 굳게 되면 흥분신경인 교감신경이 활성화되면서 스트레스에 민감하게 된다. 이것은 몸 틀 안에서 자신을 지켜보고 있으면서 대상을 바라보아야 하는 의식이, 마치 준비가 되지 않

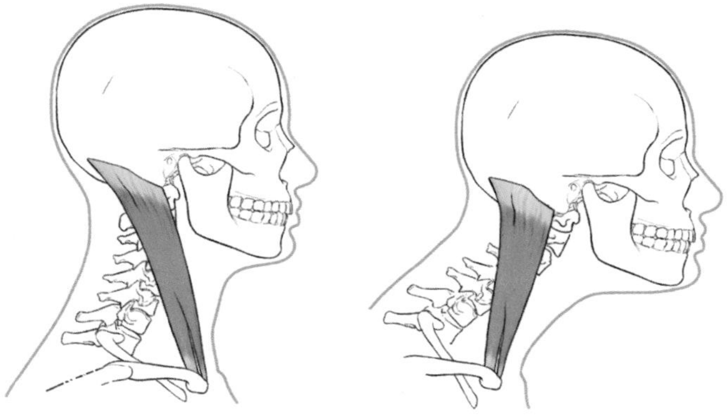

정상적인 목과 거북목

은 상태에서 남들이 바라보고 있는 무대에 올라가 즉흥적으로 판단하고 행동하듯이, 자기 자신은 망각하고 대상에 함몰되어 판단의 연속성이라는 기반을 잃어버리게 되는 결과를 초래한다. 머리가 몸의 중심축을 벗어나면서 정신에까지 영향을 미치는 것이다. 이처럼 목은 목만 봐서는 안 되고, 척주 전체를 봐야 한다. 골반이 후방경사되면서 등허리가 펴지게 되면 목도 앞으로 기울어지기 때문에 목 치료만 열심히 한다고 해결되지 않는다. 목 주변 근육의 긴장을 풀고, 체간이 똑바로 서도록 해야 머리가 뒤로 넘어가면서 목도 제자리를 찾고 호흡도 정상화되는 것이다.

그렇게 하기 위해서는 머리를 받치고 있는 근육뿐만 아니라 횡격막의 움직임을 통한 흉곽의 유연성도 확보해야 한다. 또한 흉쇄유돌근을 잡고 있는 쇄골의 움직임까지 정상 상태를 회복해서 굽은 어깨를 펴야 하고 고개를 뒤로 젖히는 등 경추의 만곡을 되살리는 운동을 해야 한다.

만약 경장근과 두장근 같은 목 굴곡근의 탄력이 저하된 사람이 삼각형 자세trikoṇāsana를 취하면 턱이 들리면서 머리가 뒤로 젖혀져 덜렁거리는 느낌이 들게 된다.(139쪽 그림 참조) 이때 어떻게든 목을 가누려고 협동근인 흉쇄유돌근과 사각근이 긴장하면서 근육 염좌가 발생하기도 한다. 이럴 땐 이미 설명한 바닥에 드러누워 턱을 당기고 머리를 바닥에서 띄워 자세를 유지하는 방법 등으로 목 굴곡근의 탄력을 키워야 한다.(176쪽 그림 참조)

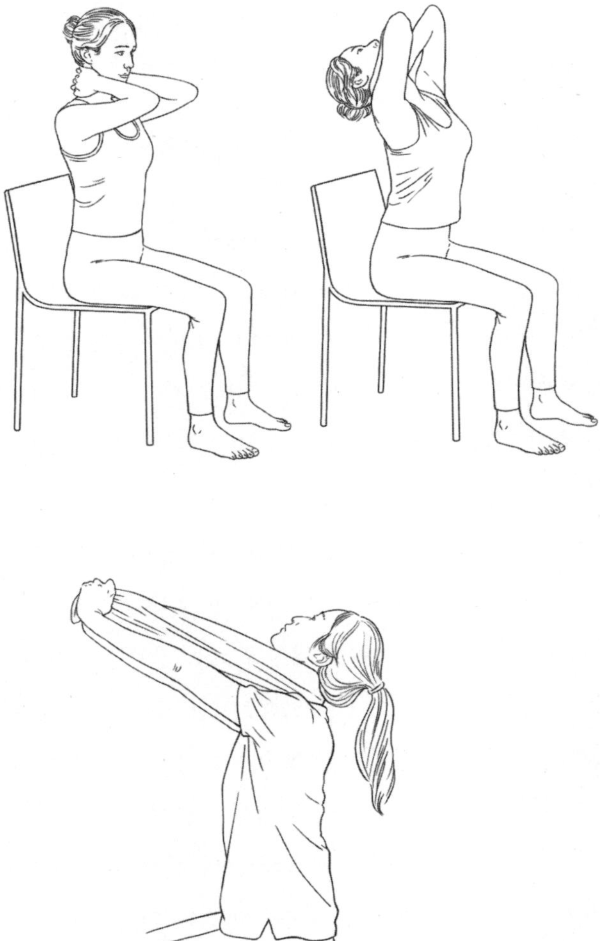

경추 만곡을 살리는 운동

팔 운동과 관련된 흉추

등이 굽은 경우엔 어깨도 같이 굽게 되는데, 등이 굽으면 견갑골은 바깥쪽으로 밀리게 된다. 또한 어깨가 굽으면 상완골이 안쪽으로 회전되기에 팔을 들어 올릴 때 어깨 관절에서 상완골두가 충돌할 가능성이 높아진다. 견갑골과 상완골이 정상적인 움직임을 갖기 위해서도 흉추가 바른 상태에 있는 것은 필수다.

1. 흉추의 구조와 특성

흉추는 경추와 요추 사이에 위치하며 총 12개로 구성된다. 척주는 위에서 아래로 내려갈수록 척추뼈의 크기가 커지는데, 흉추끼리도 차이가 있어서 흉추 1번은 흉추 12번보다 훨씬 크기가 작다.

흉추 11번과 흉추 12번을 제외한 나머지 흉추뼈에는 횡돌기에 늑골 결절과 연결되는 관절면늑골와이 있고, 추체 측면에도 좌우로 상늑골와가 타원으로 휘는 갈빗대를 잡아 주고 있어서 몸통 앞면의 흉골과 함께 흉곽에 안

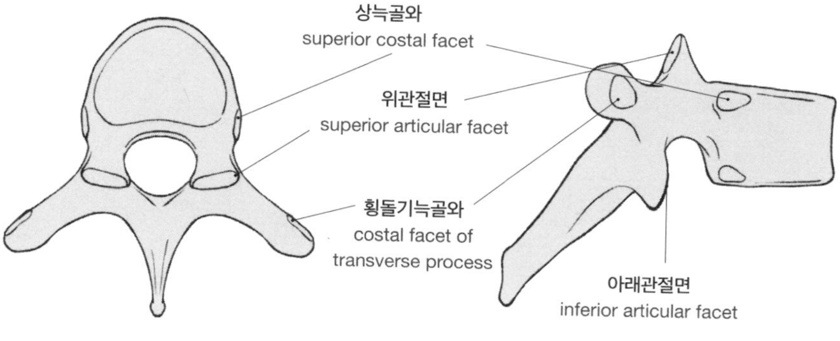

위에서 본 흉추

옆에서 본 흉추

정감을 준다. 흉추는 흉곽의 제한으로 인해 굴곡과 신전은 많이 일어나지 않는다. 반면에 회전이 많이 일어나기에 그로 인한 문제가 발생하곤 한다.

흉추는 각각의 운동범위는 적으나 흉추 전체는 운동범위가 큰 편이다. 가슴을 30~40° 정도 앞으로 굽힐 수 있고 20~25° 정도 뒤로 뻗을 수 있다. 좌우 회전범위는 중심에서 약 30° 정도 가능한데, 경추와 가까이 있는 흉추 8번까지의 상부흉추는 경추와 형태와 움직임이 유사해서 회전에 따른 굴곡이 같은 방향에서 일어나기에 몸의 움직임과 극돌기의 움직임이 반대로 돈다. 이 말은 정상적인 만곡이 유지되는 경우, 좌측굴을 하면 척추체가 좌회전, 즉 극돌기가 우회전한다는 뜻이다. 다시 말해, 몸통 우회전 시 우측굴곡, 몸통 좌회전 시 좌측굴곡인데, 우회전 시 우측 횡돌기 사이가 좁아지고 반대로 좌측 횡돌기 사이는 넓어지면서 극돌기가 그 쪽으로 돌아간다는 말

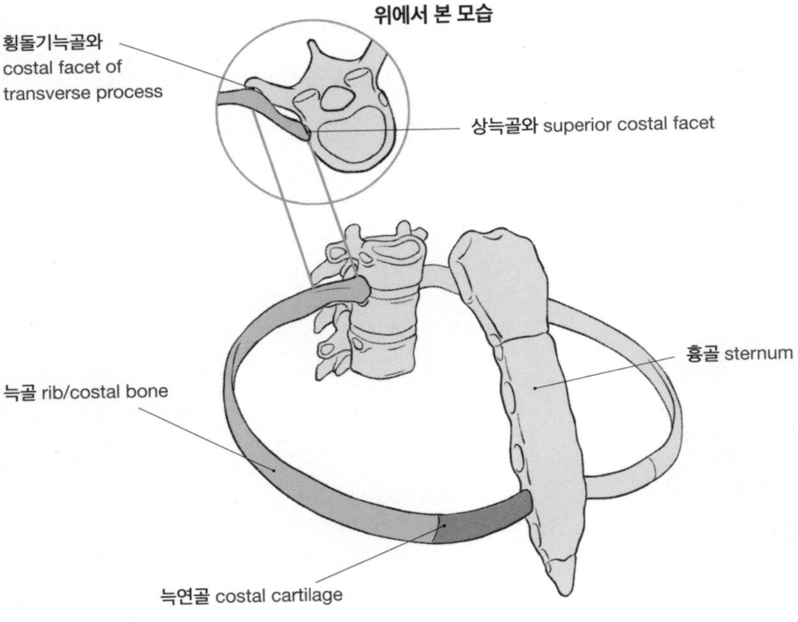

흉추와 늑골의 연결

이다.

흉추 9번 이하 요추에 가까운 하부흉추는 요추와 마찬가지로 회전에 따른 굴곡이 반대 방향에서 일어나기에 몸의 움직임과 극돌기의 방향이 같다. 이 말은 정상적인 만곡이 유지되는 경우, 요추는 좌측굴을 하면 척추체가 우회전, 즉 극돌기가 좌회전한다는 뜻이다. 다시 말해, 몸통 우회전 시 좌측굴곡, 몸통 좌회전 시 우측굴곡인데, 몸통 우회전 시 좌측 횡돌기 사이가 좁아지고 반대로 우측 횡돌기 사이는 넓어지면서 극돌기가 그 쪽으로 돌아간다는 말이다.

2. 흉추신경

흉추신경에는 교감신경이 포함되어 있어서 심혈관, 소화, 피부, 발한 등의 자율신경 기능과 밀접한 연관을 드러낸다. 손목, 발목을 포함한 모든 목이 중요성을 지니는 것처럼, 경·흉추 연결 부위CT junction와 흉·요추 연결 부위TL junction같은 모든 연결 부위의 문제가 발생할 경우 광범위하게 영향을 미친다.

경·흉추 연결 부위CT junction의 문제가 나타내는 주요 증상으로는 견갑골과 승모근 부위가 뻐근하게 불편한 것에서부터 먹은 음식이 얹힌 것 같거나, 아니면 심장 부위에 압박감이 들면서 땀이 나기도 해서 소화기 질환이나 심혈관 질환이 아닌지 걱정을 불러일으키기도 한다.

흉·요추 연결 부위TL junction의 문제가 나타내는 주요 증상으로는 앉거나 일어설 때 허리나 서혜부, 중둔근 등에 통증이 심해지는 것으로 허리·골반 복합체의 문제와 복합적으로 드러나곤 한다.

흉추 통증은 대부분 휴식과 자세 교정, 찜질 등의 관리를 통해 완화할 수 있지만 등 쪽으로 뻗치는 연관통이 있거나, 상복부 통증이 있는 경우에는 정형외과뿐 아니라 심장, 폐, 대동맥, 췌장을 포함한 장기들에 대한 검사가 필요할 수 있으니 주의가 필요하다.

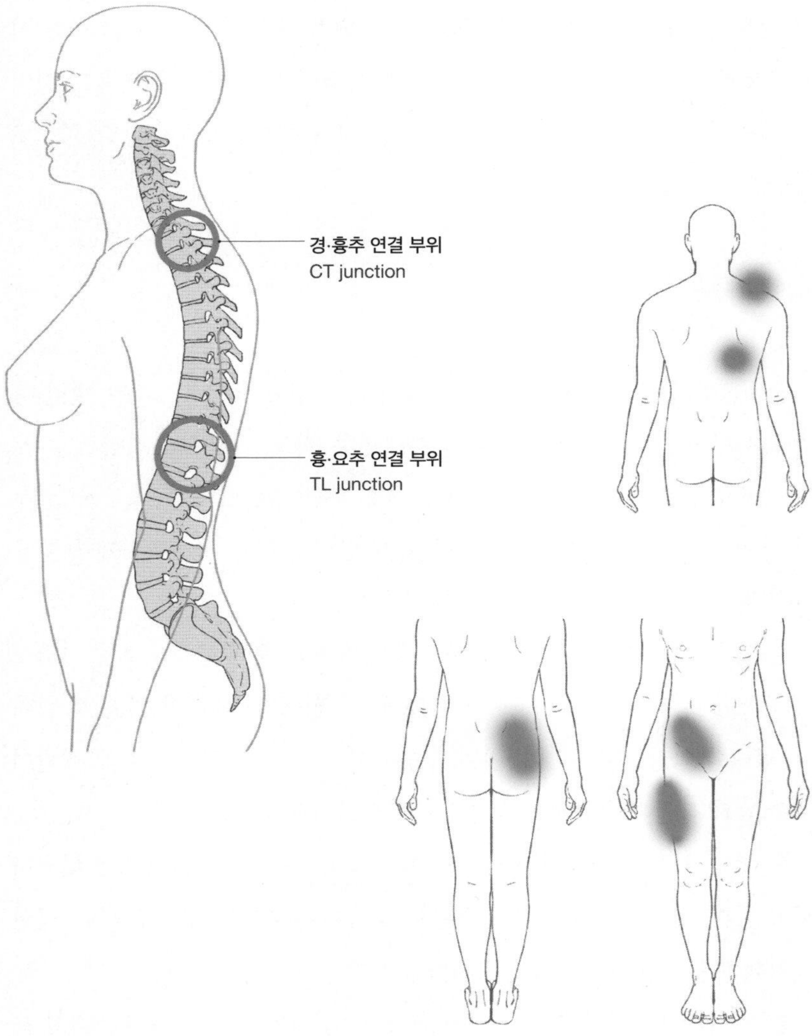

흉추 통증 방사통 부위

팔 운동에 작용하는 등 근육

팔 운동과 관련 있는 등 근육 중에 가장 바깥층에 있는 근육은 승모근trapezius과 광배근latissimus dorsi이다. 승모근은 견갑골의 움직임에 관여하는 견갑거근levator scapulae과 능형근rhomboid을 덮고 있으면서 함께 견갑골의 움직임을 통한 팔 운동에 힘을 보태는 작용을 한다. 광배근은 천골에서부터 견갑골 아래까지 등허리 대부분을 감싸면서 상완골에 부착되어서 상완삼두근과 함께 삼각근의 작용에 힘을 보태는 역할을 한다. 가슴 쪽에서 작동하는 대흉근처럼 팔 운동에 큰 힘을 부여하여 어깨 관절에만 부하가 걸리는 것을 방지하는 근육이다.

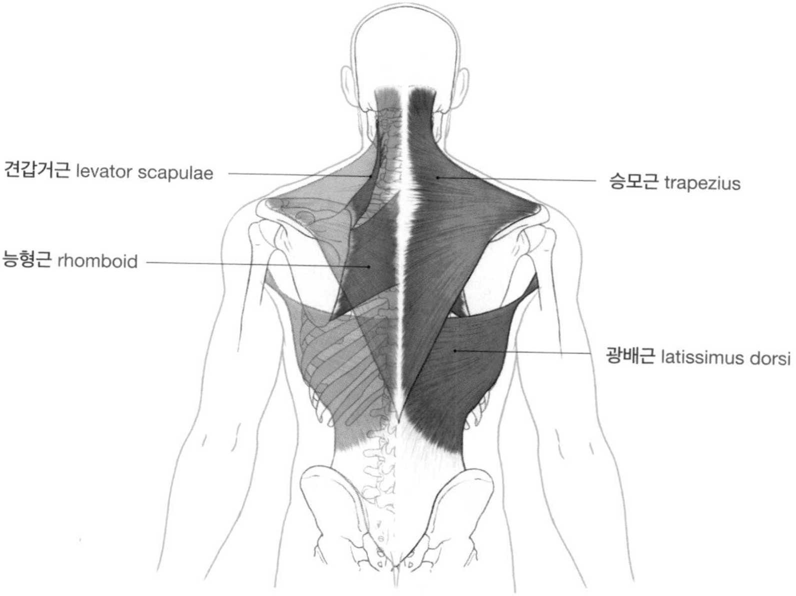

승모근과 광배근

1. 승모근

수도승 승僧 자에 모자를 뜻하는 모帽 자이니 승모근僧帽筋, trapezius, 등세모근이라는 이름은 스님들의 모자 모양이라고 해서 붙은 이름이지만, 여기서 말하는 수행승은 유럽의 가톨릭 수도회의 하나인 카푸친capuchin회 수사이며 이 근육의 모양이 이들이 착용한 코트에 달린 끝이 뾰족한 후드 모양과 닮았다고 해서 이렇게 부른다고 한다.

우리가 즐겨 마시는 커피의 한 종류인 카푸치노도 이 수사님들이 갈색 수도복을 입고 모자를 쓴 흰 얼굴이 갈색 커피에 뜬 둥근 우유 거품과 닮았다고 하여 붙여진 이름이라고 한다. 승모근은 머리를 받치고 있는 근육 중 가장 큰 근육으로 견갑거근과 함께 어깨를 으쓱 올리는 작용을 한다. 교감신경에 반응하는 근육으로 몸과 마음이 위축되거나 긴장을 잔뜩해도 이 근육이 수축하면서 어깨가 올라간다. 승모근은 상부C1~C5, 중부C6~T3, 하부T4~T12로 구성되어 어깨와 등을 감싸고 있으며, 해당 부위마다 그 역할이 조금씩 다르다.

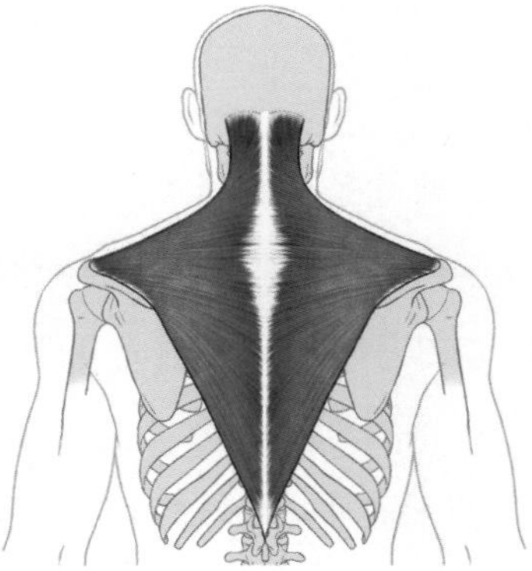

뒤에서 본 승모근

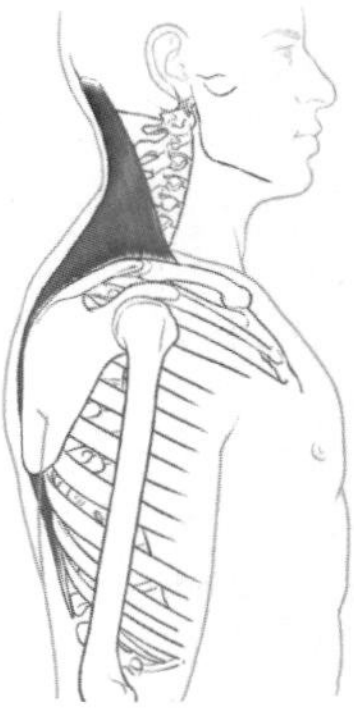

옆에서 본 승모근

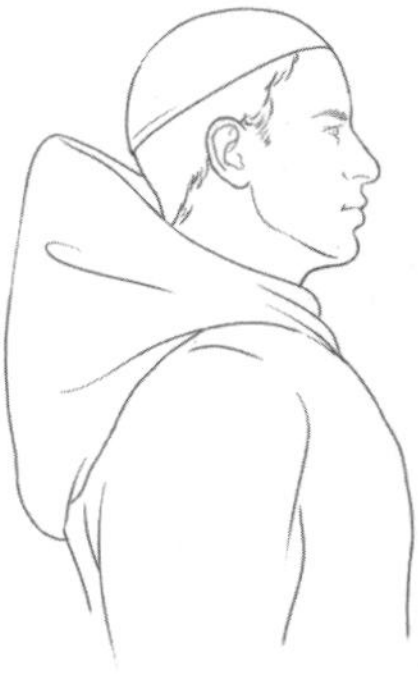

카푸친 수사

2. 광배근

넓은 등 근육인 광배근廣背筋, latissimus dorsi은 흉추 7번~요추 5번의 극돌기와 천골의 가운데 능선, 장골의 바깥능선에서 일어나서 견갑골 하각을 지나 대원근과 함께 상완골 작은 결절 아래 안쪽 입술모양 능선에 부착한다. 하부승모근에 의해 덮여 있어서 단축성 수축 시 견갑골 하강 작용을 돕고 팔과 흉추를 신전시킨다. 한 팔 들어 올려 만세를 하고 반대편 손으로 가슴을 움켜쥐면 잡히는 근육이 대흉근이다. 그 뒤로 견갑골을 따라서 옆구리에 붙어 있는 근육이 광배근이고, 대흉근과 광배근 사이 움폭 들어가는 갈비뼈 부위에 전거근이 붙어 있다.

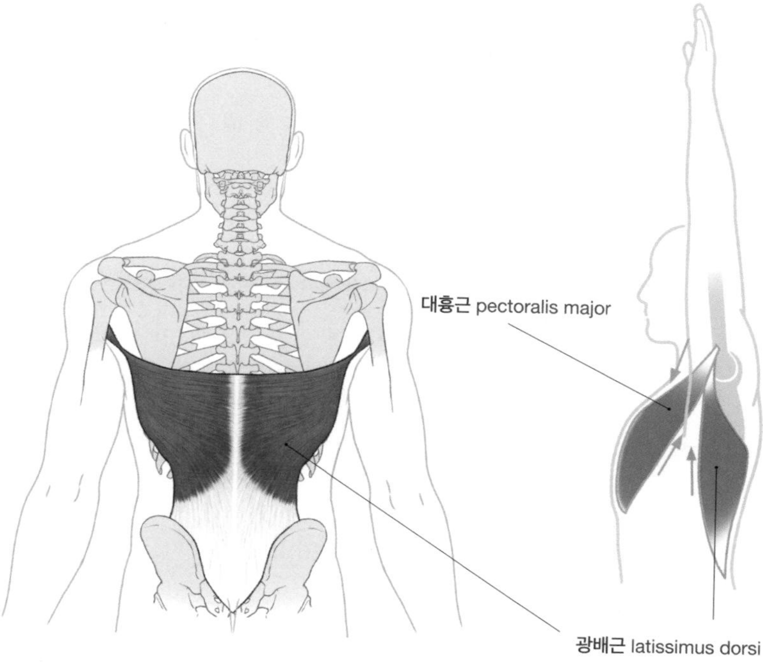

광배근

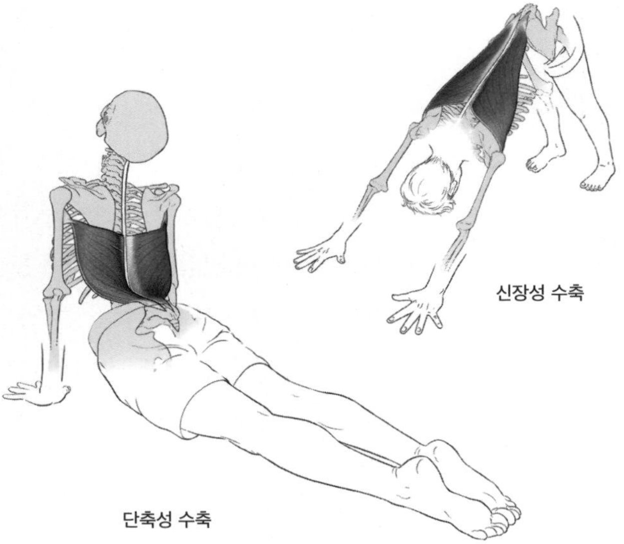

업독, 다운독

평행봉에서 팔만으로 몸을 지탱하는 경우도 광배근의 힘이 주도적으로 작용하는 것이고, 수영에서 영법을 막론하고 앞으로 뻗었던 팔로 물을 뒤로 채는 동작도 광배근의 활약이라고 할 수 있다. 요가 아써너 수련에서는 하늘 보고 땅 보고 기지개 켜는 견공 자세Up dog, down dog poses에서 광배근이 중력을 거슬러 몸통을 들어 올리며 어깨 관절을 보호하는 역할을 한다.

업독 자세에서는 광배근이 단축성 수축으로 양팔과 흉추를 신전시키며 견갑골 후인과 함께 상완골을 잡아당겨 어깨 관절의 공간을 확보한다면, 다운독 자세에서는 겨드랑이를 펴며 신장성 수축으로 광배근을 스트레칭하게 된다. 다운독 자세에서 업독 자세로 머리와 가슴이 포물선을 그리며 들어가는 것을 **힌두 푸시업**Hindu Pushup 또는 배밀기라고 하는데, 대흉근과 광배근, 그리고 삼각근까지 고르게 발달시킬 수 있다. 업독 자세에서 어깨가 으쓱 올라가거나 가슴 앞으로 내리지 않으려면 겨드랑이에 힘을 주어야

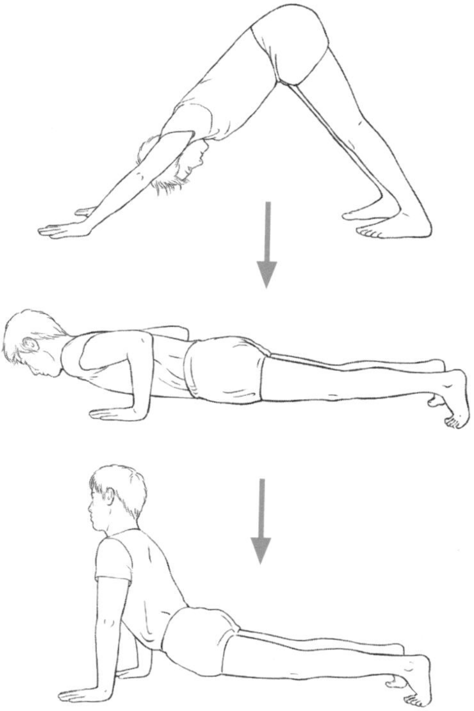

힌두 푸시업

한다. 이것은 수영에서 자유형이나 접영을 할 때 가슴을 눌러 내리는 동작의 핵심이 된다. 수영 고수 최창록 선생은 가슴 누르기라는 표현보다 겨드랑이를 누르며 글라이딩을 하라는 표현을 사용하는데, 업독 자세로 겨드랑이에 대한 감각이 개발되면 수영에서 실행하기 쉬워진다.

광배근은 몸통 중앙에 있어 다른 근육과 협업하여 큰 힘을 낼 수 있다. 복서가 훅으로 감아치거나 어퍼컷으로 올려칠 때는 큰 힘을 쓰는 근육인 대흉근과 광배근을 잘 활용해야 한다. 대흉근이 단축성 수축으로 팔을 안으로 잡아당긴다면 광배근은 신장성 수축으로 팔을 회전시키며 힘을 배가하기 때문이다.

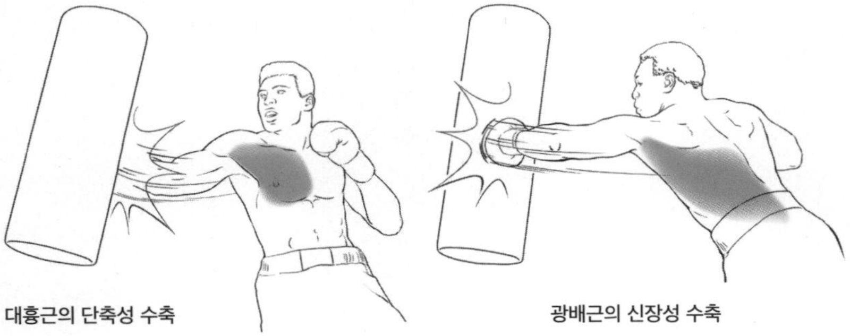

앞과 뒤에서 본 훅 펀치 자세

3. 상부승모근

머리를 뒤로 젖힐 때 수축하는 상부승모근C1~C5 목인대은 후두골 아래와 경추 1~5번 부위 백색의 목덜미 인대에서 일어나서 어깨 윗부분을 감싸고 넘어 쇄골 외측 3분의 1 지점에 부착한다. 머리의 기울기에 따라 중력의 영향을 크게 받아서 쉽게 피곤해지고 뭉치기도 잘 하는 근육이다.

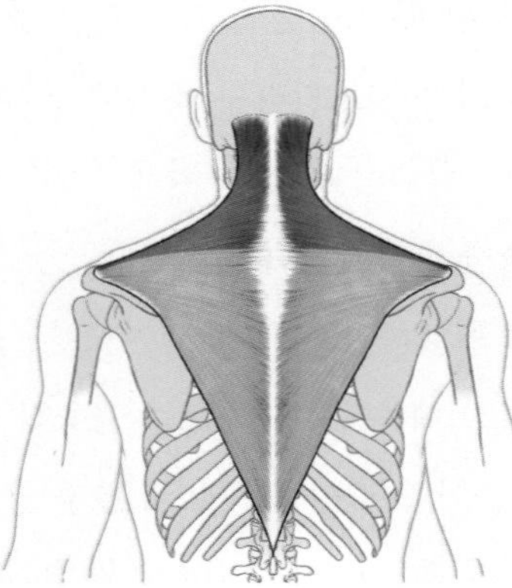

뒤에서 본 상부승모근

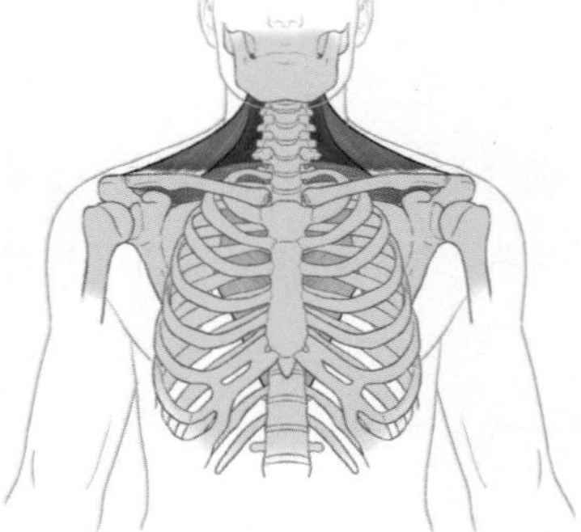

앞에서 본 상부승모근

성인의 경우 머리 자체의 무게를 대략 4~5.5kg으로 보는데, 거북목으로 머리가 앞으로 기울어지게 되면 목에 걸리는 부하는 다섯 배까지 늘어난다고 한다. 그러니 상부승모근이 늘어나서 탄력을 잃고 돌덩이처럼 딱딱하게 굳게 되는 것은 당연한 이치다. 거북목으로 인해 흉쇄유돌근은 단축되고 상부승모근이 이렇게 늘어나 굳게 되면 55°의 정상 각도로 목을 뒤로 젖히지도 못하게 되고 고개를 옆으로 돌리는 데도 제한이 걸린다.

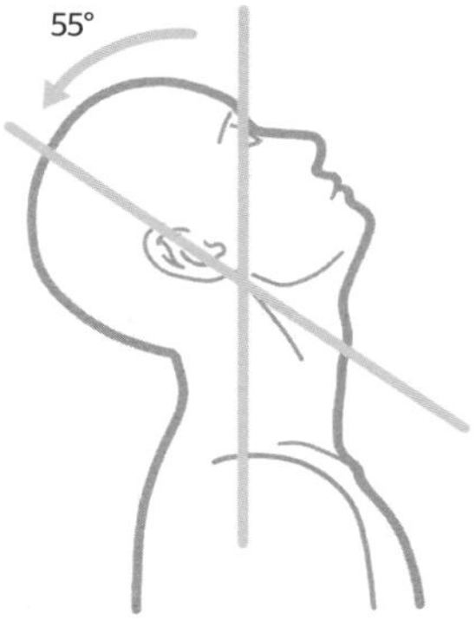

목 젖힘 각도

4. 견갑거근

견갑거근levator scapula은 말 그대로 견갑골을 끌어올리는 근육이다. 상부승모근 안쪽에서 견갑골을 들어 올리는 작용을 돕는다. 그런데 큰 힘을 쓰는

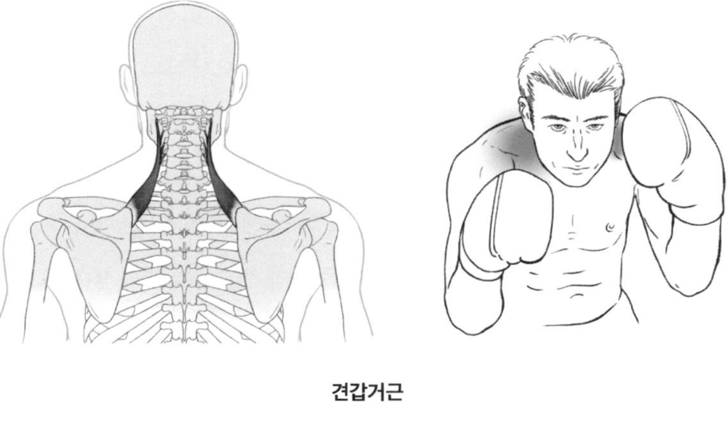

견갑거근

상부승모근의 탄력이 떨어지면 그 속에 있는 견갑거근에 부하가 걸리게 되면서 두판상근 같은 목근육도 같이 긴장하게 된다.

견갑거근은 견갑상각에서 일어나서 경추 1~4번 횡돌기 후결절 후면에 붙는데, 중간에 근섬유가 한 번 회전하면서 꼬여서 부착하기에 이 부분이 자주 뭉치기 쉽다. 이 근육이 경직되면 견갑골의 상방회전을 저해하여 팔을 들어 올리는 동작에 제한이 걸리기도 하는데, 급성 통증은 고개를 돌리지 못하고 이 근육의 이는 곳과 닿는 곳인 견갑골 내측 상부나 목의 후측면에 통증을 호소한다. 이것은 팔을 들고 뛰는 운동선수들에게서도 종종 발생하는 현상이다. 어깨를 들고 있는 상태로 계속해서 숨을 몰아쉬면서 뛰다 보면, 상부호흡근과 목·어깨 근육들이 경직되는데, 이것이 평상시에도 긴장이 풀리지 않아 습관적으로 어깨를 들고 있기 때문이다. 낙침落枕[22] 현상도 견갑거근의 긴장으로 인한 견갑골 안쪽 상부에 통증이 발생하기도 한다.

5. 중하부승모근

능형근과 함께 바깥층에서 견갑골을 잡아 주는 중하부승모근C6~T12은 견갑골을 안정화시키는 근육이다. 어깨를 뒤로 당기고 양 견갑골을 모아들이는 내전운동은 능형근과 중부승모근C6~T3의 수축에 의한다. 하부승모근은 흉추 4~12번 극돌기에서 일어나서 견갑골 안쪽 모서리와 견갑극 하부 내측 3분의 1 지점까지 붙어서 견갑골을 아래로 잡아당겨 내리는 역할을 한다. 이 근육들의 탄력이 떨어져 제대로 기능하지 못하고 견갑골이 벌어지면, 그 기능을 대신하여 어깨에서부터 경추C1~5에 붙어 있는 상부승모근이 과도하게 사용되게 되면서 견정부위가 뭉치게 된다. 이렇게 상부승모근이

22 낙침(落枕)은 잠자리에서 일어났을 때 목이 뻣뻣하고, 뒷목이 '뚝' 소리가 나면서 심하게 아파 고개를 상하좌우로 자유로이 움직이기가 힘든 상태를 말하는 한의학 용어다.

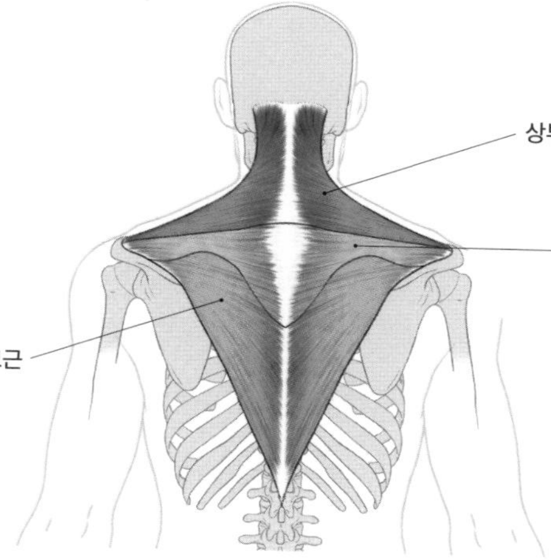

상부승모근과 중하부승모근

뭉쳐 있는 경우라면, 상부승모근의 이완 작업과 함께 중하부승모근의 기능을 되살리는 작업을 해야 상부승모근의 근육과 근막이 유착되어 나타나는 통증을 줄일 수 있다.

6. 능형근

능형근rhomboid은 견갑골 사이에 부착되어 있어서, 견갑골을 서로 가깝게 모으는 내전역할을 한다. 능형근은 큰 것과 작은 것이 있는데, 작은 것은 경추 7번~흉추 1번에서 일어나고 큰 것은 흉추 1~5번 극돌기에서 일어나서 견갑골의 가시돌기 세모

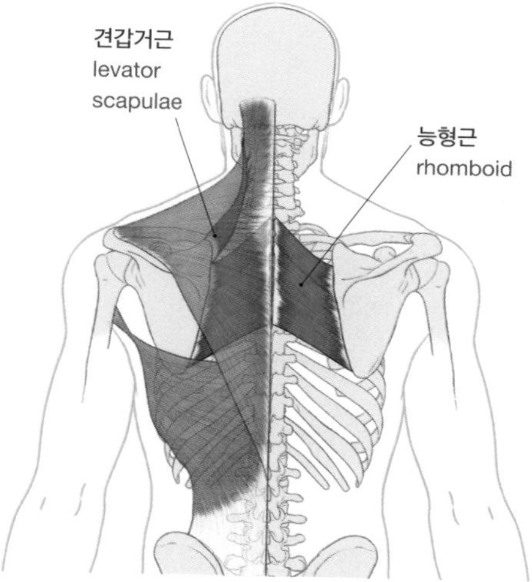

능형근

부분의 하각 안쪽 모서리에 부착하는데, 기능상 차이가 없어서 큰 것과 작은 것을 구분하지 않는다.

척추 극돌기에서부터 견갑골 안쪽 모서리까지는 손가락 네다섯 개를 모아 붙인 정도로 근섬유의 부착 방향이 위에서 아래로 대각선을 그리기에 단순 수축 시 견갑골을 안으로 모으는 내전에 거상 작용이 일어나지만, 의식적으로 견갑골을 하방회전 시킬 때는 주동근이 되어 관절오목을 아래로 당겨 벌린다. 즉 능형근은 견갑골을 들어 올리는 데도 작용하고 내리는 데도 작용한다. 능형근의 한쪽이 늘어나서 굳어지면 견갑골 안쪽 모서리에 통증을 유발하고 상대적으로 반대편이 단축되어 굳어지면 흉추에 측만을 일으키기도 한다. 견갑골 안쪽 모서리 통증이 심해져서 담이 든 것처럼 호흡할 때에도 답답하다면 능형근 안에 있는 호흡근인 상후거근까지 경직되어 있다는 반증이다.

견갑골의 움직임

팔과 어깨

팔 운동에는 등 근육과 더불어 작용하는 견갑골의 움직임에 대한 이해가 필요하다. 견갑골은 흉곽의 뒷면에 좌우대칭으로 2~7번 갈비뼈에 걸쳐 있으며, 길이 9~10cm의 넓적한 삼각형 모양이다. 뒷면에는 견갑극棘이라는 골릉骨稜이 바깥쪽 위로 튀어나와 있는데, 그 끝을 견봉肩峰이라고 하며, 견봉 관절면은 쇄골과 관절을 이룬다. 위쪽 가장자리와 바깥쪽 가장자리가 합치는 곳은 외측각으로, 여기에 오훼돌기와 관절오목socket이 있다. 관절오목은 상박골上膊骨의 골두와 더불어 어깨 관절을 구성한다.

이 견갑골은 위팔뼈와는 뼈와 뼈가 만나는 관절의 형태를 띠지만, 견갑골 자체는 마치 흉곽 뒤에 떠서 근육에 붙어 있는 형태로, 그 작용 또한 근육과

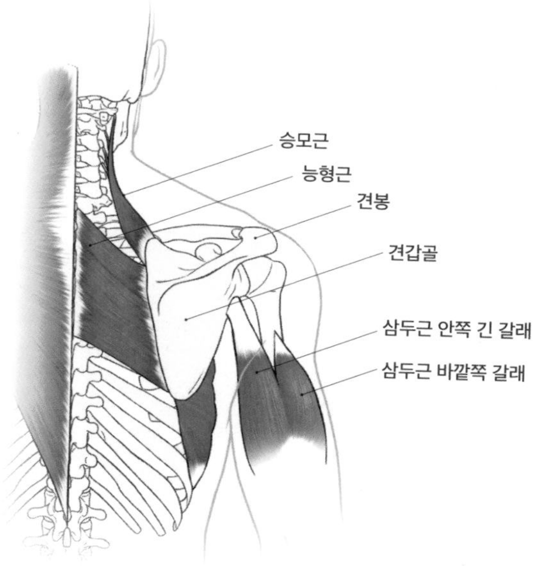

뒤에서 본 견갑골

함께 움직이는 것이다.

이러한 견갑골의 움직임에는 여섯 가지 대표적인 움직임이 있다. 첫 번째는 어깨를 으쓱하고 올릴 때 견갑골이 위로 들리는 거상이고, 두 번째는 어깨를 늘어트릴 때 견갑골이 아래로 내려가는 하강이며, 세 번째는 견갑골을 척주 중심으로 모으는 내전 또는 후인이고, 네 번째는 견갑골을 좌우로 벌리는 외전 또는 전인이며, 다섯 번째는 팔을 들어 올릴 때 전인 작용으로 견갑골 하부가 바깥으로 벌어지면서 상방으로 회전하는 것이고, 여섯 번째는 반대로 팔을 끌어 내릴 때 후인 작용으로 견갑골 하부가 모이며 하방으로 회전하는 것이다.

여기서 우리는 두 가지 움직임이 복합적으로 일어나는 견갑골 상방회전과 견갑골 하방회전에 대해 알아볼 것이다.

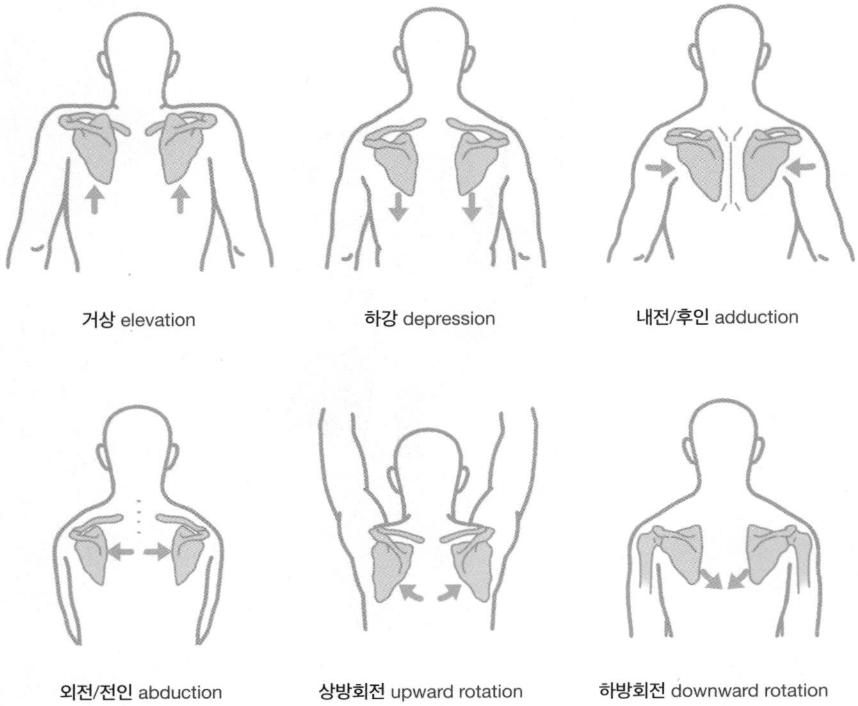

견갑골의 움직임

1. 견갑골의 상방회전

견갑골의 거상 작용과 전인 작용이 함께 작동하는 상방회전은 두 팔을 들어 올려 만세를 하거나 물구나무서기처럼 어깨를 들어 올리는 능동적인 동작에서 드러난다. 이때 견갑골을 끌어올리는 운동은 견갑거근levator scapulae과 능형근, 상부승모근upper trapezius의 수축에 의한다.

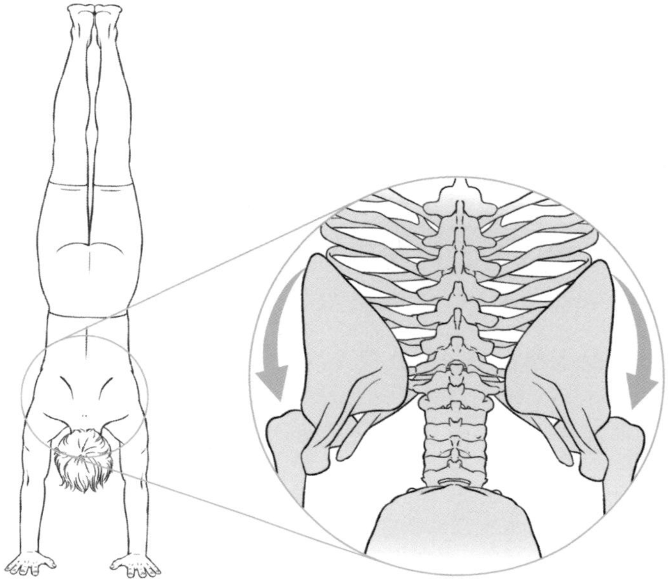

물구나무서기에서 보이는 견갑골의 상방회전

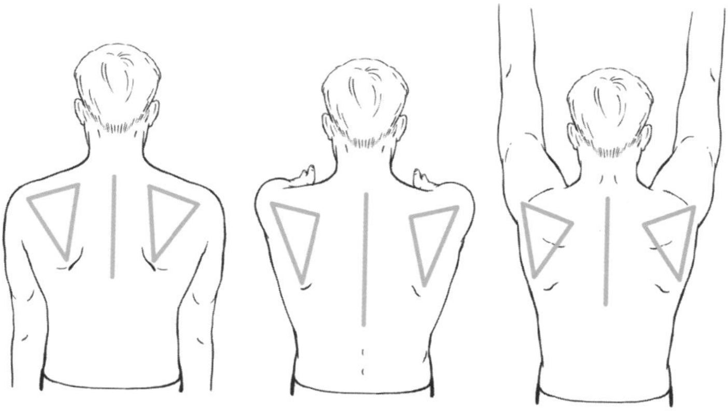

견갑골의 상방회전 위치 변화

2. 견갑골의 하방회전

반면에 견갑골의 하강 작용과 후인 작용이 함께 작동하는 하방회전은 어깨를 아래로 끌어내리는 능동적인 동작에서 드러난다. 이때 견갑골은 소흉근, 능형근 및 하부승모근의 작용에 의해 밑으로 끌어당겨지게 된다. 이러한 동작들은 어깨를 항상 으쓱 들고 있어 상부호흡근과 목·어깨 근육들이 경직되어 있는 문제를 해결하는 해법으로 견갑골 내전운동과 함께 제시되기도 한다.

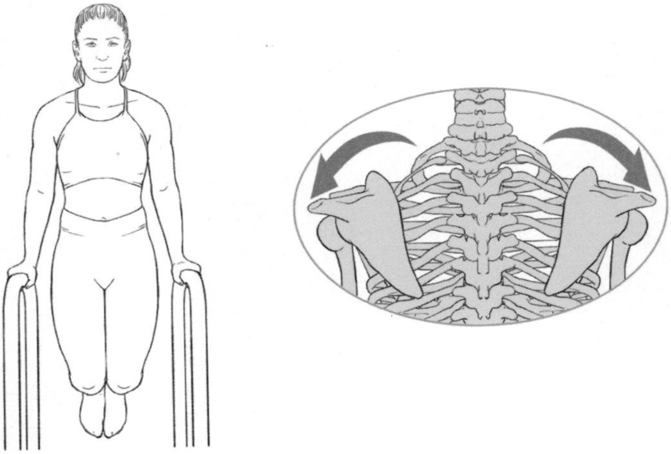

견갑골의 하방회전

3. 견갑골 교정

견갑골이 제 위치를 벗어나 비정상적으로 이탈해 있는 모습은 견갑골의 전인·상방회전과 후인·하방회전에 따라 다양하게 나타난다. 익상견갑이

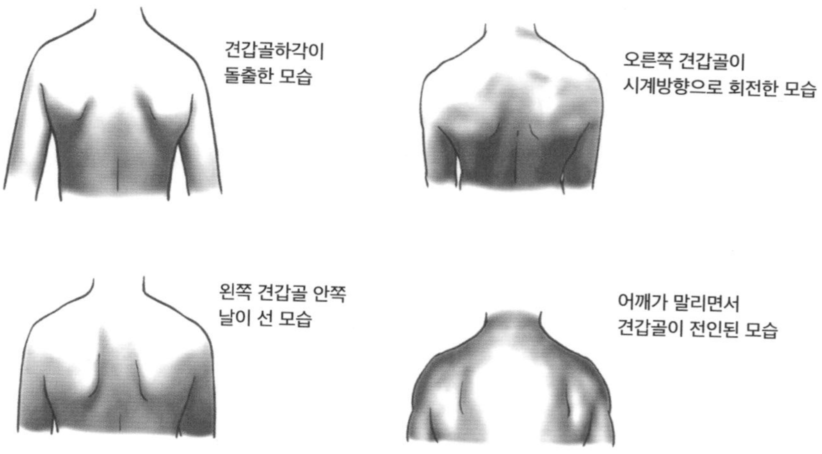

익상견갑의 다양한 모습들

라고 하여 겨드랑이 아래 견갑골 하각이 마치 날개가 삐져나와 있는 것처럼 안팎으로 돌출하거나 견갑 안쪽이 마치 날이 서듯이 돌출하는 경우도 있고, 둥근 등·어깨로 인해 견갑 내측 상각이 돌출해 있는 경우도 있다. 이 모두 흉곽 뒤에 떠서 근육과 함께 움직여야 하는 견갑골 주변 근육이 뭉치면서 근막에 눌어붙어 고착화된 현상이다.

이러한 견갑골 이상을 바로 잡기 위해서는 근막에 눌어붙은 견갑골을 떼어 내어 움직임이 원활해지도록 해야 한다. 견갑골을 떼어 내는 셀프 마사지 방법은 바닥에 드러누워 바닥의 마찰력을 이용하여 한쪽씩 견갑골을 머리 쪽으로 올렸다가 내리고, 척주 쪽으로 모았다가 밖으로 벌리는 동작을 반복하는 것이다. 관건은 견갑골이 회전축을 따라 전인·상방회전과 후인·하방회전이 일어나도록 반복적으로 수행하는 것이다. 요가 아써너 중에는 소·고양이 자세를 반복하면서 견갑골의 움직임에 주의를 두는 방법이 있다. 허리를 잘록하게 떨어트리는 소 자세에서는 견갑골을 모으는 후인과 아래로 내리는 하강 작용이 일어나는 것을 의식하면서 동작을 하고, 등을

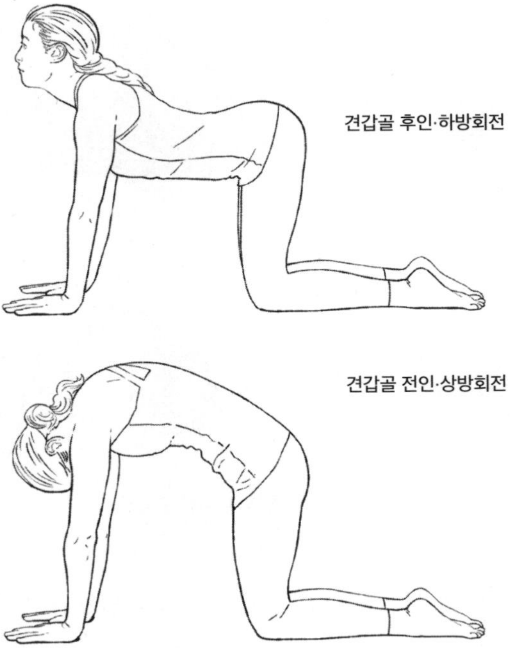

소·고양이 자세

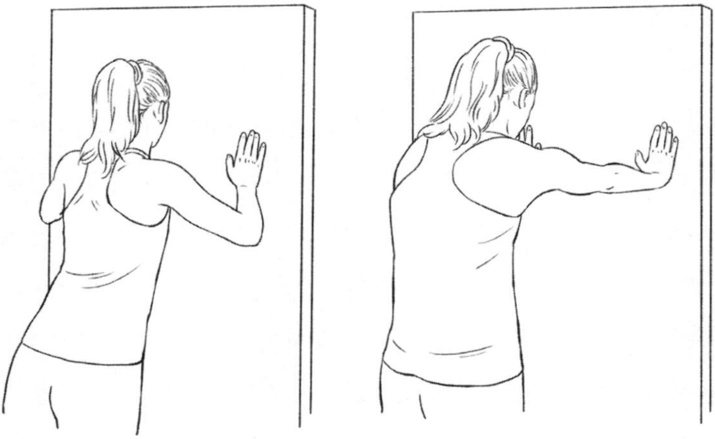

푸시업 플러스

둥글게 말아 올리는 고양이 자세에서는 견갑골이 밖으로 벌어지며 위로 회전하는 전인·상방회전을 의식하면서 동작을 하는 것이다.

이 동작들은 척주의 굴곡과 신전을 제한한 네발기기 자세에서 견갑골의 움직임만 활성화할 수 있다. 이것은 푸시업 플러스Push up plus라고 팔 뻗은 플랭크 자세에서 팔 굽혀 바닥으로 내려가며 날개 뼈를 모았다가, 팔을 뻗을 때 등을 더욱 말아 올리며 견갑골을 벌리는 것을 반복하는 것으로 대체할 수도 있다. 견갑골의 움직임을 만들어 내는 또 다른 운동은 어깨를 들썩이며 앞뒤로 회전시키는 것으로 UFC 격투기 선수 코너 맥그리거가 어깨를 거들먹거리며 걸을 때의 어깨의 움직임 같은 것이다.

견갑배신경포착 증후군

견갑골과 척주 사이, 즉 능형근 부위에 극심한 통증을 겪고 있는 사람들이 제법 많다. 그 부위가 가렵기도 해서 손으로 박박 긁어 보기도 하지만, 문제가 해결되지 않고 장기화된다. 이것은 익상견갑 등 견갑골의 변위로 인해 발생하기도 하는데, 능형근이 늘어나 굳으면서 견갑골 지배 신경을 억압하기도 한다. 이 신경을 견갑배신경肩胛背神經, dorsal scapular nerve이라 부르는데, 상완신경총의 뿌리 부분인 상부승모근이 끝나는 경추 5번의 복부 쪽 앞가지에서 뻗어 나온다. 이 신경은 경추 4번의 일부 신경가지도 포함하는데, 중사각근을 뚫고 나와 견갑거근과 능형근 깊은 곳으로 이어지며 운동신경을 지배한다. 그 과정 중에 중사각근 근막 유착이나, 능형근 근막 유착으로 이 신경이 억압되어 견갑거근이나 능형근 부위에 통증이 나타나곤 한다. 이러한 증상을 **견갑배신경 포착**捕捉, entrapment이라고 한다.

경추디스크로도 견갑골 내측 통증이 나타날 수 있다. 아픈 쪽으로 고개를 돌려서 뒤로 젖힐 때 통증이 심해지면 경추디스크 문제로 보고, 아프지 않은 쪽으로 고개를 돌려서 통증이 심해지면 견갑배신경 포착을 의심한다. 아픈 쪽으로 고개를 돌려서 뒤로 젖히면 디스크로 인한 신경 압박이 더 심해지기 때문이고, 반대편으로 돌려서 뒤로 젖히면 사각근이 신장되어 사각근에 눌린 견갑배신경을 확인할 수 있기 때문이다.

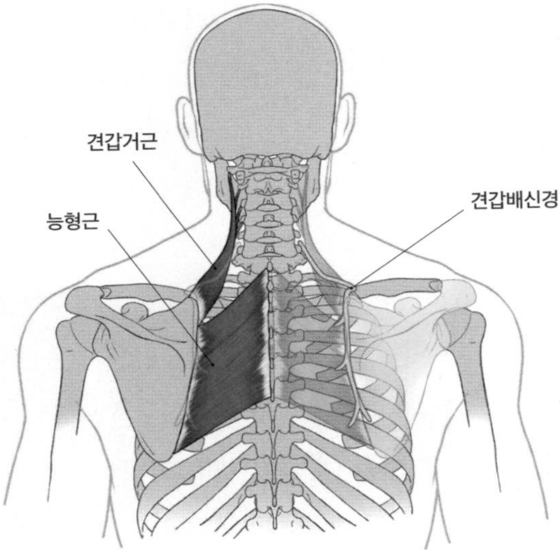

견갑배신경

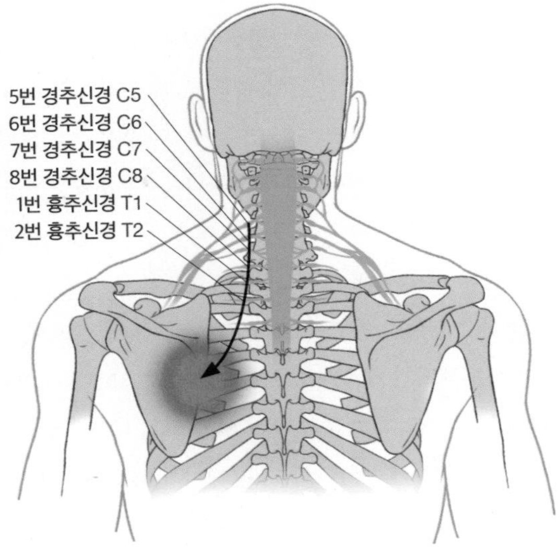

견갑골 내측 통증

다른 이유로는 경추 5, 6, 7번 후관절 증후군으로도 통증이 나타날 수도 있다. 이 경우 디스크 문제와 달리 팔꿈치 아래로 내려가는 방사통이 발생하지는 않고, 해당 후관절 부위와 어깨나 견갑골 부위에 통증이 발생한다.

상부 흉추의 아탈구나 유착 때문에 상부 흉추 뒷가지 신경에 문제가 생겨도 통증이 발생하기도 한다. 경추 5번에서 흉추 1번 사이 척수신경 뒷가지들은 문합을 이룬 뒤 흉추 2번 뒷가지에 합쳐지고, 흉추 2번 뒷가지는 흉추 5번 또는 6번 바로 옆에서 근막을 뚫고 나오는데 대개 이 지점에 압통이 있다고 한다. 다시 말해 상부 흉추, 특히 흉추 2번의 아탈구로 인해 뒷가지 신경이 눌려도 견갑골 안쪽 통증이 발생할 수 있다.

이렇게 견갑골 안쪽 통증은 골격 이상이나, 근육 이상 또는 이 둘이 복합되어 신경을 억압하여 발생한다. 그러므로 경·흉추 골격을 바로 잡아야 하고 추간 조직이 유착되지 않도록 분절적 치료를 해야 하며 경추 기립근과 중사각근, 능형근의 경직을 풀어내야 한다.

팔 운동에 관련된 어깨 관절

팔과 어깨

가슴 근육을 적극적으로 동원하는 팔 운동들을 살펴볼 때는 어깨 관절의 굴곡과 신전, 외전과 내전, 내회전과 외회전 등 기본적인 움직임들을 알고 있어야 이해하기가 쉽다.

어깨 관절은 견갑골, 쇄골, 그리고 상완골이 만나 이루어져 있다. 관절오목에 상완골두가 결합된 모습이 절구와 공이 모양이다. 그러나 고관절과 약간 다르게 관절오목의 깊이가 깊지 않아서 공이가 평면에 미끄러지듯 움직임이 일어나는 구면 미끄럼ball & plane gliding 관절이다. 그렇기 때문에 인체에서 가장 운동 각도가 크게 일어날 수 있는 관절인 반면에 그만큼 다칠 위험성도 많은 관절이다.

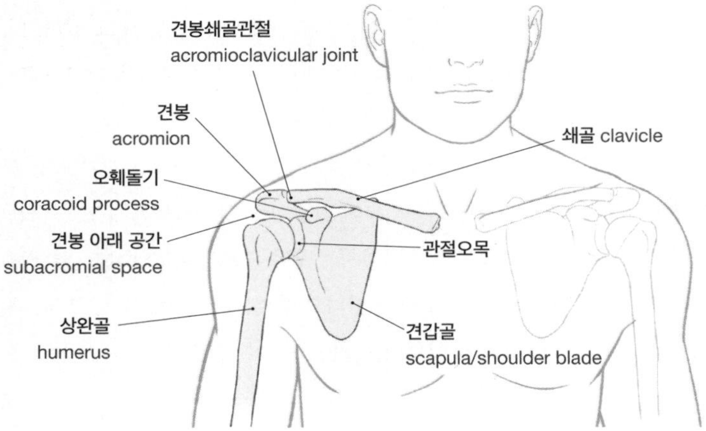

어깨 관절

1. 굴곡과 신전

어깨 관절을 앞으로 굽히거나 뒤로 뻗는 움직임은 굴곡과 신전이다. 앞으로 움직이면서 관절을 접어서 관절의 각도를 작게 만든 것이 굴곡이고, 뒤로 움직이면서 관절의 각도를 크게 만드는 것이 신전이다.

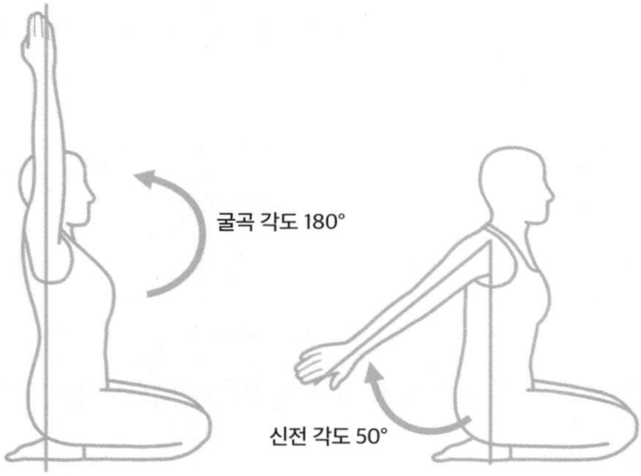

어깨 관절의 굴곡과 신전

2. 외전과 내전

어깨 관절을 밖으로 벌리거나 안으로 모으는 움직임은 외전과 내전이다. 외전은 신체의 중심선에서 멀어지는 움직임이고, 내전은 신체의 중심선에 가까워지는 움직임이다. 여기에는 수평적 움직임과 수직적 움직임 두 가지가 있다.

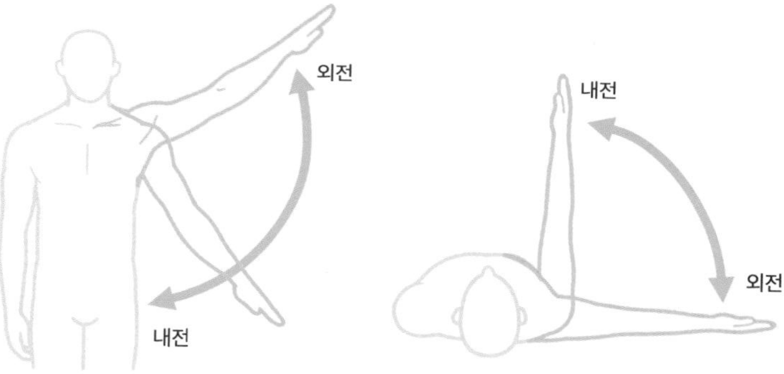

어깨 관절의 외전과 내전

3. 내회전과 외회전

어깨 관절을 회전시키는 움직임은 내회전과 외회전이 있다. 여기에는 팔꿈치를 꺾어서 전완부가 수평으로 움직이면서 신체 중심선에 가까워지느냐 멀어지느냐 뿐만 아니라, 팔꿈치를 어깨높이로 꺾어 들고 전완부를 수직으로 아래로 내리느냐, 위로 넘기느냐에 따라 내회전과 외회전의 움직임이 추가된다.

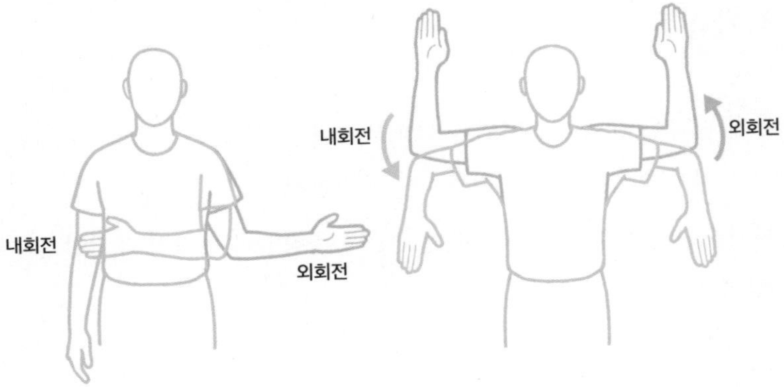

어깨 관절의 내회전과 외회전

팔 운동에 작용하는 가슴 근육

팔과 어깨

몸통과 위팔을 연결하여 팔 운동에 관여하는 가슴 근육에는 대흉근, 소흉근, 전거근이 있어서 완신경총의 지류인 겨드랑이신경, 근육피부신경, 정중신경의 지배를 받는다.

1. 대흉근

대흉근大胸筋, pectoralis major muscle은 말 그대로 가슴 근육 중 가장 큰 근육이지만 그 기능은 팔 운동에 관여하는 것이다. 등 근육 중에 가장 큰 근육인 광배근과 함께 큰 힘을 쓰는 팔 운동에 관여하여 어깨에 과부하가 걸리지 않게 돕는다. 대흉근은 주된 힘을 쓰는 부위에 따라 상부, 중부, 하부로 구분된다.

상부섬유는 쇄골 앞 안쪽 반에서 일어나고, 중부는 흉골과 그 안에 흉추 2~7번 늑연골에서 일어나고, 하부는 아래에 있는 외복사근과 복직근의 건

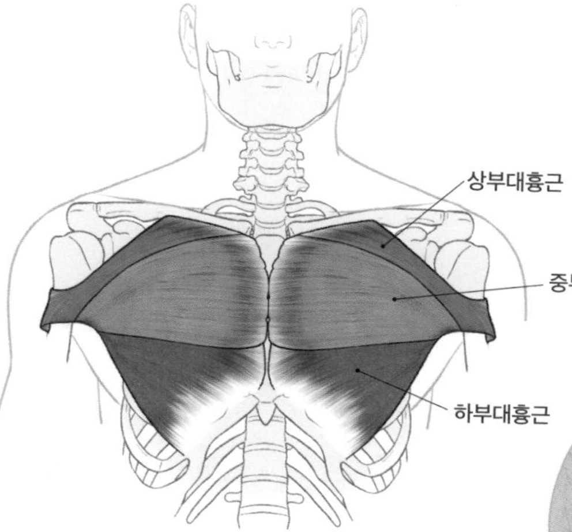

대흉근

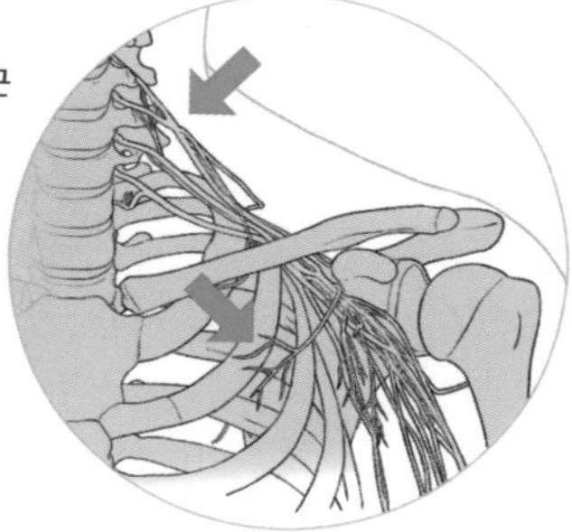

대흉근의 지배 신경

막에서 일어나지만 닿는 곳은 모두 위팔뼈 대결절 아래 상완 이두근 고랑의 바깥쪽 입술모양 능선에 부착하여 팔 운동에 관여한다. 지배신경은 경추 5번~흉추 1번에서 시작하여 가슴 쪽으로 내려오기에 상완신경과 마찬가지로 목으로부터의 영향을 고려하지 않으면 안 되는 근육이다.

쇄골 앞 안쪽 반에서 일어나는 상부섬유는 어깨 관절 굴곡과 상완 내회전에 관여한다. 근육의 이는 곳과 닿는 곳이 쇄골에서 상완골이기에 쇄골이 고정되어 있을 때는 상완을 잡아당기고, 상완이 고정되어 있을 때는 쇄골을 아래로 당기고 있게 된다. 상부섬유는 다음의 그림과 같이 양팔을 A자 모양으로 40° 정도 아래로 벌린 자세에서 케이블을 끌어올리는 로우 풀리 케이블 플라이Low Pulley Cable Fly를 할 때 최대로 활성화된다. 아써너 중에는 삔차 머유러 아써너Pīnchā mayūrāsana에서 활성화된다.

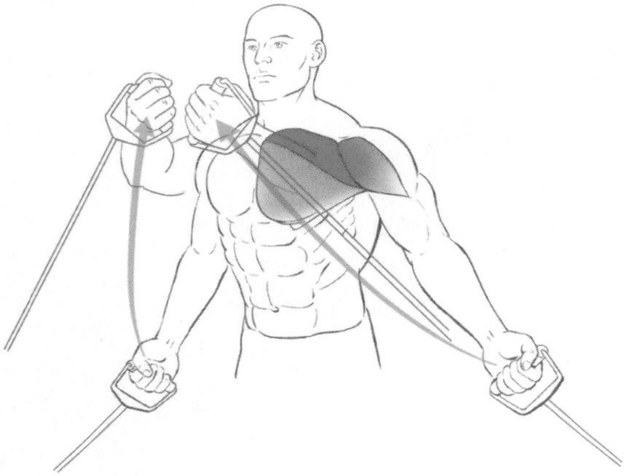

로우 풀리 케이블 플라이

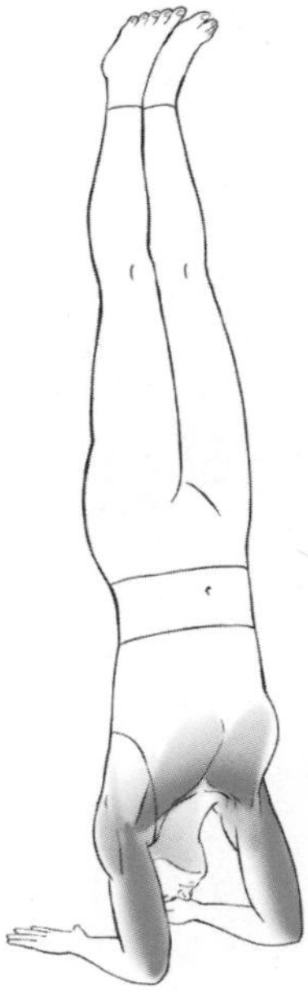

삔차 머유러 아써너

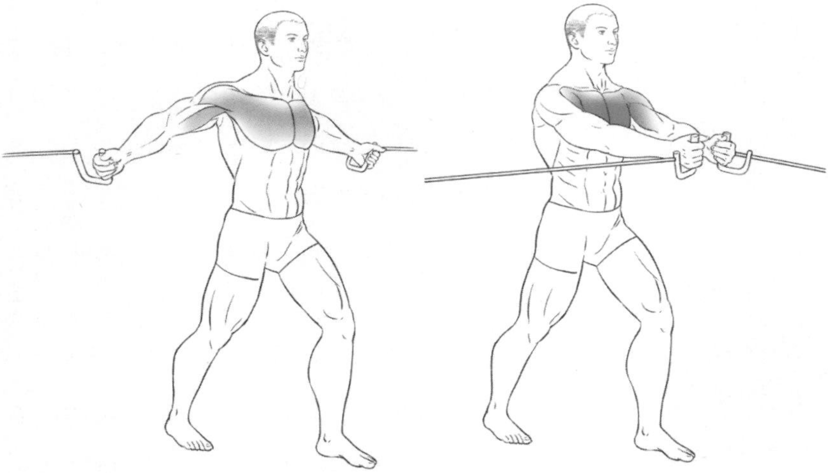

미들 케이블 플라이

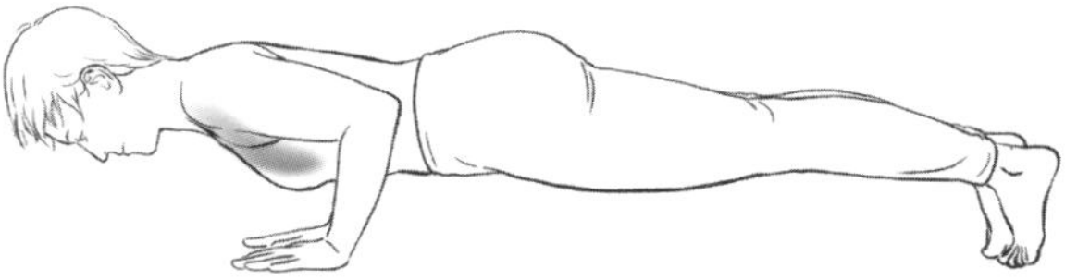

쩌뚜렁거 던더 아써너

흉골과 그 안쪽 경추 2~7번의 늑연골에서 일어나는 중부섬유는 양팔을 T자 모양으로 어깨보다 약간 낮은 80° 정도 높이로 들어 올려 무언가를 끌어안듯이 수평으로 내전시키는 동작에 관여한다. 이 수평 내전력은 견갑골을 외전시키면서 둥근 어깨를 만드는 데 기여한다. 아써너 중에는 쩌뚜랑거 던더 아써너Caturaṅga daṇḍāsana에서 활성화된다.

외복사근과 복직근의 건막에서 일어나는 하부섬유는 섬유의 주행방향이 늑골 안쪽에서부터 상완골 쪽으로 대각선을 그리며 올라가기 때문에 상완을 Y자 모양으로 150° 정도 벌려 들어야 제대로 신장되고, 팔을 아래로 눌러

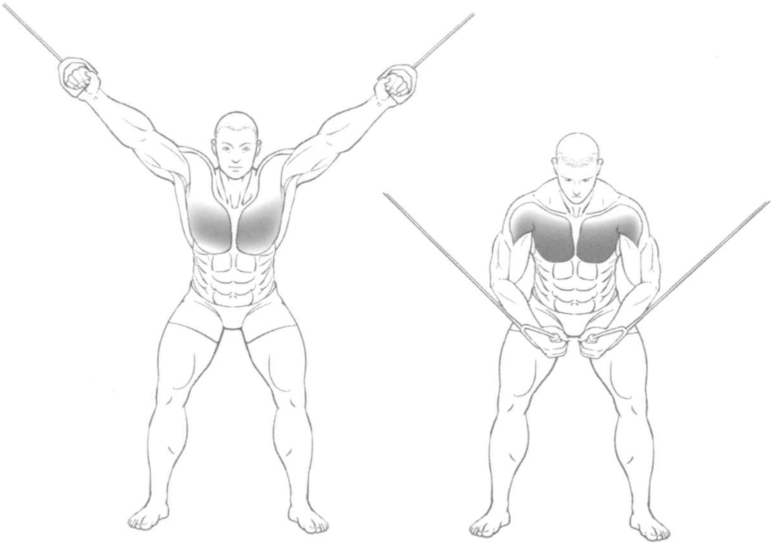

어퍼 케이블 플라이

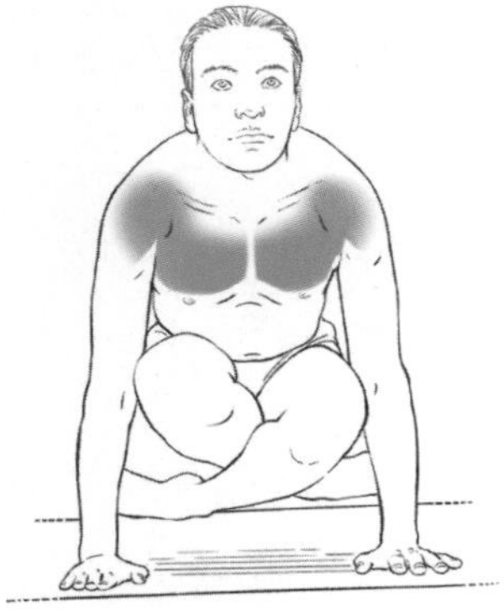

롤러 아써너

내릴 때 활성화된다. 아써너 중에는 롤러 아써너Lolāsana에서 활성화된다.

굽은 등, 굽은 어깨 체형은 이 가슴 근육들이 단축되어 있어서, 이 근육들을 마사지하면 엄청난 통증을 호소한다. 골격을 바로 펴려고 해도 마치 뼈대를 잡고 있는 이 근육들이 놓아 주지 않는 것 같은 느낌이 들기도 한다.

이 근육들을 스트레칭 하는 방법은 어깨 관절의 굴곡과 신전, 외회전을 활용한다. 다음의 그림은 벽 모서리를 활용하여 대흉근을 확장하는 스트레칭인데, 팔꿈치를 어깨보다 아래로 내려서 하면 상부섬유에 보다 자극을 줄 수 있고, 팔꿈치를 어깨높이로 들고 하면 중부섬유, 어깨보다 더 높이 들고 하면 하부섬유에 더욱 자극을 줄 수 있다.

요가 아써너에서도 대흉근을 스트레칭 할 수 있는 자세들이 있다. 아르더 웃따너 아써너Ardha Uttanāsana는 기본적으로 허리와 햄스트링을 스트레칭 하는 자세인데, 대흉근도 함께 작용한다. 어깨가 굽은 경우엔 가슴 근육이 단축되어 있어서 겨드랑이를 충분히 뻗지 못한다. 밧줄을 잡고 하는 부정거 아써너Bhujaṅgāsana, 일명 코브라 자세는 어깨 관절을 최대로 신전시켜 가슴을 충분히 펴는 동작이다.

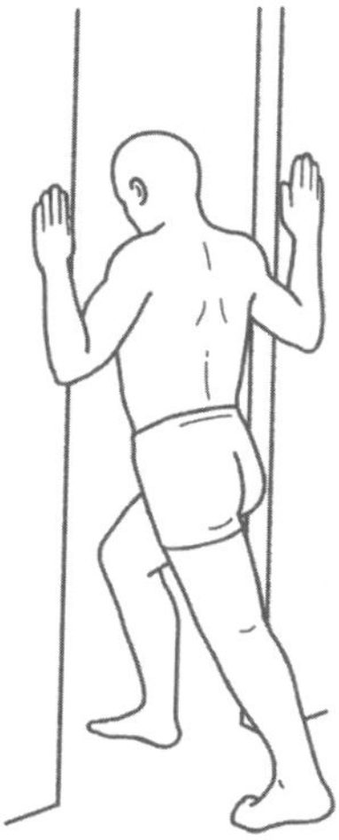

상부대흉근 스트레칭

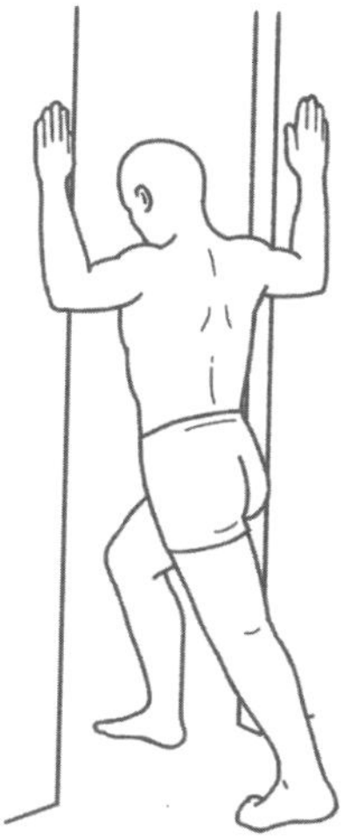

중부대흉근 스트레칭

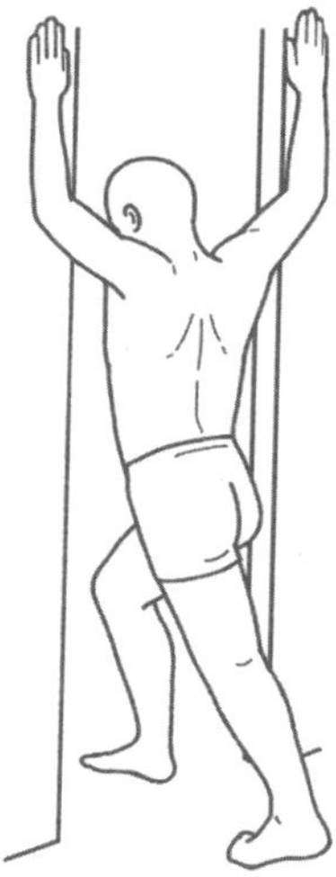

하부대흉근 스트레칭

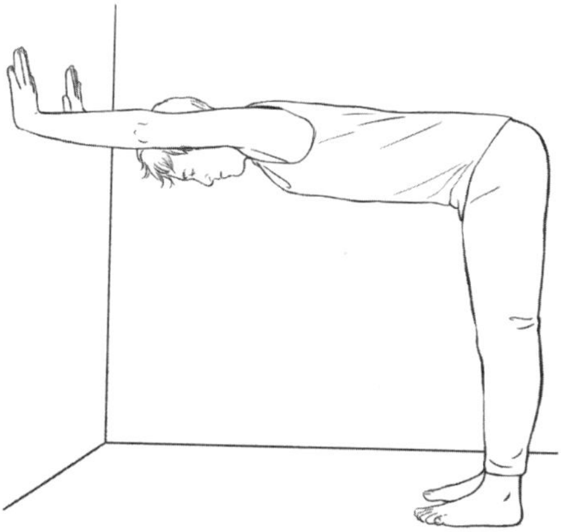

아르더 웃따너 아써너

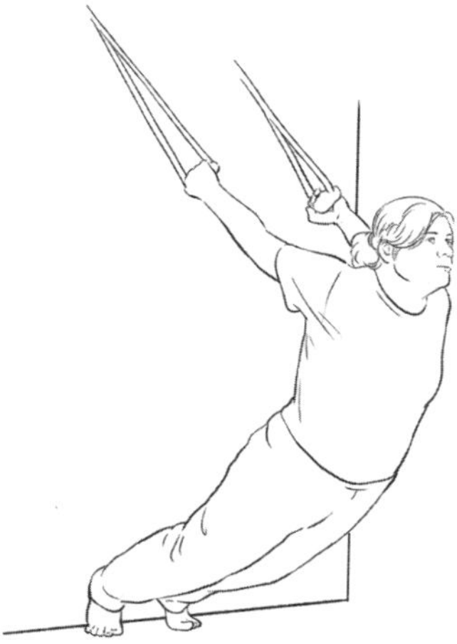

밧줄 부정거 아써너

2. 소흉근

대흉근 안에 있는 소흉근小胸筋, pectoralis minor muscle은 3, 4, 5번 늑골에서 일어나서 견갑골 오훼돌기 내측에 닿으며 C6~T1 가슴근 신경의 지배를 받는 작은 가슴 근육이다. 수축 시 견갑골을 앞쪽, 아래쪽, 안쪽으로 잡아당긴다.

소흉근의 강한 수축은 어깨를 앞으로 잡아당기면서 견갑골을 상방·전인으로 회전시키며 하각이 들리게 하여, 상대적으로 견갑골을 하방·후인시키는 하부승모근과는 길항작용을 한다. 하지만 견갑골이 고정된 평상시에는 들숨에 흉곽이 벌어지게 하는 흡기 보조근으로 작용한다. 가슴이 꺼져 있고 어깨가 말린 둥근 어깨 체형의 경우, 소흉근이 단축되어 있어서 얕은 호흡으로 가쁘게 숨을 쉬는 비정상적인 흉식호흡을 하는 경우가 있다. 이럴 땐 가슴을 펴고 충분히 숨을 들이마시는 호흡을 유도해야 한다.

한의학의 경락 이론에 따르면 이 근육의 닿는 곳인 오훼돌기 아래에 수태음 폐경의 모혈인 중부혈이 있고, 그 아래 가까이에는 족태음 비경의 주영혈 등이 있어서 호흡과 혈血의 순환을 담당하기에 이 근육에 급격한 충격

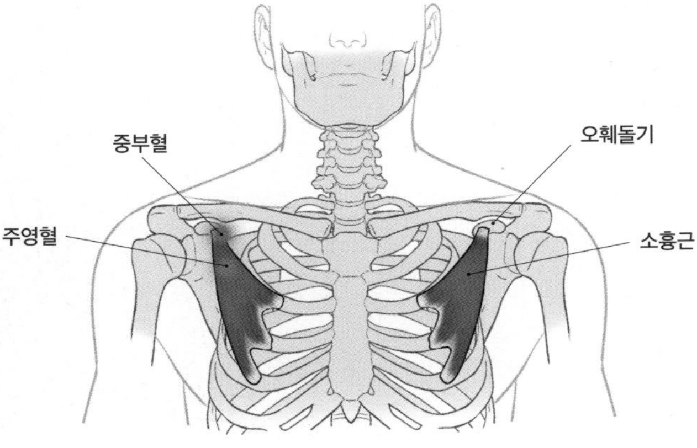

소흉근

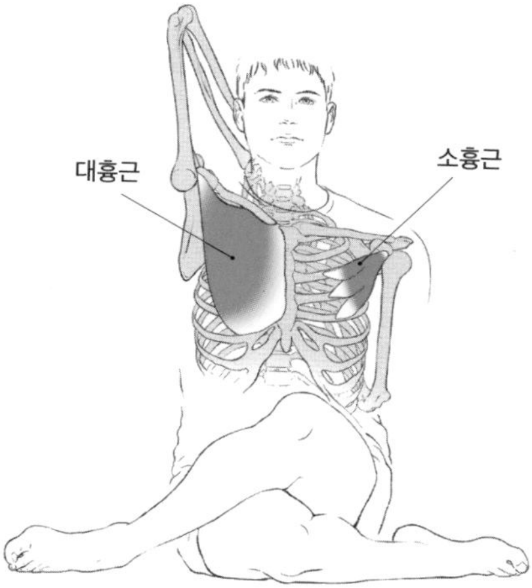

고무커 아써너

이 가해지면 팔다리에 맥이 풀리며 전신무력증이 나타날 수 있다.

소흉근은 대흉근 속에서 함께 작용하기에 소흉근만 단독적으로 작동하도록 하기는 쉽지 않다. 요가 자세에서는 고무커 아써너Gomukhāsana, 소머리 자세로 대흉근과 소흉근을 동시에 한쪽씩 주도적으로 스트레칭 할 수 있다. 팔을 들어 올려 머리 뒤로 넘긴 쪽에서는 대흉근이 확장하고, 팔을 아래로 내려서 등 뒤로 올리는 쪽에서는 소흉근이 확장한다. 물론 이 자세는 가슴 근육만 확장시키는 것이 아니라 회전근개, 그중에서도 견갑하근과 극하근을 스트레칭 하는 자세이기도 한데, 이에 대해서는 팔 운동에 작동하는 어깨 근육을 다루는 자리에서 다시 설명하도록 하겠다.

과외전 증후군

흉곽탈출 증후근 중 하나인 과외전 증후군hyperabduction syndrome, 過外轉症候群은 소흉근이 경직돼서 그 밑을 지나는 동맥과 정맥, 상완신경이 눌려 어깨·가슴 부위에 통증이 발생하는 것이다. 이 증상은 스파이크 동작, 스매싱 동작을 많이 하는 운동선수나 팔을 올린 후 뒤로 젖히는 작업을 많이 하는 사람에게서 주로 나타난다.

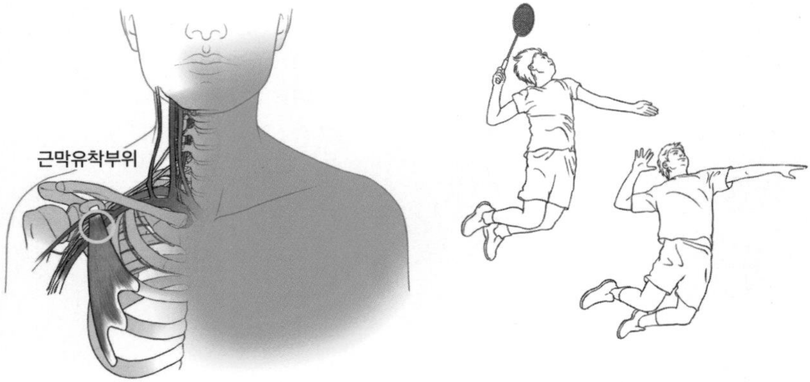

과외전 증후군

3. 전거근

전거근前鋸筋, serratus anterior, 앞 톱니근은 흉곽 측면에서 늑골과 견갑골 사이에, 견갑골 내측연과 늑골 8~9번 바깥면과 늑간 근막에 붙어서 외복사근과 맞닿아 있다. 전거근은 물건을 안을 때 견갑골을 잡아당겨 외전시키면서 팔

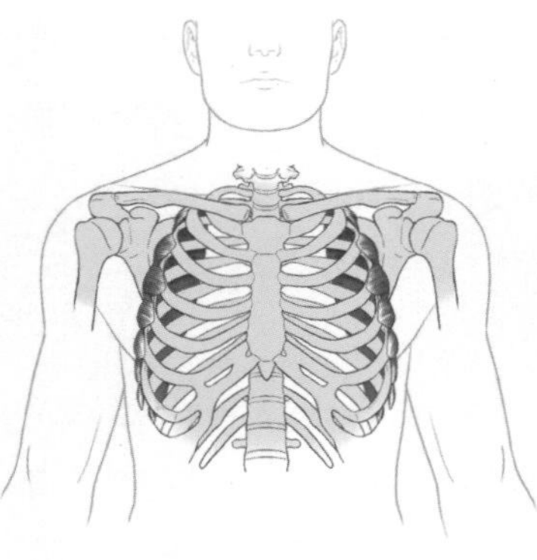

앞에서 본 전거근

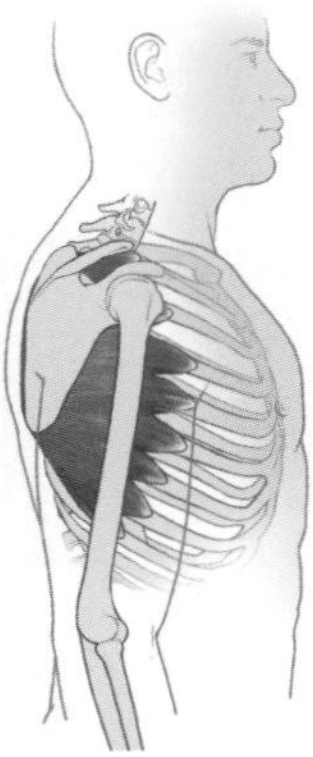

옆에서 본 전거근

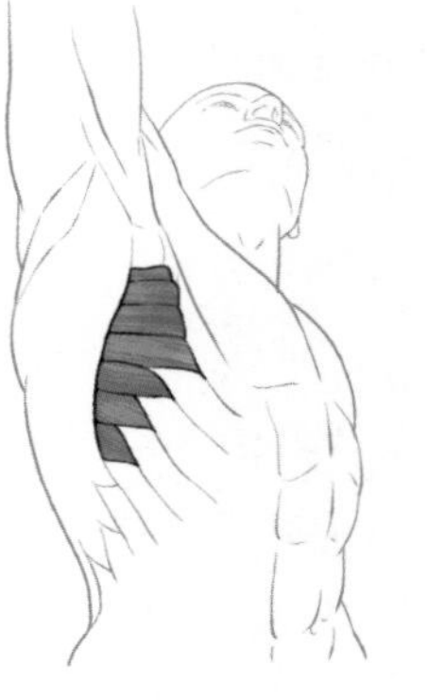

팔 뻗기에 작용하는 전거근

을 앞으로 뻗게 해 준다. 복서들이 주먹을 내뻗는 동작도 전거근이 힘을 배가하는 것이다.

버러드와저 아써너bharadvājāsana를 의자에 앉아 수련할 때 견갑골 주변 근육이 굳어 있으면 흉추를 바탕으로 하는 몸통의 회전이 원활하지 않게 된다. 이와 관련하여 떠오르는 아엥가 선생님의 일화가 하나 있다. 유연성은 부족한데 의욕만 앞서고 비틀기를 어떻게 해야 하는지 몰라서 버둥거리고 있는 수련생을 목격하시고는 등짝을 때리셨는데, 그 수련생의 몸통이 휙 돌아가는 장면이 연출된 것이다.

동료 수련생들은 선생님의 등짝 스매싱이 인상에 남아서 수업이 끝나고도 마법의 스매싱이라고 키득거리곤 했는데, 가만히 생각해 보면 어느 부위를 어떻게 때리셨는지가 중요한 것 같다. 회전 방향에 있는 견갑골이 굳어 있어서 버둥거리고 있는데, 이것을 후려쳐서 그 부위가 각성되는 순간, 저항이 풀리면서 전거근의 힘을 받아 순간적으로 몸통이 돌아간 것으로 판단된다. 이 원리를 스스로 활용하는 방법은 마리쨔 아써너Marīcyāsana에서처

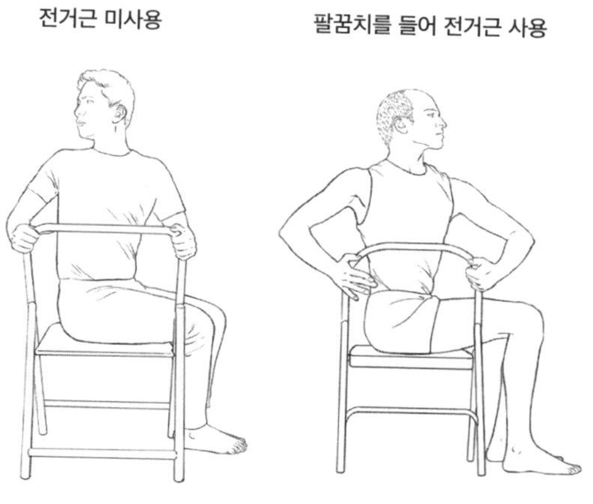

버러드와저 아써너

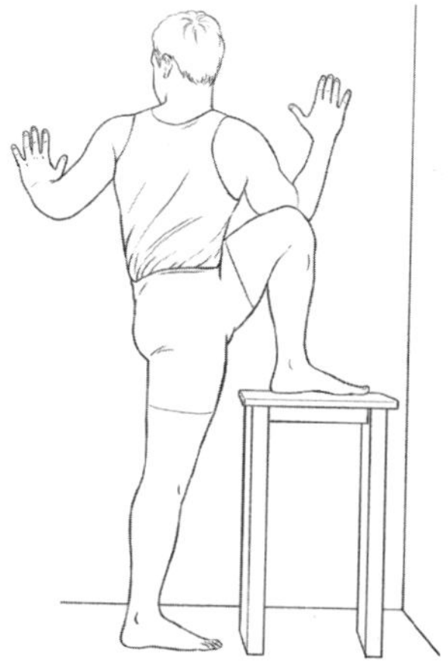

마리쨔 아써너

럼 팔꿈치를 들어 올려 몸통을 비트는 것이다. 팔꿈치를 들어 올려 의자 등받이를 당기면 전거근의 기능이 활성화되면서 견갑골의 외전이 더욱 활발해지기 때문이다. 마리짜써너에서 팔꿈치를 무릎 바깥쪽에 끼우고 힘을 쓰는 것도 전거근과 외복사근을 활성화시키는 작용을 한다.

그렇지만 비틀기 자세에서의 문제가 모두 견갑골 주변 근육이 굳어 있어서 발생하는 것으로 판단하면 안 된다. 특히 서서 하는 비틀기 자세에서는 한쪽 천장관절이 닫혀 있어도 그쪽 요추부위에 제동이 걸려 반대편으로부터의 상체 회전을 제한하기 때문이다. 물론 흉추 부위보다는 요추 부위가 회전범위가 작아서 제동이 걸리는 것도 작게 드러나겠지만 말이다. 하지만 이때 유추해볼 수 있는 하체에서의 역학 관계는 같은 쪽 내측 오금줄반건양근, 반막양근이 단축되어 있을 가능성이 높다는 것이다.

장흉신경포착 증후군

견갑골이 고정되어 있을 때 전거근이 수축하면 늑골이 당겨 올라가면서 흉곽을 벌리는 작용을 하며 흡기 보조근 역할을 한다. 이러한 역할을 하는 근육을 외측거근이라고도 하는데 이 근육이 마비되면 팔을 수평 이상으로 들어 올리는 데 제약이 걸린다.

전거근이 제대로 힘을 발휘하지 못하면 상부승모근이 힘을 쓰면서 어깨를 으쓱 올려 팔을 앞으로 뻗게 된다. 그렇지 않으면 가슴 근육을 수축시켜서 팔을 잡아당기기도 한다. 이렇게 상부승모근과 대흉근을 많이 사용하면 어깨가 으쓱 올라가면서 긴장하게 되고 숨을 가쁘게 몰아쉬게 된다. 이렇게 팔을 앞으로 들어 올려 뻗는 것이 불편하고 옆구리에 통증이 있거나 견갑골이 덜렁거리듯이 불안정한 느낌이 든다면 전거근을 다스리는 장흉신경long thoracic nerve 포착 증후군으로 판단한다.

장흉신경은 쇄골위 척수신경 앞가지에서 견갑배신경drosal scapular nerve과 함께 분지되어 나와서 겨드랑이 꼭대기를 통과하여 전거근serratus anterior 끝까지 겉표면을 따라 뻗는다. 이 신경이 마비되면 전거근의 기능이 약화되어 익상견갑 현상 중 팔을 앞

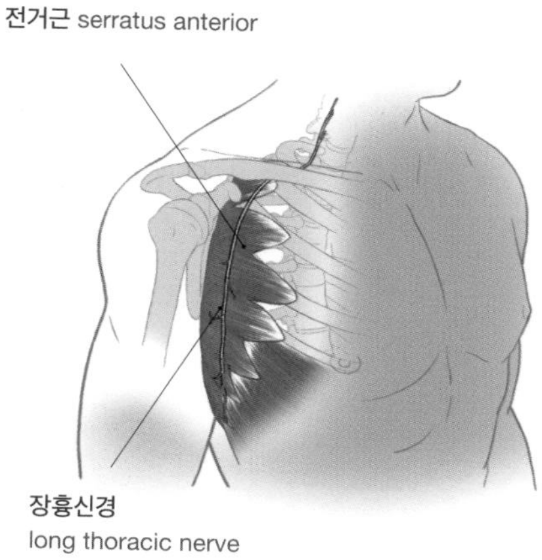

장흉신경

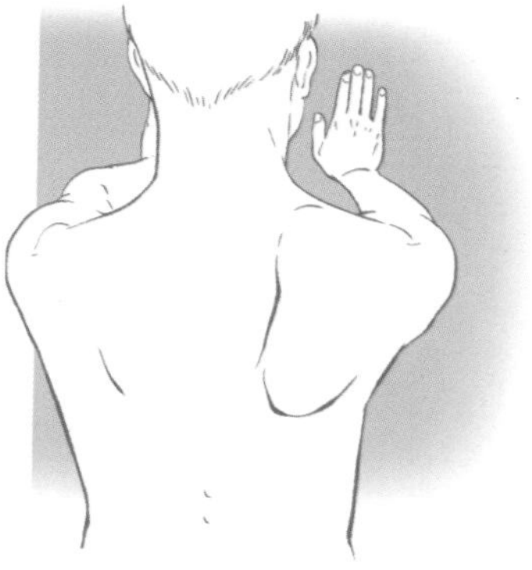
전거근 마비에 의한 익상견갑

으로 뻗거나 들어 올릴 때 견갑골이 등 뒤쪽으로 밀리면서 견갑골 안쪽이 돌출하는 현상이 두드러진다.

전거근 강화와 함께 편평등을 교정하는 데는 고양이 자세에서 손끝을 마주 보게 돌려놓고 팔을 쭉 뻗으면서 등을 둥글게 들어 올리는 동작을 반복하는 것이 있다. 전거근에 힘이 들어오는 것을 느낄 수 있을 것이다. 이 동작은 일어서서 벽을 밀거나 허공에 팔을 뻗으며 해도 되는데, 전거근이 어디에서 어떻게 작용하는지에 대한 고유 감각을 개발하는 데도 도움이 된다. 독수리 자세Garudāsana에서 껴안는 듯한 자세를 취하는 것도 마찬가지다.

이 자세가 어렵다면 항아리를 껴안듯이 양팔을 둥글게 들고 손바닥을 바깥을 향해 돌려놓고 견갑골을 바깥쪽으로 벌리듯이 힘을 쓰면 된다. 아써너 중에는 거루더 아써너Garudāsana에서 활성화된다.

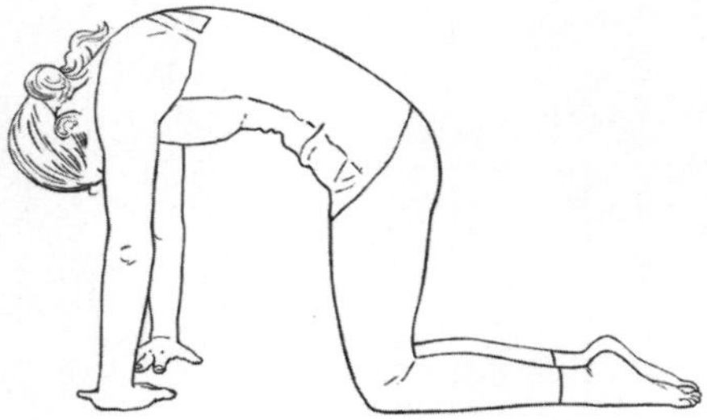

전거근을 강화하는 고양이 자세

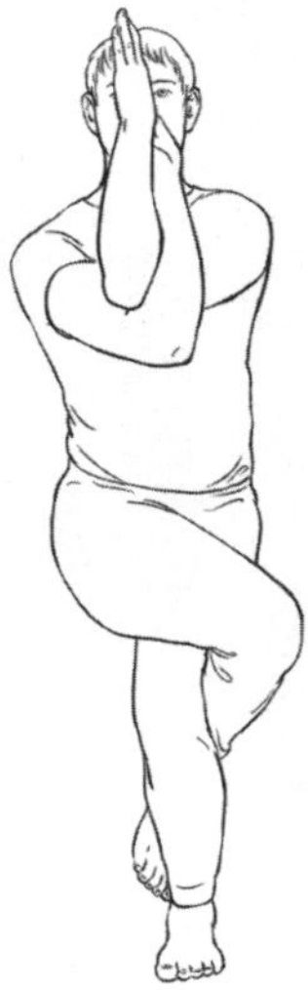

거루더 아써너

팔 운동에 작용하는 어깨 근육

팔과 어깨

어깨 관절의 작동은 어깨만 봐서는 안 되고 어깨 근육과 함께 작동하는 견갑골 주변 근육들의 움직임을 함께 고려해야 한다. 이 근육들은 견갑골의 회전을 담당하는 근육 무리라는 의미로 회전근개라 부르는데, 우리는 어깨에 붙어 있는 대표적인 근육인 삼각근과 함께 회전근개에 대해 알아볼 것이다.

1. 삼각근

대흉근, 광배근과 더불어 팔을 들어 올리고 내리는 데 필수적으로 작용하는 근육이 바로 삼각근三角筋, deltoid이다. 삼각근은 쇄골의 견봉단, 견갑골

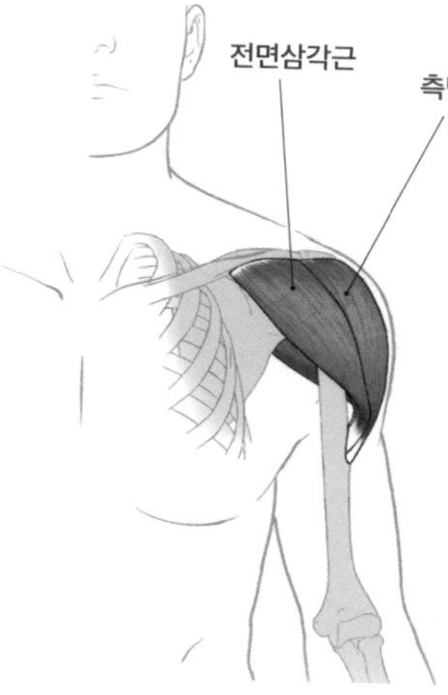

앞에서 본 삼각근

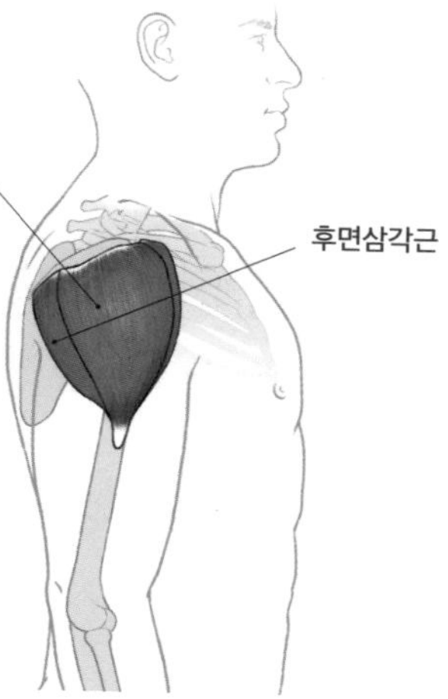

옆에서 본 삼각근

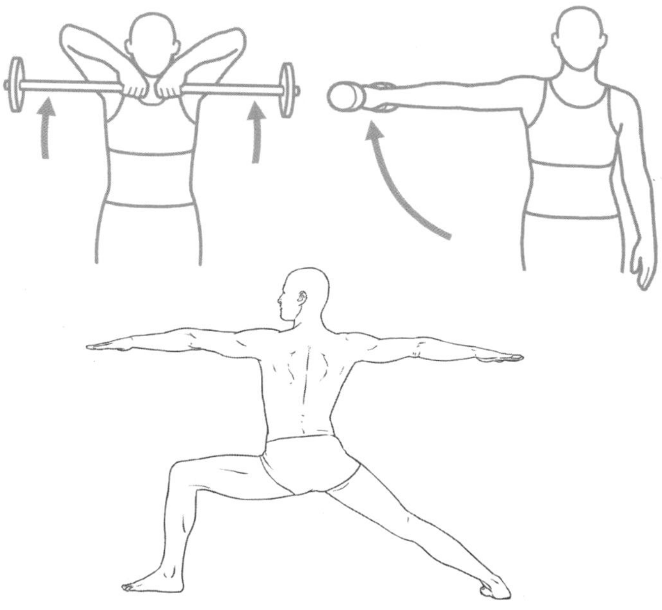

삼각근을 강화하는 스탠딩 포즈

의 견봉 및 견갑극에서 일어나며 어깨를 전, 후, 외측에서 싸고 상완골체의 삼각근 조면三角筋粗面, Deltoid tuberosity[23]에 붙는 삼각형의 근육으로서 어깨를 둥글게 감싸고 있다.

삼각근을 단련하는 운동법은 기본적으로 팔을 앞이나 옆, 또는 뒤로 들어 올리는 것이다. 요가 아써너나 무술의 기본 서기 자세에서 팔을 들어 앞이나 옆으로 뻗고 있는 것은 삼각근의 버티는 힘을 증가시키며 복압 유지를 통한 몸통의 안정성을 확보하는 데 기여한다.

2. 회전근개

이제 팔의 회전운동에 관여하는 회전근개回轉筋蓋, rotator cuff에 대해 알아보아야 한다. 여기에는 유일하게 견갑골 안, 늑골 면에서 일어나서 안쪽 상완골두 아래에 부착하는 견갑하근subscapular과 견갑골 뒷면에서 일어나는 극상근supra-spinous과 극하근infra-spinous이 가시돌기 위아래로 견갑골을 덮고 있으며, 그리고 견갑골 바깥쪽에서 일어나는 소원근teres minor과 견갑골 하각에서 일어나는 대원근teres major이 있다.

견갑하근은 어깨 관절의 내전근이다. 견갑하근을 한자로 '肩胛下筋'이라 해서 견갑골 아래라는 인상을 주지만, 이 근육은 흉곽을 바라보고 있는 견갑골 안쪽 면에 붙어 있는 근육으로 상완골두 앞쪽에 있는 소결절에 부착한다. 어깨가 굳는 **오십견**유착성 관절낭염 현상을 드러내는 대표적인 근육으로 이 근육의 탄력이 떨어지면 팔을 들어 올리는 외전 작용이 제한을 받게 된다. 이 근육은 상완골두 앞쪽에 있는 소결절에 부착한다. 극상근은 견봉 아래를 지나 상완골두 뒤쪽에 있는 대결절 위쪽 면에 붙고, 극하근은 상완골

23 상완골체(上腕骨體)의 외측면에서 대결절의 아래쪽이 불거져 나온 거친 면을 말한다. 통상 근의 부착부는 뭉치나 거친 면으로 되는 일이 많은데, 이 삼각조면은 삼각근이 붙는 곳이다.

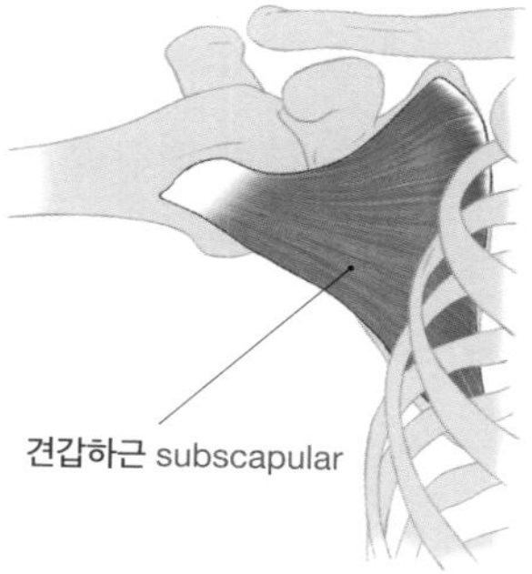

앞에서 본 회전근개

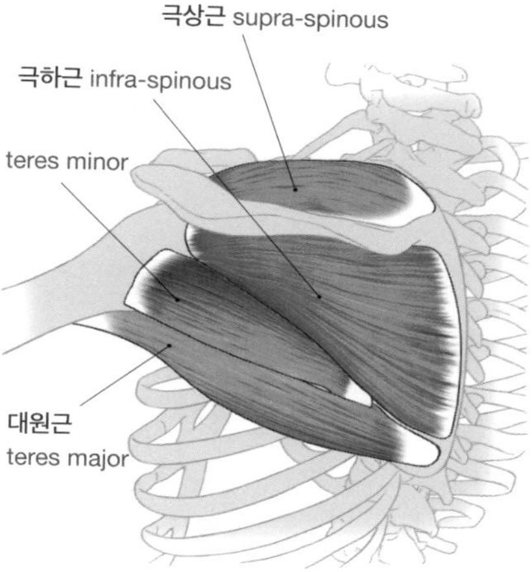

뒤에서 본 회전근개

대결절 위쪽 후면 모서리에, 소원근은 상완골 대결절 후면 극하근 닿는 곳 아래에 붙어 있다. 소원근에 길항작용을 하는 대원근은 상완골 소결절 아래 안쪽 입술모양 능선에 붙어 있는 광배근의 닿는 곳 약간 위에 부착한다. 여기서 주목할 만한 사항 하나는 닿는 곳이 상완골두 앞쪽에 있는 소결절인 견갑하근과 대원근이 수축과 신장을 같이하고, 나머지 상완골두 뒤쪽에 있는 대결절에 붙는 극상근, 극하근, 소원근이 길항작용으로 그 움직임을 같이하는 것이다.

이 근육들은 모두 견갑골에서 일어나서 상완골두에 붙기에 상완골두를 견갑골의 작고 얕은 견갑 소켓에 안정적으로 붙잡고 있는 역할을 한다. 어깨 관절을 안정시키기 위한 이 근육들과 이 근육들이 뼈에 부착하는 힘줄의 조합을 회전근개라 한다.

3. 견갑하근, 극하근 스트레칭

회전근개 중에 잘 뭉쳐서 압통점이 드러나는 근육들이 있다. 가시돌기 아래로 견갑골을 덮고 있는 극하근과 이에 길항작용을 하는 견갑골 안쪽 흉곽에 인접해 있는 견갑하근이다. 극하근이 뭉쳤을 때는 손이나 소프트볼로 마사지가 가능하지만, 견갑하근은 겨드랑이 안쪽에 일부만 촉진이 가능할 뿐, 그 외는 손이 닿는 부위가 아니다. 견갑하근의 문제는 대부분 근육이 경직되어 주변 조직과 유착되는 것이기에 그 해법은 흉곽에 들러붙지 않도록 뜯어내거나 견갑하근에 자극이 갈 수 있는 스트레칭을 하는 것이다.

두 근육의 대표적인 스트레칭 방법은 고무커 아써너Gomukhāsana다. 물론 어깨가 굳어 있는 경우라면, 한쪽씩 분리해서 시행해도 된다. 어깨 위로 들어 올려 등 뒤로 넘긴 팔 쪽에선 어깨 관절이 외회전되면서 견갑하근이 스트레칭 되고 극하근은 수축된다. 아래쪽에서 등 뒤로 넘긴 쪽은 반대로 견갑하근이 수축되고 극하근이 늘어나게 된다.[24]

견갑하근만 보다 적극적으로 스트레칭 하는 방법은 두 팔을 뻗어 올려 머리 뒤로 넘긴 채로 뒤통수로 팔뚝을 밀면서 상체를 뒤로 젖히는 것이다. 두 손을 등 뒤로 넘겨 깍지를 끼거나 밧줄을 잡고 뒤로 뻗으며 위로 들어 올리는 동작은 견갑골 후인에 작용하는 능형근과 중하부승모근, 극하근 등을 수축시킨다.

다음의 그림은 아엥가 요가에서 밧줄을 활용하여 몸을 푸는 자세들이다. 왼쪽 그림은 밧줄을 견갑골 하단에 맞추어 상체를 뒤로 젖히면서 견갑하근을 자극할 뿐만 아니라 견갑골의 후방회전을 돕는 자세이고, 오른쪽은 만세 자세로 밧줄을 잡고 몸통을 신전시키며 견갑하근을 더욱 스트레칭 하는 자세다.

---

24 「The Key Muscles of Hatha Yoga」(Ray Long) p. 181 참조

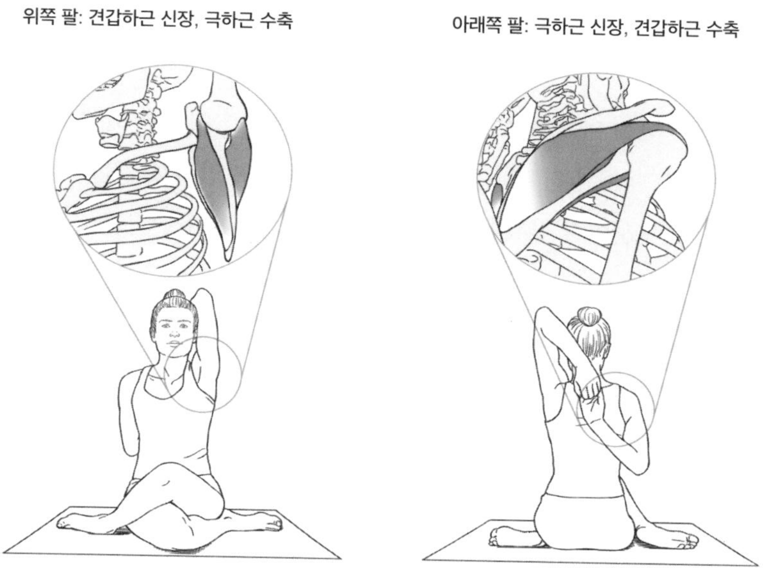

고무커 아써너

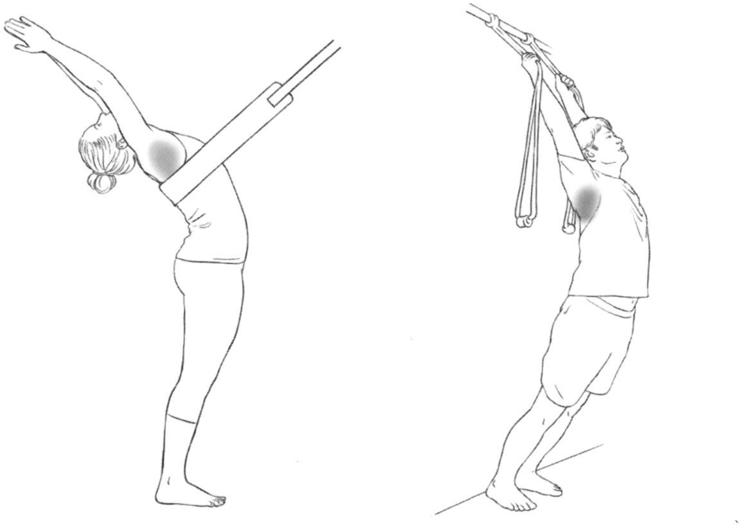

견갑하근 스트레칭

4. 극상근, 소원근, 대원근 스트레칭

극상근은 견봉 아래를 지나 상완골두 뒤쪽에 있는 대결절 위쪽 면에 붙는다. 그렇기 때문에 견봉과 상완골두 사이가 좁아지면서 통증을 유발하는 어깨충돌 증후군이나 심하면 극상근 힘줄이 끊어지는 회전근개 파열이 발생하기도 한다. 이 근육이 경직되지 않도록 스트레칭 하는 방법은 한쪽 손을 반대편 어깨에 올려놓고 고개를 그 반대 방향으로 기울이면서 어깨에 올려놓은 손을 눌러 내리는 것이다.

회전근개 중에 잘 뭉쳐서 압통점이 드러나는 또 다른 근육 하나는 소원근과 대원근이다. 이 근육들은 상완골을 견갑골의 작고 얕은 관절오목에 안정적으로 붙잡고 있는 역할을 한다. 라운드 숄더의 경우엔 이 근육이 늘어나서 굳어 있겠지만, 가슴을 펴기 위해 견갑골을 모으고 흉추를 펴서 축성 신전시킨 자세를 장기간 유지한다면 이 근육들이 단축되어 굳게 돼서 마사지를 할 경우 엄청난 통증을 호소하게 되는 자리다. 특히 소원근은 견갑골 사이에 있는 능형근과 함께 견갑골의 밸런스를 확인하는 척도가 된다. 상완의 외회전에 작용하는 소원근은 극하근의 수축과 신장을 따르고, 대원근은 작은 광배근이라는 별명처럼 광배근의 수축과 신장을 따르는데, 표층 근육인 광배근에 이상이 발생하면 심층근육인 대원근에 스트레스 반응이 나타나곤 한다.

이 근육들을 동시에 스트레칭 하는 방법은 양팔을 머리 위로 들어 올려 한쪽 손으로 반대편 손목을 움켜쥐고 당기면서 상체를 그 반대편으로 기울이며 기지개를 켜는 것이다. 아써너 중에는 겨드랑이를 옆구리와 함께 함께 늘려 뻗는 빠르슈워꼬너 아써너Pārśvakoṇāsana가 있다.

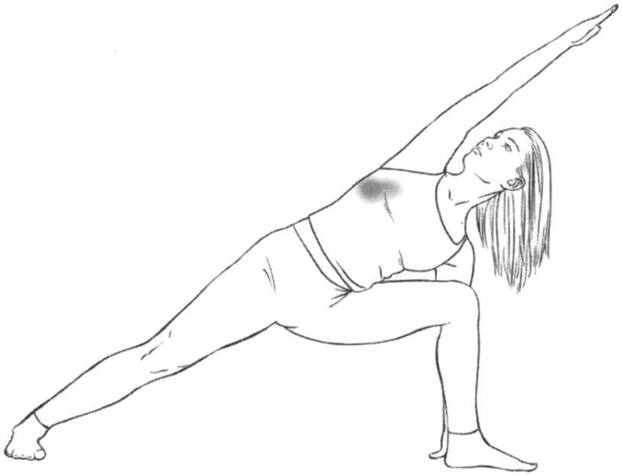

빠르슈워꼬너 아써너

5. 상완외전과 견갑골

어깨 관절은 0~180°까지 가동이 가능한 관절인데, 여기서 그 중간 90°일 때가 가장 회전근개에 힘이 많이 들어가는 각도라고 한다. 레이몬드 롱Raymond A Long는 그의 저서 『하타 요가의 핵심 근육The Key Muscles of Hatha Yoga』[25]에서 어깨 관절의 역학에 대해 설명한다. 극상근에서 시작된 상완 외전은 약 30° 정도를 지나면서부터 약 120°까지 삼각근이 지속하는 동안 견갑골이 60° 회외되면서 상완을 밀어 주어야 외전이 180°까지 가능해지는 것이라고 말한다. 물론 승모근이 수축해서 당기는 힘을 보태야 하겠지만 말이다. 그런데 견갑골을 잡아 주는 근육들이 제 기능을 하지 못하고 굳게 되어 견갑골의 회전이 제한받게 되면 팔을 들어 올리는 동작이 불완전하게 된다.

25 「The Key Muscles of Hatha Yoga」(Ray Long) p. 183

어깨 통증과 예방

1. 어깨 통증

팔의 외전 운동 시, 삼각근과 극상근이 팔을 들어 올릴 때 상완골은 관절부로부터 멀어지는 운동을 하게 된다. 이때 견갑골은 전거근과 견갑하근의 도움으로 어깨 관절을 붙잡아 안정시키는 작용을 하는 반면, 상완골두는 극하근, 소원근의 도움을 받아 외회전되면서 하방으로 미끄러지며 관절에 움직임이 일어날 수 있도록 공간을 확보하는 역할을 한다. 그런데 만약 이 근육들이 역할을 제대로 하지 못해서 견갑거근과 상부승모근이 작동하

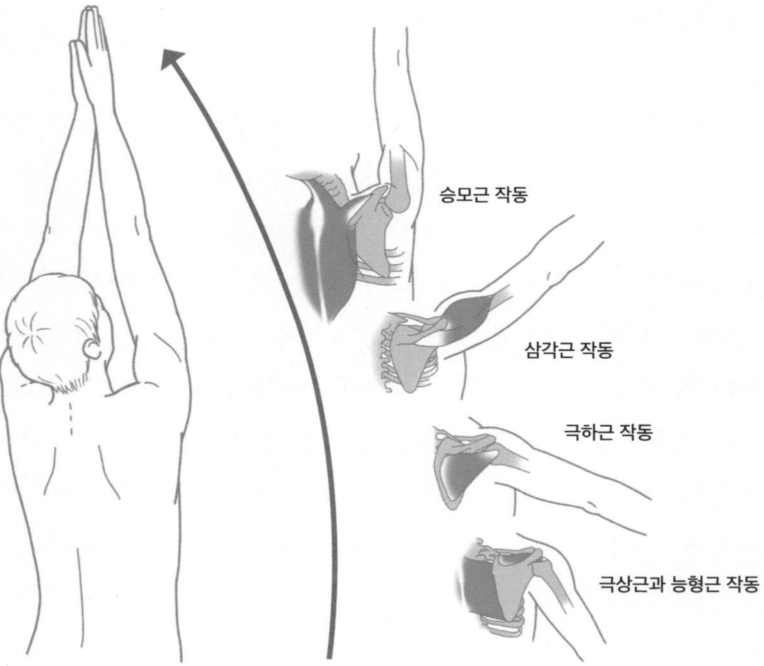

팔을 올릴 때 상완 외전에 따른 회전근개의 작용

게 되면 어깨가 으쓱 올라가면서 상완골두가 위로 치솟게 되어 견봉과 부딪치는 어깨충돌 증후군Impingement syndrome이 발생하게 된다. 이때 통증은 팔의 위쪽 삼각근三角筋, deltoid muscle 부분에 나타나는 경우가 많으며 팔을 위로 들어 올릴 때 통증이 심해진다.

어깨충돌 증후군은 주로 팔을 위로 드는 동작이 많은 직업군에서 나타난다. 팔의 외전 운동 시, 견갑골의 상방회전이 잘 일어나지 않으면, 이를 보상하기 위해서 상완골이 전상방으로 당겨지게 되어 상완골두를 감싸고 있는 회전근개 힘줄이 그 위에 있는 견봉뼈와 부딪혀 염증을 일으키게 되는 것이다.

견봉 아래 점액낭은 견봉 아래 회전근개의 미끌어짐 운동을 원활하게 하기 위한 것이다. 상완골 대결절과 견봉 사이가 좁아지면서 점액낭을 압박하게 되어 염증성 통증을 유발하는데, 염증이 생기면 점액낭이 붓고 견봉이 아래로 돌출된다. 이 증상이 있는 경우에는 둥근 어깨일 가능성이 높은데, 어깨가 앞으로 나오면서 어깨뼈와 상완골두 사이에 여유 공간이 없어져 어깨를 움직일 때마다 뼈와 근육이 충돌하게 되기 때문이다. 이때는 뒷짐을 지는 것도 힘들어진다. 우선적으로 염증치료를 해야겠지만, 근원적으로는 견갑골의 움직임을 안정되면서도 원활하게 할 수 있는 중하부승모근,

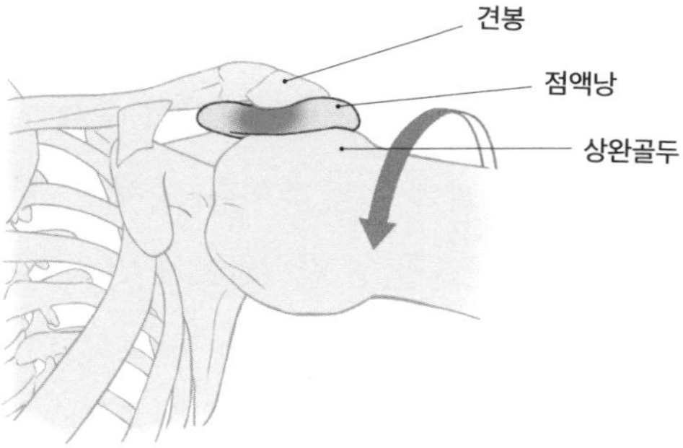

견봉 아래 점액낭 눌림

능형근, 소원근, 전거근 등의 탄력을 살려야 한다. 또한 어깨를 펴는 노력을 지속적으로 해야 하며, 운동을 할 때 견봉과 상완골두 사이가 압착되지 않도록 해야 한다. 어깨충돌 증후군으로 견봉 아래 점액낭이 눌리고 손상되면 관절낭 유착과 동반돼 오십견이 될 수 있고, 점액낭이나 회전근개 손상 부위에 석회가 침착해 석회화건염으로 발전하기도 한다.

2. 숄더 패킹

어깨충돌 증후군을 예방하는 원리는 상완골이 외회전되면서 관절부로부터 멀어지도록 팔을 뻗어 내는 것이다. 어깨가 집히는 듯한 증상은 다운독down dog 자세에서도 발생하곤 한다. 이를 예방하기 위해선 어깨를 움츠려 상완골이 머리에 붙지 않도록 중하부승모근과 능형근을 수축시켜 견갑골을 제어하면서 팔을 뻗고, 상박을 바깥 방향으로 회전시키듯 힘을 쓰면서 극하근을 수축시켜 상완골을 견봉으로부터 벌어지도록 해야 한다.

이 동작에서는 턱걸이를 할 때와 같은 현상이 벌어지는데, 왼쪽 그림은 힘을 쭉 빼고 철봉에 매달린 **데드 행**dead hang이고, 오른쪽 그림은 어깨를 잡아 놓았다는 뜻인 **숄더 패킹**shoulder packing인데, 견갑골을 후인·하강시키듯이 힘을 쓰면서 매달려 있는 것이다.

어깨에 아무런 이상이 없는 사람들은 데드 행으로 매달려도 별문제를 못 느끼겠지만, 상승모근과 견갑거근이 과도하게 수축하면서 인후부를 압박하여 정상적인 호흡을 방해하게 될 것이다. 문제는 이렇게 매달렸을 때 통증이 발생하는 경우인데, 그럴 땐 견갑골을 후인·하강시켜 어깨를 안정되게 잡아 놓는 것이 좋다. 하지만 견갑골을 후인·하강시킨다고 해서 견갑골을 그렇게 고정시켜 놓는 것으로 오해하면 안 된다. 그렇게 고정시켜 놓아서는 팔을 들어 올릴 수 없기 때문이다. 숄더 패킹을 하는 이유는 정반합,

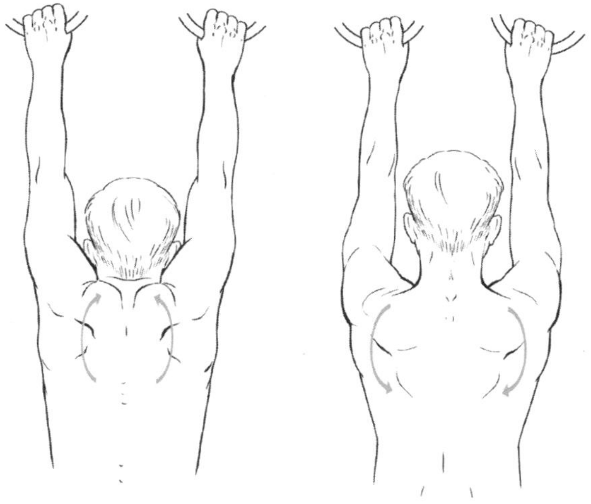

데드 행, 숄더 패킹

동중정의 개념으로 어깨의 안정성을 확보하기 위한 것이다. 중하부승모근과 능형근, 소원근, 전거근 등 견갑골을 잡아 주는 근육들이 제대로 활성화되지 않을 경우, 상승모근과 견갑거근등이 과도하게 수축하면서 어깨가 뭉치는 현상이나 호흡 장애가 발생하는 것을 방지하기 위한 것으로, 견갑골이 상방회전을 할 때 조절력 없이 과도하게 돌아가는 방지하기 위함이다.

3. 다운독과 전사 자세에서의 어깨

이 원리는 다운독 자세인 아도무커 슈와너 아써너Adho Mukha Śvānāsana에서도 똑같이 적용된다. 견갑골을 제어하지 않고 무조건 팔을 뻗게 되면 어깨 폭이 좁아지면서 인후부를 압박하여 호흡이 거칠어질 뿐만 아니라 팔꿈치도 과도하게 꺾이고 어깨도 과도하게 굴곡될 가능성이 높아진다. 이런 식으로 장기간 수련을 지속하다 보면 어깨나 팔꿈치에 통증이 발생할 수도 있다.

힘의 방향이 어깨까지 일직선이 되기 위해서는 손바닥으로 미는 힘과 끌어올리는 힘이 균형을 이루어야 한다. 그러기 위해서는 팔꿈치를 약간 굽혔다가 신장성수축을 느끼며 뻗어야 한다. 이때 손바닥끼리 서로 당기듯이 힘을 쓰며 하박은 내회전, 상박은 외회전시키며 숄더 팩킹으로 견갑골을 후인·하강시키듯이 해서 팔을 뻗는 힘의 반대 방향으로 회전력을 걸어서 팔을 뻗는 힘과 당기는 힘이 균형을 이루도록 한다. 어깨 관절도 과도하게 굴곡되지 않도록 양팔이 귓바퀴 옆을 벗어나지 않도록 주의한다.

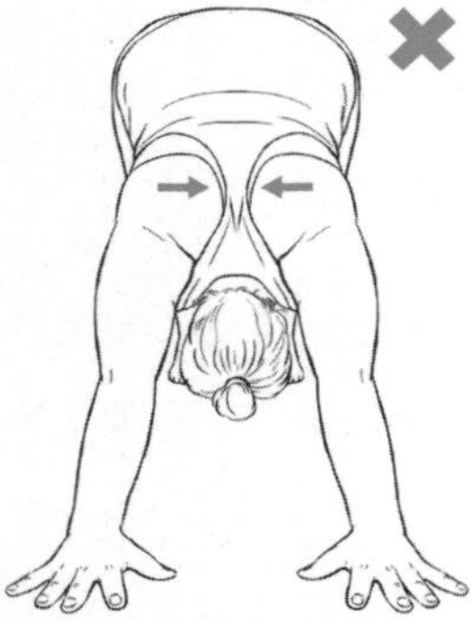

잘못된 자세

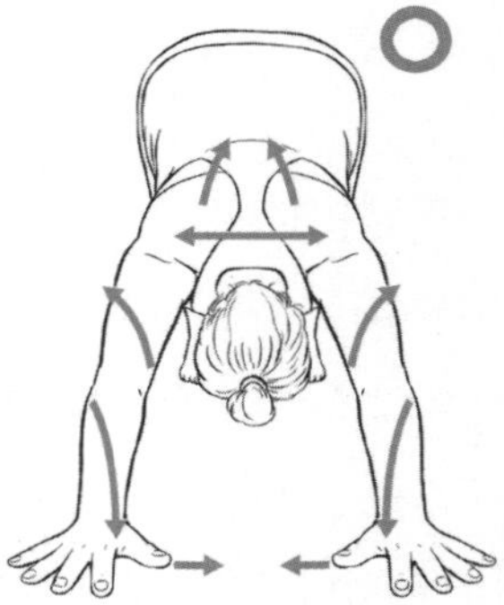

이상적인 자세

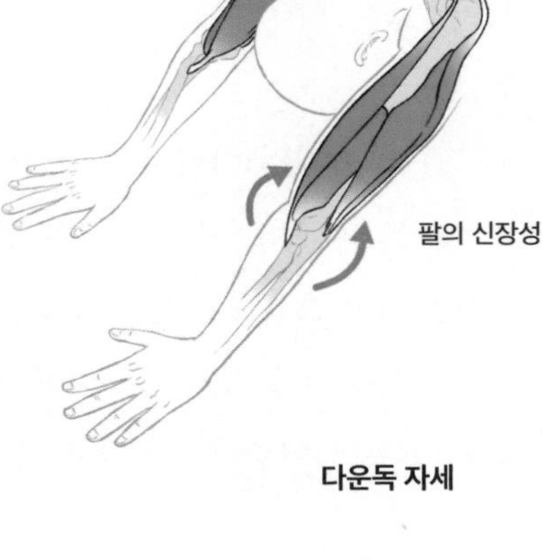

다운독 자세

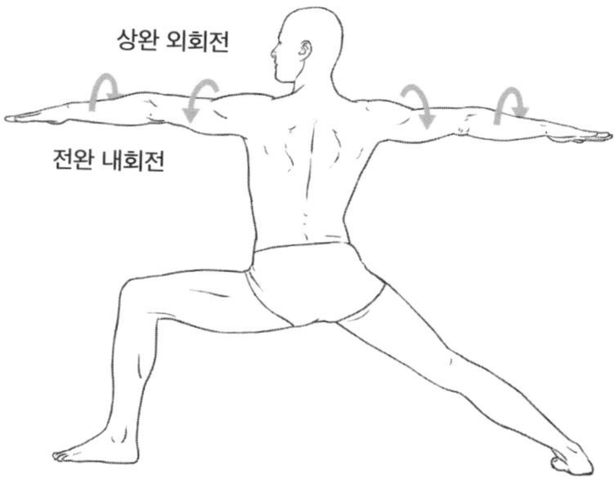

전사 자세 II

펜싱의 찌르기를 닮은 전사 자세 IIVīrabhadrāsana II에서도 같은 원리가 적용된다. 양팔을 좌우로 벌린 상태에서 상완골은 뒤로 외회전시키고 전완골은 앞으로 내회전시키듯 하여 균형을 맞춘다. 견갑골은 후인을 하여 당겨 놓지만 광배근과 전거근을 활용하여 팔을 뻗어 내듯이 한다.

4. 활 자세에서의 어깨

일명 활자세로 알려진 우르드워 다누러 아써너Urdhva Dhanurāsana에서도 마찬가지다. 어깨가 굳어서 팔을 뻗지 못하는 경우가 대부분이지만, 그중에는 어깨 속의 신경이나 혈관이 집히는 것 같다고 호소하는 수련자들이 종종 있다. 평상시나 다른 자세 수련에서는 멀쩡한데, 유독 이 자세만 하면 아프다고 한다. X-ray나 MRI 촬영을 해 봐도 아무런 문제가 없다는 진단을 받았다고 하는데, 경험적으로 보면 다음 그림에서 보듯이 겨드랑이가 펴지지 않은 만큼 상완골두가 어깨 관절에서 미끄러지면서 회전하는 움직임이 제대로 일어나지 않거나 견갑골과 함께 연동해야 하는 쇄골이 굳어 있어서 어깨충돌 증후군이나 늑쇄 증후군 증상이 발생하는 것으로 보인다.

운동을 하다가 한쪽 어깨부터 거꾸로 떨어졌다든지, 아니면 장기간 한쪽 어깨에 가방을 메고 다녀서 어깨가 처졌다든지 등의 이유로 쇄골이 미세하게 아래로 처진 상태로 쇄골하근이 경직되어 있다가 거꾸로 몸을 뒤집는 이 자세에서 쇄골이 팔을 따라 회전하며 올라가지 못하면 견봉·쇄골 관절 acromio clavicular joint에서 인대가 손상되거나 쇄골 아래 신경과 혈관이 1번 늑골에 닿아 눌릴 수가 있다. 팔꿈치가 굽어 있기 때문에 팔꿈치를 펴려고 애를 쓰지만, 가슴을 들어 올려 겨드랑이를 펴지 않고서는 손목에 부담만 가중

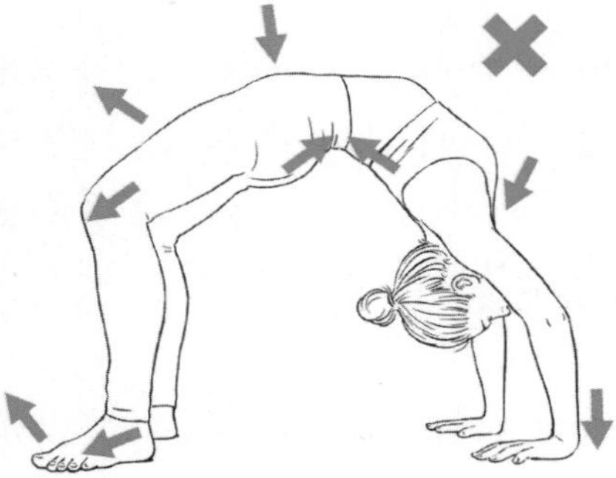

잘못된 자세

- 어깨를 펴지 못하고 팔꿈치가 굽으면서 손목에 부담을 준다
- 허리를 좁게 꺾고 있는데 골반이 무겁게 처진다
- 넓적다리가 돌출하려고 하고 무릎이 꺾이려 한다
- 발바닥이 앞으로 밀리며 발이 들리는 느낌이다

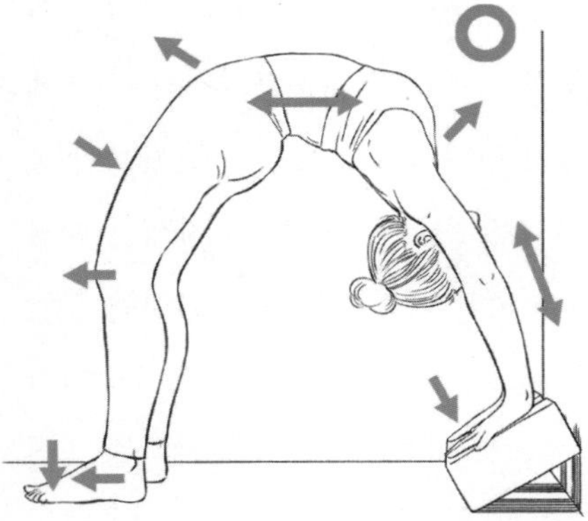

이상적인 자세

- 어깨를 곧게 뻗어 팔꿈치가 펴지고 손목에 부담이 없다
- 허리를 넓게 뻗고 있어서 골반을 가볍게 들고 있다
- 넓적다리는 안정되고 무릎을 뻗어 몸을 지탱한다
- 발바닥이 앞으로 밀리는 것을 발을 눌러 제어한다

우르드워 다누러 아써너

될 뿐이다. 관건은 흉골을 충분히 들어 올려 쇄골이 자유롭게 상방회전하면서 올라갈 수 있도록 해야 한다.

결국 이 자세가 요구하는 근육의 움직임을 근위부로부터 원위부로 단계적으로 개발해서 관절의 가동성을 살려 내야 하는 것이다. 물론 원위부인 손목과 팔꿈치 관절을 잡아 주고 있는 전완신근이나 상완삼두근 같은 근육들도 유연성이 확보되어야 하겠지만, 근위부인 어깨 관절을 잡아 주고 지탱하고 있는 근육들, 즉 대흉근과 광배근, 승모근과 삼각근, 견갑하근과 극하근 뿐만 아니라 흉쇄관절을 잡아 주고 있는 흉쇄유돌근까지 탄력과 유연성이 확보되어야 한다. 견갑하근이 신장성 수축을 하고 극하근이 단축성 수축을 하며 견갑 하각을 흉곽 쪽으로 찔러 넣는 후인·하강이 되지 못하거나 아니면 목이 뻣뻣해도 이 자세는 제대로 나오지 않기 때문이다. 이 지점에서 숄더 패킹shoulder packing을 다시 한 번 상기할 필요가 있다. 숄더 패킹을 하지 않고 팔을 들어 넘기면 어깨가 귀에 붙으면서 목을 조이게 되어 호흡도 가빠지고 어깨 통증이 발생할 수 있는 환경이 되는 반면, 숄더 패킹을 하여 어깨와 목 사이 공간이 확보되면 호흡도 편안해지고 어깨 통증을 예방할 수 있게 된다.

늑쇄 증후군

쇄골이 아래로 쳐져서 쇄골과 늑골 1번 사이가 좁아져 쇄골 아래 정동맥과 상완신경을 억압해도 흉곽출구 증후군의 한 증상인 늑쇄 증후군肋鎖症候群, costoclavicular syndrome이 나타난다. 이 증상은 어깨에 무거운 물건을 지고 다니는 일을 하거나 한쪽으로 무거운 가방을 메고 다니는 사람에게서 잘 나타난다.

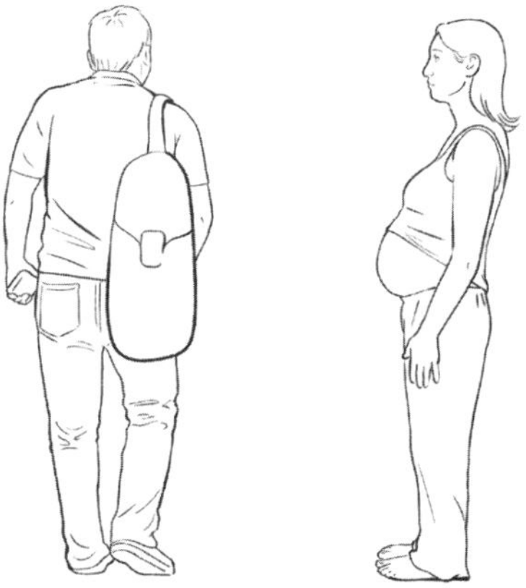

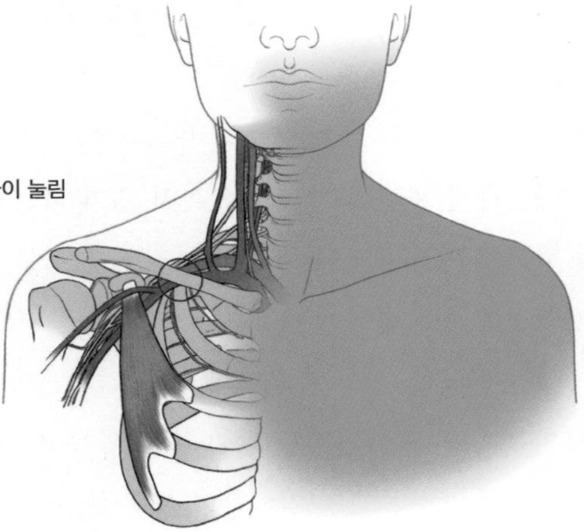

늑쇄 증후군

사각근 증후군의 증상 이외에 정맥이 눌려 혈액순환이 제대로 되지 않아 생기는 손의 저림이나 부종 증상이 추가로 있다. 항상 어깨를 뒤로 젖힌 자세로 다니는 임신 말기의 여성에게도 이 질병이 발생하기 쉽고, 팔을 위로 올리거나 목을 뒤로 젖힌 상태에서 작업을 하는 직업을 가진 사람에게도 많이 나타난다.

바르게 눕기

팔과 어깨

1. 셔붜 아써너

앞서 언급했던 어깨의 역학에 대한 레이몬드 롱의 설명에서 바닥에 드러누워 쉬는 이완 자세인 셔붜 아써너Śavāsana에서 팔을 벌리는 이상적인 각도에 대한 실마리를 발견한다. 그것은 극상근에서 시작된 상완 외전은 약 30° 정도를 지나면서부터 약 120°까지 삼각근이 지속하는 동안 견갑골이 60°

회외되면서 상완을 밀어 주어야 외전이 180°까지 가능해지는 것이라고 설명하는 부분이다. 이 말은 팔을 좌우로 벌릴 때 30° 정도까지는 극상근만의 작용으로 할 수 있지만, 그 이상은 극하근과 소원근, 삼각근 등이 차례로 작동하면서 견갑골이 회전하게 된다는 것을 의미한다.

가능한 한 근육에 힘이 들어가지 않도록 주의해야 하는 셔붜 아써너에서는 다른 근육들이 작동하기 전에 두 팔을 30° 이내로 벌려서 견갑골이 회전하지 않도록 하고, 극상근에도 힘을 빼는 것이 맞다. 만약 그 이상으로 팔을 벌려 놓게 되면 그 외 근육들이 작용하게 되고, 견갑골이 회전하면서 어깨가 올라오게 된다. 그렇게 되면 그만큼 인후부를 위축시키게 되는데, 이때는 근육의 힘을 빼는 것만으로는 인후부의 위축 상태를 해결할 수 없게 된다. 뿐만 아니라 흉곽도 살짝 꺼지면서 호흡근도 위축되기에 충분한 호흡 작용을 방해하게 된다.

이러한 문제가 발생하는 것을 방지하면서 드러누우려면 양팔을 몸통에서 30° 이내로 벌려야 하는데, 체형에 따라서는 팔꿈치가 휘어진 경우도 있고, 30°라는 각도를 생각으로 맞추려고 하다 보면 또 다시 의식과 근육이 긴장하는 결과를 초래하게 되므로, 이해하기 쉽게 '겨드랑이에 팔이 밀착되어 있지 않고 살짝 벌어져 있는 상태'로 인식하면 된다. 여기서도 무엇보다도 중요한 것은 견갑골이 제 위치를 벗어나 바깥으로 빠져 있으면 안 되는 것이기에, 견갑골 내각의 날이 서지 않을 정도로만 안으로 살짝 당겨 놓아 가슴이 펴지게 하는 것이다.

반면에 가슴을 펴려고 하다가 턱을 들고 있으면 안 된다. 어깨가 떠 있는 경우 보조자가 어깨를 바닥으로 눌러 자세를 수정할 수 있다. 턱이 들릴 땐 머리 밑을 얇은 베개나 담요로 받쳐서 이마에서 턱까지 수평이 되도록 하는데, 기준은 후두하근이 펴져야 한다는 것이다. 머리를 받치고 있는 목 신전근을 설명하면서 이야기했다시피, 후두하근이 이완되어야 대뇌와 눈의

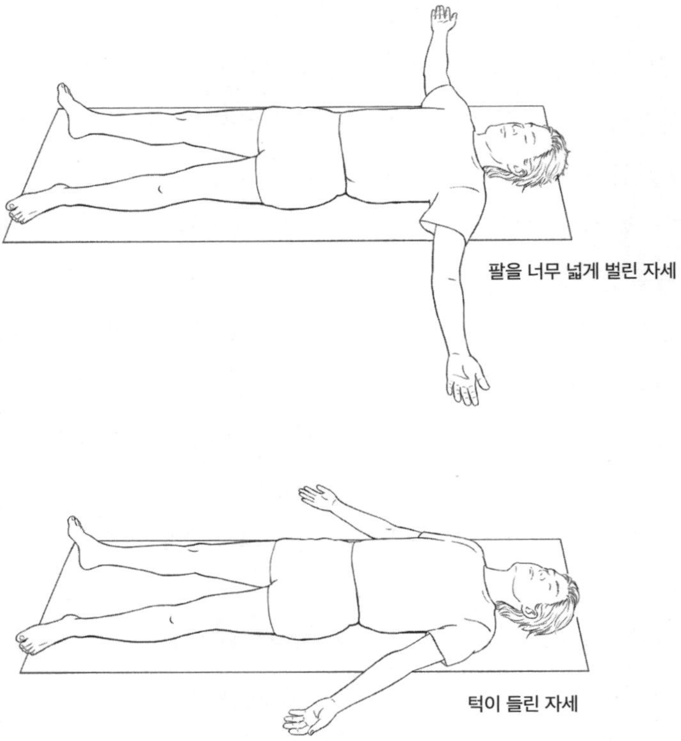

잘못된 셔뷔 아써너

긴장이 풀리면서 의식도 이완되기 때문이다.

의식의 이완을 위해서는 이마 피부의 긴장을 풀고 안구를 뒤통수 바닥에 내려놓듯이 풀어 놓아야 한다. 이렇게 하는 것은 끊임없이 판단하고 분별하는 전두엽이 휴식할 수 있게 돕는다. 만약 눈을 제대로 감지 못하거나 안구가 돌출되어 있다면 마음의 긴장을 풀지 못하고 있는 것이고, 안구가 이리저리 흔들리고 있다면 생각이나 기억에 휘둘리고 있다는 반증이기도 하다. 다리는 엉덩이 너비로 벌려서 고관절부터 무릎, 발목, 발가락까지 모든 관절을 잡고 있는 근육뿐만 아니라 힘줄이나 인대 등의 연부조직까지 이완

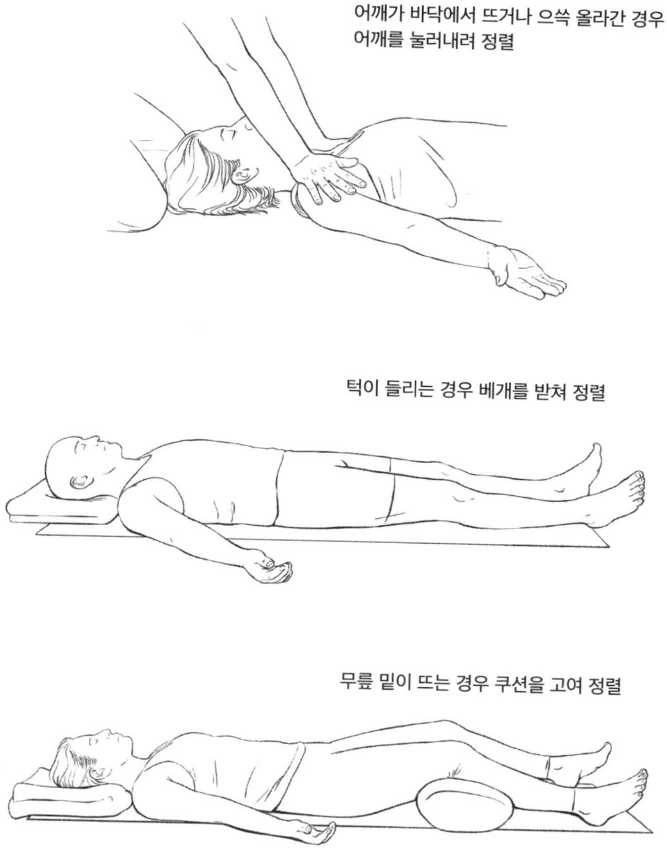

잘못된 셔봐 아써너 교정

되도록 풀어 놓아야 하며, 이때 넓적다리를 바닥으로 가라앉히듯 해야 한다. 안구가 가라앉지 못하면 의식이 안정을 취할 수 없는 것처럼, 지수화풍공의 5대 요소 중에 풍대風大의 영향을 가장 많이 받는 넓적다리가 가라앉지 못하면 하체의 에너지가 술렁거리는 것을 멈추기 어렵기 때문이다. 만약 햄스트링이 단축되어 있어서 무릎 밑이 많이 뜨는 경우엔 방석을 받쳐서 보완하는 것이 도움이 된다.

수면 자세를 포함한 모든 이완 자세는 음陰적인 상태로 들어가는 것을 기본으로 한다. 음陰적인 상태로 들어가는 것은 의식이 마치 깊은 동굴로 들어가듯이 점차 가라앉아야 하며 몸은 구석구석 어디도 들고 있거나 붙잡고 있지 말고 풀어 놓고 내려놓은 상태가 되는 것이다. 이때는 관절에도 긴장이 풀리며 요추 만곡이 줄어들어 허리가 펴지곤 한다. 골반 후방경사에 따른 요추 후만이 살짝 되는 것이다. 이렇게 몸 전체가 무거워진 상태로 자리에서 일어나 일상을 맞이한다면 허리가 묵직하거나 통증이 생겨서 활기찬 생활을 할 수가 없다. 음陰적인 상태에서 양陽적인 상태로 전환을 거치며 이완 상태에서 빠져나와야 한다. 자연의 흐름에 몸이 순응하고 있다면 잠을 자는 동안 몸부림을 치면서 뭉쳤던 에너지를 풀어내고 숙면을 통해 음陰적인 상태로 깊은 이완의 과정을 거쳤다가 잠이 깨기 전 새벽 무렵에는 양陽적인 상태로 전환되며 몸에 에너지가 충전된다. 이때 후만 되어 펴져 있던 허리는 다시 바닥에서 살짝 뜨면서 만곡이 살아난다. 골반 중립 상태가 되는 것이다. 서 있든 누워 있든 기지개를 켤 때처럼 요추 만곡이 살아나며 손끝 발끝까지 에너지가 충전되는 것이다.

셔붜 아써너Śavāsana에서도 자리에서 일어나기 전에는 반드시 음陰적인 상태에서 양陽적인 상태로 전환을 해야 한다. 몸이 가벼워져야 하며 골반 중립을 통해 척주의 정렬을 잡고 일어나야 한다. 일어날 때는 몸을 오른쪽으로 돌아눕는데, 심장을 위로 올려 양陽적인 상태로 전환을 하는 것이다. 만약 왼쪽으로 돌아누워 심장이 몸통 아래로 깔리면 음陰적인 상태가 계속될 것이다. 이 과정이 짧다면 왼쪽으로 돌아서 일어나도 문제가 되지는 않겠지만, 만약 옆으로 돌아누워서 의식을 맑게 일깨우는 과정이 길어진다면 오른쪽으로 돌아눕는 것이 정석이다. 옆으로 돌아누워서는 아래팔로 머리를 고이고 위팔로는 가슴 앞에 바닥을 짚어 중심을 보조하고 두 무릎은 복부를 향해 당겨 굽혀 놓는다. 일어날 때는 가슴 앞에서 바닥을 짚고 있는 손으로 바닥을 밀면서 상체를 일으키고 한 번 더 몸통을 우회전시키며 일어나 무릎 꿇고 앉는 자세가 되도록 한다.

2. 수면 자세

침대 생활이 늘어난 요즘, 반듯한 자세로 휴일 내내 늘어지게 잠을 자고 나서 허리 통증을 호소하는 경우가 많다. 허리가 푹신한 쿠션에 뒤로 빠지면서 요추신경이 압박된 것이다. 그래서 다른 자세를 잡아 보는데, 옆으로 돌아누워 자고 나서 어깨 통증을 호소하는 경우도 늘어나고 있다. 아래로 돌려놓은 어깨가 체중에 눌려 앞으로 빠지면서 어깨 관절을 압박한 것이다. 옆으로 누워 자는 것이 습관화된 사람들은 어깨가 둥글게 말려 있는 것을 볼 수 있다.

두 경우 모두 푹신한 쿠션 때문에 당장은 문제를 잘 못 느끼지만, 오랫동안 자세를 지속하면서 허리나 어깨에 무리가 온 것이다. 이런 경우라면 엎드려 자는 것을 추천한다. 최악의 수면 자세를 추천하다니, 독자들은 이게 무슨 말일까 싶겠지만, 뒤로 밀리는 요추도 그렇고 관절이 압박된 어깨를 보호하려면 중간중간 몸을 뒤척일 때 엎드려 눕는 것이 도움이 되기 때문이다. 다만 이 자세도 임시방편일 뿐, 줄곧 지속하고 있으면 안 된다. 반대로 척추가 전만되면서 여러 가지 문제를 만들 것이기 때문이다. 특히 엎드려 잘 때 베개를 받치거나 좌우 한쪽으로만 고개를 돌려 자게 되면 경추가 틀어지고 안압이 높아지게 되므로 주의가 필요하다. 몸을 뒤척일 때 좌우 교대로 고개를 돌려 엎드려야 하며, 고개를 돌린 쪽 무릎을 굽혀 올리면 그 쪽 엉덩이가 들리게 되는데, 그 밑을 방석으로 받쳐 주면 좋다. 하지만 기본은 반듯하게 누워 자는 자세임을 잊지 말자.

팔 운동에 작용하는 팔 근육

위팔 근육은 어깨 부위와 팔꿈치 아랫부분을 연결하는 두툼한 근육이다. 팔꿈치를 굽히는 데 작용하는 팔 굽힘근과 팔꿈치를 펴는 데 작용하는 팔 뻗음근이 있다.

1. 팔 굽힘근

팔 굽힘근에는 이두근biceps과 오훼완근coracobrachialis muscle, 부리위팔근, 상완근brachialis, 완요골근brachioradials이 손바닥 쪽에서 전완을 잡아당겨 팔꿈치를 굽히는 운동을 일으킨다.

이두근biceps은 상완 앞쪽의 표층 근육으로서 팔꿈치를 뻗는 작용을 하는 상완 뒤쪽의 상완삼두근에 대항하는 길항근이다. 이두근의 이는 곳은 길고 짧은 2개의 근두로 분리되어 있다. 바깥쪽의 장두는 **견갑골 관절오목 위결절**에서 일어나서 상완골 와순을 지나고, 안쪽의 단두는 **오훼돌기**에서 일어나서 둘 다 요골 상부에 있는 **요골의 거친 융기 부분**에 붙어서 어깨 관절의 견고한 결합에 공헌하고 있다. 그러므로 어깨 관절 탈구를 예방하기 위해선 이두근의 근력을 단련시킬 필요가 있다. 주된 기능은 팔꿈치를 굽히는 것이지만, 그 외에도 상완의 외전 및 외회전을 보조하는데,

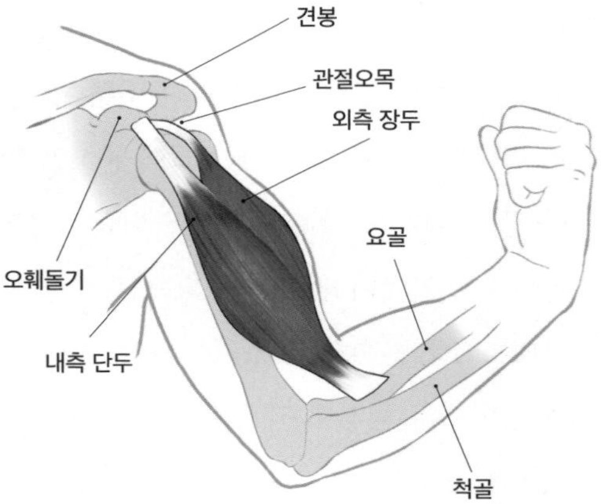

이두근

안쪽의 단두는 수평 내전도 보조한다. 뿐만 아니라 팔꿈치가 굽은 상태에서 상완과 전완의 회외를 이끄는데, 마치 스패너로 볼트를 조이는 동작을 연상하면 된다.

오훼완근부리위팔근, coracobrachialis muscle은 이두근 단두와 같이 부리돌기에서 일어나기에 소흉근과 닿아 있고 뒤에는 대원근과 견갑하근이 있다. 상완골 내측 중앙부에 부착하는 짧은 근육인데, 아래쪽 일부는 이두근에 덮여 있다. 이 근육이 수축하면 위팔 굽힘을 일으키며 위팔 모음도 약하게 일으킨다. 팔꿈치를 굽히는 작용은 하지 않지만 이두근, 삼두근과 함께 어깨의 탈구를 방지하는 역할을 하기에 일어나는 곳이 같은 이두근과 같이 알아본다.

이 근육 아래로 근피신경筋皮神經이 지나간다. 이 신경은 경추 5~7번 척수신경의 뿌리를 포함하는 완신경총 바깥쪽 다발에서 시작하여 팔 앞쪽 부분을 따라 주행하는데 위팔에서는 근육에만 분포하고, 아래팔에서는 피부에만 분포한다. 팔꿈치 2cm 위 이두근 힘줄 바깥쪽으로부터 아래팔 가쪽 피부신

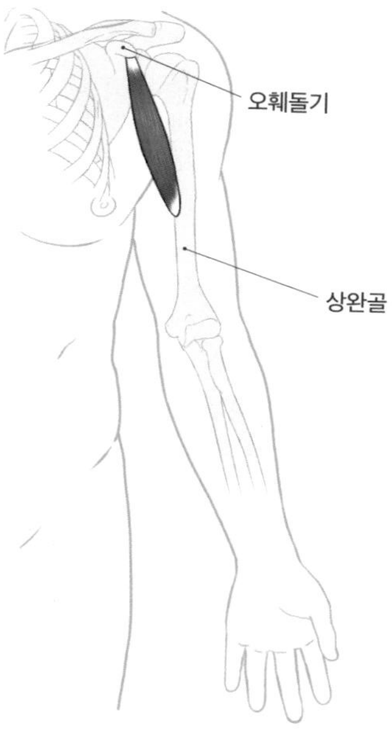

오훼완근

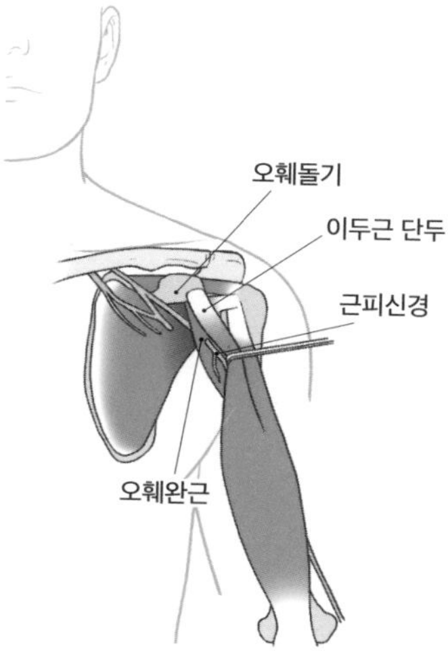

근피신경

경으로 이어진다. 때문에 이 근육의 긴장으로 신경을 억압해도 이 근육의 시작점에서 어깨 통증을 느끼거나 팔이 저린 증상이 나타날 수 있다.

양팔을 뒤로 돌려 손가락 깍지를 끼었을 때, 근육이 일어나는 곳에서 통증을 느낀다면, 이 근육이 경직되어 있음을 알리는 것이다. 이럴 땐 마사지로 해당 부위를 풀고, 팔을 뒤로 돌린 자세로 스트레칭을 자주 해야 한다.

상완근brachialis은 바깥쪽 시상면에서 보자면 이두근과 삼두근 사이에 위치한다. 앞에서 보자면 이두근에 가려 있는 셈으로, 상완골 중부에서 일어나서 척골 거친

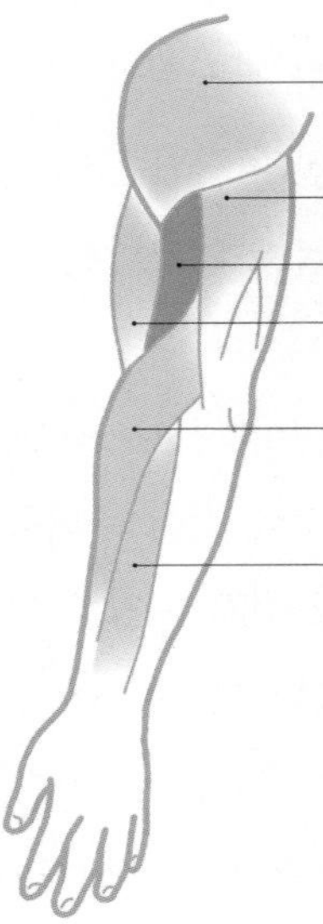

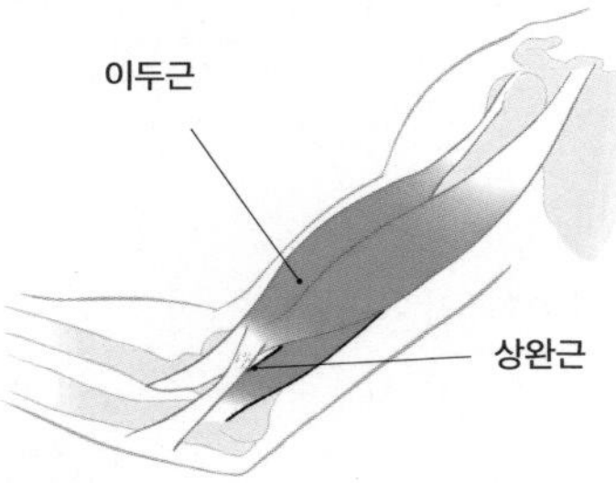

이두근 속 상완근

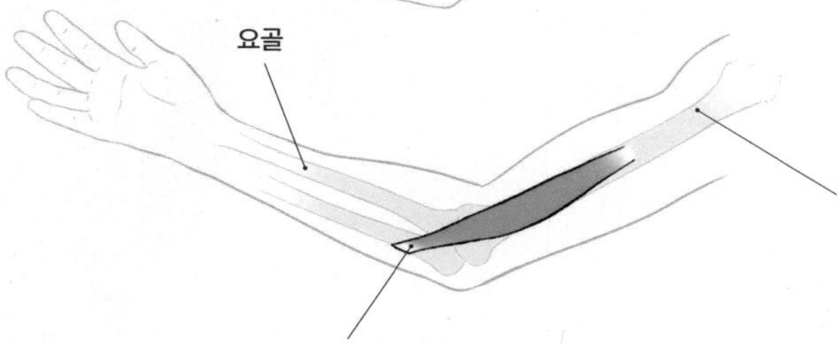

상완근 이는 곳과 닿는 곳

융기에 부착한다. 이두근의 팔 굽힘 작용을 보조하지만, 속성상 지근섬유로서 팔씨름에서처럼 지구력이 필요할 때, 그것도 팔꿈치가 100° 이상 굽혀졌을 때 주요하게 작용한다. 팔꿈치 관절근육으로 팔 굽힘 시 관절주머니를 위로 당겨 올려 뼈 사이에 끼이는 것을 방지한다.

통증이 나타나는 양상은 골프 엘보처럼 수소음심장경락에서 근육의 위치가 상응하는 팔꿈치 상과 내측 소해와 청령에 반응점이 나타난다.

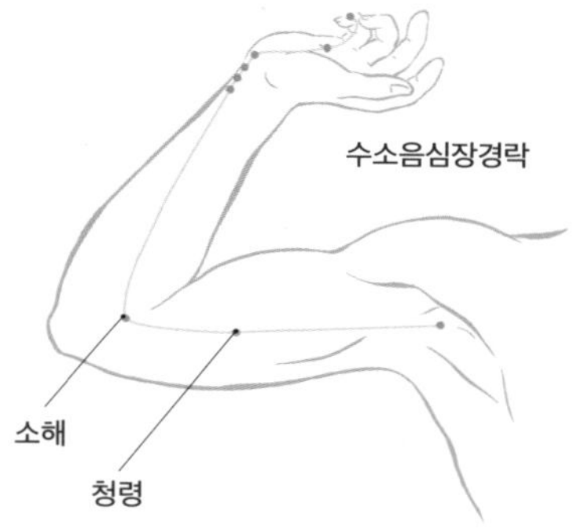

골프 엘보 반응점

완요골근brachioradials은 팔뚝 가장 바깥쪽에 자리하는데, 상완근 이는 곳 아래 상완골 외측 상과 능선에서 일어나서 요골 붓끝돌기styloid process 바깥면에 부착하여 손목뼈와는 관련이 없기에 팔꿈치 굽힘에만 작용하며 손목 운동에는 관여하지 않는다.

플랭크 자세나 머리서기 자세Śīrṣāsana에서 삼각형으로 만든 팔뚝에 힘을 주어 바닥을 누를 때 등척성 수축 작용을 한다. 팔꿈치 굽힘에는 이두근과 상완근이 기본적인 협력근으로 작용하고, 팔꿈치를 굽혔지만 밀어내는 힘을 쓰는 이런 자세 속에서는 팔 뻗음근인 삼두근도 함께 작용한다.

통증이 나타나는 양상은 근육의 위치가 상응하는 수양명대장경락에 반응점이 나타난다. 즉 **테니스 엘보 통증**으로 알려진 상완골 상과 외측 위아

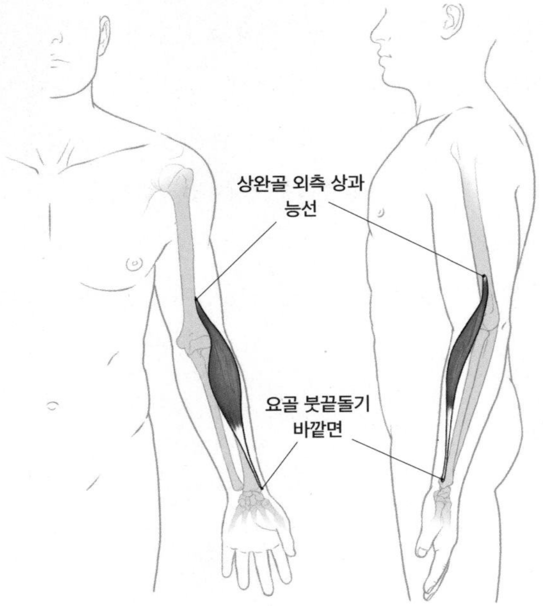

완요골근

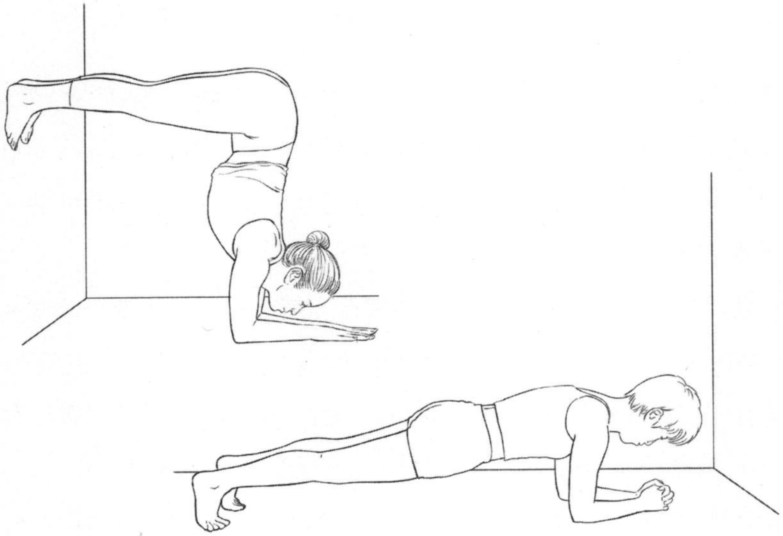

완요골근 작용

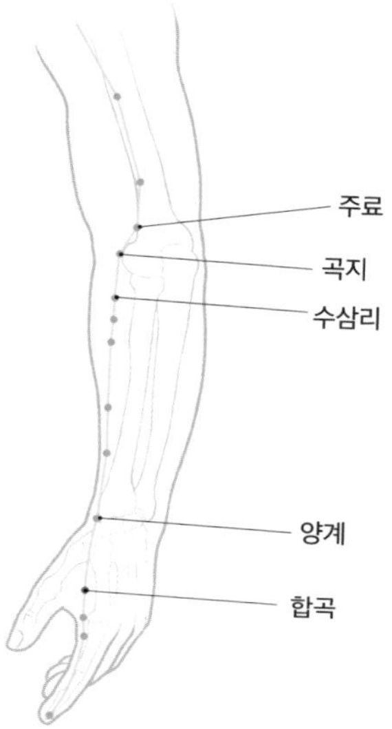

테니스 엘보 반응점

래 주료나 곡지, 근육의 줄기를 타고 내려가는 수삼리, 양계, 그리고 장기간 그림을 그리거나 글을 쓰는 사람들은 합곡까지 통증이 나타나곤 한다.

2. 팔 뻗음근

팔 뻗음근에는 삼두근과 주근이 있는데, 손등 쪽에서 전완을 잡아당겨 팔꿈치를 뻗는 운동을 일으킨다.

삼두근triceps은 팔꿈치에 있는 근육 중에 가장 큰 용적을 가지고 있다. 견갑골 관절오목 아래결절에서 일어나서 소원근 아래, 대원근 위의 사이를 통과하는 장두긴 갈래와 상완골에서 일어나는 외측두가쪽 갈래 및 내측두안쪽 갈래가 합쳐진 큰 근으로서 함께 척골의 주두에 붙는다. 안쪽 갈래는 긴 갈래에 의해 덮여 있어서 표층으로 드러나지 않는다. 상완골에서 일어나는 가쪽 갈래와 안쪽 갈래는 팔꿈치 신전에만 작용한다. 반면 긴 갈래는 몸통 쪽 견갑골

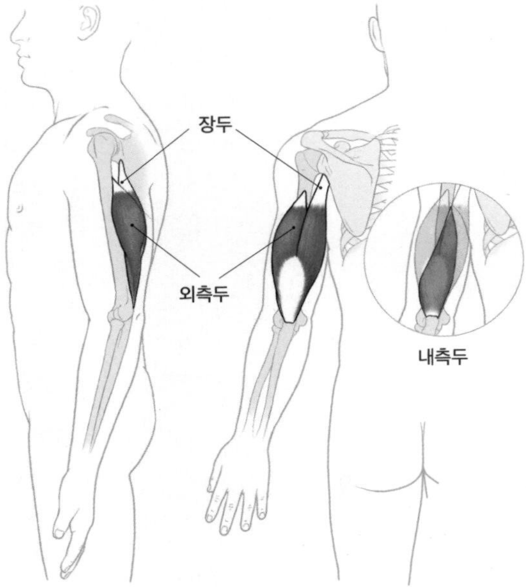

삼두근

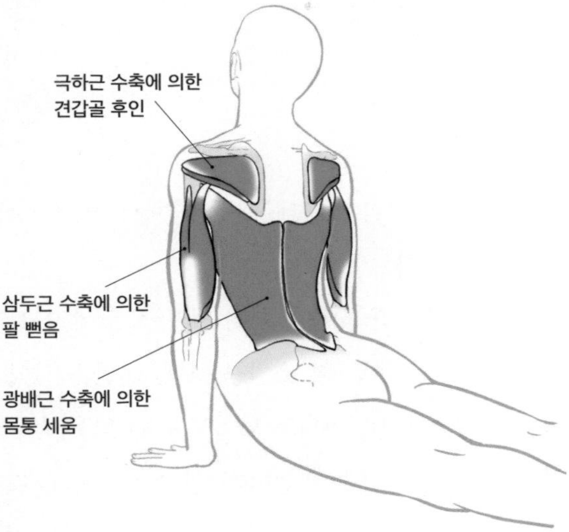

삼두근과 업독 자세

에 붙어 있기 때문에 팔을 펴고 모으리거나 위팔뼈의 탈구를 막는 데도 기여한다. 상완 신전과 내전에 작용하는 삼두근의 협력근은 업독 자세Urdhva Mukha Śvanāsana에서 보듯이 광배근, 소원근, 대원근, 극하근 그리고 대흉근이다.

상완 이두근과 상완근은 삼두근에 길항작용을 하기에, 덤벨이나 바벨을 들고서 팔꿈치를 굽혔다 펴는 암컬arm curl 운동을 반복하면 근육의 길이가 짧아지면서 힘을 내는 단축성 수축concentric contraction과 근육의 길이가 길어지면서 힘을 내는 신장성 수축eccentric concentration이 교대로 주거니 받거니 반복적으로 일어나게 된다.

요가 수련에서도 전굴 자세를 수련할 때, 이두박근의 단축성 수축을 활용해서 상체를 앞으로 숙이는 작용을 보조하기도 하고, 몸을 뒤집어 팔을 뻗을 때는 삼두근의 신장성 수축을 활용하기도 하지만, 많은 경우에는 저항에 대하여 움직임이 없이 버티면서 근육의 길이가 일정하게 유지되며 장력이 증가하는 등척성 수축isometric concentration을 활용하게 된다.

옆 그림은 손바닥을 발바닥 밑에 넣고 팔꿈치를 좌우로 벌리며 그 힘으로 상체를 끌어 내리는 빠더허스떠 아써너Pāda-hasṭāsana다.

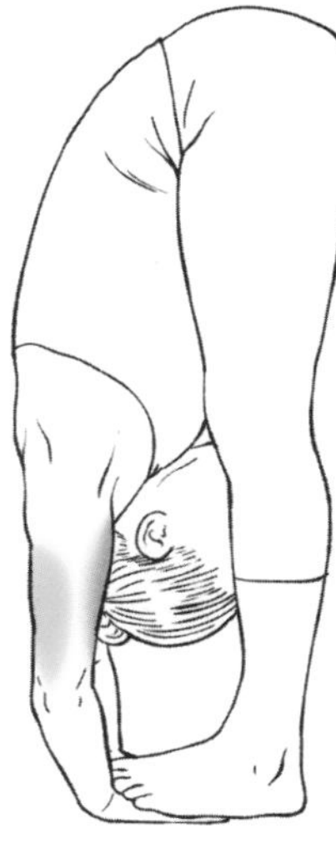

빠더허스떠 아써너

주근肘筋, anconeus, 팔꿈치근은 위팔뼈 외측 관절융기에서 시작해서 팔꿈치머리 외측과 척골 뒷면에 부착하는 세모꼴의 작은 근육으로서, 삼두근이 팔꿈치를 뻗는 작용을 돕는다. 슬와근이 무릎 뒤편에서 잠긴 무릎을 푸는 데 핵심적인 역할을 한다면, 이 근육은 팔을 굽혔다가 뻗을 때 팔꿈치 관절을 닫는 작용을 한다.

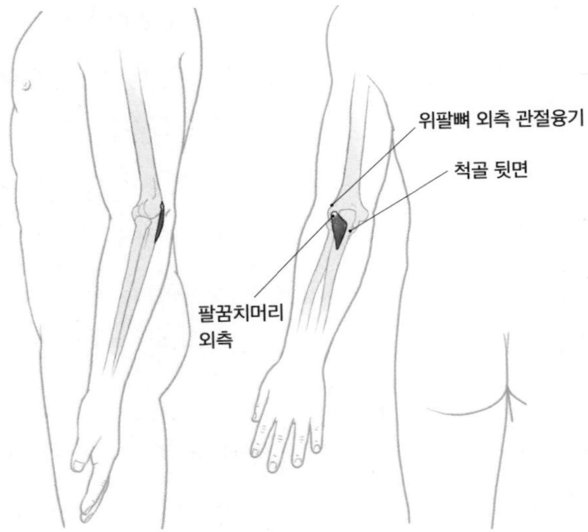

팔꿈치근

팔이 휘었을 때 정권 지르기

팔과 어깨

선천적인 요인이나 성장기의 후천적인 요인으로 팔이 휜 사람들이 제법 많다. 관절이 유연한 아동기에 근력이 붙지 않은 상태에서 팔굽혀펴기를 잘못하거나 잘못된 자세를 습관적으로 잡고 있다가 팔이 휘곤 한다. 문제는 팔꿈치 관절을 어떻게 뻗는 것이 옳은 것인지 모른다는 것이다. 일상생활에서야 문제가 드러나지 않겠지만, 태권도를 수련하면서 정권 지르기를 해 보면 난감해진다. 팔을 일직선으로 뻗지 못하고 팔꿈치가 꿀렁거리기 때문이다. 정권에 대한 개념을 배우기 때문에 목표지점에 주먹을 향하게는 하지만 팔꿈치가 꿀렁거리니 힘이 제대로 실리지 않는다. 이것은 샌드백을 쳐 보면 문제가 확실히 드러난다. 팔꿈치가 아파서 계속 때릴 수 없게 되는 것이다. 이것은 기준을 잘못 세웠기 때문이다. 목표지점에 타격력을 싣

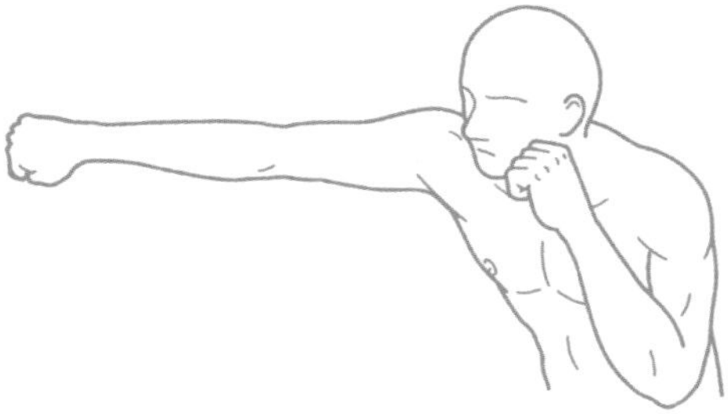

뻗기 자세

는 부분이니 주먹을 바르게 해서 손목이 꺾이지 않아야 하지만, 정권에 대한 개념으로 주먹의 방향을 고정시켜 놓으니, 팔이 휜 사람들은 상완이 충분한 회전을 하지 못한 상태로 팔을 뻗으면서 과신전되어 통증이 발생하는 것이다.

이것은 주먹을 세로로 세워서 지르냐, 가로로 눕혀서 지르냐의 문제가 아니다. 팔이 휜 사람들은 가로로 눕혀서 지른다고 문제가 해결되지 않기 때문이다. 이때는 기준을 팔꿈치에 두어야 한다. 물론 샌드백을 두드릴 때는 팔꿈치를 살짝 굽혀서 해야 팔꿈치가 보호되지만, 이 문제가 아니라 허공에서 팔을 쭉 뻗어 펀칭을 할 때 기준을 팔꿈치에 두어서 어깨를 따라 상완이 충분히 회전을 하도록 하면서 주먹은 팔꿈치를 따라 자연스럽게 돌도록 해야 하는 것이다. 주먹은 그에 따라 정권 지르기보다 더 설 수도 있고, 아니면 더 안으로 돌 수도 있는데, 이것은 문제가 되지 않는다. 팔꿈치의 회전이 자연스러워지면 타격력은 더 커지기 때문이다. 여기서도 주의사항은 팔꿈치를 완전히 뻗어서 과신전되는 일이 벌어지면 안 된다는 것 등이 있지만, 기본자세를 익히고 나면 체형에 맞는 방법을 찾아서 적용하는 안목의 전환이 필요하다.

그렇다면 요가 아써너에서 팔꿈치는 어떻게 정렬해야 하는가? 팔을 좌우로 뻗고 유지하는 자세에서 팔이 휜 사람들은 보이는 모습도 불편해 보였겠지만, 스스로도 팔꿈치 결합이 느슨하게 느껴져서 내심 당황했던 경험이 있을 것이다. 팔을 뻗고 엎드려 뻗치거나 물구나무를 섰을 때는 팔꿈치가 후들거려 중심이 잡히지 않기도 했을 것이다. 팔꿈치 관절의 결합은 무릎 관절의 결합과 유사하지만 회전방향은 반대다. 상완골은 밖으로 돌고, 전완골은 요골의 엎침 현상으로 안으로 돌면서 팔꿈치 관절이 정렬된다. 이때 팔꿈치 뒤편에서 팔꿈치근이 상완골과 전완골을 위아래로 흔들리지 않게 고정한다. 팔꿈치가 과신전되지 않도록 하는 뻗는 방법은 팔꿈치를 약간 굽힌 상태에서 굴곡근, 즉 이두박근의 신장성 수축eccentric contraction을 느끼며 서서히 팔을 뻗다가 상완골과 전완골요골, 척골이 정렬되면서 관절이 닫히면 뻗기를 멈추고 자세를 유지하는 것이다.

손목 운동에 작용하는 근육

팔과 어깨

팔 운동에 작용하는 근육으로 팔꿈치를 굽히는 데 작용하는 이두근과 뻗는 데 작용하는 삼두근이 있었던 것처럼, 손목 운동에 작용하는 근육들에는 손바닥 쪽으로 손목을 굽히는 데 작용하는 근육들과 손등 쪽으로 손목을 젖히는 데 작용하는 근육들이 있다.

1. 손목 굽힘근

수근굴근手根屈筋, wrist flexors, 손목 굽힘근은 손바닥 쪽으로 손목을 굽히는 데 관여하는 근육이다. 요골쪽 손목 굽힘근과 척골쪽 손목 굽힘근의 두 갈래로 모두 상완골 내측상과에서 일어나서 가운데 긴 손바닥근을 사이에 두고 요골과 척골을 타고 갈라져 내려오는 것을 주목할 필요가 있다. 수근굴근은 상완내과에서 일어나기에 팔꿈치 안쪽 통증을 호소하는 골프 엘보와 관련이 있다.(244쪽 그림 참조) 골프에서 공을 칠 때 팔꿈치 안쪽에 부담이 걸리기 때문이다. 덤벨이나 바벨을 잡고 손목을 꺾어 올리면 팔뚝 안쪽 근육에 힘이 들어오는 것을 느낄 수 있다.

손바닥 쪽 수근굴근의 순서는 두 번째 세 번째와 중수골 사이 뿌리부분에 부착하는 요측수근굴근, 세 번째 손바닥 건막에 부착하는 장장근, 다섯 번째 중수골 뿌리에 부착하는 척측수근굴근이다.

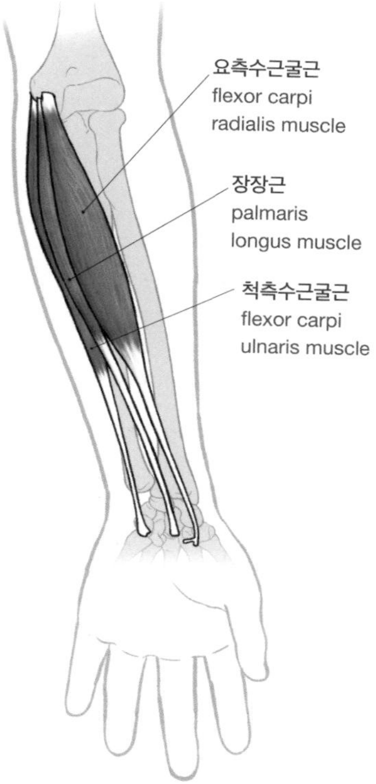

수근굴근

요측수근굴근橈側手根屈根, flexor carpi radialis muscle, 노쪽 손목 굽힘근은 상완골 내측상과에서 일어나서 제 2, 3 중수골

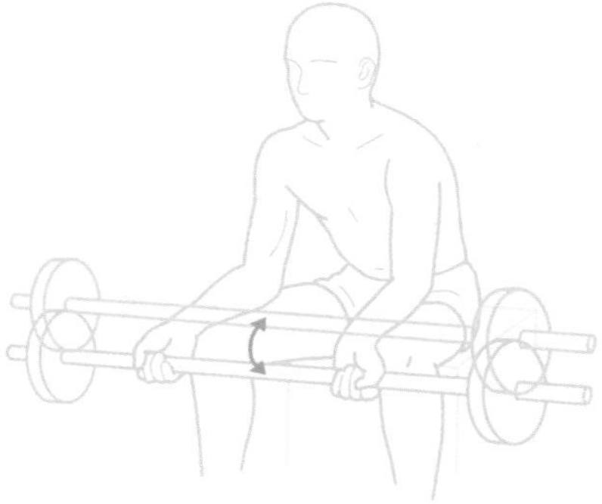

팔뚝 안쪽 수근굴근 단련(바벨운동)

사이 뿌리부분에 부착한다. 손바닥 쪽으로 손목을 굽히는 주요 작용은 같은데, 엄지손가락 쪽으로의 내전을 보조한다. 즉 척측과 길항작용을 한다.

장장근長掌筋, palmaris longus muscle, 긴 손바닥근은 좌우에 있는 요측·척측 수근굴근들과 마찬가지로 상완골 내측상과에서 일어나서 손가락에는 연결되지 않고 손바닥 건막에 부착한다. 잼잼으로 활성화되는 근육인데, 망치질 같은 연장을 오래 사용하고 나서 물건을 잡기 어려운 증상이 나타나는 근육이다. 원회내근과 장장근 아래로 지나고 있는 정중신경이 이 근육들이 긴장되면서 근막에 의해 압박되면 손바닥이 저린 증상으로 드러나기도 하는데, 손목 터널에서 신경이 눌려 손가락이 저린 손목터널증후근과는 조금 차이가 있다.

척측수근굴근尺側手根屈筋, flexor carpi ulnaris muscle, 자쪽 손목 굽힘근은 다시 두 갈래로 상완두위팔갈래와 척골두자뼈갈래로 나누어진다. 위팔갈래는 상완골 내측상과에서 일어나고, 자뼈갈래는 척골의 주두돌기 안쪽과 척골체의 뒷면윗부분에서 일어나, 두상골콩알뼈을 지나 다섯 번째 중수골 뿌리에 부착한다. 주요 작용은 손바닥 쪽으로 손목을 굽히는 것인데, 새끼손가락 쪽으로 손목을 외

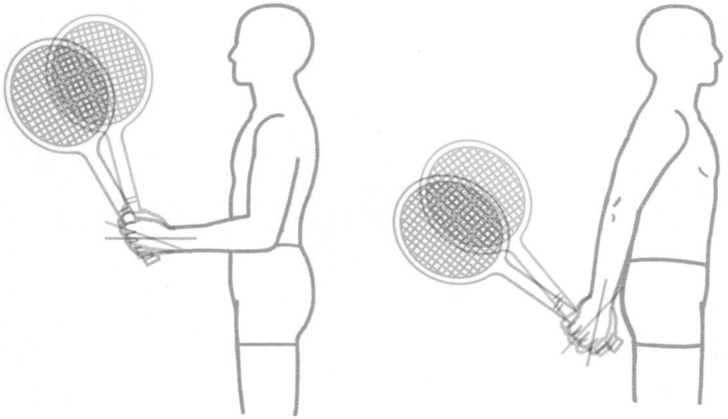

요측수근굴근과 내전 움직임　　　척측수근굴근과 외전 움직임

전시키는 보조적인 역할도 한다.

손가락을 굽히는 **수지굴근**手指屈筋, Finger flexor, 손가락 굽힘근은 손목을 굽히는 손목 굽힘근과 이는 곳과 주행방향이 같아서 그 연장선에서 살펴보도록 하자. 아래 그림들은 손가락 굽힘에 작용하는 표층수지굴근과 더 깊이 있는 심층수지굴근이다. 모두 상완내과에서 일어나서 척골을 타고 내려오기에 수근굴근과 마찬가지로 팔꿈치 안쪽에 통증을 호소하는 골프 엘보와 관련이 있다.

표층수지굴근얕은 손가락 굽힘근, flexor digitorum superficialis m.은 상완골의 내측상과, 척골 및 요골 상단의 전면에서 일어나고, 손목에 이르러 4개의 건으로 갈라져 제2~5지의 중절골 하단 내·외측에 닿는 넓은 근이다.

심층수지굴근깊은 손가락 굽힘근, flexor digitorum profundus m.은 척골의 전면 및 전완골

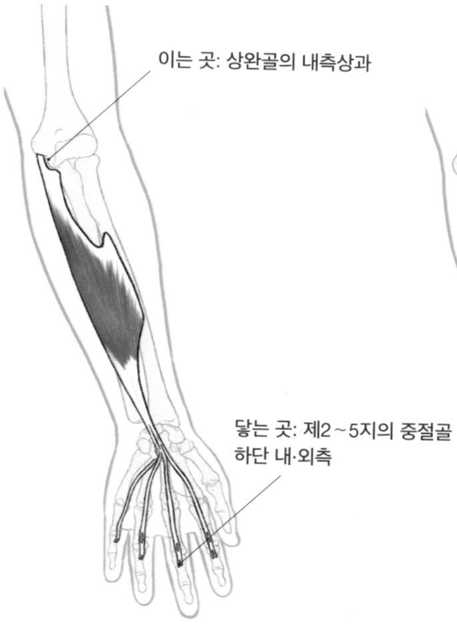

표층수지굴근

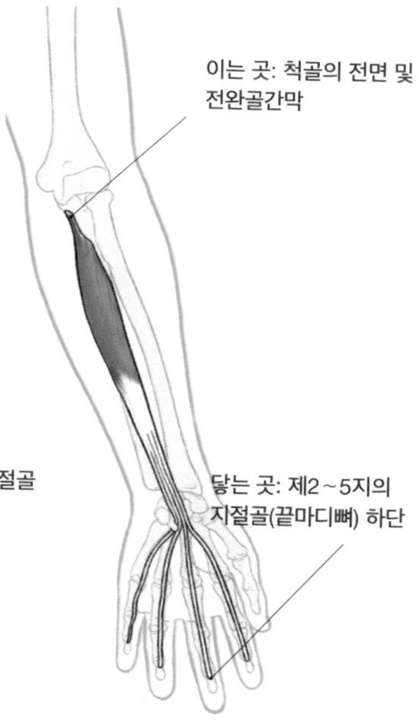

심층수지굴근

간막에서 시작하여 4개의 건으로 나누어져 제2~5지의 지절골끝마디뼈, distal phalanx 아래쪽에 붙는다.

장무지굴근은 요골 전면 중간과 척골 사이에서 일어나서 손바닥 쪽 엄지 손가락 끝마디 뿌리부분에 부착한다. 손가락 끝마디 원위지절부에서 첫마디 근위지절부로 손가락을 굴곡시키는 작용을 한다. 이 근육은 태권도의 손날치기에서 엄지손가락을 구부려 손바닥 쪽으로 당겨 붙일 때 작동한다.

무지내전근엄지모음근**과 무지대립근**엄지맞섬근**은** 손바닥 쪽 가운데 손가락 중수골에서 엄지에 붙은 근육이 무지내전근이고, 엄지에만 붙은 근육이 대립근이다. 무지내전근은 말 그대로 엄지손가락을 손바닥 쪽으로 모으는 작용을 하는 근육이고, 무지대립근은 엄지손가락을 새끼손가락과 맞대는 작용을 하는 근육인데, 엄지손가락을 손바닥 쪽으로 모으는 같은 작용을 한다.

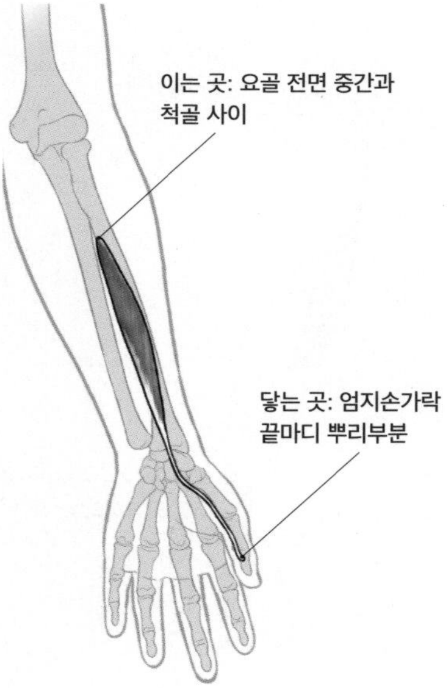

장무지굴근

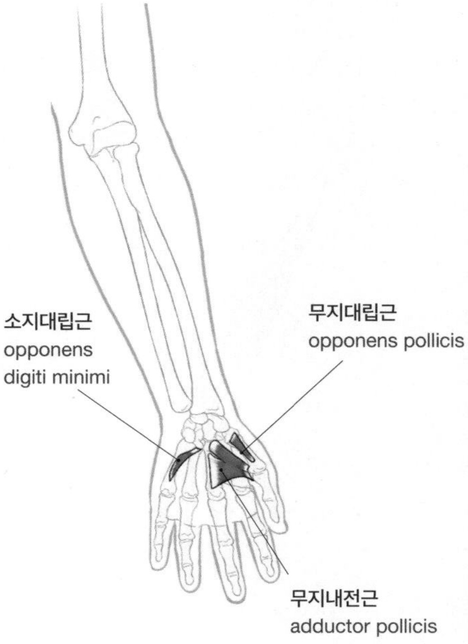

무지내전근, 무지대립근

이 근육은 한의학에서 말하는 수태음 폐경의 어제혈이 있는 곳으로 바닥에 손을 짚을 때 손목에 고르게 체중을 분산하기 위해 의식적으로 눌러야 하는 자리다. 그런데 이 근육이 굳어 있으면 엄지손가락을 넓게 벌리지 못하고 오그라들면서 바닥에 제대로 손목을 누르지 못한다. 요가 수련에서는 바닥에 접지면을 넓게 만들기 위해 엄지손가락을 중지나 검지와 직각이 되도록 벌려야 할 때가 있다. 이렇게 하기 위해선 이 근육들을 평소에 스트레칭 할 필요가 있는데, 방법은 마룻바닥이나 테이블에 한 손씩 손가락이 바깥 방향으로 돌도록 손목을 회외시켜 놓고 엄지손가락을 반대편 손가락으로 잡아서 넓게 벌려 주는 동작을 하는 것이다.(손목에 고르게 체중을 분산하기 위해 어제혈 부위를 의식적으로 누르는 방법에 대해선 263쪽 '견갑골과 손목의 관계' 참조)

3. 손목 폄근

손등 쪽에서 손목을 신전시키는 수근신근手根伸筋, Wrist extensor, 손목 폄근은 요측수근신근과 척측수근신근이 있다. 모두 상완외과에서 일어나기에 팔꿈치 바깥쪽에 통증을 호소하는 테니스 엘보와 관련이 있다.(264쪽 그림 참조) 테니스에서 팔을 반대편으로 굽혔다가 뻗으며 공을 쳐내는 백핸드 동작에서 팔꿈치에 무리가 오기 때문이다.

요측수근신근은 바깥쪽 상완골주두에 부착하여 요골을 타고 내려오는 것을 주목할 필요가 있다. 여기에는 긴 것과 짧은 것의 두 갈래가 있는데, 장요측수근신근과 단요측수근신근이라 한다. 둘 다 상완골 외측 상과에서 일어난다. 긴 것은 손등 쪽 제2중수골 뿌리에 부착하고, 짧은 것은 제3중수골 뿌리에 부착한다.

덤벨이나 바벨을 들고 손목을 펴면 팔뚝 바깥쪽 근육에 힘이 들어오는 것을 느낄 수 있다. 요측, 또는 엄지손가락 쪽으로의 내전에는 요측수근신

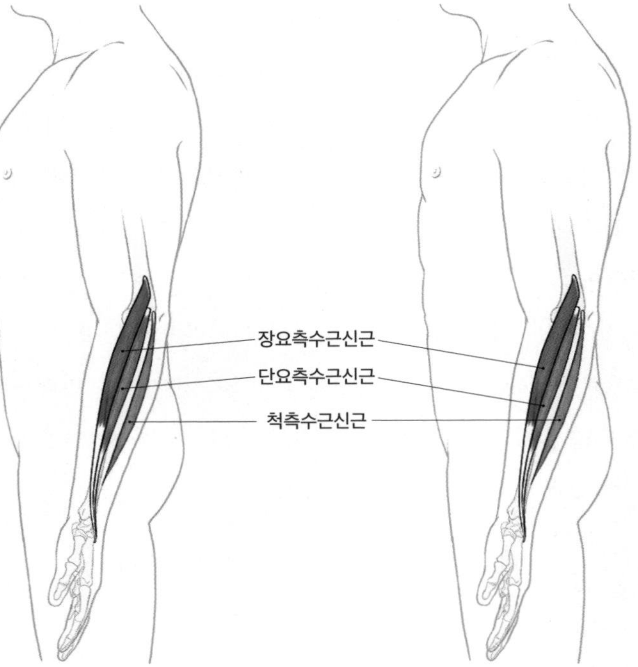

손목 굽힘근

근뿐만 아니라 손바닥 쪽 요측수근굴근의 도움을 받는다.

척측수근신근 역시 두 갈래가 있는데, 긴 것은 상완외과에서 일어나고, 짧은 것은 척골 중앙부 바깥쪽에서 일어나서 둘 다 새끼손가락 중수골 뿌리에 건으로 부착한다. 손목을 펴는 동작과 척측 외전에 기여한다.

4. 손가락 폄근

지신근손가락 폄근은 상완골 외측상과에서 일어나서 요측수근신근과 척측수근신근 사이를 타고 내려와 손등에서 엄지를 제외한 나머지 네 손가락 끝까지 힘줄로 연결되어 손가락을 펴는 작용을 하는 근육이다.

손등을 세부적으로 들여다보면 둘째부터 다섯째 손가락까지 힘줄들이 마치 손가락장갑처럼 중수골 부위에서 서로 연결되어 있는 것을 보게 된다. 이 근육이 탄력을 잃게 되면 손가락이 뻣뻣하게 느껴지거나 시린 느낌을 받게 되는데 손등 쪽에 증상이 나타난다. 피아니스트나 조각가 등 손을 많이 쓰는 직업군에서 통증이 빈발한다.

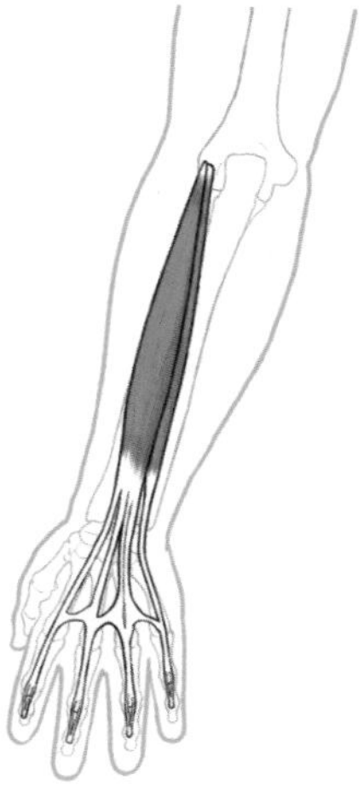

손가락 폄근

5. 손목 회전근

요골橈骨과 척골尺骨은 젓가락 두 개 끝을 고무줄로 묶어 놓고 비트는 것처럼 회전이 된다. 척골은 자뼈라고도 불리는데, 팔꿈치에서 손금까지 길이가 대략 1자약 30cm와 유사해서 붙은 이름일 수도 있고, 아니면 회전을 하지 않고 자처럼 기준이 되기에 붙은 이름일 수도 있다. 요골은 노뼈라고도 불리는데, 팔꿈치를 축으로 엄지손가락과 함께 회전하며 안팎으로 넘어가는 모습이 마치 배 젓는 노를 연상시켜 붙은 이름일 수 있다.

회외근은 외측상과에서 일어나서 요골의 3분의 1 윗부분을 감싸고 손바닥을 뒤집는 역할을 한다. 테니스 엘보, 즉 외측상과염과 관련이 있는 근육이다.

반면에 내측상관절융기와 척골 구상돌기에서 일어나서 요골 중앙 바깥쪽에 붙는 **원회내근**은 손바닥 쪽 손목 가까이에서 요골을 척골에 묶어 주는 역할을 하는 사각회내근을 도와 손바닥을 엎치는 역할을 한다. 회외상태에서 회내로 손바닥을 엎칠 때는 물론 상완요골근도 협력한다.

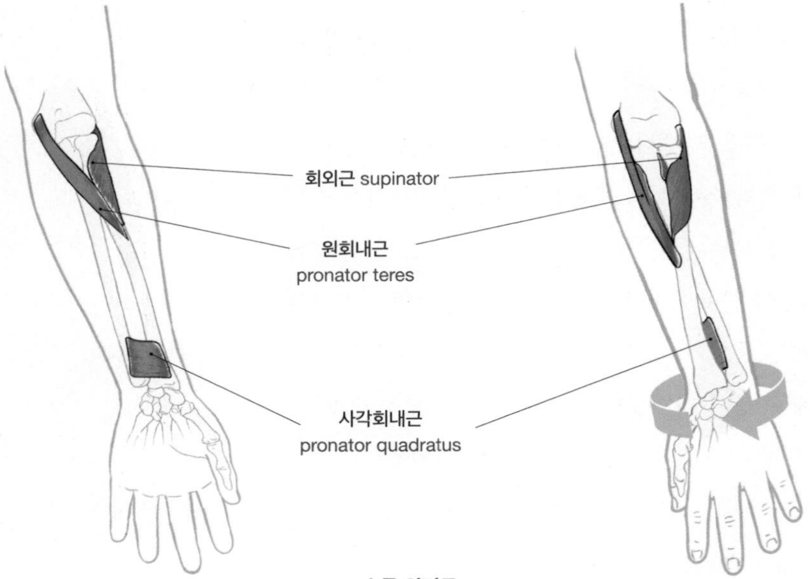

손목 회전근

손목에 관한 조언

팔과 어깨

손목 통증 때문에 요가 수련에 장애를 겪는 경우를 종종 보게 된다. 이에 대해 조언을 하자면 손목의 구조를 알고, 수련 시 주의사항은 무엇이고, 어떻게 스트레칭을 해야 하는지 알아야 한다.

우선 손목의 일반적인 굴곡각도는 73°이지만, 신전 각도는 71°이다.[26] 물론 수련을 통해 유연성이 확대되면 굴곡과 신전 모두 90°까지도 커지게 되지만 그렇지 않은 수련 초기에 손을 바닥에 짚고 체중을 버티는 자세들을

26 A study on the measurement of wrist motion range using the iPhone 4 gyroscope application. https://pubmed.ncbi.nlm.nih.gov/24322647/ 참조

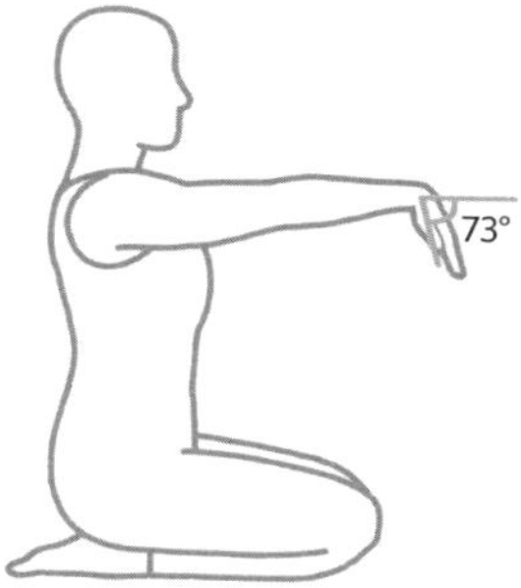

손목의 굴곡

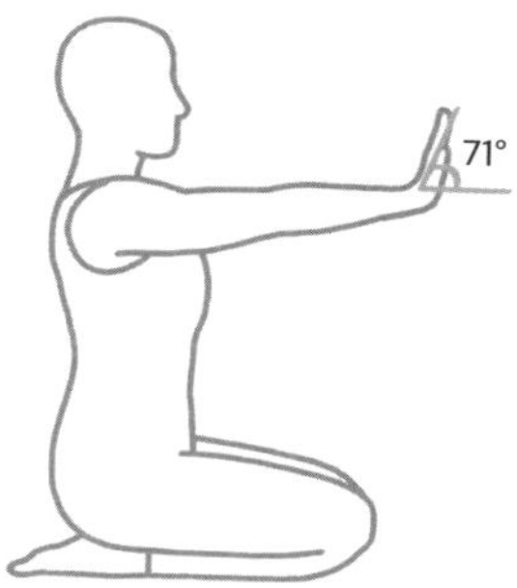

손목의 신전

취하다가 손목에 부담을 느끼는 것은 당연한 것이다. 관건은 처음부터 손목을 과도하게 꺾어서 병원 신세를 질 만큼 악화시키지 않고, 단계적으로 손목의 유연성과 힘을 키워야 하는 것이다.

그렇게 하기 위해선 네발기기 자세처럼 손으로 바닥을 짚을 때, 팔을 너무 가슴 쪽으로 내려 손목이 과도하게 꺾이지 않도록 해야 하고, 물구나무서기를 연습할 때에도 손 뿌리 부분에 매트를 말아 넣거나 해서 손목이 과도하게 꺾이는 것을 방지해야 한다. 다양한 방법으로 손목의 우연성도 키워야 하고, 손목의 굴곡과 신전, 내전과 외전, 회내와 회외를 통한 전완근의 힘도 키워야 한다.

1. 손목 통증

손목 통증은 크게 두 가지로 구분할 수 있다. 손등을 맞대었을 때와 손바닥을 맞대어 손목을 눌러 내릴 때의 통증이다.

손등을 맞대었을 때 통증을 느끼는 것은 손목을 굽히면서 수근골이 후방으로 밀리며 월상골이 손등 쪽으로 튀어나와 신경을 압박할 수 있다. 후방으로 밀려 나온 수근골이 전방으로 들어가도록 해야 한다. 네발기기 자세

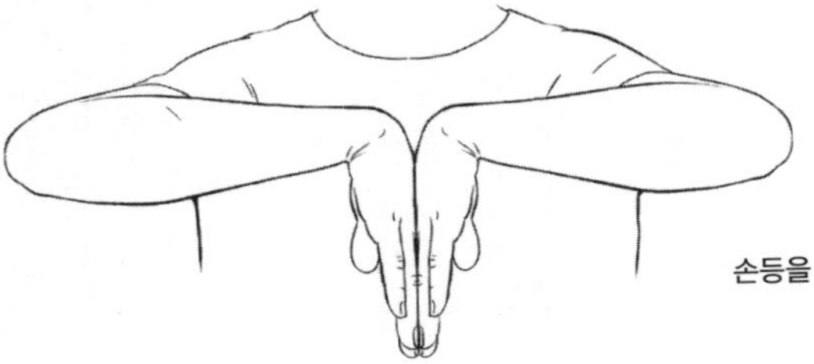

손등을 맞대었을 때 통증

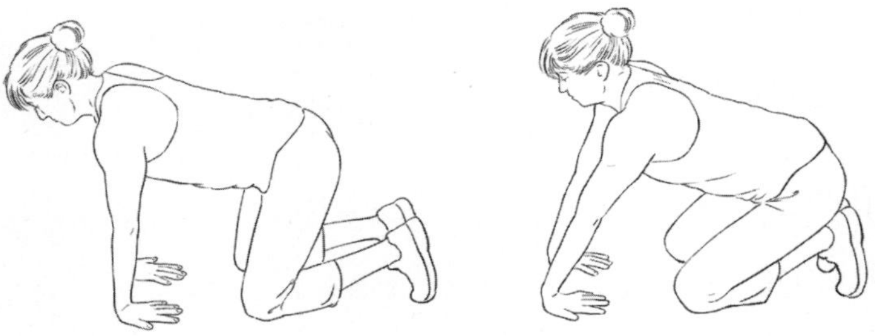

손목 굽힘 통증과 스트레칭

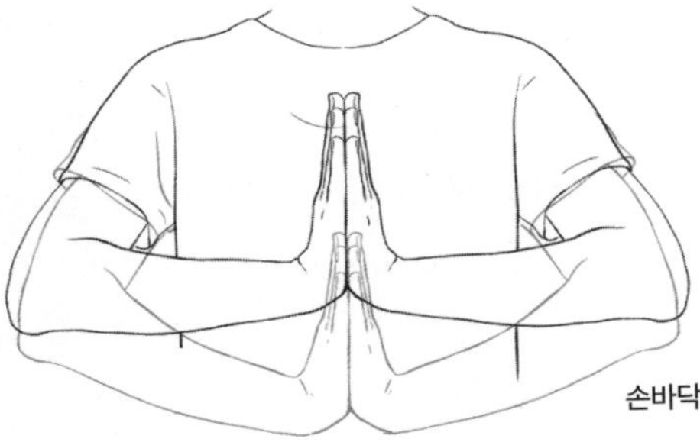

손바닥을 맞대고 손목을 눌러 내릴 때 통증

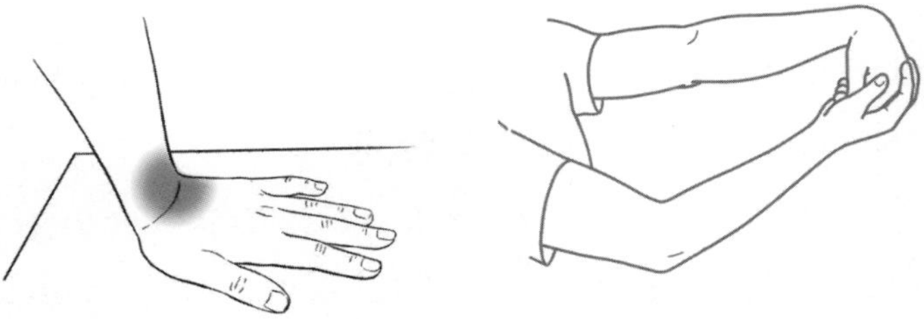

손목 젖힘 통증과 스트레칭

에서 손가락 끝을 몸통을 향해 돌려놓고 지면에 누르는 방법으로 팔꿈치를 뻗고 엉덩이를 뒤꿈치 쪽으로 누르며 손바닥을 눌러 내린다.

손바닥을 맞대어 손목을 눌러 내릴 때 통증을 느끼는 것은 손목이 젖혀지면서 월상골이 전방으로 밀고 들어가 통증을 일으킬 수 있다. 안으로 밀려 들어간 월상골을 후방으로 나오도록 하는 것이 관건이다.

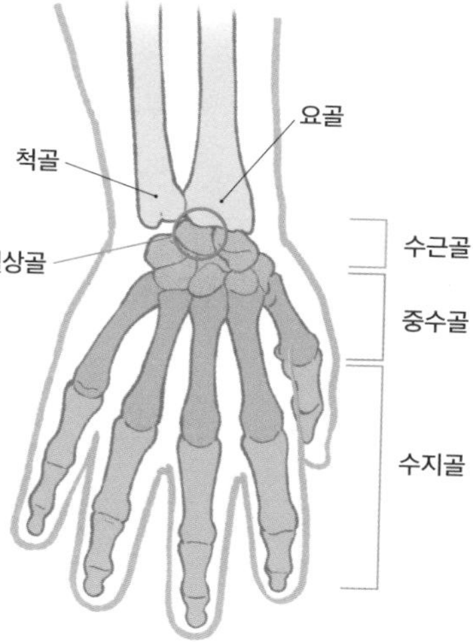

월상골

2. 견갑골과 손목의 관계

네발기기 자세에서 힘을 빼면 손의 바깥쪽에 무게가 더 실리게 된다. 이것은 인체의 구조 때문에 벌어지는 자연스러운 현상이다. 걸음을 걸을 때 손바닥을 앞으로 향해 보이며 걷는 사람은 없다. 대개는 손등이 바깥을 향하고 있고, 굽은 어깨의 경우엔 아예 손등이 앞을 향하곤 한다. 팔은 그만큼 손등 쪽이 손바닥 쪽보다 약간 길게 빠지면서 안으로 굽게 되어 있다. 팔꿈치의 굽힘이 엄지손가락이 있는 요골 쪽으로 일어나지 새끼손가락이 있는 척골 쪽으로 일어나지 않기 때문이기도 하다.

이런 이유로 네발기기 자세로 바닥을 짚으면 견갑골이 상방회전을 하면서 상완이 몸통 앞쪽으로 돌게 되는데, 바깥쪽 손목이 먼저 바닥에 닿으며 체중이 그만큼 더 실리게 되는 것이다. 아무런 생각 없이 네발기기 자세로 여러 가지 동작을 하다가 손목에 부담이 생겨 고생하는 경우가 종종 있다. 그렇기 때문에 손으로 바닥을 짚을 때는 일부러 손바닥을 안으로 돌리는

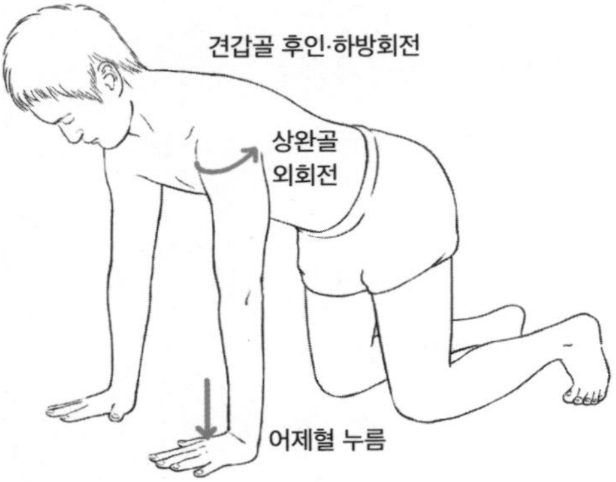

손목 정렬

회내pronation의 힘을 주어 손목의 안쪽까지 체중이 분산되도록 해야 한다. 방법적으로는 어제혈이 있는 엄지손가락 뿌리 부분을 눌러 주어야 한다.[27]

그런데 어깨를 의식하지 않고 상완까지 내회전되면 어깨가 귀 쪽으로 으쓱 올라가면서 목을 좁히는 결과를 초래하게 된다. 이것을 방지하기 위해 견갑골을 후인하방으로 당기면서 어깨를 내리고 상완을 바깥으로 외회전시키면 결국 전완은 안으로 돌고 상완은 바깥으로 돌며 숄더 패킹과 유사한 상태가 된다.

몸통 앞쪽에서 내장기관을 보호하는 복근 복근

몸통의 앞쪽에는 내장기관을 보호하는 복근이 있고, 등 쪽에는 뼈대를 지지하는 등 근육이 있다. 이것은 위치에 따른 기능적 분류일 뿐, 실제로는

27 금오 김홍경 선생님은 종아리에 쥐가 났을 때 반대편 어제혈을 눌러 주면 효과가 좋다고 했다. 소·고양이 자세를 반복하다가 종아리에 쥐가 자주 나는 경우를 보면 대개 어제혈 부위를 바닥에 제대로 누르지 않고 하고 있는 것을 보게 된다.

이 두 근육들은 근막을 통해 사선으로 연결되어 있다. 서로 협응하면서 몸통의 기둥을 바로 세워 복압을 유지하는 것이다. 복압이 제대로 유지되지 못하면, 상체와 하체를 연결하는 허리 근육에 부담이 가기도 하고, 정상적인 호흡의 리듬이 깨지면서 호흡장애가 일어날 수도 있다.

복압을 유지하는 측면에서 복근은 배뇨, 배변, 구토 및 분만에도 작용하는 주요한 근육이다. 복근에는 몸통 가장 안쪽에 복횡근이 있고, 가장 바깥쪽에는 외복사근이 있다. 그 안에 내복사근이 있고, 또 그 안에 복직근이 있다. 복근은 중력에 저항하여 자세를 유지하는 안정성과 순간적인 수축으로 몸에 탄성과 폭발력을 제공하는 운동성의 기능을 둘 다 가지고 있다. 굳이 구분하자면 안쪽의 복횡근과 내복사근이 안정성의 기능을, 바깥쪽의 복직근과 외복사근이 운동성을 더욱 발휘한다. 복근의 종류와 기능부터 하나씩 살펴보도록 하겠다.

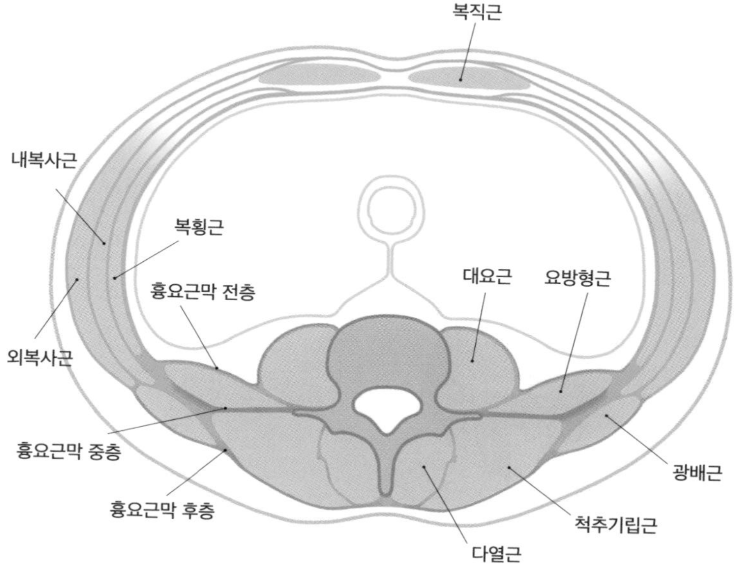

복근 횡단면

1. 복직근

외복사근과 내복사근 안쪽, 몸의 중앙부분에 식스팩이라고 알려진 복직근腹直筋, rectus abdominis muscle이 들어 있다. 복직근의 이는 곳과 닿는 곳을 보면 치골결합과 치골릉에서 일어나서 위로 올라오는데, 검상돌기와 5~7번 늑연골 바깥쪽에 붙는다. 아래에서 위로 향하는 복직근의 주행방향은 쁘라싸리떠 빠돗따너 아써너Prasārita Pādottānāsana에서 근위부에서 원위부로의 흐름과 작용이 뚜렷해진다. 하복부에서는 복직근이 복횡근보다도 가장 안쪽에 위치하고 그 위로는 복횡근보다 앞에 위치한다.

복직근은 기본적으로 척주를 굴곡시키는 주동근이다. 즉 몸통을 굽히면서 복압을 상승시킬 때 주도적으로 작용하는 근육이다. 윗몸일으키기curl up에서 복부 수축은 어깨가 바닥에서 떠서 견갑골 하각이 뜨는 지점까지가

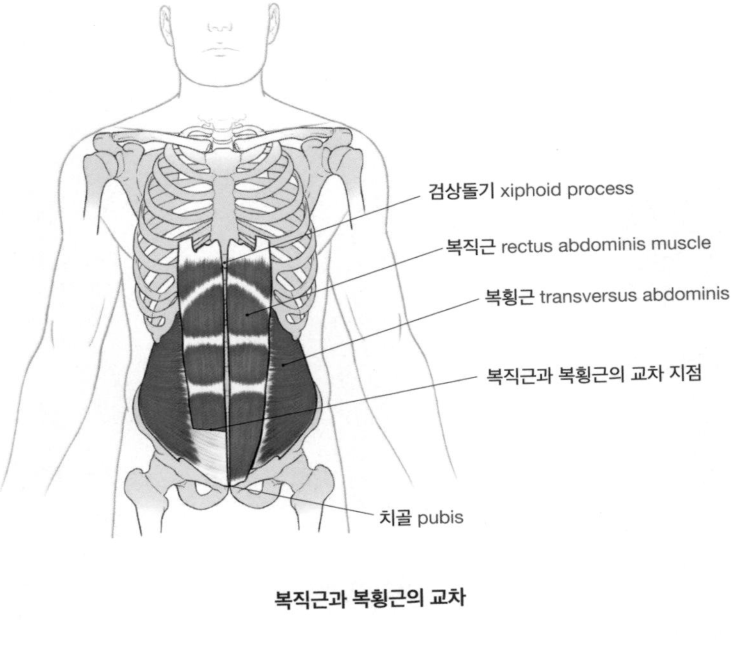

복직근과 복횡근의 교차

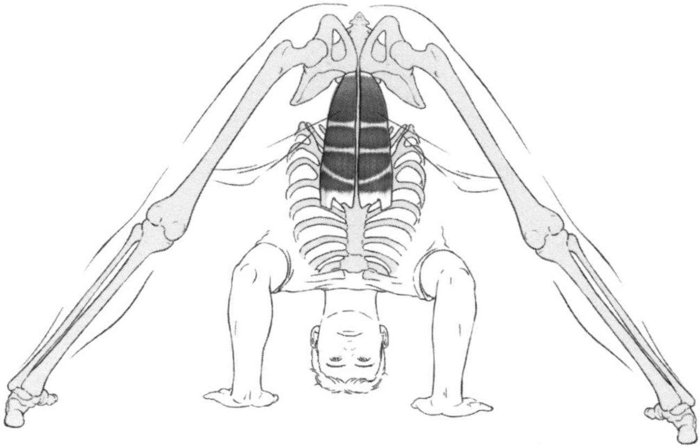

쁘라싸리따 빠돗따나 아싸너

수축력이 가장 크다. 복직근과 더불어 복압을 상승시키는 데 함께 작용하는 협동근으로는 복사근과 복횡근, 요방형근, 횡격막이 있으며, 복직근에 길항작용을 하는 근육은 척주기립근, 그것도 흉최장근이다.

복직근은 몸통 앞쪽 하복부에서부터 심장 아래 부분까지 덮고 있어서 위장이나 창자, 또는 여성의 경우 자궁 등의 내장기관과 밀접한 체성감각 반응관계에 있다. 이 때문에 복직근 어딘가가 뭉치거나 늘어져 문제가 발생해도 그 안에 위치하는 내장에 기능장애가 일어날 수 있다. 때론 복직근의 문제가 등 뒤쪽의 반응으로 드러나기도 한다.

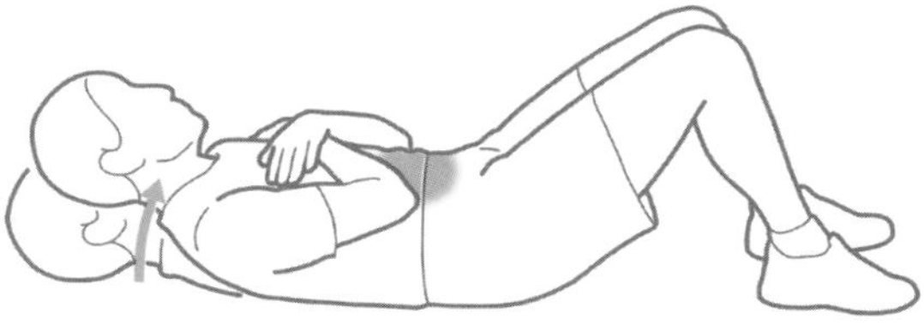

윗몸일으키기(curl up)

2. 복사근

복사근腹斜筋, oblique Abdominal은 복직근과 기립근을 연결해 주는 옆구리 근육이다. 복근 중 가장 바깥쪽을 덮고 있는 외복사근이 있고, 그 안에 내복사근이 있다. 복압을 유지하는 역할을 하는데, 윗몸일으키기처럼 바닥에 누워 머리와 어깨, 견갑골까지 들어 올리도록 시킬 때, 견갑골은 들지 못하고 머리만 들 수 있다면 복사근은 약화되어 작용하지 못하고 복직근만 수축한 것이다.

외복사근external oblique abdominis은 옆구리에서 전거근과 근막을 통해 이어진다. 5~12번 늑골에서 일어나서 아래로는 장골릉에, 옆으로는 몸통 중앙으로 가면서 건막aponeurosis을 이루어 백색선linea alba을 형성한다. 즉 옆구리 앞 갈빗대에서 복부 쪽으로 그리고 좌우 장골릉까지 사선을 그리듯이 근육의 결이 형성되어 있어서 흉골 하각이 넓어지지 않게 잡아 준다. 이는 곳에서 닿는 곳으로의 작용은 몸통을 비틀 때 늑간을 좁히는 역할을 한다. 외복

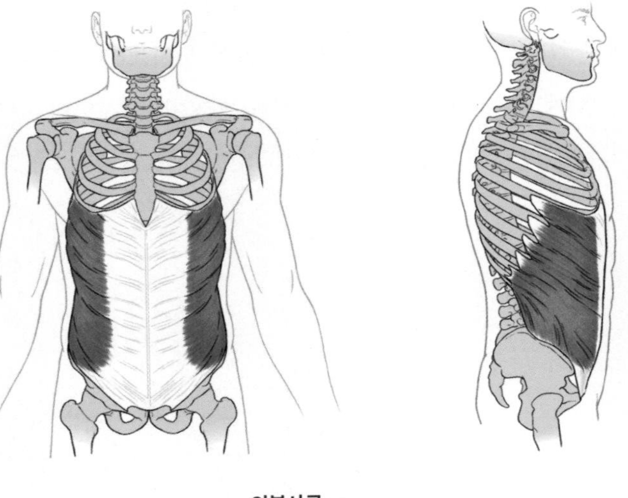

외복사근

사근은 양쪽 수축 시 복직근을 도와 체간을 굴곡시키며 골반은 후방경사가 된다. 이때 하부 흉곽의 양측 늑연골들이 강하게 안으로 모이게 된다. 반면에 외복사근이 약해져서 늘어지면 골반 전방경사가 된다. 이것을 바닥에 누워 무릎을 세운 상태로 골반의 전·후방회전에 대입을 하면, 숨을 내쉬며 외복사근을 수축시키면 허리가 바닥에 붙으며 골반이 후방경사되고, 숨을 들이쉬며 외복사근의 긴장이 풀리면 골반은 전방경사가 된다.

내복사근internal oblique abdominis은 치골결합에서 전상장골극 사이 서혜부 인대의 바깥쪽 절반에서부터 장골릉을 타고 뒤로 돌아 흉요부근막에서 일어나서 위로는 하부늑골 서너 개와 앞으로는 몸통 중앙으로 가면서 다른 복근들의 건막aponeurosis과 합쳐지면서 백색선linea alba에 삽입되어 있다. 외복사근과 엇갈려 중앙으로 가면서 위로 비스듬한 결을 이루어 흉골 하각이 좁아지지 않게 잡아주는 방향인데, 외복사근보다 옆구리 쪽에 붙어 있어서 이는 곳에서 닿는 곳으로의 작용은 몸통을 비틀 때 늑간을 잡아당겨 벌리는 역할을 한다. 한쪽만 수축하면 몸통을 옆으로 굽히거나 보통 반대쪽 외

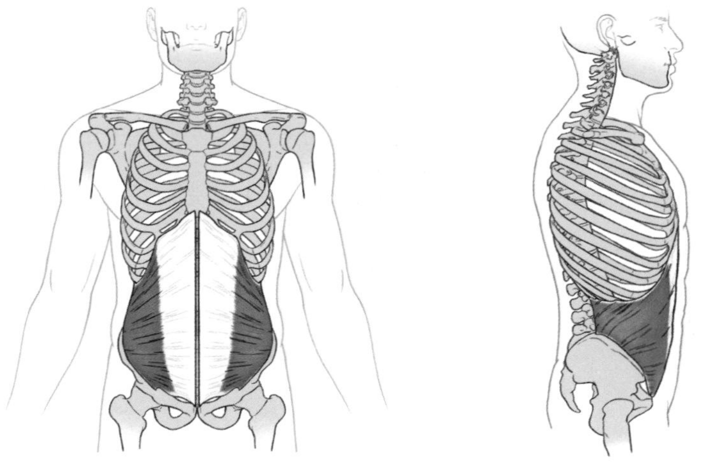

내복사근

복사근과 함께 작용하여 비트는 작용을 한다. 양쪽을 적극적으로 수축시키면 외복사근과 함께 몸통을 굽히는 작용을 하지만, 내복사근의 독립적인 기능은 골반을 안정되게 잡아 주는 것이다. 내복사근이 약해져서 늘어지면 골반 후방경사가 되거나 흔들허리가 되기 쉽고 잦은 소변과 설사 등 문제가 발생할 수 있다.

몸통의 앞뒤 근육들은 근막을 통해 사선으로 연결되어 있다. 이를 근막사선이라고 하며 복근 중에서는 내·외복사근의 연결이 중요한 역할을 한다. 몸통 앞쪽의 근막사선은 전거근으로부터 이어지는 외복사근이 백색의

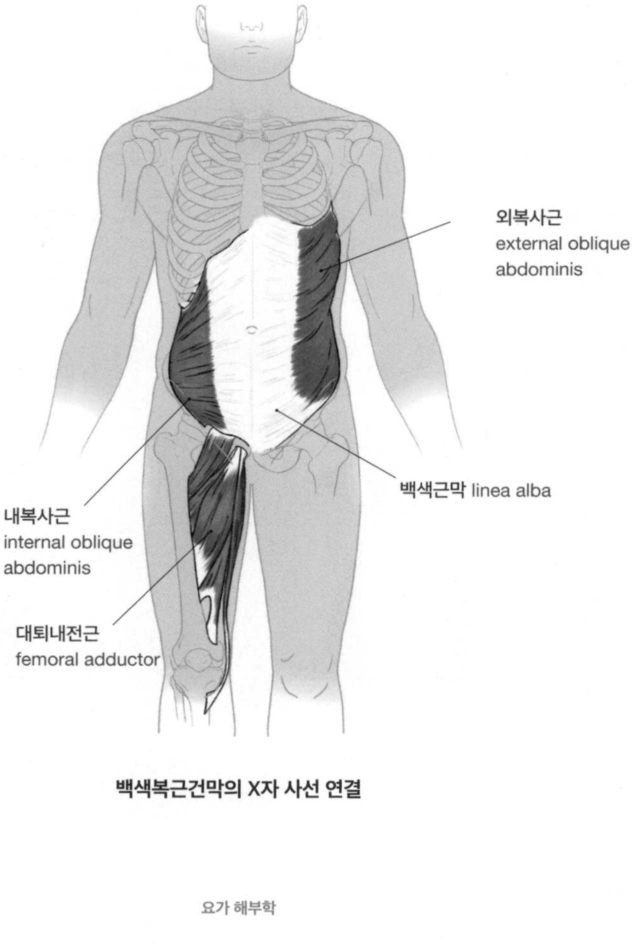

백색복근건막의 X자 사선 연결

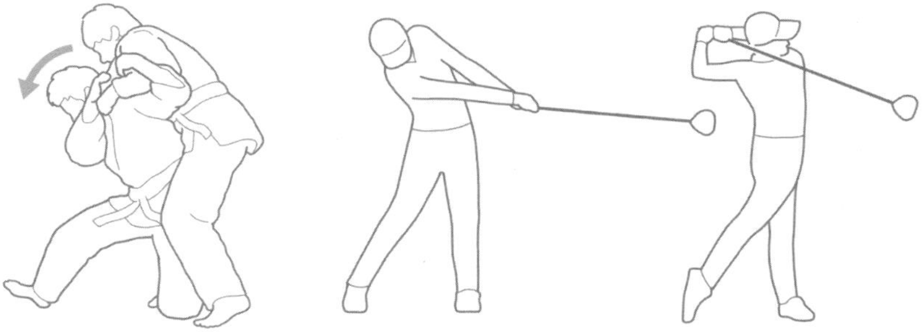

근막사선의 활용

복건막을 통과해 반대편 내복사근으로 연결되어 그쪽 고관절 내전근으로 이어지는 것이 좌우 한 쌍으로 X자 교차를 하고 있다. 유도에서 업어치기 기술은 이 근막사선에 있는 근육들의 폭발적인 힘을 써서 당기는 것이고, 골프 스윙 동작은 이 근육들이 단축성 수축에서 신장성 수축으로 전환되는 것을 보여 준다.

몸통 회전에 있어서는 내복사근과 외복사근이 서로 반대되는 작용을 한다. 골반이 고정된 상태에서 상체를 오른쪽으로 회전시킬 때, 오른쪽 내복사근이 몸통을 같은 쪽으로 돌도록 돕는다면, 전거근과 맞닿아 있는 왼쪽 외복사근은 몸통이 반대쪽으로 돌도록 돕는다. 이때 내복사근이 잡아당기는 오른쪽 늑간은 벌어지고 외복사근이 잡아당기는 왼쪽 늑간은 수축하는 작용이 일어난다.

만약 외복사근이 한쪽만 늘어나서 불균형이 온다면, 그쪽 흉골 하각이 벌어지면서 갈비뼈가 돌출된다. 물론 갈비뼈 돌출 증상은 외복사근만의 문제는 아니고, 골반과 흉곽의 회전방향이 다르기 때문에 일어나기도 한다. 위의 예에서 골반을 고정시키고 상체를 오른쪽으로 비틀 때, 골반은 왼쪽으로 회전력을 받지만 흉곽은 오른쪽으로 회전력을 받아 우회전한다. 이때

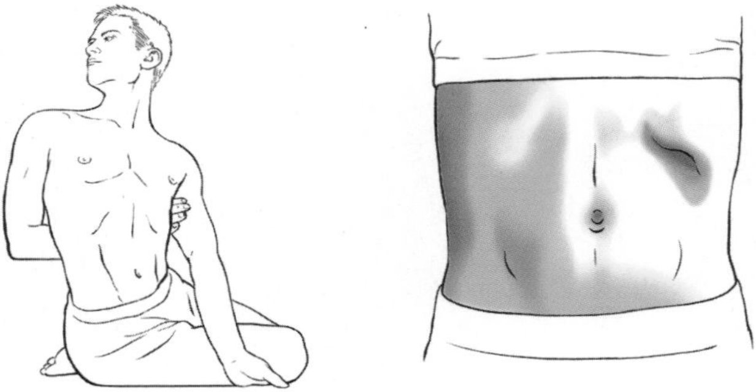

버러드와저 아써너와 늑골 하부 돌출

외복사근이 늘어나 있으면 왼쪽 갈비뼈를 잡아 주지 못하고 튀어나오게 된다. 때문에 갈비뼈 돌출 증상은 늘어져 있는 외복사근을 단련해야 하지만, 그와 함께 척추와 늑골의 정렬을 바로잡아야 하는 것이다.

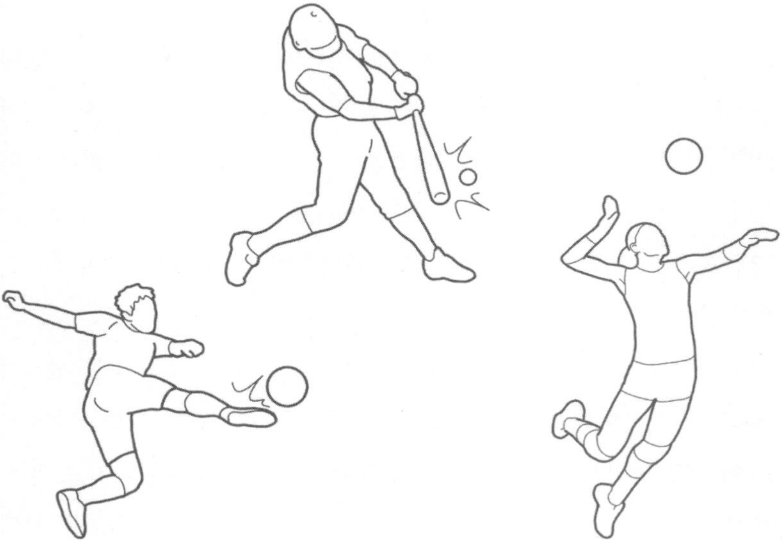

복사근 파열이 잘 일어나는 동작들

그런데 몸통을 비틀면서 축구에서 강하게 발리슛을 차거나 배구에서 스파이크를 하는 등, 몸통이 순간적으로 꼬일 때 내·외복사근이 손상되기도 한다.

보통 삼각형 자세Trikoṇāsana를 수련할 때, 척추의 좌우 균형감과 내·외복사근에 대한 인식이 없이 자세를 취하면, 아래의 왼쪽 그림에서처럼 배꼽이 마루를 향하여 돌듯 하면서 중력의 영향을 받아 몸통이 굽어지는 쪽은 내복사근의 측굴 작용으로 옆구리가 줄어들고, 반대편은 외복사근이 신장되면서 흉곽을 잡아 주지 못하고 옆구리가 늘어나게 된다.

하지만 숙련자는 뒤쪽 다리를 외회전시키는 힘으로 내전근을 신장시키며 줄어들려는 아래쪽 내복사근은 늘려 뻗고 앞쪽 다리를 외회전시키는 힘으로 몸통을 뒤쪽으로 회전시키며 흉요근막을 기준으로 위 광배근과 아래 엉덩이 근육 사이를 조이듯이 힘을 쓰면서 외복사근을 긴장시켜 좌우 옆구리의 길이를 맞추듯이 수련한다. 등 뒤의 또 다른 근막사선 작용에 대해서는 흉요근막을 다루는 곳에서 설명하겠다.

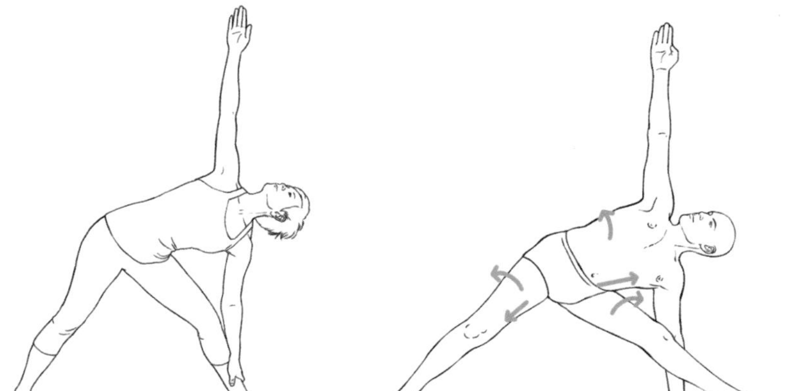

삼각형 자세에서의 근막사선

3. 복횡근

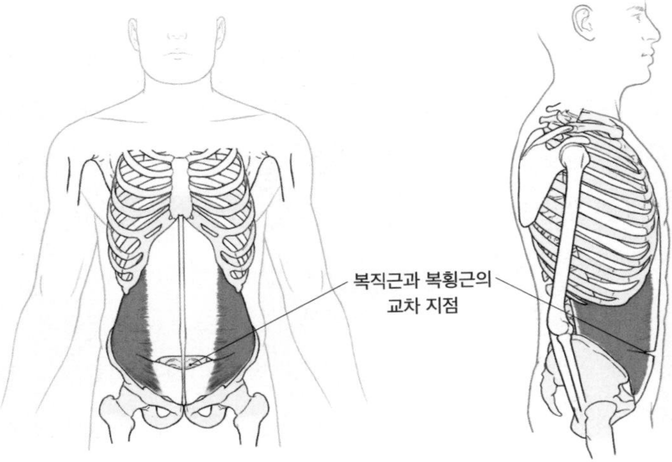

복횡근

복부 가장 안쪽에는 복횡근腹横筋, transversus abdominis이 있다. 몸통 앞쪽에서는 7~12번 늑연골과 장골릉과 서혜인대에서 일어나서 검상돌기 연골부위와 백색선 가지에, 그리고 몸통 아래로는 복사근 건막을 통한 치골결절과 능선 복근막에 붙고, 등 뒤로는 흉요근막에 붙어서 복부를 감싸고 있다. 간단히 말하자면 위로는 갈비뼈 아래쪽에 전반적으로 붙어 있고 아래로는 골반 앞쪽에 옆으로 펼쳐져 붙어 있으며, 근육의 결 또한 옆으로 형성되어 있다. 복사근처럼 늑연골에 붙어 있는 만큼 늑간신경의 지배를 함께 받지만, 복횡근은 장골 하복신경과 장골 서혜신경의 지배도 받고 있어서 독립적으로도 어느 정도 수축이 가능하다.

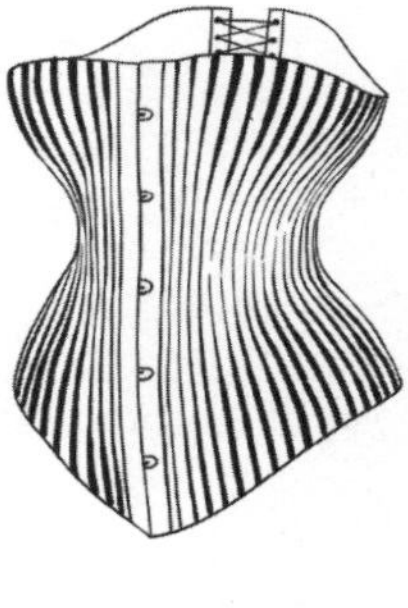

코르셋 효과

복횡근은 수축할 때 복부 근막과 흉요근막을 당겨 팽팽하게 하는데, 이 코르셋 효과 덕분에 허리뿐만 아니라 골반에 있는 천장관절을 압박하여 허리골반 복합체에 안정성을 부여하는 역할도 한다. 물론 이 역할은 복사근과 마찬가지로 복압 유지를 통해서 하는 것이다.

코어 근육

복근

복압은 허리를 안정적으로 펴는 역할을 하는데, 이것은 복강의 지붕 역할을 하는 횡격막과 골반강의 바닥을 구성하는 골반바닥근, 그리고 등 뒤에서 허리를 잡아 주는 다열근이 함께 활성화될 때 이루어진다.

1. 핵심근육과 복압의 중요성

복횡근을 포함한 이 근육들을 핵심근육core muscles이라고 한다. 핵심근육은 호흡 작용에 관여하면서 몸통의 안정성을 높여 원활한 움직임이 가능하도록 돕는 작용을 하는 근육이다. 즉 복서가 주먹을 뻗든, 태권도 선수가 발차기를 하든, 팔다리 근육이 움직이기 전에 먼저 수축하면서 복압을 상승시켜 몸통의 안정성을 확보하는 근육이다. 이것은 마치 자동차가 도로 위를 주행하기 전에 타이어에 바람을 채우는 것과 같은 이치다. 만약 허리 통증으로 인해 복횡근이 그 기능을 상실하면 팔다리가 움직이기 전에 몸통의 안정성을 확보하는 역할을 하지 못하게 된다. 그와 더불어 복압 유지가 제대로 되지 않기 때문에 허리·골반 복합체의 안정성이 결여되어 더 크게 다칠 수 있게 된다. 때문에 허리 통증이 있다면 몸통의 안정성을 고려한 운동을 해야 한다. 그러기 위해선 복횡근과 함께 횡격막, 골반바닥근, 다열근,

요방형근, 흉요근막을 같이 사용하는 방법을 익혀야 한다. 이것은 기본적으로 복식호흡법을 전제로 한다.

복근은 몸통 앞쪽 하복부에서부터 심장 아래 부분까지 덮고 있어서 위장이나 창자, 또는 여성의 경우 자궁 등의 내장기관과 밀접한 체성감각 반응관계에 있다. 때문에 복근 어딘가가 뭉치거나 늘어져 문제가 발생해도 그 안에 위치하는 내장에 기능장애가 일어날 수 있고, 그 반대로 내장에 어떤 문제가 생겨도 복근에 반응이 나타날 수도 있다. 복근의 문제가 등 뒤쪽에서 통증 반응으로 드러나기도 한다. 긴장감이나 감정상태도 복부에 반응을 일으키기도 하는데, 이것은 복부에 펼쳐져 있는 부교감신경의 하나인 미주신경의 반응으로도 이해가 된다.

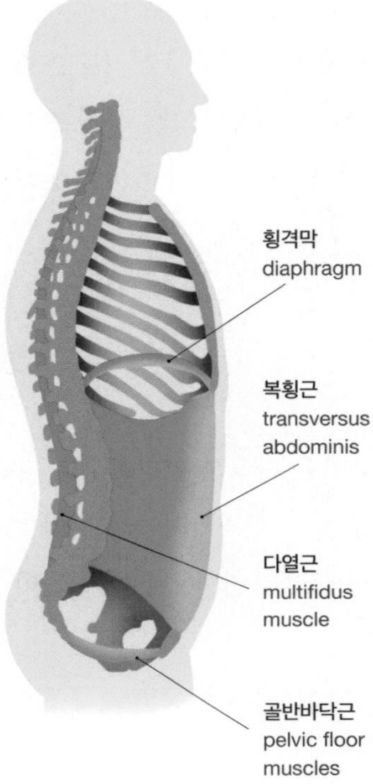

핵심근육

2. 복압 유지를 돕는 흉요근막

복부를 감싸고 있는 복횡근은 등 뒤쪽에서 흉요근막과 붙어 있다. 복횡근이 수축할 때 복부 근막과 흉요근막thoracolumbar fascia을 팽팽하게 당겨 복압을 유지하며 허리·골반 복합체의 안정에 기여한다. 몸통 앞쪽의 근막사선이 복건막을 가운데 두고 좌우 한 쌍으로 X자 교차를 하고 있는 것처럼, 뒤쪽 근막사선도 마찬가지로 광배근으로부터 가운데 흉요근막을 통과하여 반대편 엉덩이 근육에 이어진다. 이렇듯 근막사선은 좌우 한 쌍으로 X자 교차를 하고 있다.

흉요근막은 흉추thoracic와 요추lumbar, 그리고 근막fascia이 합쳐진 이름이다. 흉추와 요추 부위에서 요방형근과 척추기립근을 감싸고 광배근에 옆으로 일체화되어 붙어 있는 근막이다. 이것은 광배근과 대둔근 사이에 다이아몬드 꼴로 펼쳐져 있어서 상체와 하체의 힘을 X자로 근육의 결이 같은 방향인 광배근과 둔근을 통해 전달하는 역할을 한다. 앞에서 광배근을 팔 운동에 작동하는 등 근육으로 소개했는데, 한쪽 광배근만 작동할 경우 그 힘은 흉요근막을 통해 반대편 둔근으로부터 땅을 딛고 있는 발의 든든한 지지력을 전달받아야 힘을 제대로 쓰게 된다.

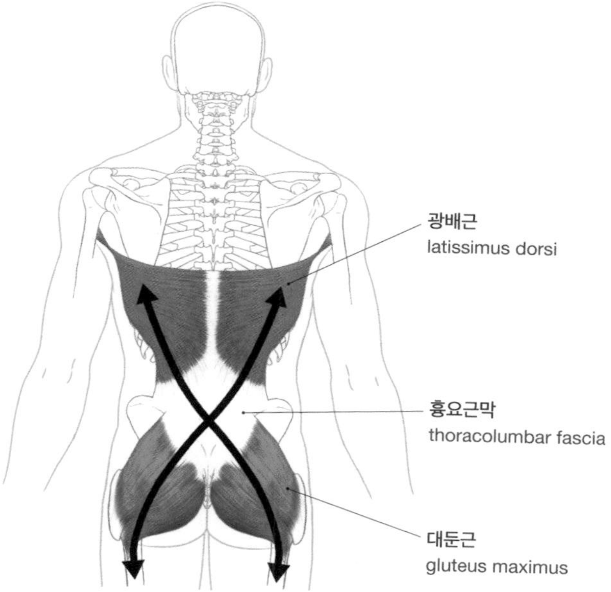

흉요근막의 X자 교차작용

근막은 얼마간의 세포와 그보다 많은 섬유, 그리고 그 섬유들이 매몰되어 있는 훨씬 더 많은 세포외 기질로 이루어져 있는 결합조직의 일종이다. 물기가 많은 젤처럼 점성과 장력 그리고 탄성을 지니고 있기에, 흉요근막은 상체와 하체의 협응을 유연하게 촉진하면서 동시에 척추기립근들과 함께 허리를 안정되게 잡아 주는 역할도 한다.

명상을 하려고 허리를 펴고 앉는다는 것이 자연스럽지 않게 힘을 주고 버티다 보면 허리가 굳으면서 호흡도 불편해지고 자신을 지켜보는 의식이 깊어지지 못하고 표면으로 뜨게 되는 경험을 하게 된다. 한의학에서는 몸통 뒷면 한가운데를 독맥督脈이 흐르고 있다고 하는데, 여기서 독督은 '감독하다, 살펴보다, 경계하다'라는 의미다. 등줄기에는 흥분신경인 교감신경 줄기가 흐르고 있어서, 만약의 사태에 중추신경을 긴장시켜 대비하게 하지만, 이것이 이완되지 못하면 명상은 깊어질 수가 없다.

운동역학적으로도 흉요근막이 경직되거나 심하게는 그 안의 미세신경들이 근막에 포착되어 버리면 상·하체의 협응은 말할 것도 없고 허리를 안정되게 잡아 주지도 못한다. 다시 말하자면 허리를 감싸고 있는 흉요근막도 탄력적이면서 유연해야 하는 것이다.

흉요근막을 단련하는 대표적인 요가 자세는 웃까떠 아써너Utkata āsana다. 마치 의자에 앉듯이 쪼그려 앉아 자세를 유지하는데, 둔근과 넓적다리에 주된 자극이 가는 스쿼트와의 차이점이라면 두 팔을 들어 올리며 광배근과 둔근 사이 흉요근막까지 뻗어 내는 데 있다.

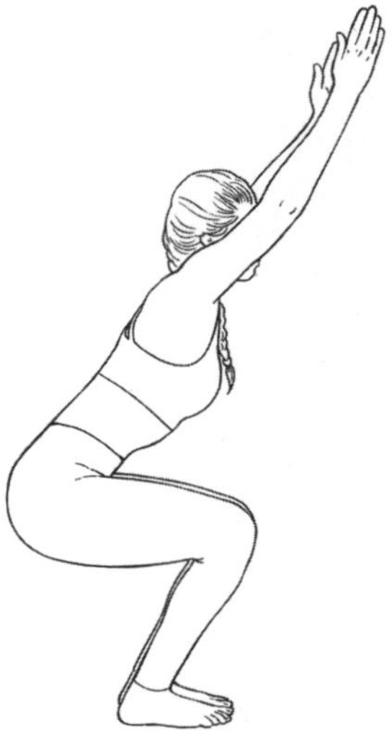
웃까떠 아써너

삼각형 자세Trikoṇāsana를 수련할 때, 숙련자

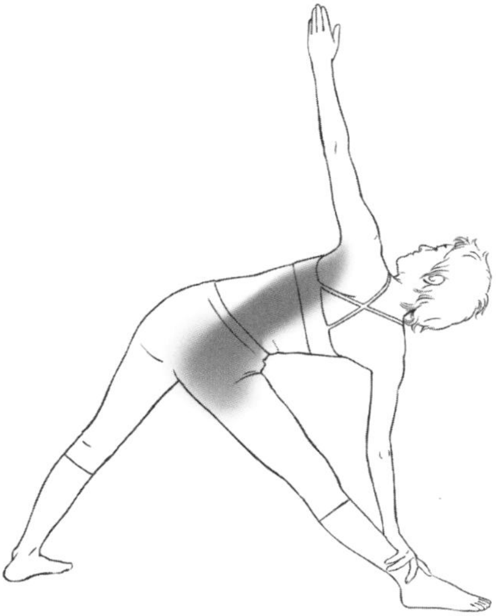

삼각형 자세에서의 X자 근막사선

는 몸통 앞쪽의 근막사선을 따라서 앞쪽 다리 내전근을 신장시키는 힘으로 몸통을 뒤로 회전시키려 애쓴다. 몸통 뒤쪽에서는 뒤쪽 다리를 외회전시키며 내전근을 늘려 뻗는 힘으로 엉덩이 근육과 흉요근막을 지나 반대편 광배근을 뻗어 낸다. 이렇게 하는 것은 몸통 아래쪽 옆구리를 더욱 길게 뻗어 내는 효과가 있다.

웃따너 아써너Uttanāsana에서 한쪽 등이 솟은 경우는 단축되어 있는 반대편 햄스트링이 X자 흉요근막을 통해 반대편 허리를 잡아당기고 있기 때문이다. 그럴 때는 넓적다리 뒤쪽의 대퇴이두근이나 반건양근, 반막양근 중 하나에 부하가 걸려 있을 확률이 높다.

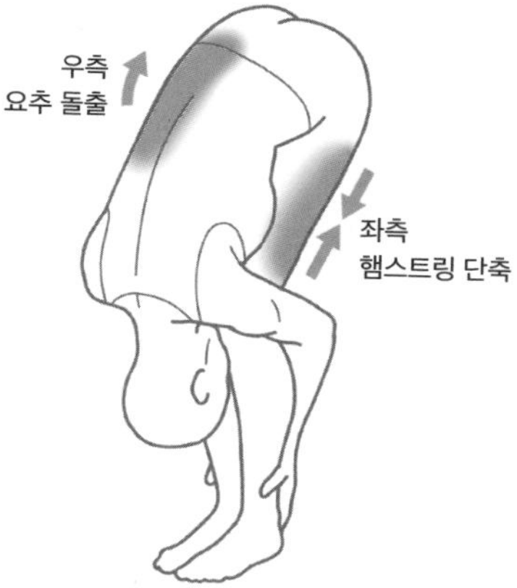

한쪽 등이 솟은 웃따너 아써너

바르게 걷기

복근

이리야빠터iriyāpatha, 즉 몸가짐은 행주좌와行住坐臥로 구분되는 자세와 상태를 말한다. 걷고 있거나 서 있거나 앉아 있거나 누워 있는 네 가지 중에 걷는 것을 다른 것들보다 나중에 설명하는 이유는 걷기는 말 그대로 걷기만이 아닌 서서 중심을 이동하는 모든 동작을 포괄하기 때문이다.

1. 지면반발력과 걷기

걸을 때 대둔근이 후방으로 땅을 차며 앞으로 나아가게 하는 추진력을 발휘하고, 중둔근과 대퇴근막장근이 고관절을 고정하여 중심을 유지한다는 것은 엉덩이 근육을 설명하며 이야기했다. 덕분에 한쪽씩 발을 디디고도 신장성 수축eccentric contraction에 의해서 앞으로 넘어지는 것을 방지할 수 있는 것이다.

바른 걸음걸이에 대해서는 여러 훌륭한 선생님들이 다양한 매체를 통해 이야기하고 있기에 여기에서는 기본적으로 걸음이 부정확해지는 이유를 밝히고 바른 걸음걸이에 도움이 되는 원리와 훈련 방법에 대해 이야기하고자 한다.

걷거나 뛰는 모든 운동에서 가장 중요한 원리는 **지면반발력**과 **중심 이동**이다. 마치 트램펄린에서 뛰는 것처럼 지면을 차거나 디디면서 발생하는 반발력을 제대로 받지 못하거나 다루어 내지 못하면, 자세가 부정확해지고 동작에 힘이 실리지 않게 된다. 두 팔과 두 다리가 엇갈려 작용하는 인체가 한쪽 발에서 다른 쪽 발로 중심 이동을 제대로 하지 못해도 같은 결과를 초래하며 심지어 넘어지게 된다.

안정감 있게 걷기 위해서는 가슴을 들고 다녀야 하며, 마치 엉덩이가 허리에 붙어 있는 것처럼 지면반발력을 허리로 느끼면서 걸어야 한다. 즉, 고관절과 근육의 움직임을 X자 교차를 하고 있는 흉요근막을 통해서도 느낄 수 있게 걸어야 한다는 말이다.

물론 지면반발력을 제일 처음 받는 곳은 발바닥과 발목 관절이다. 이 반발력은 무릎을 거쳐 엉덩이까지 전달되는데, 관절을 잡고 있는 엉덩이 근육들의 탄력이 떨어지면 중력에 대한 저항 없이 체중을 고스란히 관절에 싣게 되어 손상이 발생한다.

엉덩이 근육에 대해 설명할 때, 엉덩이 근육에 힘을 주는 방법을 망각하게 된 '둔부기억상실증'에 대해 이야기했었다. 그런데 기억상실증은 엉덩이 근육에만 발생하는 것이 아니다. 신발을 신고 다니면서 발가락과 발바닥 근육이 경직되고 발목 관절까지 고유 감각을 상실한 경우가 많기 때문이다. 신발을 신고 매끈하게 포장된 도로에만 익숙해져 있던 도시 청년들이 군대에 가서 신입병사로서 산악 훈련을 하면 이리 넘어지고 저리 넘어지는 이유가 여기에 있다. 울퉁불퉁한 지형에 평소의 가동범위를 넘어선 발 디딤이 확고하지 못하고 어설프기 때문이다. 발목이 불안정하면 장딴지와 종아리 근육이 탄력을 잃게 되어 무릎까지 부담이 가중된다. 그런데 발목의 안정성은 발바닥에 내재하는 근육이 활성화되지 않고는 확보되지 않는다. 지면이 무너지는 갯벌이나 논두렁, 밭두렁 길을 걸으면서 다양한 각도에서 발목의 중심을 잡는 연습을 해야 발바닥 근육까지 활성화되면서 발목의 고유 감각이 되살아나게 된다.

안정감 있게 걷기 위해서는 가슴을 들고 다녀야 한다고 했는데, 이것은 엉덩이가 처져 있는 상태로 유지할 수 있는 자세가 아니다. 엉덩이를 탄력 있게 끌어당겨 올려야 허리가 꼿꼿해지면서 가슴을 들게 되고, 그러면 머리도 중심선에 오게 된다.

발목의 안정성을 키우고 지면반발력과 중심 이동 감각을 효과적으로 키

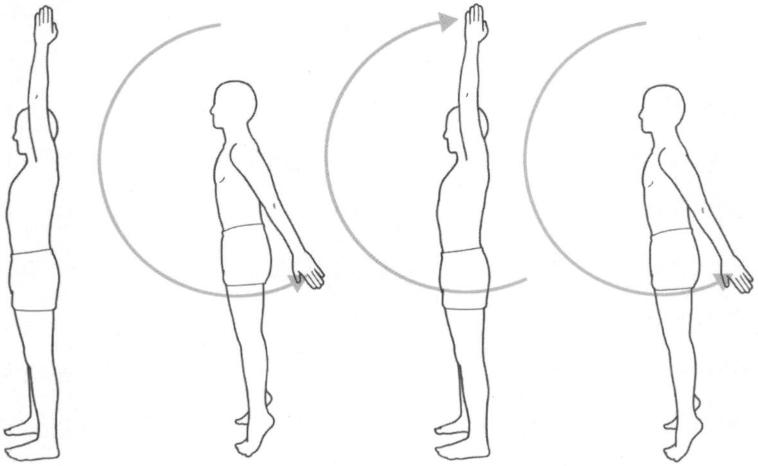

우르드워 허스떠 아써너에서 뒤꿈치 들기

우는 방법이 있다. 양팔을 들어 올려 합장을 한 우르드워 허스떠 아써너Urdhva Hasta Āsana나 수영에서 연습하는 유선형 자세로 힙업을 통해 가슴을 들고 허리를 곧게 뻗은 뒤에 팔을 내리며 뒤꿈치 들기를 하는 것이다. 팔을 내리면서 약간의 가속도가 붙으면 팔은 엉덩이 뒤로 가면서 뒤꿈치 들기와 함께 추진력을 발휘해 몸을 앞으로 내밀게 된다. 이때 중심을 발끝으로 잡고 유지하는 훈련은 지면반발력과 중심 이동, 그리고 그것을 제어하는 감각까지 키울 것이다. 꼿꼿한 허리와 탄력 있는 엉덩이가 당연히 만들어지니 가슴을 들고 머리가 중심선에 오게 된다.

2. 아써너에서 걷기 원리의 적용

두 발로 직립보행을 하는 인간은 몸통 앞·뒷면에서 X자로 교차하고 있는 근막 기능선을 통해 팔과 다리가 반대로 짝을 이루어 걸음을 걷거나 뛴다. 야구선수가 공을 던지는 것이나 복싱선수가 주먹을 내뻗는 것도 해당 근육이 몸통 앞뒤 근막을 통해 반대편 엉덩이 근육과 다리의 도움을 받아 지면으로부터 강한 반발력을 전달받아야 힘을 제대로 쓰게 된다. 이것은 걷기를 포함한 몸의 모든 중심 이동에 해당하는 원리다. 다음은 서서 수련하는 아써너에서 이러한 원리가 어떻게 작동하고 있는지 살펴볼 것이다. 사실 서서 하는 아써너 수련은 정적인 수련이지만, 각 자세가 가지고 있는 에너지는 동적으로 변하는 순간 폭발적인 힘을 낼 수 있는 것들이다.

① 뷔러버드러 아써너I 과 앞굽이 자세

다음에 소개될 자세는 뷔러버드러 아써너Vīrabhadrāsana로, 전사 자세로 번역된다. 뷔러버드러Vīrabhadra는 힌두교에서 우주를 주재하는 삼신三信 중의 하나인 파괴와 멸망을 주관하는 쉬뷔Śiva 신의 분노가 극대화된 화신으로써 우리에게 제석천으로 알려져 있는 천계의 제왕 인드라Indra마저도 굴복시킨 전사라고 한다.

이 요가 자세는 등산을 할 때 모습과도 닮았고 태권도의 앞굽이나 복싱에서 스트레이트 펀치를 뻗을 때의 하체를 연상시킨다.

동적인 펀칭에서는 뒤쪽 다리에서 시작된 골반의 회전을 따라 몸통이 돌면서 앞쪽 다리로 중심이 이동된다. 이때, 바닥을 차고 튀어 오르는 뒷발의 반발력을 앞발이 안정되게 받아 주어야 흔들림이 없게 된다. 정적인 요가 자세에서는 뒷쪽 다리를 곧게 뻗지만 중심이 앞으로만 쏠리지 않도록 한다. 이때, 뒷쪽 다리 고관절을 신전시킴으로써 업독 자세Urdhva Mukha Śvanāsana에서 보듯이 둔근과 광배근을 제어하여 몸통을 세우고, 무릎을 굽힌 앞쪽 다리는 고관절을 굴곡시켜서 내전근과 내복사근 그리고 사선을 따라 반대편 외복사근이 수축하면서 몸통의 회전을 흔들리지 않게 잡아 준다.

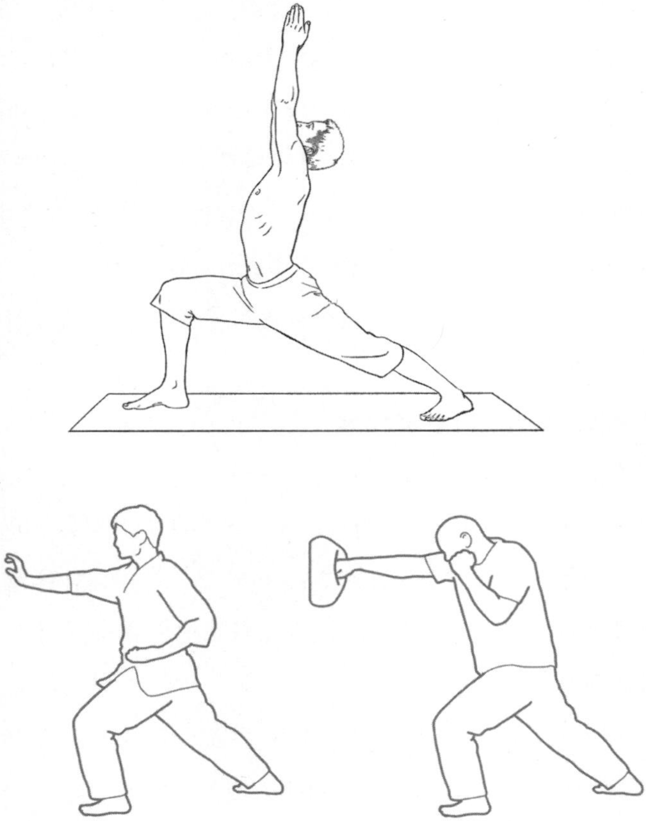

뷔러버드러 아써너I 과 앞굽이 자세

② 뷔러버드러 아써너II 와 옆굽이 자세

이 요가 자세는 골반이 회전하지 않고 앞쪽 다리로 중심 이동을 하며 칼을 찌르는 펜싱이나 복싱에서 앞쪽 손으로 잽을 던질 때 모습과 닮았다.

요가에서는 뒤쪽 다리를 곧게 뻗어 발바닥을 타고 오르는 뒤쪽 다리의 지면반발력이 엉덩이 근육을 타고 흉요근막을 통과하여 앞쪽 광배근을 힘차게 뻗게 한다. 삼각형 자세에서와 마찬가지로 앞쪽 다리를 외회전시키는

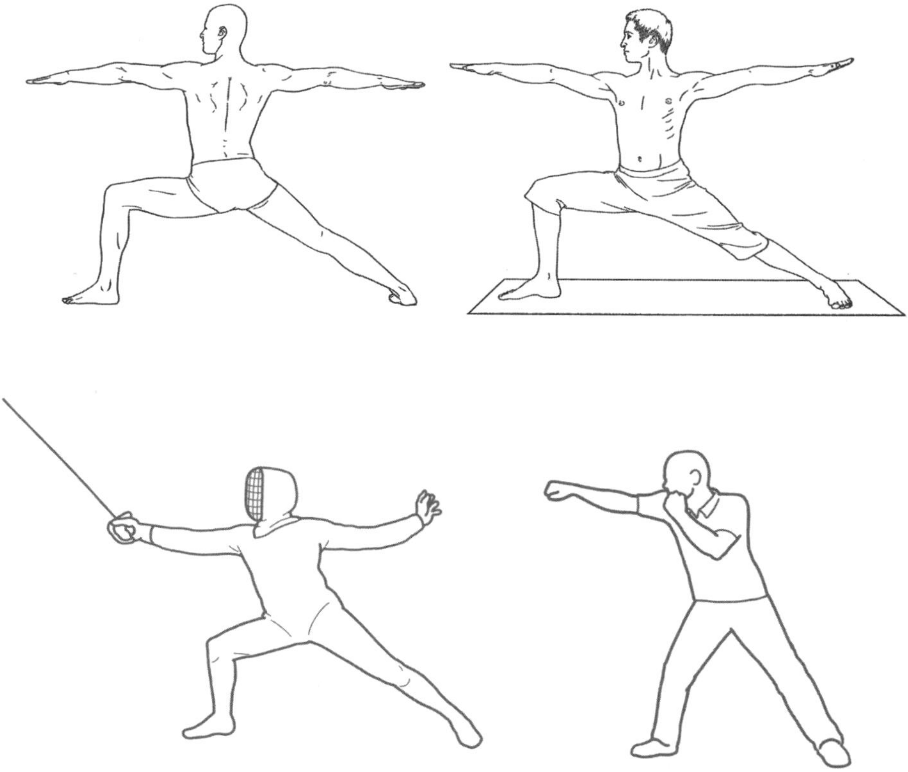

뷔러버드러 아써너II 와 옆굽이 자세

힘으로 내전근을 늘려 뻗으며 무릎이 안으로 쓰러지지 않게 하면서 몸통은 뒤쪽으로 회전시키고, 뒤쪽 다리도 외회전시키면서 업독 자세에서 보듯이 둔근과 광배근을 제어하여 몸통을 세운다. 곧게 뻗은 뒤쪽 다리가 제공하는 안정감을 바탕으로 하는 이 자세는 좌우로 길게 뻗은 양팔이 가슴에서부터 의식이 확장되도록 하며, 앞 손끝을 통해 정면을 응시하는 시선은 집중력을 향상시킨다.

③ 뷔러버드러 아써너III와 뒤차기

이 요가 자세는 태권도의 뒤차기와 닮았다. 물론 골반의 회전을 통해 등 뒤로 다리를 뻗어 차는 뒤차기와 정적인 요가 자세와는 차이가 있지만, 사용되는 근육과 힘이 전달되는 경로는 유사하다.

정적인 요가 자세에서는 일단 넘어지지 않도록 균형을 잡아야 하는데, 지지하고 있는 다리의 발바닥, 발목, 무릎, 고관절 모두 유연하면서도 확고해야 한다. 지지하고 있는 쪽 중둔근의 수축력으로 골반 전체를 들고 있어야 하며, 뒤로 뻗는 다리의 중둔근과 근막장근이 협응하여 대둔근의 수축과 대퇴사두근의 신장을 균형감 있게 보조해야 한다.

뒤차기에서는 다리를 들고 있는 것만이 아니라 발바닥이나 뒤꿈치로 차는 힘을 타점에 임팩트 있게 전달해야 하는데, 그렇게 하기 위해서는 발등을 당기며 햄스트링부터 종아리 근육까지 뻗어 내야 하고, 차고 나서 반발

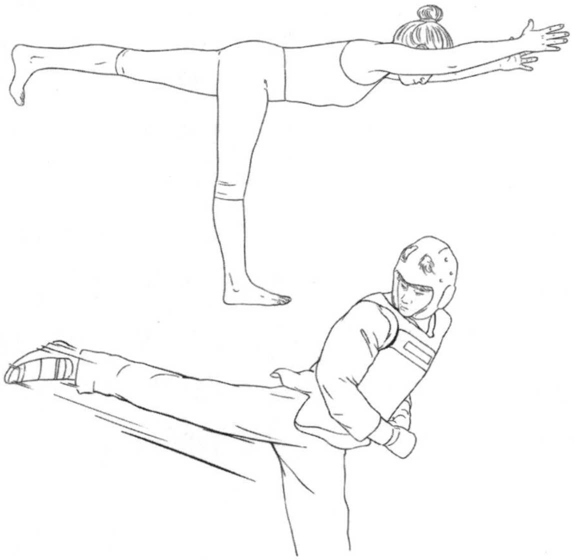

뷔러버드러 아써너III과 뒤차기

력을 제어하며 몸통을 세울 수 있어야 한다.

요가 자세에서는 흉요근막을 기준으로 광배근과 엉덩이 근육들의 긴장을 유지하면서 가슴을 펴고 손끝, 발끝까지 뻗어 내야 한다. 뒤로 곧게 뻗은 다리를 고유 감각을 통해 의식하면서 앞 손끝을 통해 정면을 응시하는 것은 사지의 협응력과 균형감, 그리고 의식의 집중력을 향상시킨다.

④ 아르더 짠드러 아써너와 옆차기

아르더 짠드러 아써너Ardha Candrāsana는 아르더 짠드러Ardha Candra가 반달을 뜻하기에 반달 자세로 불린다. 그런데 옆으로 눕다시피 한 이 자세를 왜 반달 자세라 했을까 하는 의문은 인도여행을 한 달 이상 해 보면 풀리게 된

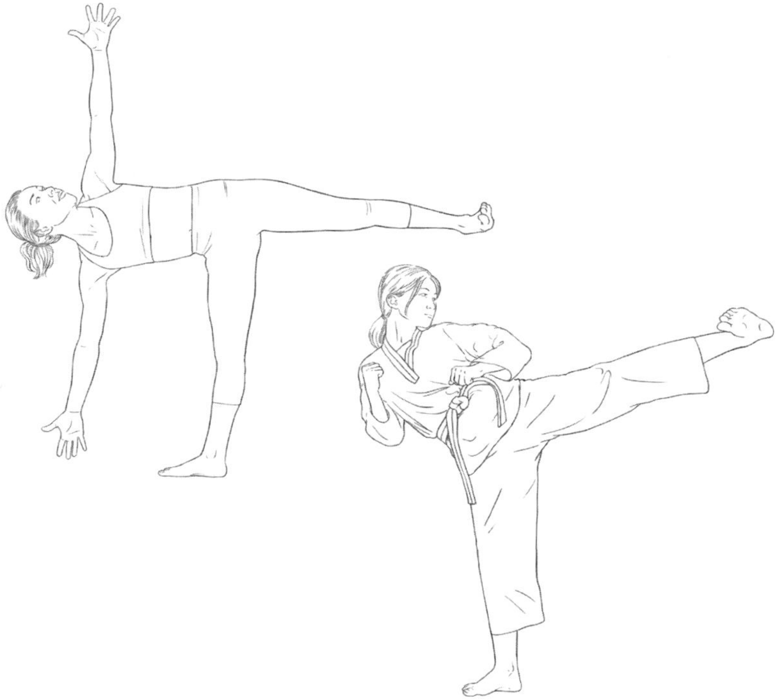

아르더 짠드러 아써너와 옆차기

다. 우리나라에서 반달은 수직으로 갈라지지만, 인도에서 반달은 옆으로 갈라진다는 것을 알게 되기 때문이다.

이 자세는 태권도의 옆차기와 닮았다. 옆차기에서는 뒤차기와 마찬가지로 차고 나서 반발력으로 넘어지지 않기 위해 몸통을 세워 제어한다. 뒤차기와는 조금 다르게 지지하고 있는 다리와 옆으로 뻗는 다리 모두 중둔근과 근막장근이 협응하여 대둔근이 수축하면서 대퇴사두근과 햄스트링을 동시에 뻗어 내는 것을 보조한다.

요가 자세에서는 지지하고 있는 다리 쪽 내전근으로부터 내복사근은 신장성 수축을 하고, 사선에 있는 외복사근은 단축성 수축을 하며 몸통 좌우를 고르게 뻗게 해 준다. 이때 몸통 뒤쪽 엉덩이 근육으로부터 흉요근막을 거쳐 광배근까지 단축성 수축을 하면서 몸통을 뒤로 회전시키는 것을 돕는다. 옆차기하고는 달리 골반이 위아래로 균형감 있게 펴져야 하며 엉덩이가 뒤로 빠지지 않도록 꼬리뼈를 밀어 넣어 하복부가 펴지게 한다. 위아래로 뻗고 있는 팔이 마치 하늘과 땅을 연결하듯이 뻗는다.

⑤ 빗장 자세, 비둘기 자세와 뒤돌려차기

뒤돌려차기, 일명 회축차기에서 고관절이 내전되어 있으면 골반이 펴지지 않아 엉덩이를 뒤로 뺀 채 발을 제대로 후려치지 못하고 끌어당기게 된다. 이런 경우엔 아르더 짠드러 아써너Ardha Candrāsana에서 양쪽 고관절을 찔러 넣어 골반을 펴는 동작이 유효한데, 빗장 자세Parighāsana의 변형동작이나 비둘기 자세Kapotāsana 등을 활용하여 내전된 고관절을 교정할 수 있다.

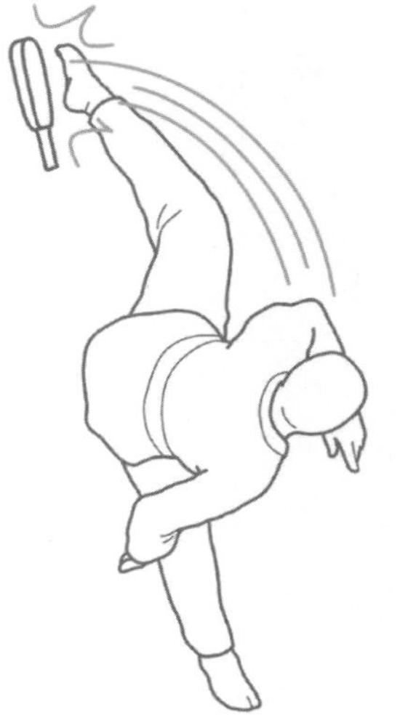

뒤돌려차기

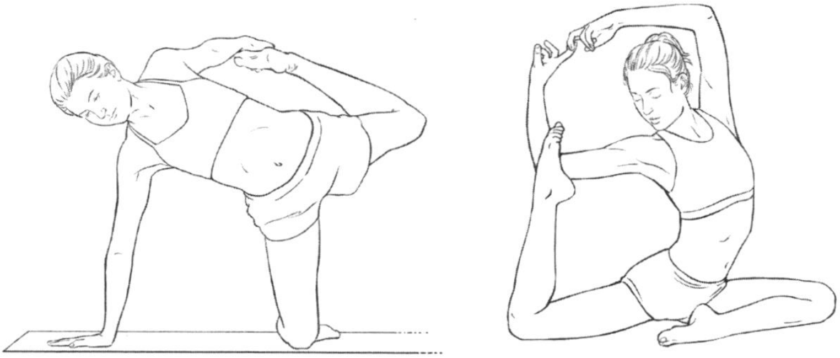

빗장 자세, 비둘기 자세

⑥ 웃티떠 허스떠 빠당구슈터 아써너와 앞차기

웃티떠 허스떠 빠당구슈터 아써너Utthita hasta Pādāṅguṣṭhāsana는 손으로 발가락을 잡고 다리를 앞으로 뻗는 자세다. 이 자세는 태권도의 앞차기 자세를 연상시키는데, 걷기의 연장선상에서 이해할 수 있다. 지면을 차는 반발력을 앞발로 이동시키며 뒷발을 들어 올려 앞으로 뻗어 내는 것이다.

요가 자세에서 다리를 앞으로 뻗어 올려 수평 이상으로 들고 있는 것은, 더욱이 상체를 숙여 손으로 발을 잡고 있는 자세는 근육에 힘만 있다고 할 수 있는 동작이 아니다. 유연성과 집중력, 균형감이 고르게 발달해야 한다. 이 자세는 디딤발로 확고하게 지면을 잡고 핵심근육과 대퇴사두근을 수축시키며 다리를 들어 올리면서 종아리 근육에 힘을 주어 햄스트링까지 뻗어 내야 한다. 앞차기에서는 종아리 근육에 힘을 주어 뻗어 내지만 햄스트링을 의식하지 않는다. 만약 햄스트링까지 의식적으로 뻗어 내려고 하면 속도가 느려지면서 동작이 제어되어 목표점에 전달되는 충격이 반감되기 때문이다. 요가 자세와는 달리 앞차기에서는 반발력으로 밀려 넘어지기 않기 위해 지지하는 다리의 무릎을 살짝 굽혀 준다.

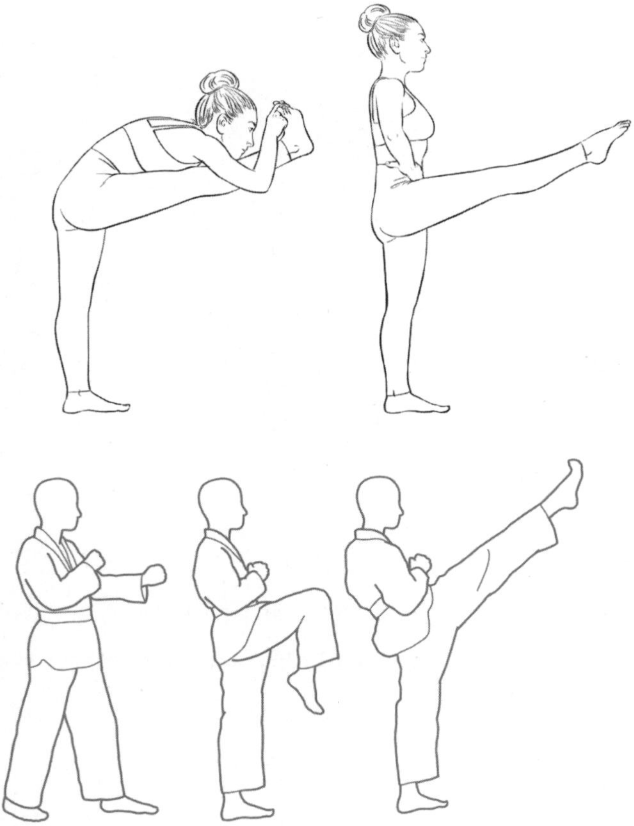

웃티따 허스떠 빠당구슈터 아써너와 앞차기

⑦ 빠리브릿떠 허스떠 빠당구슈터 아써너와 돌려차기

상체를 안으로 돌려 반대 손으로 발가락을 잡고 다리를 뻗는 요가 자세는 빠리브릿떠 허스떠 빠당구슈터 아써너Parivrtta hasta Pādāṅguṣṭhāsana다. 이 자세는 태권도의 돌려차기 자세를 연상시킨다.

돌려차기를 할 때 골반이 회전하면서 발에 원심력이 제대로 걸리려면 구심점이 되는 고관절이 중심축 역할을 해야 한다. 고관절이 외전되어 있으면 휘둘러지는 추 역할의 발보다 축 역할의 고관절이 먼저 앞으로 나가

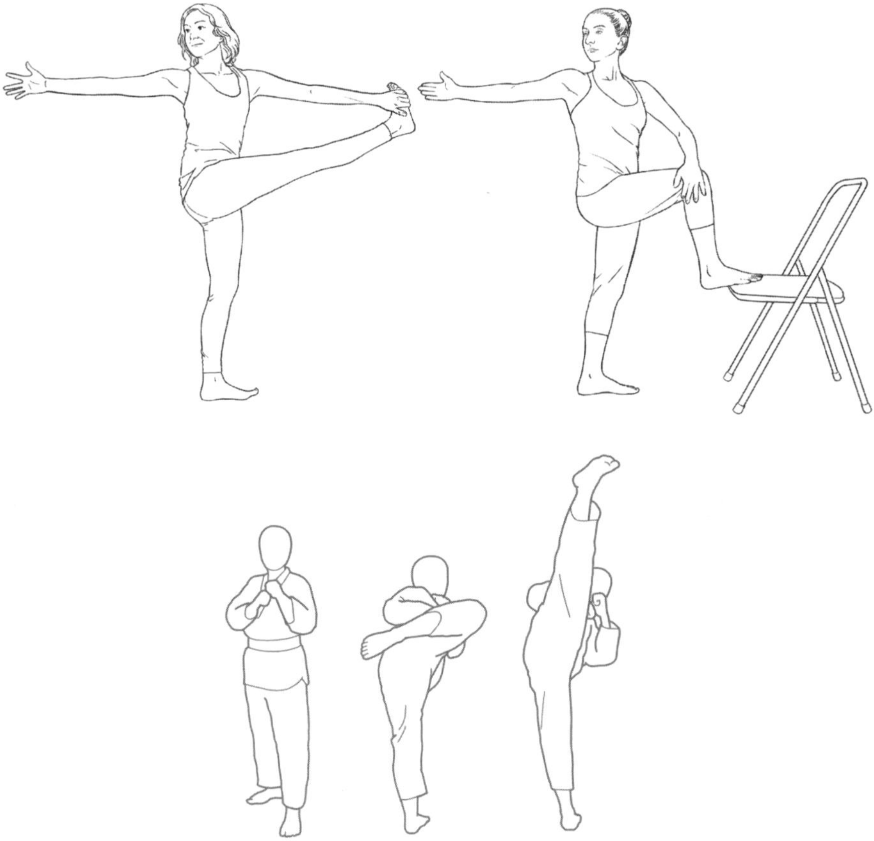

빠리브릿떠 허스떠 빠당구슈터 아써너와 돌려차기

서 발에 힘이 실리지 않을 뿐더러 앞차기처럼 발이 위로 뜨게 된다. 이럴 땐 이 요가 자세나 또 다른 자세인 마리짜 아써너Maricyāsana로 고관절을 내전시켜 교정한다. 발차기를 할 때는 엉덩이를 살짝 뒤로 빼어 차는 연습을 한다.

⑧ 하누만 아써너와 들어찍기

다리를 앞뒤로 벌려 찢는 요가 자세는 하누만 아써너Hanumāsana라고 부른다. 하누만Hanuman은 '라마 왕의 일대기'라는 뜻의 인도 고대 서사시 라마여너Rāmāyaṇa에 등장하는 원숭이 모습의 신이다. 그는 바람의 신 봐유Vāyu의 아들이자 주인공 라마의 충복인데, 영웅적인 기상과 힘, 확신에 찬 탁월함과 라마를 향한 신심이 충만한 것으로 묘사된다. 다른 문헌에서는 무술과 명상, 학식의 수호자로 그려지는데, 서유기에 등장하는 손오공의 모델이었을 것으로 유추된다. 이 자세는 하누만이 인도에서 스리랑카까지 다리를 벌

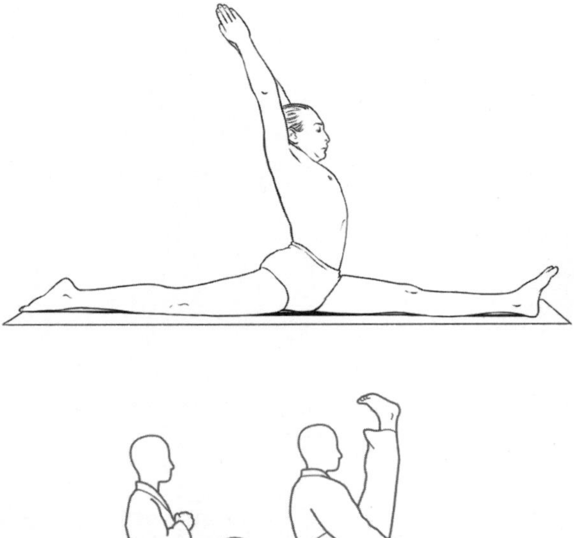

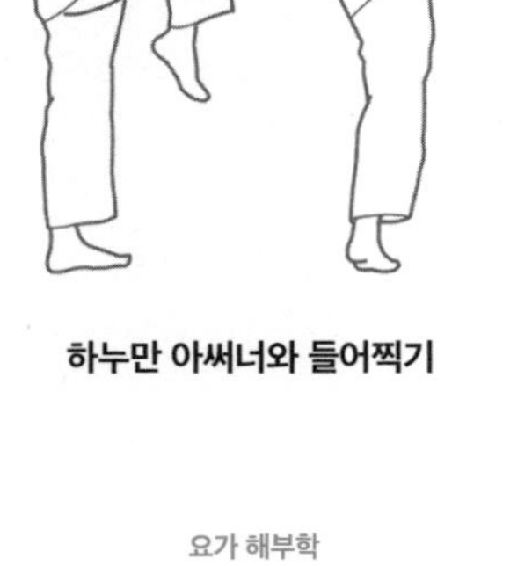

하누만 아써너와 들어찍기

려 건너뛰는 모습을 나타내는데, 골반과 허리의 유연성을 길러 준다. 이 자세는 태권도의 들어찍기 연습에 도움이 된다. 앞쪽 다리 고관절은 굴곡되어 햄스트링을 곧게 뻗게 하고, 뒤쪽 다리 고관절은 신전되어 장요근을 늘려 뻗는다. 몸통을 세워 골반을 바닥으로 눌러 내리면서 신장성 수축으로 눌러 뻗은 앞쪽 다리를 끌어당기듯이 힘을 쓰며 등척성 수축으로 전환하여 내려찍을 때 쓰이는 힘을 길러 준다.

3장

호흡기계

이 장에서는 호흡기계의 구조와 기능을 살펴보고, 바른 호흡을 가능하게 하는 작동원리에 대해 공부하고자 한다. 흉식호흡, 복식호흡을 비롯한 다양한 호흡 수련법도 살펴볼 것이다.

호흡기계 구조와 기능

앞서 요가는 수의근인 골격근을 다스려 불수의근인 내장근에도 긍정적 영향이 미치도록 하는 것이고, 몸 신경을 다루어서 자율신경이 정상적으로 작동하도록 하는 것이라고 언급했다. 이 중 호흡기계는 수의적인 측면과 불수의적인 측면 모두에 관여하고 있는 연결고리라고 말할 수 있다. 숨은 의지적으로 조절하고 참을 수 있지만, 어디까지나 한시적일 수밖에 없다. 숨은 의식을 하든 안 하든 결국은 의지와 상관없이 저절로 작동하게 되어 있기 때문이다.

호흡기계는 공기를 여과하고 따듯하게 덥히거나 축축하게 할 뿐 아니라 말하기와 후각 기능을 가능하게 하며, 세포에서 이산화탄소를 제거하고 산소를 공급함으로써 공기를 이동시키고 교환하는 역할을 한다. 그럼으로써 혈액 산도의 항상성을 조절하고 대사와 순환 등 몸에서 필수적인 생명 유지 역할을 한다.

1. 흉강과 복강

인체 골격에는 비어 있는 공간이 몇 군데 있다. 두개골 안이 비어서 뇌가 자리 잡고 있고, 척주에도 속이 빈 구멍 줄기가 있어서 척수신경이 내려온다. 흉곽도 비어 있어서 폐를 통해 공기가 들어왔다가 나가고, 복부와 골반에도 빈 공간이 있어서 음식물이 들어와서 소화 작용을 거치고 배설될 수 있는 것이다. 두개강 안의 뇌와 척주강 안의 척수는 4장 신경계에서 다룰 영역이고, 호흡과 관련해서는 몸통에 있는 흉강이 공기의 순환을 통해 직접적으로 관련되어 있다. 복부의 압력을 통해 흉강에 영향을 미치기에 복강과 골반강도 호흡 작용에 연관되어 있다.

흉강과 복강은 횡격막에 의해 구분된다. 흉강에는 심장과 폐가 있고 복강에는 위, 간, 담낭, 비장, 췌장, 소장, 대장, 신장, 방광 등이 있다. 호흡은 공기가 코나 입을 통해 기도를 통과하여 폐를 채웠다가 다시 역순으로 빠져나가는 것이기에 호흡 작용은 분명 흉강 안에서의 일이다. 그런데 복식호흡이나 단전호흡을 한다는 말은 무슨 뜻인가? 복강과 골반강은 소화 기관와 배설 기관으로 채워져 있으니 말이다.

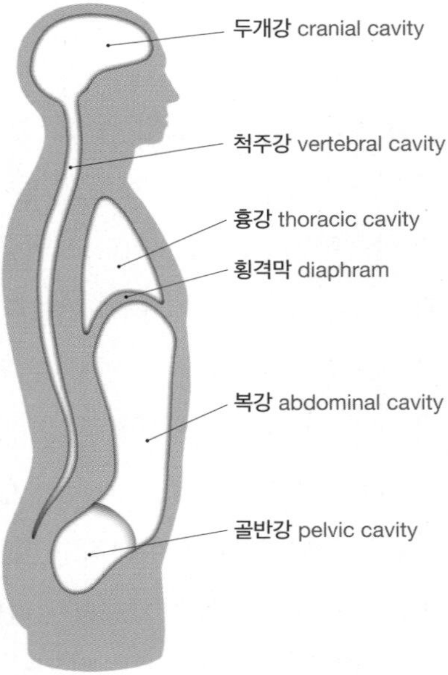

흉강과 복강

흉강은 흉곽 안에 자리 잡고 있는데, 흉곽은 수축성과 탄성을 함께 지니고 있다. 근육에 의해서 움직일 수 있는 유연한 골격이기에 어느 정도 확장시킬 수 있으며, 다시 원래 모양으로 되돌아오는 경향이 있다. 뿐만 아니라 흉강 안의 폐는 탄성이 있어서 형태를 변형시킬 수 있기 때문에 풀무처럼 공기를 압축시키거나 감압시킬 수 있다. 반면에 복강은 소화된 음식물이 걸쭉한 액체같이 돼서 채워진 물주머니와 같다. 액체는 기체와 달리 압축할 수 없기 때문에 용적의 변화 없이 모양만 변할 수 있는데 복강이 호흡에 따른 압력의 변화를 반영하려면 거기에 어느 정도 빈 공간이 있어야 한다.[28] 『바가왓 기따Bhagavad Gītā』에서는 수행자에게 위장의 4분의 1은 항상 비워 두라고 이야기하는데, 과식으로 인해 배가 빵빵하게 부르다면 숨을 깊이 들이마실 수 없고 얕은 숨만 가쁘게 쉬게 되기 때문이다.

28 흉강과 복강의 특성에 대해서는『호흡 작용의 해부학』(Blandine Calais-Germain) p.126~128 참조

흉강과 복강은 분리할 수 없이 연동된다. 횡격막은 복강의 천장이자 흉강의 바닥으로서, 호흡 작용이 비록 흉강에서 이루어지고 있다 하더라도 그에 따른 압력의 변화를 복강에서 받아 주고, 반대로 복강에서 복압에 의한 변화가 흉강에 영향을 미쳐 호흡에 영향을 주기 때문이다. 복강과 골반강 사이는 횡격막처럼 뚜렷하게 구분하는 조직이 없기에 호흡 작용에 따른 복강의 압력 변화는 골반강에까지 미치게 된다.

액체와 기체는 언제나 압력이 높은 곳에서 낮은 곳으로 이동한다. 숨을 들이쉴 때도 흉곽이 확장되면서 흉강 안의 용적이 증가하면, 압력이 감소하면서 보다 기압이 높은 몸 밖의 공기가 밀려들어 온다. 이때 흉강의 용적이 커지면서 횡격막이 복강을 아래로 누르게 된다. 이렇게 들숨에서 아래로 눌렸던 복강이 날숨에서는 다시 횡격막을 밀어 올린다. 압력이 높아졌던 흉강에서 공기가 밀려 나가게 되고 그러면 확장되어 있던 흉강과 폐 조직이 원래의 용적으로 수축되면서 원상 복귀된다.

2. 흉곽

흉곽은 12개의 흉추와 12쌍의 늑골로 이루어지며, 가슴 한복판에서 흉골이 그 사이의 늑연골로 잡고 있는 구조물이다. 80개 이상의 접합부로 구성되어 있는데, 그중 반 이상의 관절이 가동적이다. 늑골은 어느 정도 휘어져 있는데 조금 더 휘어질 수도 있고, 원래 모습으로 되돌아오려는 탄성도 있다. 흉곽이 유연하면 호흡 작용이 원활하게 이루어지도록 돕지만, 운동이 부족하면 흉곽의 접합부도 조금씩 굳게 된다. 1번 늑골은 위에서 아래로 납작한 형태를 하고 있으며, 10번 늑골로 내려갈수록 길어지고 유연해진다. 11번과 12번 늑골은 길이가 다시 짧아져 늑연골과 연결되어 있지 않고 따로 떨어져 있어서 부유늑골浮游肋骨, floating rib이라 한다.

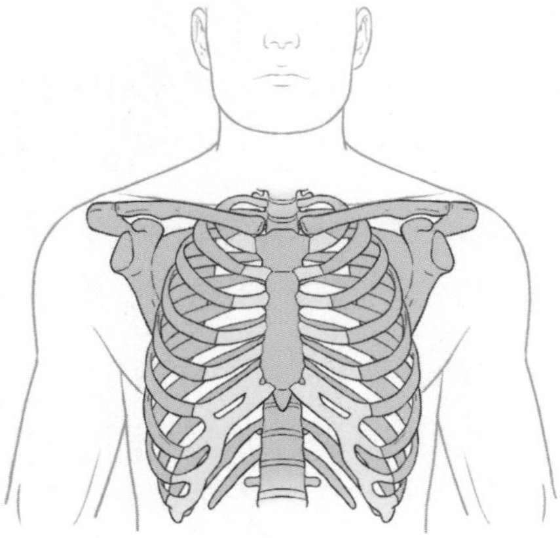

흉곽의 구조

흉골과 늑골을 연결시키는 늑연골은 늑골보다 더 유연하기에 호흡할 때 가슴의 폭을 크게 넓힐 수 있다. 1~7번 늑골까지 각 연골은 늑골과 흉골 사이에 연결되어 있어서 흉추의 가동성을 제한한다. 8~10번 늑연골은 직접 흉골에 연결되어 있지 않고, 7번 늑연골에 붙어 있는데, 훨씬 더 길고 가동범위가 넓어서 흉곽을 아래로 혹은 전면으로 움직이며 변형시킬 수 있다. 이 늑연골 연결 부위는 흉골 하단 검상돌기와 삼각형을 만드는데, 이 늑연골 하부각은 들숨에 확장되고 날숨에 좁아진다.[29] 이 늑연골 하부각과 함께 11~12번 부유늑골의 움직임은 호흡 상태를 점검하는 바로미터가 된다.

3. 폐

폐는 스펀지와 비슷한 모양이고, 속은 가벼운 진공상태로 되어 있다. 흉곽이 확장되면 폐는 늘어나서 커지고, 반대로 흉곽이 원래대로 돌아오면

29 「호흡 작용의 해부학」(Blandine Calais-Germain) p.37~42 참조

폐의 용적도 그만큼 줄어든다. 폐에서는 산소와 이산화탄소의 가스교환이 일어난다. 폐의 폐포에서 모세혈관을 통해 정맥혈이 이산화탄소를 배출하면 기도를 통해 빠져나가고, 반대로 유입된 산소는 동맥에 흡수되어 모세혈관을 통해 체세포 사이로 공급된다. 인간은 평상시 1분에 16회 정도 호흡을 하며 한 번에 약 0.5리터의 공기를 들이마시는데, 최대로 들이마시면 이 같은 보통의 호흡보다 8배까지도 흡입할 수 있다고 한다.

폐는 임의로 조절이 가능한 부분도 있지만, 대부분 자율신경계의 반응을 따른다. 뇌와 척수가 연결되는 곳에 자리 잡은 **연수**延髓, 숨골에 자동적인 호흡 통제 장치가 있기 때문이다. 호흡은 혈액 내의 이산화탄소 수준에 의해 조절된다. 육체의 물리적인 활동이 증가하면 근육은 빠른 속도로 산소를 소비하고 대신 탄산가스를 찌꺼기로 내놓는데, 이것들이 쌓이면 혈액은 약간의 산성을 띠게 된다. 이산화탄소 농도가 높아지면 연수는 호흡근에 신호를 보내서 호흡률을 증가시키고 숨을 깊게 쉬게 한다.

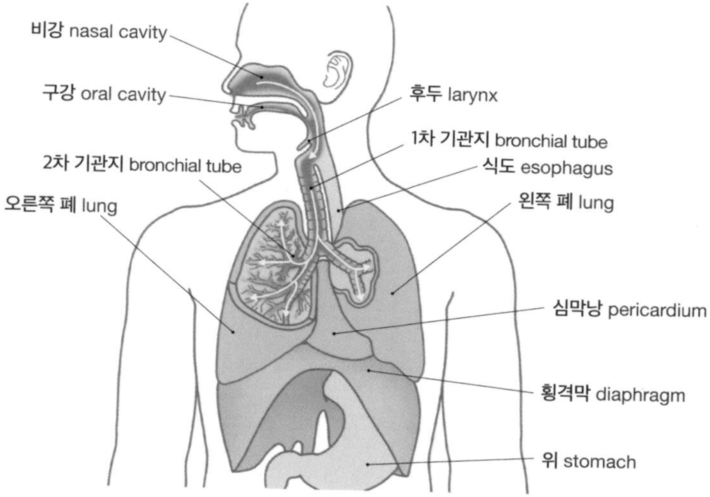

공기의 통로

하지만 혈액에 이산화탄소의 양이 많을 때뿐만 아니라 적을 때도 인간을 해롭게 할 수 있다. 과호흡 증후군처럼 1분 정도 헉헉거리며 숨을 몰아쉬면 동맥에 산소량은 많아지고 이산화탄소의 양이 적어져서 머리가 띵하거나 현기증을 느끼게 되는데, 이것은 흥분을 하거나 스트레스를 받을 때도 마찬가지 증상이 나타난다. 증상이 심할 땐 경련이 발생하거나 의식을 잃게 하기도 한다.

4. 횡격막

횡격막은 주요한 들숨 근육으로, 위쪽으로 볼록한 낙하산 같은 모양이다. 이 횡격막이 흉강과 복강 사이를 들쑥날쑥 왕복하면서 호흡 작용이 이루어진다. 연수로부터 횡격막 신경에 신호가 보내지면 둥근 형태의 횡격막이 수축하면서 편평해져서 흉강의 공간이 증가하게 된다. 흉강의 압력이 대기압보다 낮아지면 들이마신 공기가 허파 쪽으로 들어간다. 이때 전거근과 외늑간근은 흉곽이 확장될 수 있도록 도와서 가슴 안의 전체 용적을 증가시킨다. 사각근이나 소흉근 같은 부속근도 가슴 안에 큰 공간을 만드는 데 이용된다. 날숨은 횡격막이 이완되어 다시 낙하산처럼 둥근 형태가 되면 가슴 안의 공기가 밖으로 배출되는 좀 더 수동적인 과정이지만, 숨을 내쉴 때 복부근육을 이용하여 복압을 상승시킴으로써 날숨을 더 활발하게 할 수 있다. 복부를 적극적으로 수축시키면서 복압으로 횡격막을 밀어 올려 날숨을 쉬게 하는 것이다.

횡격막의 제일 윗부분은 4~5번 늑골 사이 공간에 이르고 검상돌기 바로 위에 자리 잡고 있다. 가장 아래 섬유는 흉곽의 바닥을 지나 요추 3번 전면에 부착되어 허리의 움푹 들어간 부분에 위치한다. 그렇기에 횡격막이 젖꼭지 사이에서 배꼽까지 이른다는 표현도 있다. 뒤에서 보면 이 꼭대기 지

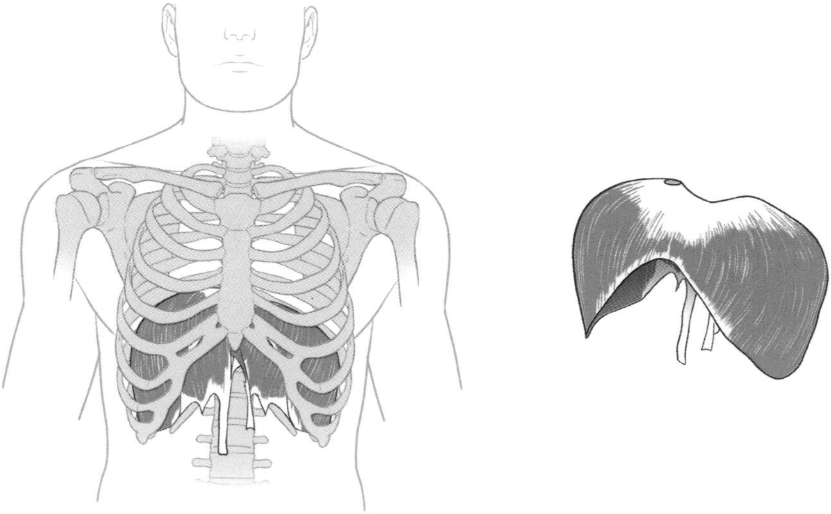

횡격막의 구조

점은 흉추 7번의 높이와 같다. 횡격막의 맨 위 평평하고 수평인 부위, 중심 건은 흉강 및 복강 장기들을 둘러싸는 결합조직인 흉막pleura, 심막pericardium, 복막peritoneum의 고정점이다.[30] 그러므로 흉강과 복강의 모양을 변화시키는 활동은 그 안에 들어 있는 장기의 움직임에 지대한 영향을 미친다.

횡격막이 일어나는 곳인 흉곽 바닥이 안정적이고 한가운데 중심 건이 가동적일 경우엔 흉곽은 큰 변화 없이 들숨에 상복부가 부풀고 날숨에 꺼지는 복식호흡이 일어난다. 중심 건이 안정되어 있고 늑골이 자유로이 움직인다면 횡격막은 들숨에 흉곽을 확장시키고 날숨에 축소시키며 가슴을 움직이는 흉식호흡을 일으킬 것이다. 하지만 횡격막을 의지로 직접 제어할 수 있는 것은 타이밍뿐, 호흡의 힘을 제어하고 특정 패턴으로 유도하기 위

30 늑연골 하부각의 꼭지점이 되는 검상돌기 바로 아래 부드러운 부분을 한글로 명치라고 부르는데, 한자어로는 명문(命門)이라고 해서, 한글 명치도 한자 命治로 쓸 수 있지 않을까 생각해 본다. 왜냐면 급소 중의 하나로 강한 충격을 받을 경우, 흉막과 심막에 영향을 미쳐 호흡 곤란이 오거나 심한 경우 부정맥 및 심정지가 와서 사망에 이를 수도 있기 때문이다.

해서는 보조근육의 도움을 필요로 한다. 목과 머리에는 들숨을 보조하는 흉쇄유돌근, 사각근, 상후거근이 연결되어 있으며, 가슴 근육들과 늑간근, 척추기립근 등이 흉곽의 팽창과 수축을 돕고 있다. 요추 부위는 장기가 있는 곳으로, 이 복부 장기들은 날숨에 횡격막의 움직임을 보조하는 복근에 의해 영향을 받는다. 골반 뒤쪽 천골에는 골반격막이 붙어 있다.

호흡을 보조하는 근육들

호흡을 보조하는 근육들도 운동 기능에 대해서는 대부분 2장 근육계에서 살펴보았다. 여기서는 이미 다루었던 근육들은 호흡 작용과 관련한 기능들에 국한하여 다시 살펴보고, 다루지 않았던 근육들은 보다 자세히 살펴보고자 한다.

1. 목과 머리에서 들숨을 보조하는 근육들

흉쇄유돌근胸鎖乳突筋, 목빗근은 귀밑 유양돌기 부위에서 일어나서 상부 흉골과 쇄골에 연결되어 있어서 목을 굴곡시킬 때 수축한다. 이 근육은 흉곽 상부로 숨을 들이쉴 때 상부 흉골을 이용하여 흉곽을 위로 당겨 올린다.(177쪽 그림 참조)

사각근斜角筋, 목갈비근은 경추를 고정시키는 역할을 한다. 경추는 추골이 작고 가동성은 크기 때문에 척주 중에서 가장 안정성이 없다. 그래서 사각근은 경추 횡돌기에서 비롯하여 1~2번 늑골에서 붙는데, 전·중·후 3개의 줄기로 목을 앞과 옆에서 잡고 있다. 이 근육들은 1~2번 늑골을 들어 올릴 수 있으므로 흡기 시 상부늑골을 측면으로 들어 올리는 작용을 한다.(179쪽 그림 참조)

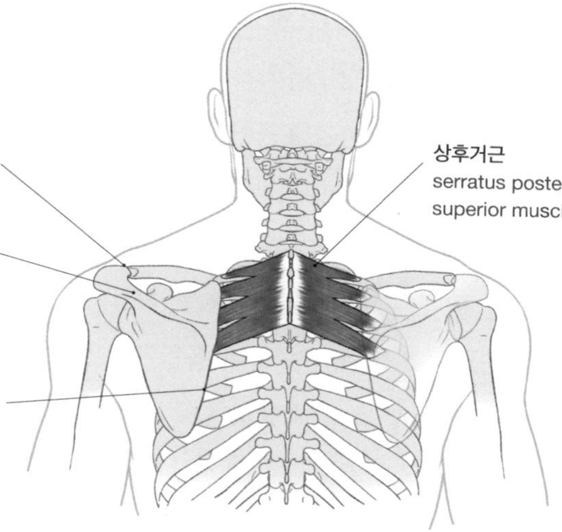

상후거근上後鋸筋[31]은 능형근 속에 있는 근육으로, 목덜미인대와 경추 6~7번과 T1~3/4 극돌기에서 일어나서 4~5번 늑골에서 끝난다. 추골의 부착점에서부터 늑골을 위로 끌어올리면서 흉곽을 확장시켜 등 부위로 들숨을 보조할 수 있도록 도와준다. 천장에 도배나 페인트칠처럼 계속해서 어깨를 들고 있는 작업을 한다거나 연탄 나르기처럼 팔을 들어 상체를 옆으로 돌리는 작업을 장시간 하거나 아니면 옆으로 누워 잠을 자면서 늑골의 움직임이 제한을 받게 되면 상후거근도 경직되게 된다.

2. 들숨에 늑골을 들어 올리는 근육들

쇄골 아래의 **소흉근**은 가슴상부를 올리면서 공기를 들이마시는 들숨 근

31 원어로 serratus posterior superior muscle라고 하는데, 여기서 serratus는 목수들이 사용하는 톱을 뜻한다. 한자로도 거근(鋸筋)이라고 할 때는 그 모양이 톱니처럼 삐죽삐죽 나와 있기 때문이다.

육이다. 견갑골 위에는 앞으로 돌출한 작은 돌기가 있는데, 까마귀 부리 모양이라 하여 오훼돌기, 또는 오구돌기라고 한다. 여기서 소흉근이 일어나서 3~5번 늑골까지 뻗어 있다. 소흉근이 수축하면 이 늑골들이 앞으로 향하면서 올라간다. 등이 굽거나 어깨를 앞으로 웅크리고 있으면서 소흉근이 굳어 있는 사람은 이런 식으로 공기를 들이마실 수 없다.(214쪽 그림 참조)

대흉근은 소흉근 위에 펼쳐져 쇄골, 1~8번 늑골, 그리고 흉골까지 가슴 대부분을 감싸고 있다. 특히 늑골을 들어 올릴 수 있는 4~8번 늑간근들을 감싸고 있어서 들숨에 흉골을 들어 올리면서 늑연골 하부각을 확장시키는 데 기여하다. 이러한 동작은 소흉근의 흡기보다 더 아래에서 깊게 더 많이 공기를 들이마실 수 있게 한다. 대흉근의 도움으로 늑골은 더욱 가동적이 된다.(209쪽 그림 참조)

전거근前鋸筋, 앞톱니근, anterior serratus muscle은 흉곽의 측면에 펼쳐져 있는 매우 넓은 근육이다. 이 거근은 **1~8번 또는 9번 늑골** 표면에서 시작하여 흉곽을 둘러싸듯이 늑골을 따라서 견갑골 안쪽 가장자리 갈비면에 부착되어 있다.

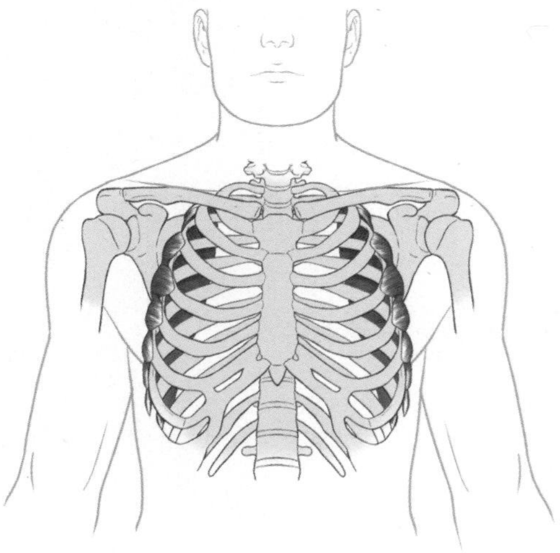

전거근

이 거근은 아래로 내려올수록 점점 더 커지는데, 가장 아래에 있는 5개의 근육다발이 늑골을 옆으로 벌리며 들어 올린다. 전거근은 강력한 들숨 근육 중의 하나로서 내쉬는 숨을 조절하려고 할 때 흉곽을 펼쳐 들고 있는 제어장치로 작용한다. 목 부위를 자유롭게 하는 장점을 가지고 있는데, 이것은 전거근이 목에 연결되어 있지 않지만, 동시에 목을 받치고 있는 흉곽을 매우 꼿꼿하게 유지시켜 주기 때문이다.

늑골거근Levators costarum은 늑골의 후면에서 흡기를 담당한다. 각각의 흉추 횡돌기에서 일어나는 힘줄과 근육의 다발로서 바깥쪽으로 내려가서 하나 혹은 2개의 늑골 밑에 연결되어 있다. 이 작고 많은 다발은 늑골 뒷면에서 척주로부터 늑골을 위로 당기는 역할을 한다.

척추기립근은 간접흡기근이다. 숨을 들이마시면서 흉곽이 전면으로 상승하면 몸통이 신장되는데 이때 몸통 뒷면은 축소되면서 때로는 견갑골이 서로 가까워지기도 한다. 이것은 요추에 의해 연결되어 있는 흉곽과 골반

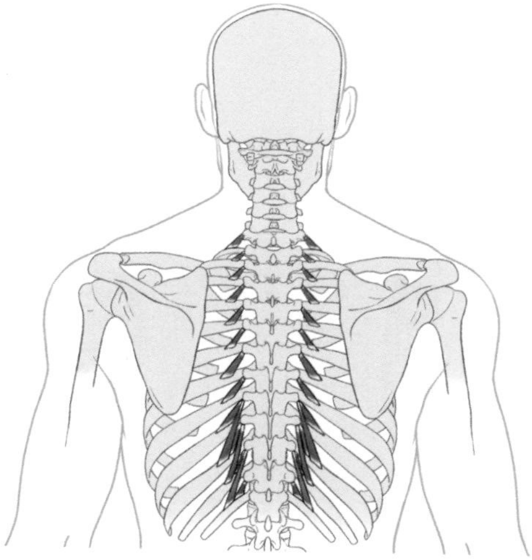

늑골거근

이 호흡 작용을 따라서 척주의 굴곡과 신전에도 영향을 주고받는 것을 보여 준다. 척주를 굽히면 흉골이 하강하면서 흉곽은 날숨에 적합한 자세를 취하게 되지만, 척주를 늘려 펴면 흉골이 위로 올라가면서 흉곽은 들숨에 적합한 자세를 취하게 되기 때문이다.

인접하는 늑골 사이에는 호흡에 따라 변화하는 외늑간근과 내늑간근이 있다. **외늑간근**은 아래로 내려오면서 앞으로 향해 있는 사근이고, **내늑간근**은 아래로 내려오면서 뒤로 향해 있는 사근이다. 외늑간근이 수축하여 흉곽이 벌어질 때 공기가 폐에 흡입되고, 내늑간근이 수축하여 흉곽이 좁아질 때 공기는 폐에서 밀려 나간다. 이러한 유형의 호흡을 늑골호흡 또는 흉식호흡이라 하는데, 여기서 늑간근은 하나씩 따로 작용하는 것이 아니라 늑골 전체에 함께 작동한다.

이상으로 들숨에 늑골을 들어 올리는 근육들을 살펴보았는데, 이 근육들은 양동이 손잡이를 올렸다 내렸다 하는 동작을 연상시키는 작용을 하면서 들숨에 늑연골 하부각을 확장시켰다가 날숨에 좁아지게 한다.[32]

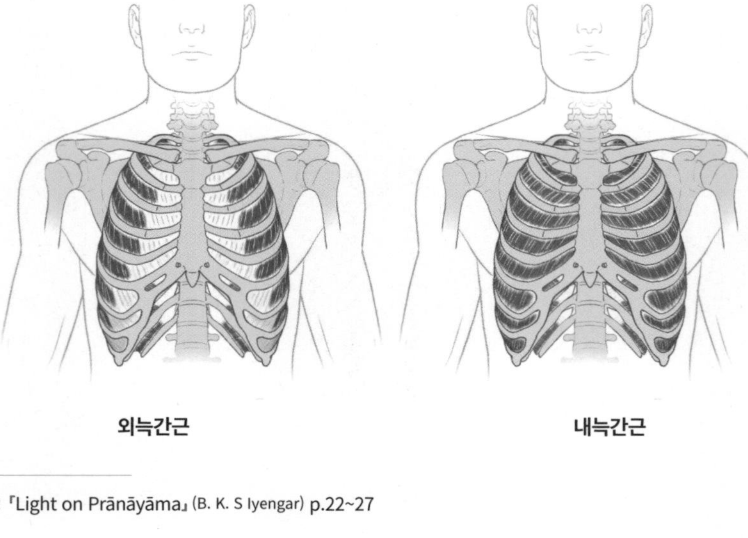

외늑간근 **내늑간근**

32 『Light on Prānāyāma』(B. K. S Iyengar) p.22~27

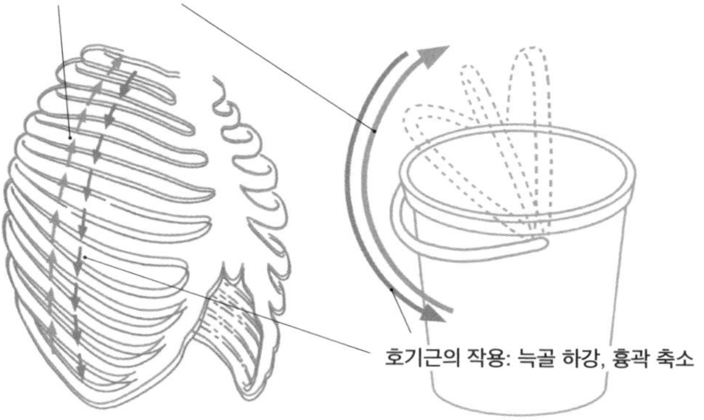

늑골의 양동이 손잡이 움직임

요즈음 호흡에 대해 설명하는 사람들이 자주 사용하는 양동이 손잡이 비유는 사실 아엥가 선생님이 1981년에 출간하신 『요가 호흡 디피카Light on Prānāyāma』에서 제일 먼저 하신 것으로 알고 있다. 많은 헬스 트레이너들이 횡격막 호흡을 설명하기 위해 인용하는 이 비유는 역설적으로 보일지 모르겠지만, 흉곽을 충분히 확장하는 흉식 호흡을 설명하기 위한 것이다. 물론 비정상적인 흉식호흡을 말하는 것이 아니라 복식호흡이 함께 일어나는 전체 호흡의 부분으로서 흉식호흡을 말하는 것이다. 사실 가슴이 위축되어 있는 사람들은 복식호흡 이전에 충분히 숨을 들이쉬고 내쉬는 흉식호흡을 먼저 숙달해야 할 필요가 있다. 흉곽이 충분히 벌어지고 모이게 되면 그에 따라 복식호흡은 자연스럽게 따라오는 것이기 때문이다.

3. 날숨을 보조하는 늑골 근육들

숨을 내쉬는 데 가장 기본적인 힘은 확장되었던 폐가 원래의 위치로 되돌아가면서 이루어진다. 이것은 늑골이 아래로 내려가거나 횡격막이 폐를 밀어 올리거나 아니면 두 가지가 동시에 일어나야 한다.

흉골 삼각근흉횡근은 흉골 깊숙한 면에서 일어나서 부채꼴 모양으로 2~7번 늑연골까지 뻗어 있다. 이 근육이 수축하면 늑연골을 아래로 내리고, 동시에 뒤쪽으로 향하게 한다. 기침을 할 때 이 근육의 움직임을 분명히 알 수 있는데, 가슴 한가운데가 움푹 꺼지기 때문이다. 요가 호흡에서는 복압을 활용한 특수 기법이 아닌 이상, 숨을 내쉴 때 확장되었던 흉곽이 천천히 원래 상태로 되돌아오도록 전거근을 활용하기에, 가슴 한가운데가 한 번에 움푹 꺼지도록 하지 않는다.

하후거근下後鋸筋, Serratus posterior inferior muscle은 흉추부와 요추부의 경계에 위치하는 편평한 근육으로 광배근과 척추기립근 사이에 위치한다. 11~12번 흉추와 1~2번 요추 극돌기에서 일어나서 광배근과 같은 방향인 외측상방으로 뻗어 9~12번 늑골에 붙는다. 호흡 작용에서는 들숨에 하부흉곽을 신전시키고 날숨에는 벌어졌던 부유늑골을 포함한 하부늑골을 하후방으로 당겨 안정적으로 잡아 준다.

김장을 할 때처럼 허리를 숙이고 장시간 일을 하는 경우 신장성 긴장으

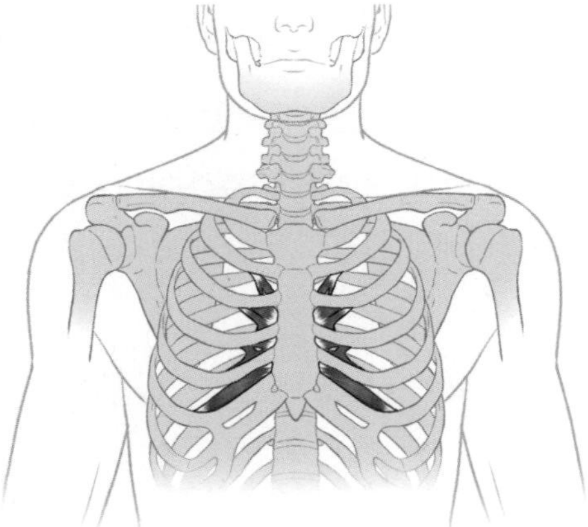

흉골 삼각근

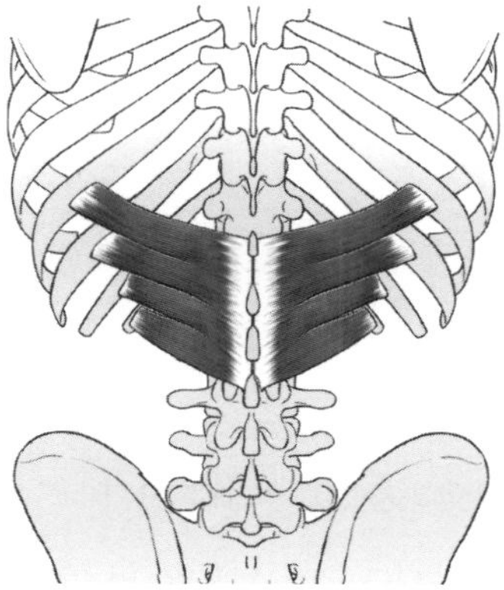

하후거근

로 상체를 숙이면 이 부위가 튀어나오는 것을 볼 수 있다. 이런 경우라면 부정거 아써너Bhujaṅgāsana, 코브라 자세로 허리의 긴장을 풀 수 있다. 반면에 엎드려서 책이나 TV를 보는 습관은 단축성 긴장으로 통증을 유발하기도 하는데, 이럴 땐 무릎을 꿇고 앉아 상체를 앞으로 숙이는 아기 자세로 긴장을 풀기도 한다. 이 근육은 상후거근과 유사하게 연탄 나르기처럼 무거운 물건을 들고 상체를 옆으로 돌릴 때 급성 염좌가 발생하기도 하고 허리를 젖히고 머리 위로 팔을 뻗어 오랫동안 들고 있거나 그런 상태에서 갑자기 힘을 쓰다가 염좌가 발생하기도 한다.

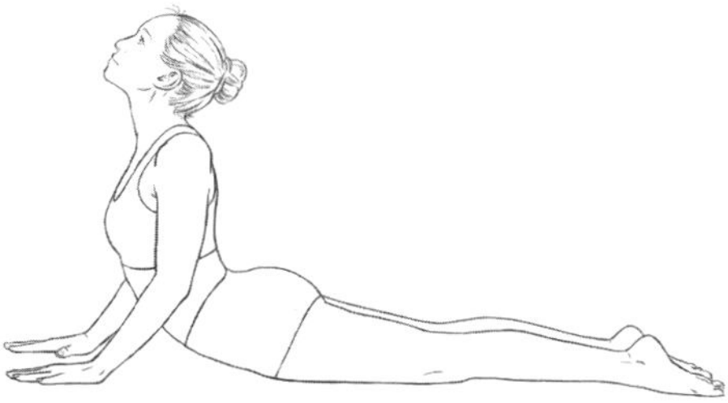

부정거 아써너

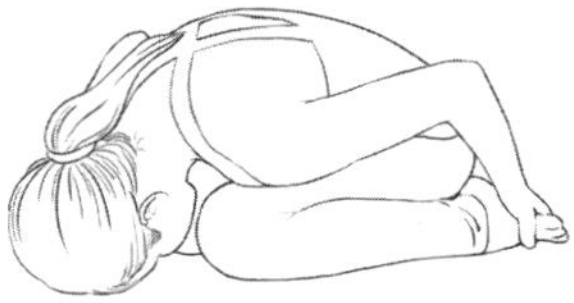

아기 자세

4. 날숨을 보조하는 복부 근육들

복근은 장기를 위로 밀어 올리면서 날숨에 관여한다. 그럼으로써 복강은 숨을 내쉴 때 척주와 골반에 영향을 미치며 늑골을 움직인다.

복횡근은 복대처럼 복부 양 측면을 둘러싸고 있어서 이 근육이 수축하면 허리둘레가 줄어든다. 횡격막의 협동근으로 함께 작용하는데 장기에 가장 많은 영향을 주지만 골격과는 거의 상관이 없다.

내복사근은 몸통을 앞으로 구부려 늑골을 밑으로 내리면서 숨을 내쉬는 늑골호기에 관여한다.(269쪽 그림 참조) 복직근과 복횡근의 내측 섬유를 함께 움직이면 하복부에 영향을 주게 된다. 웃자이 쁘라나야머Ujjāyī prāṇāyāma에서 골반격막 수축 다음에, 웃디야너 번더Uḍḍīyāna bandha로 복부가 위로 올라가면서 수축이 시작되는 곳이 바로 이 섬유들로 이루어진 하복근 부위다.

외복사근은 늑골을 밑으로 내릴 수 있고, 허리둘레를 조일 수 있다. 복직근과 복횡근의 하부섬유들과 함께 작용하면 복부 가장 아랫부분을 들어가게 할 수 있다.(268쪽 그림 참조)

복직근이 흉골을 밑으로 내리면, 복부 앞면이 꺼지면서 숨을 내쉬는 늑

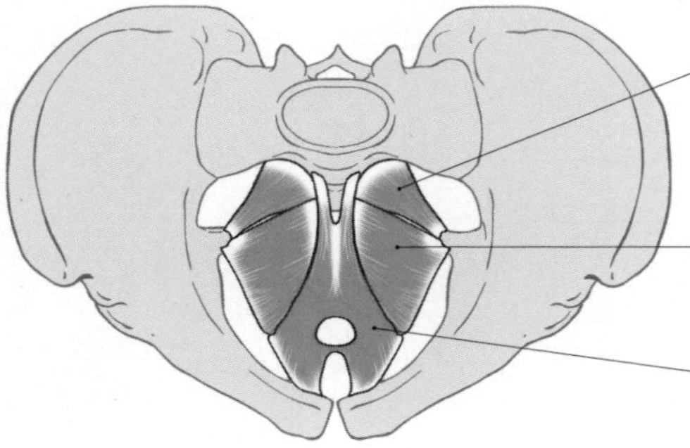

위에서 본 골반

골호기를 할 수 있다. 복직근으로 치골을 올릴 수도 있는데, 공기를 내쉴 때 배가 들어가는 동작을 위해 이 근육을 조여야 한다. 단거리 달리기를 하고 나서 숨을 몰아쉴 때 이 근육의 움직임이 분명하게 드러난다.(266쪽 그림 참조)

골반격막은 골반의 바닥을 구성하는 근육과 근막으로, **골반바닥근**이라고도 한다. 골반격막은 내장이 아래로 쳐지지 않도록 받치는 골반의 역할을 보조한다. 골반의 구조를 보면 둥근 그릇 큰 것이 작은 그릇 위에 있는 모습인데, 장골 앞쪽이 트여 있는 상부는 복근들이 하복부 장기를 받치고 있고, 천골과 미골, 치골로 둘러싸인 보다 작은 부위는 장골미골근, 좌골미골근, 치골미골근, 치골직장근의 4가지 항문거근들의 근육과 근막이 골반을 U자 형으로 둘러싸고 있으면서 물러 번더에 작동한다. 항문거근은 남자들에게는 음낭이 있기 때문에 항문거근 전면부가 닫혀 있고, 여자들에게는 깊게 패인 부분이 있는데, 이것은 질에 해당하는 뇨생식 구멍이다.

골반격막은 숨을 내쉴 때 복강을 살짝 위로 끌어올리기 위해서 작용한다. 물러 번더Mūla bandha는 이 격막을 들어 올리는 작용으로, 날숨을 통한 기

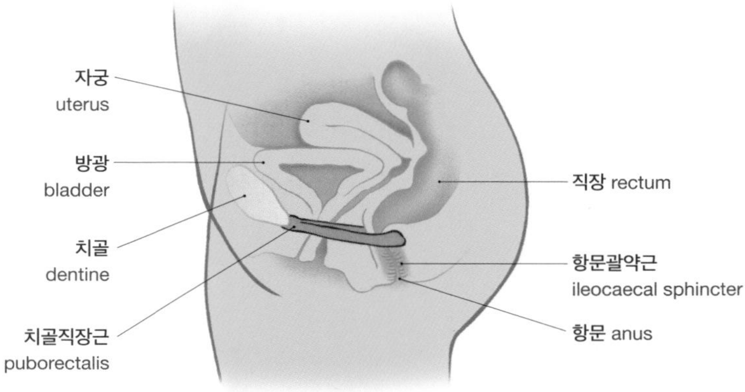

옆에서 본 여성의 치골직장근

체 노폐물의 배출과 관련된 어빠너apāna를 위로 끌어올리는 작용인 반면, 회음부 근육섬유는 고체 및 액체 노폐물의 배설과 관련된 아빠나apāna의 하향 이동과 관련이 있다. 항문 괄약근을 수축시키는 어쉬뷔니 무드라Aśvini mudrā 수련은 물러 번더Mūla bandha를 습득하는 데 도움이 된다.

호흡 수련의 원리—흉식호흡, 복식호흡

복근을 공부하면서 복압 유지를 위한 몸통의 안정성을 고려한 운동은 핵심근육을 사용하는 방법을 익혀야 하는데, 이것은 기본적으로 복식호흡법을 전제로 한다고 이야기했다. 그런데 복식호흡을 한다는 것이 흉식호흡을 등한시하거나 흉식호흡이 잘못된 것이라는 인상을 주는 것에 대해서는 한마디 언급하고자 한다.

호흡은 늑간근을 주로 작용시키는 **흉식호흡**, 복압을 활용해 횡격막을 주로 작용시키는 **복식호흡**으로 구분할 수 있다. 격렬한 운동을 한 후가 아닌 평상시에도 얕은 호흡을 하면서 가슴이나 어깨를 들썩거리고 있다면, 정상적인 호흡이 안 되는 흉식호흡으로 간주한다. 하지만 일반적인 경우에 폐에 신선한 공기를 충분히 채우지 못하고 단전호흡을 한다고 아랫배만 올록볼록 움직이는 것은 도움이 되지 못한다. 이미 살펴보았듯이 공기가 들어오고 나가는 통로는 분명히 코와 입을 통해 폐를 채웠다가 다시 역순으로 빠져나가기 때문이다.

기관지염이나 천식 등의 질환을 겪고 있지 않음에도 불구하고 복부 비만, 운동 부족 등의 이유로 얕은 호흡을 하고 있는 경우라면, 마땅히 핵심근육의 단련과 함께 복압을 상승시켜 유지하는 훈련을 통해 숨이 깊어지도록 노력해야 한다. 그렇지만 공기의 통로를 활성화시키는 흉식호흡도 결코 무시해서는 안 된다. 요가에서는 흉식호흡과 복식호흡이라는 구분 대신에 이 둘을 모두 활성화시키는 '전체호흡, 완전호흡'이라는 표현을 사용하기도 한다. 아래에 제시하는 방법은 본격적인 요가호흡 수련에 앞선 준비 과정으로 호흡에 따른 몸통 전체의 변화를 각 부위별로 느껴 보는 것이다.

1. 바닥에 앉아서 호흡 작용에 따른 몸통의 변화 관찰

바닥에 앉아서 손을 양쪽 갈빗대에 대고 확장 및 수축을 느껴 본다. 숨을 크게 들이마시면서 늑골이 좌우 측면으로 확장하는 것을 확인한다. 이때 부위별로 가슴 근육들의 작용도 확인할 수 있는데, 대흉근은 근육의 표면이 크기 때문에 흉부 전면을 확장시켜 늑골이 충분히 벌어질 수 있게 한다. 이때 전거근도 늑골의 좌우 측면 확장을 돕는다. 숨을 충분히 들이마셔 쇄골 밑까지 흉곽이 확장된다면 소흉근은 가슴 상부가 트이고 어깨에 긴장이 풀리는지 확인할 수 있는 바로미터가 된다. 왼손을 왼쪽 가슴에, 오른손을 오른쪽 가슴에 올리고 확인하는데, 엄지손가락은 소흉근에 올려놓고 나머지 손가락은 대흉근에 올려놓고 숨을 들이마시면서 흉곽의 확장 및 대흉근, 소흉근의 움직임을 느껴 본다.

대흉근을 사용하여 크게 숨을 들이쉬면 전면흉곽이 크게 확장되는데, 이때 흉곽 후면은 살짝 수축하는 현상이 발생한다. 이것은 벌어지는 현상을 알아차리기만 하는 것이지 의도적으로 만들려고 하지 말아야 한다. 이것이 잘 느껴지지 않을 땐 다음의 방법을 활용한다.

2. 상체를 숙이고 흉곽 후면의 변화 관찰

의자에 앉아서 상체를 숙이거나 무릎을 꿇고 앉아 상체를 앞으로 숙인다. 아기 자세나, 또는 그 자세에서 무릎을 좌우로 벌리고 덧베개에 상체를 얹어 앞으로 숙인 자세에서 견갑골 아래에 위치한 하부늑골 부위에 의식을 집중시키고 아래에서 위로 올라가면서 늑골을 쓸어 올려 솔질하듯이 호흡을 하면 하후거근에서부터 상후거근까지 등 부위가 순차적으로 확장되는 것을 느낄 수 있다.

숨을 내쉴 때 늑골이 원래 위치로 돌아오는 것을 느낀다. 그다음엔 손을 앞으로 뻗어 겹치고 시행하는데, 견갑골과 상부에 위치한 늑골들이 올라가는 미세한 움직임을 알아차린다. 이런 식으로 후면 늑골 부위 전체에서 움직임에 익숙해지면, 상체를 앞으로 숙이지 않은 자세에서도 늑골후면에 작용이 미치는지를 확인할 수 있게 된다.

3. 바닥에 드러누워 호흡 작용에 따른 몸통의 변화 관찰

바닥에 드러누워 한 손은 복부에 대고 다른 손은 흉골에 두고 호흡을 하면서 복부가 먼저 움직이는지, 혹은 가슴이 먼저 움직이는지를 관찰한다. 바닥에 드러누우면 불필요한 몸의 긴장을 줄일 수 있기 때문에 호흡 작용에 따른 몸통의 변화를 섬세하게 알아차리는 데 도움이 된다. 여기에 무릎을 세워 그 아래를 베개로 받치면 복근도 이완되고, 허리의 긴장이 풀리면서 횡격막도 이완되어 호흡이 깊어지며 골반 근육의 작용도 느끼기 쉽게 된다. 여기서 날숨의 강도나 길이를 조금 더 크고 길게 하면서 복부에 올려놓은 손을 통해 날숨에 따른 복부의 변화를 확인한다. 만약 들숨에 따른 흉곽의 변화를 좀 더 뚜렷하게 느끼고 싶다면, 덧베개를 세로나 가로로 놓아 등을 받치거나 목침으로 견갑골 사이 흉추를 받치고 드러누워 흉곽의 확장을 느껴 본다.

4. 벽을 등지고 앉아 안정된 자세 유지하기

벽을 등지고 앉아 천골 부위와 견갑골 윗부분이 벽에 닿게 하면 호흡에 따른 몸통의 흔들림을 최소화하여 앉은 자세를 안정되게 유지할 수 있게 된다. 이때 견갑골 사이에 수건을 말아 넣어 가슴을 펴는 것은 흉곽을 확장하여 들숨을 충분히 하고 그 작용을 좀 더 뚜렷하게 느낄 수 있게 한다.

요가 호흡의 기본개념—번더와 격막

『요가 인문학』 5장에서 하타요가의 수련 방법들에서 설명하였듯이, **번더**bandha는 쁘라너prāṇa를 정해진 몸의 일정한 영역에 머물게 해서 그 응집된 힘이 잘 관리되고 활용될 수 있도록 안으로 에너지 밸브를 잠그는 일련의 수련 기법이다. 여기서 에너지를 흡수·조절·분배하는 데 안전장치 역할을 하며 에너지의 분산을 막아 주는 격막은 인체 내에 세 군데 있다. 그것은 골반바닥근으로도 불리는 골반격막과 흉강과 복강 사이에서 왕복운동을 하는 횡격막, 그리고 목에 있는 후두덮개와 성대가 호흡보조근육으로서 역할을 하고 있다.

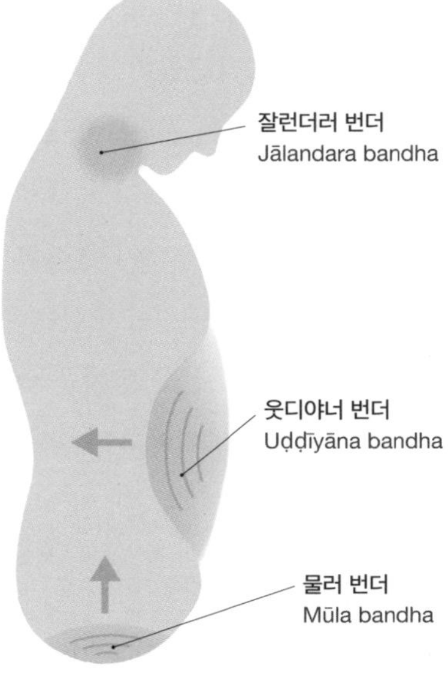

3가지의 번더

번더bandha의 작용은 쁘라나야

머prāṇayāma에서는 심장에 무리가 가는 것을 막고 두뇌가 수동적 상태로 있게 하며 정신이 **언떠러 머우너**antara mauna, 내적 침묵을 경험할 수 있게 하지만, 아써너 수련에서는 체내에 **안정성**sthira을 증가시켜 역학적 스트레스를 재분배함으로써 신체의 손상을 방지한다.

1. 물러 번더

골반격막을 들어 올리는 **물러 번더**Mūla bandha에서 'Mūla'는 뿌리, 근원, 기초를 의미한다. 이것이 지칭하는 주된 신체 부위는 항문과 생식기로서, 남성의 수축 부위는 항문과 고환 사이 회음, 여성의 수축지점은 자궁경부 뒤쪽이다. 이 부분과 배꼽 아래 복부가 수축되어 척추 쪽으로 당기는 작용이다. 많은 근육들이 모이는 회음부 괄약근은 물라다러 짜끄러의 자극점으로 사용되는데, 수련 초기에는 항문과 비뇨기의 괄약근이 주로 수축되지만 궁극적으로는 복막 아래 골반장기들을 담고 있는 골반가로막 하부에 있는 보다 두꺼운 항문거근들이 수축되어야 한다.

이 골반 깊은 층 근육은 탄성이 있어서 복부 압력의 변화에 맞게 수동적으로 반응할 뿐만 아니라, 능동적으로 수축하기도 한다. 하지만, 처음에는 이 부위를 분리하는 것이 어려워서, 물러 번더를 위한 준비로 회음부 얕은 층에 있는 항문근육을 수축하는 **어쉬뷔니 무드라**Aśvini mudrā와 바깥요도조임근을 수축하여 요실금 방지운동이 되는 **봐즈롤리 무드라**Vajrolī mudrā를 숙달하도록 한다.[33] 물러 번더는 숨을 완전히 들이쉬고 난 후 내쉬기 전의 내적

---

33 어쉬뷔니 무드라(Aśvini mudrā)에서 aśvini는 동물 '말'을 가리키는 단어로서, 말이 배변 후 항문 괄약근을 조이는 움직임을 나타내기 위한 것이다. 봐즈롤리 무드라(Vajrolī mudrā)에서 vajra는 천둥번개 또는 금강석을 가리키는 단어인데, 번개처럼 사출될 수 있는 정(精)을 지킴으로써 금강불괴의 신체를 갖게 된다는 의미가 있다. 미세 근육에 대한 감각이 개발되지 않은 상태에서는 이 두 무드라의 차이를 이해하고 실행하기는 쉽지 않지만, 구분하여 설명하자면 어쉬뷔니 무드라는 양쪽 좌골을 조이듯이, 좀 더 비유적으로 말하자면 항문으로 휴지 뽑듯이 힘을 주는 것이고, 봐즈롤리 무드라는 소변 마려울 때 참고 있듯이, 좀 더 요도 쪽 괄약근을 조이는 것이다.

정지 기간에 행해야 한다.

물러 번더를 하는 이유는 숨을 들이마시고 나서 횡격막이 복강을 눌러 내리는 압력에 저항하는 힘을 키우기 위해서다. 직립보행을 하는 인간이 이 압력에 견디는 힘이 부족하면 위하수나 탈장 등 내장이 아래로 처지는 문제가 발생하게 된다. 나아가 물러 번더는 하복부에서 어빠너 봐유apāna vāyu의 하향 운동이 변화되어 가슴에서의 쁘라너 봐유prāṇa vāyu와 통합되도록 상승이동하게 하기 위해서 하는 것이다.[34]

물러 번더mūla bandha를 적용해서 골반바닥근을 활성화시키는 연습 방법은 바닥에 드러누워 무릎을 살짝 구부린 상태로 두 발을 골반 너비로 벌려 놓고 숨을 충분히 들이마시고 나서 내쉬기 전에 물러 번더로 회음괄약근을 조이면서 골반바닥근을 끌어올리는 것이다. 이렇게 하면 아랫배에 살짝 힘이 들어가는 느낌이 나는데 복횡근과 내복사근 하부 섬유에 압력이 전달된 것이다.

2. 웃디야너 번더

웃디야너 번더Uḍḍīyāna bandha에서 'Uḍḍīyāna'는 비상을 뜻한다. 이것은 완전히 내쉬고 들이쉬기 전의 외적 정지 기간 동안 행하는 것으로, 복부를 조여 에너지가 복부하단에서 위로 솟구쳐 오르게 된다. 복부를 조여 흉곽 쪽으로 끌어당길 때 횡격막이 흉부로 들어 올려지는 것이다. 이 번더는 복부 기관과 심장을 마사지하여 유연하게 해 주고 소화기의 독소를 배출시켜 준다. 위장이 비었을 때만 수련해야 하며, 여성의 경우엔 임신 기간이나 생리

34 『요가 인문학』 5장 요가의 생리학적 이해(p.138)에서 "쁘라너는 인체에서 기능에 따라 다섯 가지로 구분되는데, 가슴 부위에서 들숨을 통해 대기로부터 흡수하는 쁘라너(prāṇa)와, 하복부에서 날숨을 통해 하강 또는 배출하는 어빠너(apāna), 몸 전체에 순환하는 뷔야너(vyāna), 인후부에서 소리가 울리게 하는 우다너(udāna), 그리고 배꼽 주변에서 소화와 흡수 작용을 돕는 써마너(samāna)가 있다."고 설명한 부분을 기억하기 바란다.

중에는 하지 말아야 한다. 이 번더는 물러 번더와 마찬가지로 바닥에 눕거나 선 자세로 연습한 뒤에 앉은 자세에서 호흡에 적용하는데, 기본적인 웃자이 호흡을 편안하게 할 수 있을 때 적용해야 한다.

주의사항은 숨이 다 빠져나갈 때까지는 복부를 조이지 않아야 하며, 마찬가지로 복부 압박을 하는 동안에는 폐를 조이지 않아야 하고, 압박이 풀려 복부가 느슨해지기 전에는 들이쉬기를 하지 않는 것이다. 만약 관자놀이에 압박감이 느껴지거나 숨쉬기가 벅차게 느껴진다면 무리했다는 표시이므로, 평상시의 호흡으로 돌아와 긴장을 풀고 다시 적용한다.

여기서 배꼽을 등 쪽으로 잡아당기며 복횡근을 수축하며 복부를 움푹 꺼트리는 것을 영어로는 **할로잉**hollowing이라 하는데, 할로잉을 사용하여 골반의 전·후방경사와 함께 횡격막과 다열근까지 활성화시키면서 허리도 강화하는 훈련법이 있다. 무릎을 살짝 구부린 상태로 바닥에 드러누워 두 발을 골반 너비로 벌려놓고 숨을 들이마시고 물러 번더Mūla bandha로 회음괄약근을 조이면서 골반바닥근을 끌어올리고는 숨을 내쉰다. 숨을 내쉴 때는 배꼽 주변을 수축시키면서 수축 작용으로 복부를 움푹 꺼트리며 골반 후방경사로 허리를 바닥에 눌러 붙였다가, 다시 숨을 마실 때 마치 꼬리뼈로 바닥을 찍듯이 하면서 골반 전방경사로 허리중간이 살짝 들리도록 하는 것이다. 들숨과 날숨, 날숨과 들숨 사이에 숨을 멈추는 꿈버꺼Kumbhaka로 자세를 유지하는 시간을 조절하거나 아니면 두세 번의 호흡 동안 자세를 유지하는 식으로 수련할 수 있다.

위 방법으로 복횡근의 수축력을 강화하는 방법이 있는데, 그것은 크런치crunch 동작에 할로잉hollowing을 적용하는 것이다. 윗몸일으키기보다 허리에 안전하면서도 똑같이 복근 단련에 도움이 된다고 하는 크런치crunch 또는 컬업curl up 동작은 일반적으로 빠르게 수행할 경우 복직근 상부가 강하게 수축하지만, 할로잉hollowing을 적용한 위 방법으로 천천히 동작을 행하면 복직근에 앞서 복횡근이 먼저 수축하는 것을 확인할 수 있는데, 숨을 내쉬면서 배꼽 주변부터 복부를 움푹 꺼트리며 골반 후방경사로 허리를 바닥에 눌러 붙이면서 견갑골 하단부까지 어깨를 말아 올리는 식으로 동작을 반복하는 것이다.

3. 잘런더러 번더

인후咽喉, 목구멍는 입과 코를 통해 받아들인 물질을 기체, 액체, 고체로 분류해서 운반하는 2개의 통로와 이 통로들을 선택적으로 여닫는 덮개를 갖춘 수송시스템이다. 인후의 첫 번째 관은 코의 뒷부분에서 후두융기 뒷부분까지 연결되어 있는 13cm 길이의 인두咽頭인데, 윗부분이 넓어서 깔대기 모양과 흡사하다. 다음 관이 덮개를 여닫는 스위치 역할을 하는 후두喉頭인데,

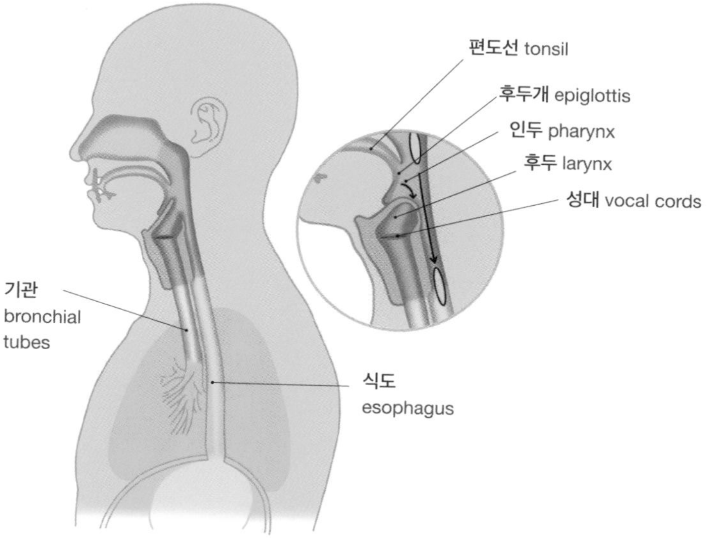

인후

열린 모습 닫힌 모습

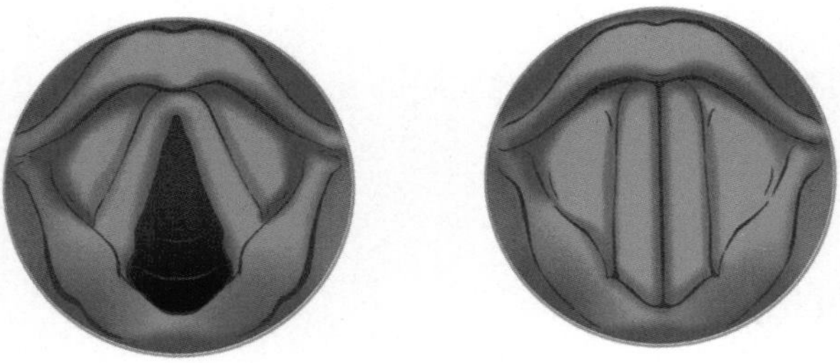

성대

이것은 발성기관으로서의 기능도 하고 있다. 실린더 모양의 후두는 9개의 연골이 점막으로 덮여 인대에 의해 한데 묶여 일부가 목에 튀어나와 보이는데, 이것을 후두융기라고 부른다. 후두융기 밑으로 또 2개의 관이 있는데 위胃로 연결되는 식도와 폐로 연결되는 기관이다. 둘 다 직경이 2.5cm 정도다. 목구멍은 음식을 삼킬 때 음식물이 기관으로 들어가지 않도록 막아 주는 후두덮개를 갖고 있는데, 음식을 삼킬 때 후두융기가 위로 치솟아 오르는 것을 느낄 수 있을 것이다. 이것은 덮개가 기관氣管 위를 닫는 신호다. 성대도 음식을 삼킬 때는 완전히 막힌다. 음식을 먹을 때 말을 할 수 없는 것은 이 때문이다. 성대는 좌우 사이 공간인 성문聲門을 얼마만큼 열고 닫는지에 따라 공기의 흐름을 통제하여 다양한 소리를 낼 뿐만 아니라 공기의 압력도 조절하는 밸브 역할도 한다.[35]

제주 해녀들이 숨비소리를 내며 호흡을 하는 기본 원리는 입을 오므려 가늘게 깊이 마시고 가늘고 길게 내쉬는 것이다. 그 이유는 입구를 작게 해서 공기압을 높여 이산화탄소를 배출하는 속도를 높이고 폐포 깊숙이 숨을 들이마셔서 세포에 충분한 산소를 공급할 수 있기 때문이다. 격한 운동

35 『당신의 몸 얼마나 아십니까?』(J. D. 래트클리프) p.144~148 참조

을 할 때는 수영과 마찬가지로, 그리고 노래를 부르거나 관악기를 불거나 할 때도 입과 코 둘 다를 사용하지만, 호흡 수련에서 코를 주로 사용하면서 잘런더러 번더Jālandara bandha를 사용하는 이유도 유사하다. 혈액이 우리 몸을 한번 순환하는 데는 1분이 걸리는데, 분당 호흡횟수가 적을수록, 다시 말해 가늘고 길게 호흡할수록 동맥혈의 산소 분압이 올라가서 세포에 충분한 산소를 공급할 수 있게 되기 때문이다.

호흡 수련에서는 누워 있을 때를 빼놓고는 아래턱을 가슴으로 내려 닫는 **잘런더러 번더**Jālandara bandha[36]를 취하여 정수리가 위로 향하지 않게 한다. 아래턱을 눌러 내리기보다는 가슴을 들어 올리는 식으로 수련하는데, 목이 뻣뻣한 경우엔 손수건을 말아서 흉·쇄골 윗부분에 올려놓아 턱을 받친다. 콧마루에 압박감을 느끼거나 목구멍이 갑갑하고 목 뒤 근처가 긴장되면 머리 위치가 잘못된 것이다. 명상을 할 때는 목과 머리를 곧추 세우되, 위장과 심장의 열이 뇌를 치지 않도록 기도와 식도의 밸브를 조절해야 한다. 목구멍 안의 긴장을 풀고 윗입술을 느슨하게 하면서 안구는 아래로 내려뜨린다.

잘런더러 번더는 심장에 무리가 가는 것을 막고 두뇌가 수동적 상태가 되도록 하는데, 이 번더를 하지 않으면 심장과 뇌, 안구, 귓구멍 안쪽에 압박감을 느끼게 되고, 현기증이 유발되기도 한다. 태양신경총은 몸통의 중앙에 위치하여 음식을 소화시키는 불이 있는 장소이고, 달신경총은 뇌의 중앙부에 있으면서 서늘함을 야기시킨다. 이 번더를 행하면 달신경총의 차가운 에너지가 아래로 흘러 내려가 태양신경총의 뜨거운 에너지에 의해 흩어지지 않기에, 이런 방식으로 생명의 정수가 저장되고 지속되며 에너지가 머리, 목, 가슴의 내분비선으로 조화롭게 작용하도록 조절한다고 한다.

36 Jāla는 거미줄이나 그물 같은 망(網)을 뜻하는데, 여기서는 에너지 통로들이 모이는 인후부를 의미한다. dhara는 붙잡고 유지하는 것을 뜻한다. 『요가 인문학』 5장 요가의 생리학적 이해에서 뷔슛디(Viśuddhi) 짜끄러가 자리하고 있는 인후부를 숨을 쉬는 통로로서 비강, 구강, 기도가 만나는 지점으로 설명하고 있다.

4. 아써너 수련에서 격막의 작용과 발살바 기법

호흡 수련에서만 아니라 아써너 수련에서도 골반격막과 횡격막뿐만 아니라 성대까지 모두 조절한다. 다만 차이가 있다면 코로 들이쉬고 내쉬는 호흡 수련과는 달리 아써너 수련에서는 큰 힘을 쓰는 동작의 경우 코와 함께 입으로도 숨을 내쉬는 것이 허용되기도 한다. 압력을 조절해야 하기 때문이다. 그렇지만 입으로 들이쉬는 것은 허용하지 않는다. 그리고 성대를 조절한다고 아래턱을 가슴에 내려 닫는 잘런더러 번더를 실행하지도 않는다. 그보다는 입을 오므려 입구를 작게 해서 공기량과 압력, 그리고 흐름을 조절한다.

웃자이 호흡Ujjāyī prāṇāyāma 방식에서 복강과 흉강에 압력 밸브 역할을 하는 격막들은 일종의 배압背壓, back pressure을 생성한다. 이러한 압력은 움직임이 큰 굴곡과 신전 자세를 연속적으로 취할 때 척추를 보호하는 기능을 발휘한다. 배압은 일반적으로 유체가 배출될 때 유체가 갖는 압력을 말하는데, 이것이 배출이 안 될 때 배출 방향과 반대 방향으로 압력이 일어나기 때문에 '역압逆壓'이라고도 한다. 바람이 빠진 튜브는 손으로 누르면 쑥 들어가지만 공기가 충전된 튜브는 반대로 손을 밀어내는 것과 같은 작용을 하는 것이다. 적절한 시기에 숨을 내쉬면서 배압을 분출하지 못하면 이 압력이 상승해서 얼굴이 붉어지고, 심한 경우 가늘고 약한 뇌혈관이 터지기도 한다. 적절하게 밸브를 조절하는 작용은 몸통의 안정성을 증가시켜, 인체의 역학적 스트레스를 재분배함으로써 신체의 손상을 방지할 수 있다. 이와 같이 복부내압을 상승시켜 활동함으로써 발생하는 추가 효과는 체온의 상승이다.

역도처럼 무거운 물체를 들어 올리는 운동에서 허리를 보호하기 위해 사용하는 자세와 결합된 호흡법을 발살바 기법Valsalva maneuver이라 부른다. 이것은 르네상스 시대 이탈리아의 해부학자인 안토니오 마리아 발살바Antonio Maria Valsalva, 1666~1723가 1700년대에 귀에서 고름을 제거하기 위해 고안하였다고 알려진 내압 조절법이다. 이것은 횡격막을 이용해 순간적으로 흉강 내 압력을 높여 귓속의 유스타키오관에 공기를 불어넣어 기압을 높이는 것으로 이퀄라이징equalizing 동작이라고도 한다. 비행기를 타고 가다가 상승이나 하강할 때 귀가 먹먹해지는 현상을 경험해 보았을 텐데, 이와 유사하게 손가락으로 코를 막고 입을 다문 채 '흠' 하고 숨을 내뱉어 귀가 먹먹하게 되도록 하는 것이다. 고지대 등산이나 프리다이빙, 또는 스쿠버다이빙 등 급격한 기압 변화가 있는 환경에서 외압에 내압을 맞추는 이퀄라이징이 제대로 되지 않으면 고산병, 두통, 현기증에 시달리거나 심각하면 정신을 잃거나 심지어 사망할 수도 있다. 잠수를 하면서 이퀄라이징이 안 되면 수심이 깊어질수록 상승하는 수압에 몇 미터씩 들어갈 때마다 귀가 찢어지는 고통을 느끼게 된다.

이 방법은 코 막힘이 있을 때 쓰기도 하고 귀의 이상을 점검하는 방법으로도 사용된다. 고막이 찢어진 상태에서 행하면 귀에서 바람이 새어나오고 중이염이 있거나 귓속에 이물질이 들어간 경우엔 귀가 제대로 뚫리지 않거나 통증이 있기 때문이다. 코를 세게 풀거나 기침을 심하게 하거나 구토를 하는 것, 그리고 풍선을 부는 것도 복강내압을 상승시키는 행위인데, 이것은 배변을 하거나 아기를 낳을 때처럼 복부에 힘을 줄 때도 작동한다. 이 원리를 운동할 때의 호흡법으로 적용하면 숨을 크게 들이마신 후 참아 복강 내 압력을 높이고, 그 압력을 바탕으로 힘을 쓰고 나서 숨을 내쉬는 것을 포함한다.

데드리프트나 스쿼트처럼 상체를 앞으로 기울여 허리에 막대한 하중이 가해지는 자세로 상하로 움직이는 동작에서는, 반드시 이 방법으로 튜브에 바람 채우듯이 가슴을 크게 부풀려 최대한 들이마신 다음 숨을 멈추고 척추기립근과 복근을 동시에 최대한 수축시켜 복압을 높인 상태에서 동작을 하고 동작이 완료되는 시점에서 숨을 내쉰다. 그리고 다시 크게 들이마신 다음, 똑같은 방법으로 다음 횟수의 동작을 반복하는 것이다. 가벼운 중량으로 운동할 때는 내려갈 때 들이쉬고 올라올 때 내쉬며 반복해도 되지만, 무거운 중량으로 운동할 때는 이 방법을 필수적으로 적용해야 한다. 초보 단계에서부터 이 호흡법을 제대로 익혀 두면 운동에 따른 혈압상승에 맞추어 심혈관계를 강화시켜 혈액순환이 좋아지고 고·저혈압 증상이 개선되는 효과도 볼 수 있게 된다.

이 호흡법은 무거운 물체를 들어 올릴 때 허리를 보호하기 위해서도 사용되지만 격투기에서 몸통 공격을 받을 때 내장에 전달되는 충격을 견뎌내기 위해서도 사용된다. 이때는 "음~"이나 "악!" 하고 기합소리라도 내면서 복압을 상승시키면 충격을 줄일 수 있다. 이렇게 복부 펀칭에 대비하여 배 전체에 힘을 주어 단단하게 하는 것을 영어로 **브레이싱**Bracing이라 한다.

하지만 고혈압, 심근경색 등의 위험성을 가진 사람들은 순간적으로 체내의 압력을 높인다는 점에서 눈의 모세혈관 등 약한 혈관이 터지거나 혈전이 있으면 뇌졸중, 즉 풍이나 뇌동맥류가 올 수도 있으므로 이 기법을 활용하는 운동을 권유하지 않는다. 겨울철 화장실에서 변을 볼 때, 체온 저하와 함께 순간적으로 힘을 줄 때 혈압이 상승하면서 뇌졸중으로 사망하는 사례도 많다는 것을 상기할 필요가 있다. 이와 더불어 바닥에 드러누워 신체를 이완시키며 회복하는 수행에서도 이렇게 격막을 닫아 압력을 높이는 번더를 적용하지 않는다는 것도 유념해야 한다.

5. 호흡과 복압

"칙, 치칙, 이것은 입에서 나는 소리가 아니여~!"

배우 박철민 씨 때문에 유명해진 이 대사를 모르는 사람이 없을 것 같다. TV 예능프로그램에서 복싱을 하는 장면이면 다들 '칫, 치칫' 하면서 전문 복서 흉내를 내곤 한다. 그런데 이게 정말 입에서 나는 소리가 아닐까? 사실 '칫' 소리는 성대가 벌어지면서 공기를 순간적으로 분출할 때 입에서 나는 소리가 맞다. 다만 이것은 발살바 기법을 설명하면서 격투기 선수가 몸통 공격을 받을 때 내장에 전달되는 충격을 견뎌내기 위해 "음~"이나 "악!" 하고 소리를 내면서 복압을 상승시켜 충격을 줄이는 것과 일맥상통한 것으로 복압이 필요치 않은 일반적인 소리하고는 다른 것이다. 그런데 왜 이런 소리를 내면서 주먹을 뻗는 것일까? 그 이유는 일차적으로는 숨을 쉬기 위해서다. 초보자들이 잔뜩 긴장한 상태에서 주먹을 연속적으로 내뻗다 보면 숨을 참고 하는 경우가 보인다. 그런 식으로는 몇 번 주먹을 연속적으로 뻗고 나면 숨이 차서 헉헉거리게 되기 때문이다. 복싱뿐만 아니라 축구나 단거리 달리기처럼 숨을 가쁘게 쉬는 운동에서는 들숨보다는 날숨을 강조하는데, 짧고 강하게 반복적으로 내쉬는 사이사이에 들숨은 저절로 작동하게 되기 때문이다.

그럼에도 불구하고 '칫, 치칫, 치칫' 하고 연속해서 숨을 내실 수 있는 이유는 무엇일까? 그것은 숨을 내쉬어도 몸 안에 공기가 남아 있어서 또 내쉴 수 있기 때문이다. 숨을 내쉬고 있다가도 기침을 하거나 재채기를 하는 것도 폐 속에 공기의 잔여량이 있기 때문이다. 이것은 반대로 폐 안에 공기가 남아 있을 때도 숨을 들이쉴 수 있다는 것을 알려 주는 반증이기도 하다. 수영에서처럼 폐 안에 공기가 남아 있어도 또 다시 숨을 마실 수 있기 때문이다.

폐는 들숨에 확장되면서 횡격막을 눌러 내렸다가 날숨에서는 폐 자체의 탄력으로 늘어났던 만큼 수축하면서 횡격막이 올라가게 된다. 복싱에서 '칫, 치칫'이나 수영에서 '파흡' 하고 숨을 쉬는 것은 폐가 탄성에 의해 다시 원위치로 되돌아가는 타이밍을 조절하기 위해 하는 것이다. 그래야 폐 속에 공기가 남아서 수영에서는 몸이 뜰 수 있는 부력을 형성하게 되고, 복싱에서는 복압을 유지할 수 있게 되는 것이다.

그렇다면 숨을 완전히 내쉬고 완전히 들이마신다면, 그 양은 얼마나 될까? 해녀나 잠수사가 잠수를 할 때 공기를 들이마시는 양은 평상시보다 몇 배 차이가 난다고 한다. 이것은 한 번 잠수에서 공기를 다 내뱉고 올라오기 위해 하는 것이 아니라 만약의 사태를 대비해 공기의 예비량을 채우는 것이다. 이 들숨의 예비량으로 숨을 내쉴 수도, 멈춰 볼 수도 있으며 폐에 빈 공간만 생긴다면 다시 마실 수도 있는 것이다.

마찬가지로 숨을 내쉴 때도 더 내쉴 수 있는 여지가 있는데, 이 날숨의 예비량은 사람에 따라 다르다. 가수나 관악기 연주자, 잠수사 같은 직업군의 사람들은 일반인보다 훨씬 더 많은 양의 공기를 더 길게 배출할 수 있다. 날숨 예비량에서도 숨을 내쉬는 것뿐만 아니라 멈추어 볼 수도 있고 다시 마실 수도 있는 것이다.

입을 작게 벌려서 짧고 얕은 호흡으로 날숨을 제어하면 복압은 유지되면서 공기의 흐름을 조절할 수 있게 되는데, 이 같은 원리로 수영에서는 '파흡, 파흡', 복싱에서는 '칫, 치칫', 또는 역도처럼 무거운 물체를 들거나 던질 때 '흐프, 흐프' 혹은 '읏싸' '쓰', 또는 기운이 넘칠 때 '앗싸'처럼 기순음이나 치음 소리가 나게 되는 것이다. 이것은 수도꼭지에 연결된 호스 끝을 손가락으로 납작하게 눌러 물줄기가 멀리 뻗어 나가게 하는 것과 같은 이치다. 상수도관의 압력은 일정하지만 호스의 입구를 작게 하여 압력을 상승시키고 물줄기를 조절하는 것과 유사한 원리가 작동한다.

요가 호흡 수련

다양한 요가 호흡법은 완전호흡, 전체호흡을 표방하는 웃자이 호흡법 Ujjāyī prāṇāyāma을 기본으로 한다. 때문에 그 외 기법들은 웃자이 호흡법이 숙달된 것을 전제로 한다. 기법이 다양해진다고 해서 기초가 무너지거나 무시되면 안 된다. 몇 가지 기법에 대한 소개를 하기 전에 호흡법 수련을 위한 기본적인 주의사항을 짚어 보고자 한다.[37]

- 우선 쁘라나야머prāṇāyāma, 호흡법 수련 시간에 관한 것이다. 호흡법 수련은 공복에 수행하는 것이 좋고 수행을 시작하기에 앞서 장과 방광을 비우는 것이 좋다. 수행을 하기 좋은 시간은 일출 전이나 일몰 후가 좋고, 그리고 할 수 있다면 정오에 하는 것도 좋다.

- 쁘라나야머 수련 직후에 아써너āsana를 수련하지 않는다. 미세한 단계에서 거친 단계로 다시 나올 이유가 없기 때문이다. 아써너 수련 후에 쁘라나야머 수련을 할 수는 있지만, 격렬한 수련을 하고 난 뒤라면 쁘라나야머를 잘 수행할 수가 없으므로 부드러운 수련으로 제한한다.

- 폐가 무겁고 긴장된 느낌이 드는 날은 쁘라나야머 수련을 하지 않는다. 이것은 숨소리가 거슬리거나 거칠어도 마찬가지다.

- 쁘라나야머 수련에서 호흡은 입으로 하는 특별한 방법들을 제외하고는 코를 통해서만 행한다. 그리고 수련 중에 혀를 움직이지 않는다. 그렇지 않으면 입속에 침이 고이기 때문이다. 만약 침이 고이면, 숨을 내쉰 뒤 들이마시기 전에 침을

37 본격적인 요가호흡 수련에 앞선 준비과정을 포함한 실기에 관한 모든 사항은 아엥가 선생님의 따님이신 기따(Gīta S. Iyengar) 선생님의 쁘라냐야머 수업에 수년간 참여하면서 공감하고 체득된 내용을 바탕으로 정리한 것이다. 여기에 기본적인 주의사항은 아엥가 선생님의 『Light on Prāṇāyāma』 p.60~62에서 몇 가지 포인트를 참고하여 정리한 것임을 밝힌다.

삼키고, 숨을 멈추고 있는 동안에는 삼키지 않는다.

- 호흡 수련 초기에는 방법을 익히느라 여러 가지 요점들을 염두에 두지만, 자연스럽게 젖어들도록 유도하는 것이지 억지로 하지 않는다. 그렇지 않으면 긴장감을 유발할 것이다.

- 쁘라나야머는 척추가 둔감한 상태에서는 몽롱한 상태에 빠지기 쉽고, 뇌의 활동이 활발하면 들뜨기 쉬워진다. 몸통은 꼿꼿하게 세워 안정감이 있어야 하며 두뇌는 수용적이지만 의식은 주의 깊게 깨어 있어야 맑고 명료한 상태를 유지할 수 있다.

- 피부는 지각의 원천이므로 피부의 변화를 지속적으로 알아차리는 내적 인식을 쁘라나야머를 수행하는 내내 유지한다.

- 쁘라나야머는 감관을 다스리는 쁘러땨하러pratyāhāra를 거쳐 명상으로 나아가기 위한 준비 과정이라는 것을 염두에 두고 있어야 한다. 그렇지 않으면 한갓 기법으로 전락할 것이고, 목표를 상실한 채 기법 자체에 의미를 두려고 할 것이다. 반면에 이미 명상이 깊어진 수행자들에게는 굳이 이 기법들을 터득하라고 권유하지 않는다. 의식이 깊어진 상태에서는 몸의 필요에 따라 저절로 상황에 맞게 호흡이 이루어질 것이기 때문이다.

1. 웃자이 호흡법

웃자이 호흡법Ujjāyī prāṇāyāma, 승자 호흡법[38]은 흉강, 복강, 골반강의 세 부분에서 호흡에 따른 작용을 확인하며 수련한다. 우선 들숨으로 흉강에 공기를 채

38 Ujjayi는 싼스끄리뜨어 접두사 ud와 승리를 뜻하는 동사 어간 √ji가 결합된 명사로서 '승리자'를 뜻한다. 말을 타고 돌아오는 개선장군처럼 몸통을 꼿꼿이 세우고 용기백배한 모습으로 숨을 다스린다. 이 웃자이 호흡 방식은 아써너 수련에도 적용된다.

워 흉곽을 확장시키고 날숨에 뱃가죽이 등 쪽으로 꺼지는 것을 확인한다.

들숨에 공기를 채워 흉곽을 확장시킬 때, 대흉근과 소흉근에 의해서 늑골이 흉곽상부로 올라가고 전거근과 외늑간근의 작용에 의해서 늑연골 하부각이 좌우로 벌어지며 공기를 충분히 흡입하는 것을 확인한다. 폐에 공기가 차면서 뱃가죽이 펴지기 시작하다가 횡격막이 밀려 내려가면 복강 내압이 상승하는데, 의도적으로 복부를 부풀리지 않는다. 이때 흉곽과 복부의 작용을 몸통 옆면에서 바라보면 가슴이 먼저 확장되면서 복부가 그에 따라 펴지는 것을 보게 된다.

호흡 수련에서는 들숨에 뒷목을 펴고 아래턱을 쇄골 사이의 빈 공간으로 당겨 넣는 잘런더러 번더Jālandara bandha를 적용한다. 이때 아래턱을 당겨 내리기보다는 가슴이 아래턱 쪽으로 올라가듯이 하면서 대흉근과 소흉근의 작용을 확인한다. 아써너 수련에서는 고개를 숙이지는 않지만 인후부에서 공기의 압력을 조절하는 밸브 기능은 적절하게 활용한다.

대흉근이 작용하면 공기를 크고 빠르게 들이마시며 흉부 전면을 확장시키는데, 근육의 표면이 크기 때문에 늑골이 충분히 확장된다. 그렇게 되면 늑골이 좌우 측면으로 확장되면서 전거근의 개입을 확인할 수 있게 되며, 늑연골 하부각이 벌어지면서 흉골이 아래턱 쪽으로 떠오르는 작용을 지켜볼 수 있게 된다. 이때 쇄골 밑까지 들숨 예비량으로 공기를 충분히 흡입하여 가슴 상부를 트이게 하고 어깨를 자유롭게 하는 소흉근의 작용도 확인한다. 이것 역시 늑골 상부를 끌어올리는 것이지 어깨를 들어 올리는 것이 아니다.

천천히 고르고 깊게 숨을 들이쉬면서 횡격막이 양옆으로 편평해지면서 가슴이 위와 바깥쪽으로 확장되는 것을 느낀다. 숨이 폐를 충분히 채우지만 복부를 부풀리지 않도록 한다.

날숨에는 확장된 흉곽을 곧바로 수축시키지 않고 배꼽 주변이 먼저 꺼지도록 한다. 복부 전체가 늑연골 하부각 쪽으로 당겨지는 듯한 느낌이 들고 나서 흉곽도 가볍게 가라앉도록 속도를 조절한다. 날숨에서 흉곽과 복부의 작용을 몸통 옆면에서 바라보면 복부에서 가슴까지 순차적으로 가라앉는 것을 보게 된다.

숨을 내쉬기 시작할 때 흉곽의 확장된 틀을 유지하는 이유는 횡격막이 일어나는 곳을 안정시킨 상태로 폐의 탄력을 제어하며 천천히 풀면서 고르게 내쉬기 위해서다. 초보단계에서 날숨에 개입하는 의지적인 작용은 호흡의 타이밍과 방향을 의식하는 것이지 복부 기관을 압박하지는 않는다. 벌어지는 현상을 지켜보는 수련을 하며 들숨과 날숨에 양쪽 폐가 균등하게 채워지고 비워지는지 확인하며 들이쉬기와 내쉬기의 시간을 늘려 가는데, 숨을 들이쉴 때 나는 '쓰so/sah'나 내쉴 때 나는 '흐ham/aham' 소리도 알아차리며 호흡의 리듬을 유지한다.[39]

위 단계가 익숙해지면 숨을 마시고 나서 **물러 번더**Mūla bandha로 골반격막이 활성화되어 호흡 작용에 개입하도록 회음부를 수축하는 것을 적용해 본다. 골반격막 뒷부분부터 느낌이 살아나도록 항문 괄약근부터 수축시켜서 격막 전체를 앞쪽으로 끌어당기듯이 하는데, 둔근이나 복근 등 표층의 큰 근육들이 개입하지 않도록 하여 골반 심층 근육들이 활성화되도록 섬세하게 압력을 조절한다.

날숨에 배꼽 주변이 꺼지기 시작해서 허리가 잘록해지면 아랫배도 꺼지면서 복횡근이 수축한다. 이때 압력이 강해서 회음부의 수축이 풀리지 않도록 조절해야 한다. 이것은 연습이 필요한 단계인데, 이렇게 회음 부위가 풀리지 않도록 유지하면서 **웃디야너 번더**Uḍḍīyāna bandha로 복부 상부까지 수축해 올라가는 것도 적용해 본다.

---

39 인도인에게 '쓰'는 싼스끄리뜨어 so, sah를 연상시키고, '흐'는 ham, aham을 연상시킨다고 한다. so 또는 sah는 '그'라는 뜻으로 신을 가리키며, ham 또는 aham은 '나' 자신을 가리키는데, 그가(sah) 곧 나(aham)임을, 들숨에 그가 들어오고, 날숨에 나 자신을 그에게 바치는 무의식의 기도(japa)라고 여긴다.

2. 꿈버꺼

꿈버꺼kumbhaka는 숨 멈추기다. 호흡은 숨 들이쉬기pūraka와 내쉬기rechaka, 그리고 멈추기kumbhaka로 이어진다. 들이쉬기는 전신을 활성화하고, 내쉬기는 오염된 공기와 독소를 배출하며, 멈추기는 몸 전체에 에너지를 배분한다. 숨을 멈추는 것은 숨을 마시고 나서 멈출 수도 있지만, 숨을 내쉬고도 멈출 수 있다.

들이마신 신선한 공기는 폐의 폐포에서 모세혈관을 통해 혈액에 산소를 공급하고 이산화탄소를 받아들이는 기체 교환이 일어난다. 숨을 멈추는 과정 동안 간으로부터 받아들인 영양분과 함께 전신에 에너지를 공급한다. 반면에 근육은 숨을 내쉬는 짧은 순간에 휴식을 취하는데, 들숨에 교감신경이 활성화되고 날숨에 부교감신경이 더 활성화되는 이유도 있지만, 숨을 내쉬고 나서 흡기근이 이완되어 더 이상 수축하지 않고 호흡이 정지된 상태로 잠시 쉬는 상태가 되는 것이다. 이 방법을 셔뷔 아써너Śavāsana에 적용하기도 하는데, 몸의 긴장을 푸는 데 도움이 되고 수면을 취하는 데에도 도움을 줄 수 있다. 한숨을 쉬는 것도 긴장을 풀기 위해 본능적으로 하는 것이다.

숨을 마시고 나서 멈추는 것을 내적 정지라고 하고, 내쉬고 나서 멈추는 것을 외적 정지라 한다. 의도적인 내적 정지antara kumbhaka는 폐가 공기로 가득 찼을 때 숨을 정지하는 것이다. 신경체계를 활성화하지만 고혈압, 과다긴장, 심장질환이 있는 경우는 하지 않는 것이 좋다. 의도적인 외적 정지bāhya kumbhaka는 폐가 완전히 비었을 때 숨을 정지하는 것이다. 신경을 완화시켜 주므로 긴장과다나 고혈압이 있는 경우에 좋다. 그러나 우울증, 의기소침, 저혈압의 경우는 좋지 않다. 외적 정지 기간을 늘리려면 늑골이 벌어진 상태를 유지하면서 폐 쪽으로 들어 올린 횡격막을 그대로 두는 연습을 해야 한다. 목구멍의 압박과 긴장을 느끼거나 얼굴이 붉어지고 관자놀이가 뻣뻣해진다면, 신경체계에 손상을 입힐 수 있으므로 주의가 필요하다.

물러 번더Mūla bandha는 숨을 완전히 들이쉬고 난 후 내쉬기 전의 내적 정지 기간에 적용하는 것이고, 웃디야너 번더Uḍḍīyāna bandha는 완전히 내쉬고 들이쉬기 전의 외적 정지 기간에 행한다. 이들은 들이쉬기와 내쉬기 수련이 편안해지고 숨을 정지시키는 기술까지 체득되었을 때 적용하는 것이다. 초심자는 호흡의 리듬을 완전히 숙달할 때까지 물러 번더나 웃디야너 번더에 관심을 가질 필요가 없다.

수련 순서는 ① 들숨pūraka과 날숨rechaka이 익숙해져서 편안해지면 ② 들숨에 내적 정지를 적용해서 연습하고, 이것도 익숙해지면 ③ 날숨에 외적 정지를 적용하는 연습을 한다. ④ 내적 정지에서 적어도 10~15초 정도 숨을 멈출 수 있게 되면 물러 번더를 시도해도 좋다. 들이쉬기 끝에서 실시하고 정지 기간 내내 유지한다. 외적 정지는 고요한 것과 역동적인 것 두 가지가 있는데, 웃디야너 번더 없이 고요하게 수행하는 것은 명상 수행에도 적용할 수 있다. 이것이 숙달되면 ⑤ 웃디야너 번더와 함께 역동적으로 수행한다. 하지만 이것도 억지로 이루어져서는 안 되고 처음에는 매 번 역동적 정지를 한 이후에 폐와 복부기관이 정상으로 되돌아오도록 하고 나서 반복한다.

역동적인 정지 사이에 정상호흡을 해서 숨이 차지 않도록 한다. 절대 눈을 뜬 상태에서 숨 멈추기kumbhaka를 실시하지 않도록 한다. 얼굴이 벌겋게 되고 눈이 충혈되거나 불안감을 야기하는 숨 멈추기는 잘못된 것이다. 머리가 지나치게 예민한 상태에서는 내적 정지를 수행하지 않는다. 갑작스런 혼란으로 상해를 입을 수 있다. 취침 전에도 의식을 깨워 놓기 때문에 하지 않는다. 그리고 어린 나이에는 숨 멈추기를 수련하지 않는다. 성년이 되어 시작하는 것이 좋다. 그렇지 않으면 조숙하게 늙게 된다.

3. 빌로머 호흡

빌로머 호흡Viloma prāṇāyāma, 단계적 호흡은 '흐름을 막거나' 또는 '흐름을 끊는' 호흡법을 가리킨다. 'Viloma'라는 단어는 부정의 의미를 지닌 접두사 vi가 털을 뜻하는 loma에 결합된 명사로서 '털 또는 결을 막거나 거스른다'는 의미다. 이 호흡법은 내쉬기와 들이쉬기를 연속적인 과정이 아니라 여러 번으로 나누어서 단계적으로 완성하는 방법으로 호흡의 길이를 늘이며 폐의 기능을 강화하는 방법이다.

이 호흡법도 바닥에 드러눕거나 앉아서 수행한다. ① 저혈압에 좋다고 하는 들이마시고 멈추고, 들이마시고 멈추기를 반복하는 몇 단계에 걸쳐 숨을 들이쉬었다가 한 번에 내쉬는 방법이 있고, ② 고혈압이나 심장병에 좋다고 하는, 숨을 한 번에 들이쉬었다가 내쉬고 멈추고, 내쉬고 멈추기를 반복하면서 몇 단계에 걸쳐 내쉬는 방법이 있다. 이 둘을 각각 따로 따로 수련하고 ③ 익숙해지면 병합해서 시도하기도 한다. 병합해서 수련하는 방법은 인내심을 키우고 희열을 불러일으킬 수 있다.

이것이 익숙해지면 ④ 단계별로 들이쉬기를 한 다음에 내적 정지를 적용했다가 한 번에 내쉬고, ⑤ 한 번에 들이마셨다가 단계적으로 내쉬기를 한 다음에 외적 정지를 적용하는 수련을 한다. 이 둘을 병합해서도 ⑥ 익숙해지면 번더bandha를 포함시킨다.

4. 버스뜨리꺼

버스뜨리꺼Bhastirka는 풀무를 뜻한다. 이 호흡법은 들이쉬기와 내쉬기가 활기차고 힘이 넘치는데, 그때 나는 소리가 마치 대장장이가 풀무질 할 때 나는 소리와 유사하다고 해서 이렇게 이름 붙였다. 번역하자면 풀무호흡이

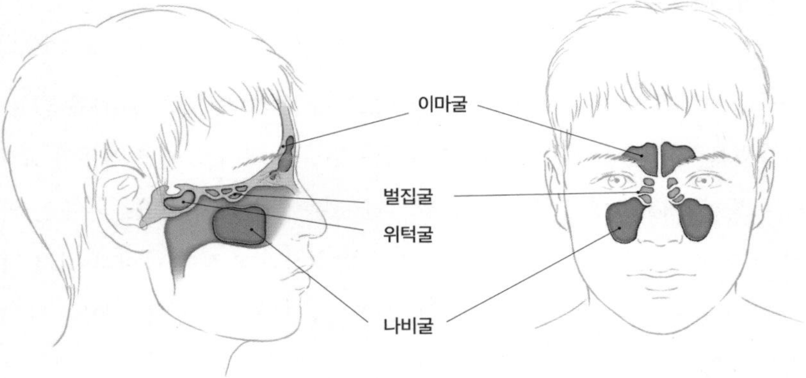

부비동

되겠다. 다른 모든 호흡법에서는 들이쉬기가 내쉬기를 주도하지만, 이 풀무호흡과 이어서 소개되는 두개광호흡에서는 내쉬기가 힘과 속도, 리듬을 주도한다.

꺼빨러바띠kapālabhāti, 두개광호흡의 꺼빨러Kapāla는 두개골을, 바띠bhāti는 광채를 뜻하므로 두개골 안에서 빛을 본다는 뜻이다. 발살바 기법Valsalva maneuver에서 이퀄라이징equalizing을 하듯이 손으로 코를 막지는 않지만 숨을 크게 들이마셨다가 순간적인 힘으로 강하게 숨을 내쉬면서 두개골 안의 공동을 울리는 호흡법이다. 이러한 작용으로 부비동 안에 쌓인 농膿을 배출하기도 하고, 두개골이 훤히 밝아지는 경험을 하기도 한다. 이것은 버스뜨리꺼와 비슷한데, 좀 더 부드럽다. 때문에 버스뜨리꺼가 벅차다면, 이 꺼빨러바띠 쁘라나야머를 수련한다.

버스뜨리꺼와 꺼빨러바띠 수련은 양쪽 콧구멍이 깨끗해야 하는데, 점액 장애물은 코청소법neti으로 미리 제거해 두고, 수련 중에는 손수건을 옆에 두고 수련한다.

버스뜨리꺼Bhastirka는 빠르고 강하게 들이쉬고 세차게 내쉬는 것을 4~8회 반복하는 것이 한 번의 주기를 형성한다. 들숨을 약간 과장되게 끝까지 마시고 날숨을 80% 정도 자연스럽게 내뱉기를 반복한다. 한 번의 주기가 끝나면 웃자이를 4회 반복한 후에 다시 시도하는데, 이때 원한다면 물러 번더와 함께 내적 정지를 5~8초 지속하고 나서 웃자이 호흡으로 천천히 깊게 내쉰다. 이렇게 중간에 웃자이 호흡을 하면서 3~4회 주기를 반복하며, 기력이 향상되면 빠른 숨의 횟수와 주기 횟수 자체를 늘려 간다. 만약 공기 소리가 줄어들고 활기가 떨어지면 그 수를 줄이고, 힘이 들 땐 셔봐 아써너 Śavāsana로 누워 회복한다. 버스뜨리꺼는 느리게1회/2초, 보통1회/1초, 빠르게2회/1초 세 가지 속도로 수련할 수 있다. 버스뜨리꺼Bhastirka는 손가락을 사용해서 양쪽 콧구멍을 부분적으로 막거나, 한쪽 콧구멍은 완전히 막고 반대편은 부분적으로 막아 그쪽으로 4~8회 풀무호흡을 반복하는 방법이 있는데, 이에 대해서는 자세한 설명을 하지 않겠다.

버스뜨리꺼Bhastirka 수련은 체질을 분류하는 체액dośa[40]의 불균형을 해소한다. 혈류에 산소유입과 이산화탄소 배출이 증가하고 신진대사가 높아지며, 열을 발생시켜 독소를 태우기에 몸 전체를 활성화한다. 또한 내장기관을 마사지하고 소화기계를 정상화시킨다. 몇 달의 적절한 준비 후에 산고를 겪은 여성들에게 유익한 수련이다. 목의 염증과 가래의 축적을 경감시키기도 한다.

주의사항은 체력이 약하거나 폐 기능이 좋지 않은 사람은 이 수련이나 다음에 오는 꺼빨러바띠 수련을 하지 않는 것이다. 혈관이나 뇌에 손상을 입힐 가능성이 있기에, 귀나 눈에 질병이 있거나 혈압장애, 탈장이나 위궤양이 있어도 수련을 하지 않는다.

40 여기에는 점액kapha, 담즙pitta, 바람vata의 세 가지가 있다.

5. 꺼빨러바띠

두개광호흡kapālabhāti은 들이쉬기는 느리고 내쉬기가 힘차고 빠르다. 매번 숨을 강하게 내쉰 후에는 잠깐 동안 웃디야너 번더Uḍḍīyāna bandha와 함께하는 외적 정지가 있어서, 복부를 강하게 수축하지만 무리하지 않는다. 이어지는 들이쉬기는 자연스럽게 반사작용으로 돌아오게 한다. 이렇게 연속적으로 4~8회를 실행하고 웃자이로 심호흡을 몇 번하여 호흡의 평정을 되찾는 것까지가 한 번의 주기인데, 3~5주기를 수련한다.

풀무호흡은 흡기 예비량으로 숨을 마시고 내쉬기에 폐가 기본 용량을 지키며 흉강과 복강이 적당히 팽창과 수축을 하지만, 두개광호흡은 호기 예비량으로 숨을 내쉬기에 복강의 용적을 적극적으로 경감시킨다. 때문에 폐속의 기본 공기량을 채우는 들이쉬기가 반사적인 과정으로 작동하는 것이다. 두개광호흡은 공동을 건조시켜 콧물이 흐르는 것을 막아 준다. 두개광이라는 이름 때문에 두개골이 훤히 밝아지는 경험을 하고자 두개골 안의 공동을 인위적으로 울리려고 한다면, 뇌혈관에 크나큰 손상을 입힐 수도 있으니 주의가 필요하다. 두개골이 훤히 밝아지는 현상이 벌어질 수도 있겠지만, 수련의 목적이 아니라는 점을 분명히 해 둔다. 웃자이 호흡을 설명하면서 배압背壓에 대해 이야기했던 것처럼 공기의 압력이 두개에도 전달된다는 것을 기억하는 것으로 충분하다. 이 방법은 복부 펀칭에 대비하여 배 전체에 힘을 주어 단단하게 하는 브레이싱Bracing으로도 활용할 수 있고 무술에서 발경發勁의 순간에 발휘되는 강력한 힘의 원천으로 활용할 수도 있다는 점을 밝힌다.

6. 그 외 기법들

요가 호흡 수련법 중에는 손가락을 사용하여 콧구멍을 막아서 반대편 콧구멍으로만 숨을 쉬거나, 아니면 일부만 막아서 호흡의 압력을 높이는 기법들이 있다. 뿐만 아니라 코가 아닌 입으로 호흡을 하는 방법들도 있는데, 이 책에서는 설명하지 않는다. 기법들의 정교함을 글로써 설명하기는 어렵기도 하고, 기법의 번거로움이 호흡 수련을 통해 의식이 깊어지는 것을 방해할 수도 있기 때문이다. 각각의 기법들은 나름의 목적이 있다는 것을 부정하지는 않지만, 의도적인 노력이 줄어들면서 자연스러운 호흡과 함께 의식의 심연으로 가야 하는 거시적인 관점에서는 방해받게 되기가 쉽기 때문이다.

7. 명상에서의 호흡

명상 수행에서는 호흡도 결코 애써 조절하지 않는다는 점을 분명히 밝히고자 한다. 강둑에 앉아 흘러가는 강물을 바라보는 관찰자처럼 호흡과 호흡을 통해 벌어지는 현상들을 그저 바라볼 뿐이다. 몸의 상태에 맞게 자연적으로 숨이 깊어지기도 하고 짧아지기도 하고, 때론 멈추기도 하고 그러다가 다시 몰아쉬기도 하는 현상들을 지켜보는 경험을 할 뿐, 만들어 내려고 하지 않는다.

예부터 동양에서는 인체를 소우주로 이해해 왔고, 몸의 속박으로부터 벗어나 우주자연과 합일하는 것을 해탈로 생각했다. 때문에 자연과의 관계는 단순히 환경이나 자극에 대한 반응을 넘어선 소우주와 대우주의 대비와 순환으로 이해했다. 더불어 소우주인 인체도 음과 양이 주고받는 다양한 작용들의 순환으로 보았다. 요가에서도 인체의 생리학적 이해는 다양한 형태로 드러나는 이러한 순환을 바탕으로 한다.

『요가 인문학』 5장 요가의 생리학적 이해에서 하타요가를 설명하면서 짜끄러, 쁘라너, 나디, 꾼덜리니에 대해 이미 설명했기에 이 책에서는 이러한 개념들의 개략적인 설명과 더불어 현대 의학과 한의학에서 이야기하는 생리학적 지식을 요가 수련의 관점에서 살펴볼 것이다.

이 책에서는 신경 작용과 더불어 호르몬 분비 등을 이해하는 신경계와 내분비계, 대기로부터 받아들인 산소와 음식으로부터 받아들인 영양분을 온몸에 공급하는 순환기계, 음식을 소화시켜 배설하는 소화기계, 비뇨기계까지 다룰 것이다. 설명을 따라가다 보면 한의학에서 이야기하는 오장육부처럼 서로 연결되어 있는 하나의 통합체계를 드러내는데, 요가 지도자라면 알고 있어야 할 몸에 대한 이해를 공유하고 요가 수련의 관점에서 필요한 조언을 담을 예정이다.

2부

생리학적 원리

4장

신경계

신경계는 환경으로부터 받아들인 자극에 대해 반응을 일으키는 신경 작용 체계다. 여기에는 감각 기관에서 정보를 받아들여서 뇌로 전달하는 과정과 그렇게 받아들인 정보를 뇌에서 판단하여 적절한 반응이 나타나도록 신호를 보내 수행하도록 하는 과정이 포함된다.

미세한 몸

요가에서는 인간을 심신상관적인 존재로 이해하기에, 육체와 더불어 정신을 구성하고 있는 미세한 몸이 있다고 가정한다. 쑥슈머 셔리러sūkṣma śarīra, 즉 유체幽體라고 하는 미세한 몸은 육체 안에 있는 또 하나의 몸이다. 육체와 닮았으나 보다 세밀하고 밀도가 희박한 에테르로 되어 있어서 에테르체라고도 한다. 미세한 몸은 에너지의 통로인 나디nāḍī가 여러 갈래로 활성화되어 있고, 이 나디들의 구심점 역할을 하는 에너지 센터인 짜끄러cakra들과 연결되어 있다고 한다.

생체 에너지 쁘라너prāṇa가 흐르는 통로를 나디nāḍī라고 하며, 인체 부위마다 쁘라너prāṇa가 활성화되는 센터로서 짜끄러cakra들이 있음은 요가를 수련하고 있는 수행자라면 기본적으로 알고 있을 것이다. 짜끄러의 개수에 대해서는 4개에서 7개까지 전통마다 차이를 드러내는데, 힌두 경전과 불교 경전에 나오는 주요 짜끄러들은 몸통 하부에서 머리 꼭대기까지 척수를 따라 전개된다고 한다.

나디의 정화는 쁘라너의 흐름을 균형 잡고 조절하는데 쁘라너는 마음과 밀접히 연결되어 있기에 나디의 정화는 곧 마음의 정화로 이끈다고 한다. 72,000개의 나디 중에 14개가 중요한데 그중에서도 쑤슘나Suṣumnā, 삥걸라Piṅgala, 이다Iḍā의 세 가지가 가장 핵심적이라고 한다.

이다Iḍā는 척주 왼쪽에서, 삥걸라Piṅgala는 척주 오른쪽에서, 쑤슘나Suṣumnā는 척주 중앙에서 물라다러 짜끄러로부터 시작해서 써허쓰라러 짜끄러까지 연결하며 쁘라너가 미세한 몸인 유체幽體 전체에 걸쳐 흐르도록 하는데, 이다와 삥걸라는 상호작용하면서 체온, 소화액, 호르몬 분비, 뇌파 등 모든 생리체계에 영향을 미친다고 한다.

여기서 달candra을 나타내며 정신 작용을 조절하는 이다Iḍā는 부교감신경에, 해sūrya를 나타내며 생명 유지 활동을 조절하는 삥걸라Piṅgala는 교감신경에 대입하여 이해할 수도 있을 것 같다. 물론 이것은 한의학의 음경락과 양경락의 대비를 떠올리게도 한다.

육체적·정신적·지적인 에너지 및 영적이며 우주적인 신성한 에너지의 합류 지점이라고 알려진 짜끄러Cakra는 생리적 역할을 하는 통로들이 모인

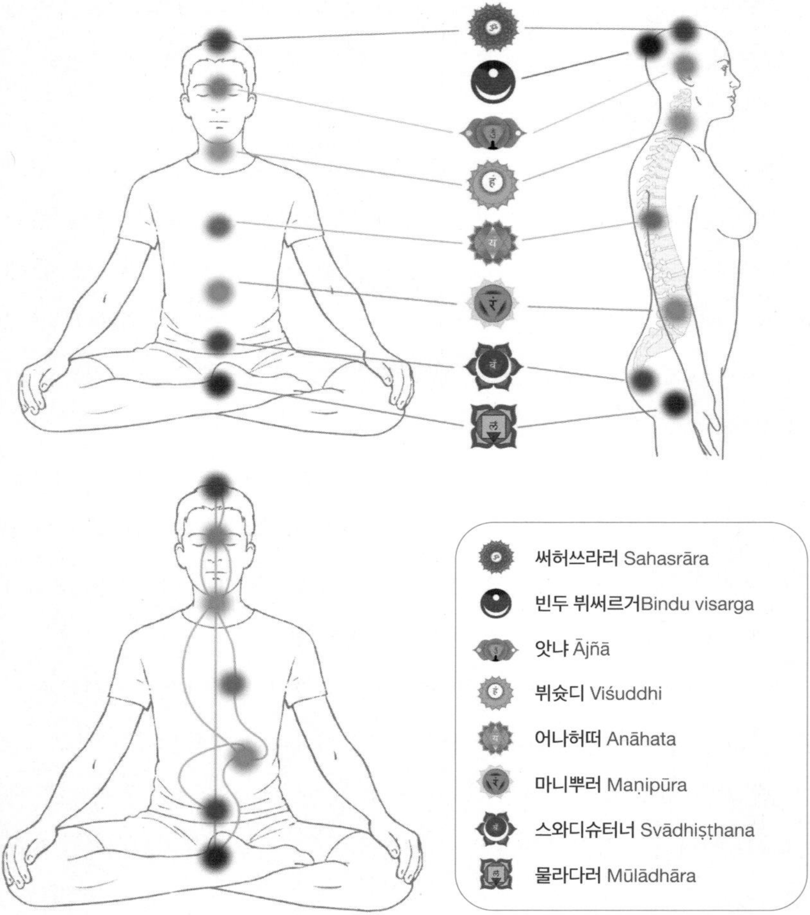

짜끄러

'신경총神經叢'으로 이해하는데, 그 위치가 육체의 신경총과 동일하지는 않지만 서로 관련되어 있다고 본다. 일반적으로 짜끄러는 그림에서 보듯이 빈두를 포함하여 8개, 빼면 7개로 이야기한다.(짜끄러들의 위치 및 자세한 내용에 대해서는 『요가 인문학』을 참고하자.)

앞쪽의 위 그림에서 보다시피 척수를 타고 흐르는 쑤슘나Suṣumnā 나디를 따라 몸통의 중앙선에 짜끄러들이 위치하고 있는 반면, 리드비터Leadbeater가 표현한 아래의 그림에서 세 번째 마니뿌러Maṇipūra 짜끄러와 네 번째 어나허떠Anāhata 짜끄러의 위치가 중앙에서 왼쪽으로 살짝 벗어나 있는 것에 대한 소견을 밝히고자 한다. 이에 대해서는 신경계에 대한 해부생리학적 이해가 필요하기에 신경계에 대한 기본적인 지식을 먼저 공유하고자 한다.

신경계란

생명체의 가장 기본 단위는 **세포**Cell다. 물론 이 세포들도 근원적으로는 우주를 구성하고 있는 원소들로 이루어져 있다. 그중에 탄소C, 수소H, 질소N, 산소O, 인P, 황S의 필수 6대 원소들부터 세포가 형성되고, 이 세포들이 모여 상피, 결합, 근육, 신경 등의 **조직**tissue들을 이룬다. 이러한 조직들이 모여 특정한 기능을 발휘하는 **기관**organ을 만드는데, 이러한 기관들이 공통의 목적 기능을 발휘하기 위해 상호작용을 하는 하나의 체계를 갖추는 **기관계**Organic system를 형성한다.

신경계神經系, nerve system는 환경으로부터 받아들인 자극에 대해 반응을 일으키는 신경 작용 체계다. 여기에는 감각 기관에서 정보를 받아들여서 뇌로 전달하는 과정과 그렇게 받아들인 정보를 뇌에서 판단하여 적절한 반응이 나타나도록 신호를 보내 수행하도록 하는 과정이 포함된다. 이러한 이유로 신경계는 정보를 주고받는 **통신체계**에 비유된다.

신경계의 통신은 유선통신과 유사해서, 유선단말기처럼 신경계를 구성하는 구조적·기능적 기본 단위인 **뉴런**neuron이라는 신경세포를 통해 일어나는데, 모든 통신 작용이 **신경세포와 신경세포 간의 상호작용**으로 이루어진다.

그림에서처럼 신경세포를 구조적으로 들여다보면 먼저 세포체가 있다. 둥근 풍선 모양으로 부푼 부분이 신경의 세포체다. 이 속에 DNA라든지 핵이 들어 있다. 신경세포가 다른 세포와 결정적으로 다른 것은 가느다란 신경원섬유神經原纖維, neurofibri가 돌기로 뻗어 나와 전선처럼 다른 신경세포와 연결되어 네트워크를 이루고 있다는 점이다.

뉴런은 핵이 있는 신경세포체와 다른 뉴런이나 감각 기관으로부터 오는 자극을 받아들이는 가지돌기dendrite, 그리고 그 자극을 다른 뉴런이나 기관으로 전달하는 축삭돌기axon 같은 신경원섬유神經原纖維, neurofibri로 구성되어 있다. 가지돌기dendrite 또는 수상돌기는 신경세포neuron의 세포체에서 뻗어 나온 나뭇가지 모양의 짧은 돌기이며, 축삭돌기軸索突起, axon는 신경세포의 세포체에서 일정한 두께로 길게 뻗어 나온 가지로서 축삭이라고도 한다.

뉴런은 다른 뉴런과 서로 연접하여 있고, 뉴런과 뉴런 사이에는 틈이 있다. 가지돌기와 축삭돌기 사이에 신호를 전달하는 이 틈새를 **시냅스synapse**라고 부른다. 시냅스는 신경세포 하나에 1만 개 정도로, 신경 돌기 위에 무수하게 있다고 한다.

신경섬유는 거의 지방과 단백질로 이루어져 있어서 절연체인데, 신경 속을 + 이온과 - 이온이 흐르며 전기신호가 전달된다고 한다. 이온의 전위차가 발생하면 시냅스를 통해 다음 세포에 그 정보를 전달해야 하는데, 전기가 그 틈새를 건너지 못하기 때문에 특정한 물질을 내보낸다. 송신하는 쪽 주머니 안에 이 특정 물질이 가득 들어 있다가, 활동전위가 발생하면 그 물

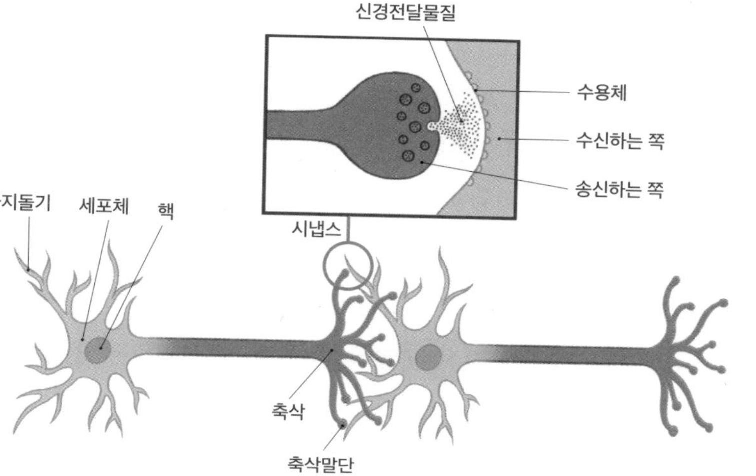

* 시냅스: 신경세포 사이에 신호를 주고 받는 부위

신경세포와 시냅스

질이 방출되어 수신하는 쪽 수용체와 결합하여 새로운 신호를 발생시킨다. 이때, 그렇게 터져 나온 물질은 신경이 정보를 전달하기 위해서 이용하는 물질이라고 해서 **신경전달물질**neurotransmitter이라고 한다. 그림에서 보다시피, 시냅스는 틈새와 물질 방출장치를 모두 포함한 전체를 가리킨다.[37]

우리의 뇌에는 뇌 속 신경세포에서 방출되어 다른 신경세포 등에 정보를 전달하는 신경전달물질이 있다. 신경전달물질은 시냅스를 통해 인접한 신경세포의 전위를 높이거나 낮추는 역할을 한다. 대표적인 신경전달물질은 아미노산계의 글루탐산glutamate과 아민계의 아세틸콜린acetylcholine, 펩타이드계의 엔돌핀endorphin 등 다양한 형태가 존재한다.

신경계는 신경세포neuron뿐만 아니라 신경아교세포neuroglial cell도 포함한다. 전기적·화학적 신호를 전달하는 신경세포와 달리, 아교세포는 혈관과 신경세포neuron 사이에 위치하여 신경세포에 영양소를 제공하고 노폐물을 제

37 『교양으로 읽는 뇌과학』(이케가야 유지) p.205~209 참조

거하며 뇌 조직이 손상되었을 때 이를 회복시키는 데도 매우 중요한 기능을 한다. 시냅스에서 방출된 신경전달물질을 회수해서 다시 신경에 되돌려주는 역할을 하는 글리아세포gliacyte도 신경아교세포 중 하나인데, 신경아교세포는 수천억 개로 신경세포보다 약 10배 정도 많지만 크기가 1/10 정도로 작기 때문에 부피는 신경조직 전체의 반 정도를 차지하고 있다고 한다.

사람의 신경계는 신경계의 중추를 이루는 뇌와 척수를 **중추신경계**Central Nerve System로, 그로부터 사지말단까지 몸 구석구석에 신경이 뻗쳐 있는 **말초신경계**Peripheral Nerve System로 크게 나눈다. 뉴런이 집단적으로 모여 있는 중추신경계는 말초신경계의 감각 정보를 받아들이는 **감각뉴런**과 근육과 분비샘 등의 반응기effector에 운동 명령을 전달하는 **운동뉴런**을 연결한다. 이렇듯 말초신경계의 정보를 종합하고 판단과 명령을 내리는 하나의 거대한 신경 네트워크를 **연합뉴런**이라 한다. 이 연합뉴런은 중추신경계통에서는

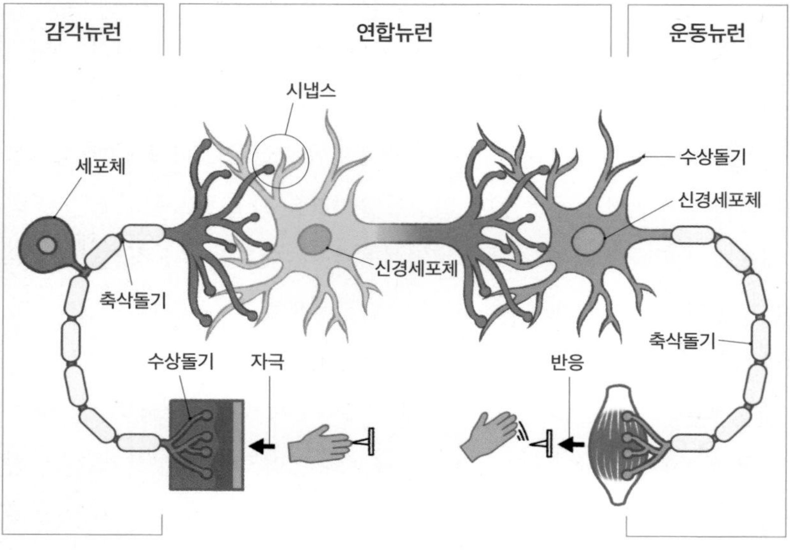

연합 뉴런

회백질에 모여 있다. 말초신경계통에서 이와 유사한 정보통합 기능은 신경절에 집합해 있는데, 신경절의 이러한 정보 통합 기능은 자율신경계에 있어서 중추신경계에 의존하지 않는 독립적인 작용을 가능하게 한다. 자율신경의 신경은 이 신경절을 기준으로 절전 섬유와 절후 섬유로 나누어진다. 절전 섬유는 중추신경계와 신경절 사이의 구간이며 절후 섬유는 신경절과 효과기 사이의 구간이다. 절전 뉴런에서는 모두 아세틸콜린을 분비하는데, 절후 뉴런에서 노르에피네프린을 분비하는 교감신경절과 절후 뉴런에서도 아세틸콜린을 분비하는 부교감신경절이 있다.

말초신경계는 뇌와 척수의 중추신경에서 뻗어 나와 몸 전체에 분포하며 외계의 변화에 대응하기 위하여 신체활동을 적응시키는 역할을 하는 신경으로서 여기에는 12쌍의 뇌신경과 31쌍의 척수신경이 있다. 이 말초신경을 기능적으로 구분을 하면 대뇌의 조절을 받는 **몸신경계**somatic Nerve system와 대뇌의 조절을 받지 않는 **자율신경계**Autonomic nervous system로 구분한다. 자율신경계는 내외분비샘을 지배하며 항상성 유지 및 감정표현에 관여하는 역할을 한다.

여기서도 다시 몸신경계somatic Nerve system는 감각 및 근육 상태를 감지하는 감각신경인 들신경계afferent nervous system와 골격근을 지배하는 운동신경인 날신경계efferent nervous system로 세분되며, 자율신경계Autonomic nervous system는 비상시 작동하는 교감신경계sympathetic nervous system와 안정시 작동하는 부교감신경계parasympathetic nervous system로 세분된다.

이 내용을 다음과 같이 도표로 나타낼 수 있다. 이에 따르면 인간의 몸신경계는 몸의 각 부위에서 감각 및 근육상태를 감지하여 뇌로 정보를 올려보내는 감각신경인 들신경계구심성 신경계와 뇌로부터 내려온 명령대로 골격근을 지배하는 운동신경인 날신경계원심성 신경계가 척수를 타고 오르내리는 것으로 이해된다.

신경계의 구분

중추신경계	뉴런이 집단적으로 모여 있는 뇌와 척수	
말초신경계*	대뇌의 조절을 받는 **몸신경계**: 외계의 변화에 대응하기 위하여 신체활동을 적응시킨다.	**들신경계**: 감각 및 근육상태를 감지하는 감각신경
		날신경계: 골격근을 지배하는 운동신경
	대뇌의 조절을 받지 않는 **자율신경계**: 내장을 구성하는 평활근, 내외분비샘, 심장근을 지배하여 항상성 유지 및 감정표현에 관여한다.	비상시 작동하는 **교감신경계**
		안정시 작동하는 **부교감신경계**

* 12쌍의 뇌신경과 31쌍의 척수신경으로 이루어진 말초신경계의 기능적 분류

중추신경계

중추신경계는 자극에 대해 판단하여 명령을 내리는 곳으로, 두개골 안에 있는 **뇌**brain와 척추관 속에 있는 **척수**spinal cord로 구성된다.

1. 뇌

60조~100조 개에 달하는 인간 몸의 세포는 손톱이나 머리카락 등에서 보듯이 두세 달이 지나면 완전히 새로운 세포로 교체된다. 반면 뇌는 그렇지 않아서 1000억 개나 되는 뇌 신경세포는 증식을 하지 않으며, 뇌에는 수십조에서 100조 개에 달하는 시냅스가 존재한다고 한다.

간의 경우엔 증식 능력이 매우 뛰어나서 80%를 잘라내도 몇 개월 안에

본래 모습을 되찾는데, 이것은 간이 어느 부위나 똑같은 기능을 하고 있기에 가능한 것이다. 뇌는 이와 달리 부위에 따라 역할이 다른데, 이렇게 각 부위별로 기능이 전문화되어 있는 기관은 뇌밖에 없다고 한다.

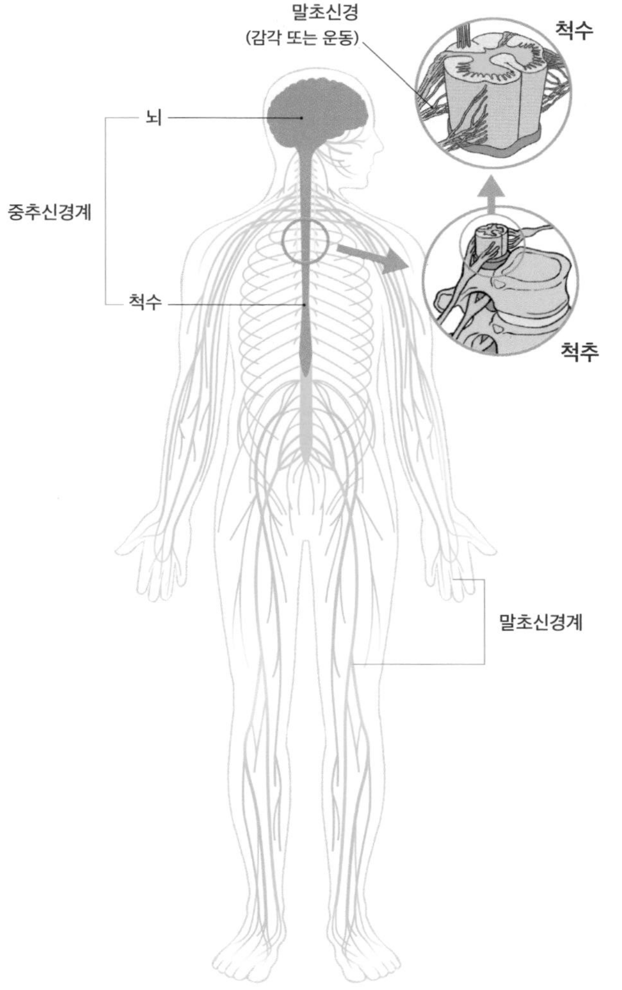

중추신경계

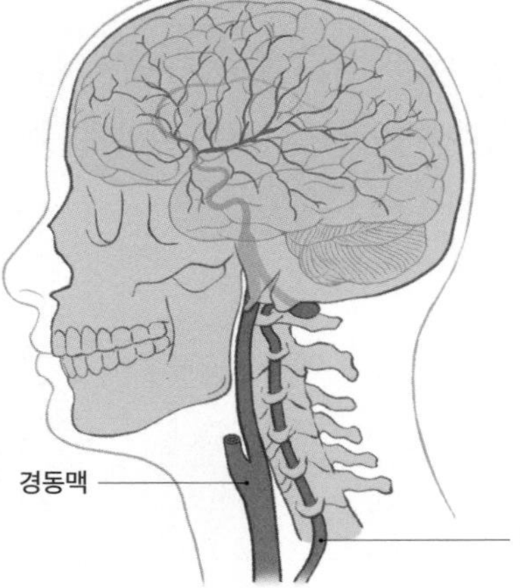

경동맥과 척추동맥

뇌에 필요한 산소와 포도당은 모두 혈액을 통해 공급받는다. 뇌의 무게는 몸무게의 2%에 불과하지만 전체 혈액 중 20%를 공급받는다. 뇌는 잘 발달된 동맥 연결망으로부터 풍부한 혈액을 공급받는데, 이것은 목 양옆에서 올라가는 경동맥과 척추뼈 양옆을 따라 올라가는 좌우 척추동맥에서 시작된다. 이러한 공급이 중단되면 뇌 기능이 망가져 어지러움, 혼돈, 의식상실 등이 일어나게 되고, 산소가 4~8분만 차단되어도 뇌사 상태에 빠진다.

뇌는 대뇌, 소뇌, 간뇌, 중간뇌, 연수의 다섯 부분으로 구성되며 연수 끝은 척수와 연결되어 있다. 대뇌 이하 부분, 즉 간뇌, 중뇌, 연수는 '뇌줄기'라 하여 대뇌와 구별한다.

① 대뇌

대뇌cerebrum는 뇌 전체 무게의 약 80%를 차지하며, 좌우 2개의 반구로 이루어져 있다. 오른쪽 대뇌는 공간입체능력과 감성과 직감, 창조성이 뛰어나고 왼쪽 대뇌는 언어와 계산, 논리에 강하며 희로애락까지 표현한다고 한다. 우뇌와 좌뇌는 뇌들보라는 초고속 신경섬유다발로 연결되어 연락을 취하고 있는데, 대뇌는 좌우 대칭 형태를 보이지만 실은 우반구가 몸의 왼쪽을 제어하고, 반대로 좌반구가 오른쪽 몸을 제어하고 있으며, 이것은 뇌와 척수를 연결하는 신경로가 있는 연수에서 **신경교차**가 일어나기 때문이다.

대뇌 표면에는 두께 약 2~6mm의 **대뇌피질**cerebral cortex이라는 회백질 층이 있고, 그 안에는 대뇌수질cerebral medulla이라는 백질 층이 있다. 회백질 층인 대뇌피질에는 140억 개 정도나 되는 많은 신경세포가 모여 있어서 인지와 사고 활동의 중추 역할을 하고, 백질 층인 수질은 축삭돌기가 많아서 신경전달을 담당한다. 대뇌피질은 인간만이 가진 고도의 정신 기능과 창조 기능을 관할하고 있기에 '이성의 뇌'라고 부르는 학습과 기억을 담당하는 중요한 뇌 부위다.

뇌 표면에는 많은 주름이 있는데 융기된 부분을 뇌 이랑이라 하고 이랑 사이를 고랑이라고 부른다. 몇 개의 이랑이 모여 하나의 갈래, 즉 엽葉, lobe을 이룬다. 측면에서 보면 바깥쪽 틈새가 선명하게 보이는 **측두엽**, 또는 관자

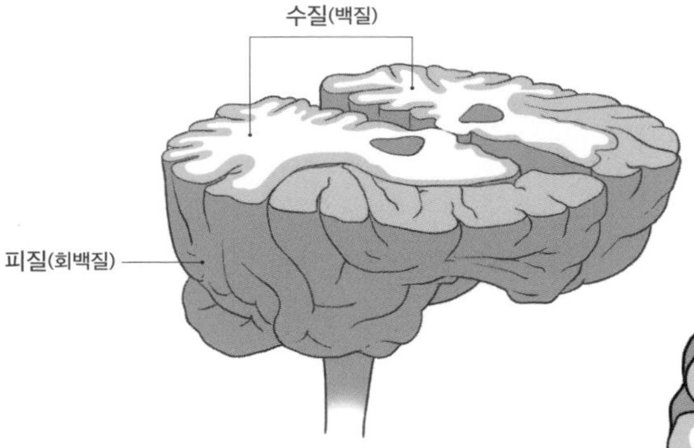

대뇌의 횡단면

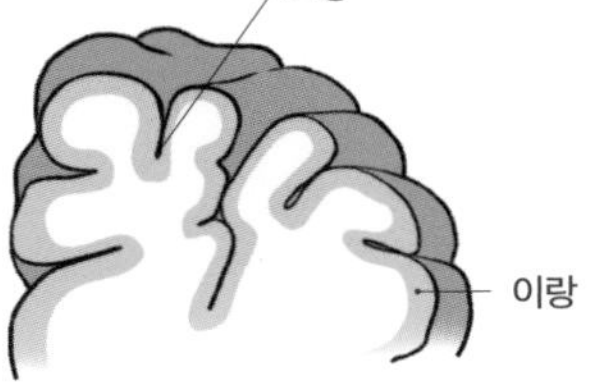

대뇌의 종단면

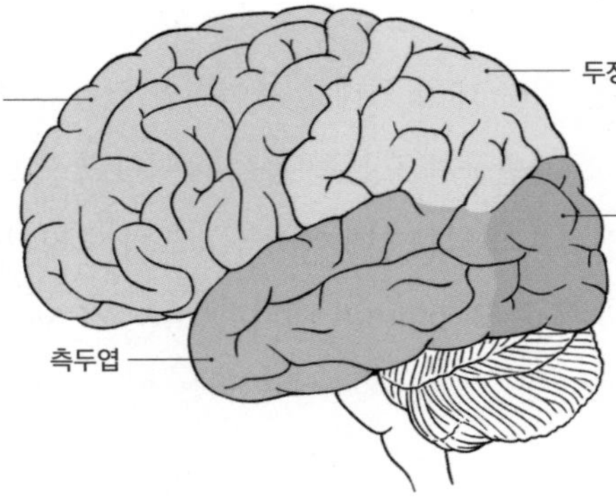

대뇌의 구조

엽temporal lobe[38]은 기억과 후각, 청각에 중요한 역할을 한다. 앞쪽에는 각성, 의사결정, 기억, 계획, 말과 같은 기능을 담당하는 **전두엽**이 있으며, 중심고랑 뒤에 감각에 중요한 **두정엽**과 시각정보를 받는 **후두엽**이 있다. 후두엽은 눈에서 들어오는 엄청난 양의 시작정보를 처리하는 제1영역이다.

대뇌피질에는 감각 영역, 연합 영역, 운동 영역 등이 있어서 여러 종류의 지각뿐만 아니라 근육의 운동을 비롯하여 의식, 기억, 감정 등의 연합적 기능을 담당한다. 다른 동물은 감각-운동 영역 하나로 감각을 느끼고 그에 반응하여 움직이는 시스템인 반면, 인간은 감각 영역과 운동 영역이 구분되어 전문화되어 있다.

감각신경계와 운동신경계는 몸의 각 부분과 연결되어 있다. 이들이 몸의 어느 부분과 상응하여 어느 정도의 비중으로 분포되어 있는지를 그림으로

---

38 관자엽은 관자놀이가 있는 갈래라는 뜻인데, 관자놀이는 조선시대 선비들이 머리에 쓰는 관자(망건:網巾)가 이 부분의 맥이 뛸 때 움직인다고 해서 붙여진 이름이다. 영어 temporal lobe에서 temporal은 '시간'과 '측두'를 뜻하는 통속 라틴어 tempula에서 유래한 형용사인데, 공교롭게도 이 부위가 나이가 들 때 제일 먼저 머리가 희어지는 부위로서 세월의 변화를 드러내고 있는 부위임을 반영한다. 측두엽은 기억하고, 얼굴 인식을 포함하는 시각정보와 언어를 이해하는 청각정보 및 말하는 능력, 그리고 기질을 통제하는 것과 관련이 있다.

나타낸 것이 호문쿨루스Homunculus[39] 모형이다.

호문쿨루스는 대뇌피질의 표면적 비율을 그대로 신체에 반영한 모습이다. 몸의 각 부분이 뇌에서 어느 정도의 비중을 차지하고 있는지를 나타낸다. 호문쿨루스는 손과 손가락이 크고 혀와 입술도 굉장히 큰 반면, 몸통은 크지 않다. 이는 혀와 입술, 손가락은 아주 민감하지만, 몸통은 그에 비해 둔감하다는 것을 나타낸다.

이런 식으로 대뇌피질의 부위별 기능을 바탕으로 뇌 지도를 만들 수 있다. 이것은 감각신경과 운동신경을 통해 만들어지는 것으로 고정된 것이 아니고 변화할 수 있는 것이다. 이러한 변화는 뇌라고 하는 소프트웨어가 정하는 것이 아니라 몸이라는 하드웨어의 구조에 따라 달라지는 것이라고 한다. 이에 대해 이케가야 유지 박사는 그의 저서 『교양으로 읽는 뇌 과학』에서 몇 가지 예를 들고 있는데, 검지와 중지가 붙은 채로 태어난 사람의 경우엔 손가락 네 개에 해당하는 뇌 지도가 형성되지만, 분리 수술을 해서 다섯 손가락을 다 사용할 수 있게 되면, 다섯 손가락에 해당하는 뇌 지도가 형성된다고 한다.[40] 이렇게 새롭게 뇌 지도가 형성될 수 있는 것을 신경가소성neuroplasticity이라고 하는데, 여기서 몸과 마음의 통제력을 키우는 요가 수련이 뇌신경의 활성화에도 기여하고 있다는 실마리를 발견한다.

인간은 다른 동물에 비해 소뇌의 크기가 상당히 작아서 운동신경 자체보다는 대뇌피질의 정교함을 통한 지능을 발달시켰다. 이는 호문쿨루스에서 보다시피, 인간은 다른 동물들에 비해 손과 손가락을 자유자재로 사용할 수 있으며, 훌륭한 구강구조를 가지고 있어서 음량과 음질, 음파를 조절하

39 미국 출신의 세계적인 신경외과 의사인 펜필드(Wilder Penfield, 1891~1976)는 1937년 「전기 자극으로 연구한 사람의 대뇌피질에서의 신체 운동 및 감각 표현」이라는 제목으로 동료와 논문을 발표했다. 그는 대뇌 피질의 특정 영역에 전기 자극에 의해 생성 된 감각 및 운동 반응을 기록했고 이 방법을 통하여 인간 두뇌의 구조와 기능의 연관성을 보여 주는 펜필드 호문쿨루스를 발표했다. 이것은 한 장의 그림으로 감각·운동 피질의 구조와 기능 사이의 관계를 설명하기 위한 것인데, 호문쿨루스는 작은 인간, 난쟁이를 뜻하는 라틴어다.

40 『교양으로 읽는 뇌과학』 (이케가야 유지) p.75~76

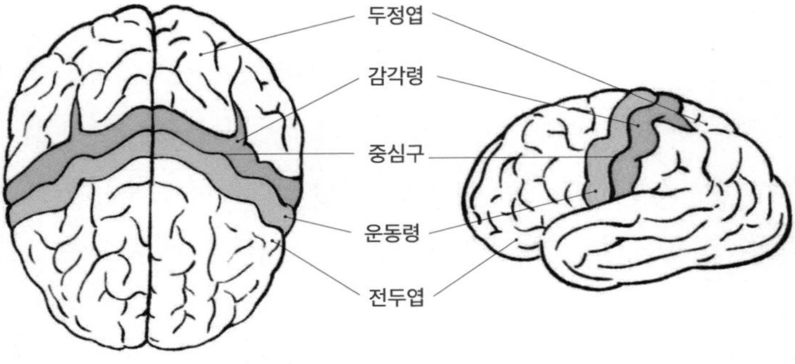

대뇌피질의 운동령과 감각령

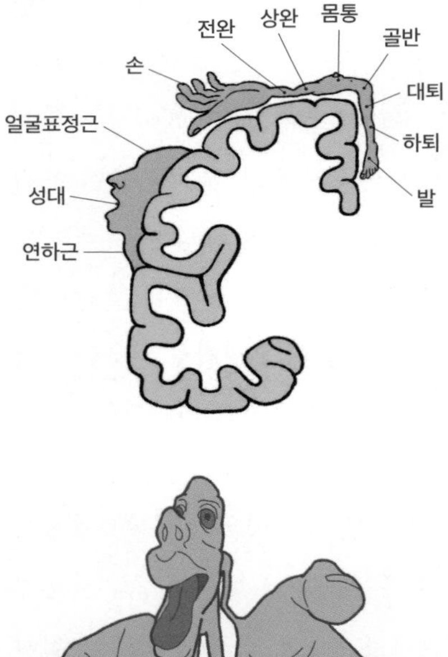

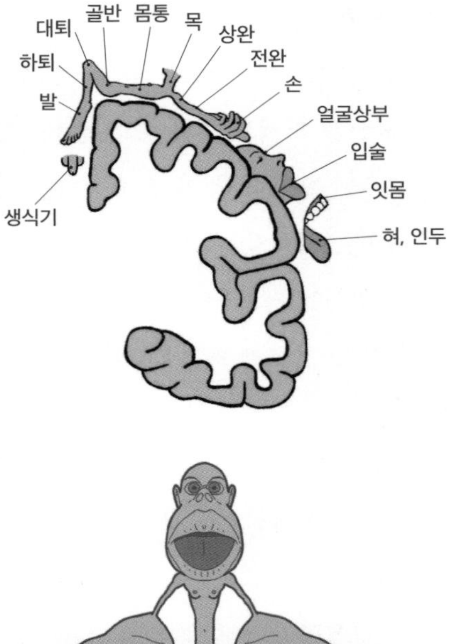

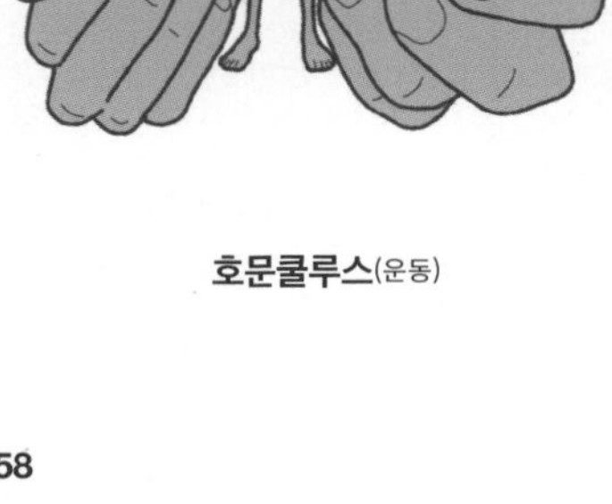

호문쿨루스(운동)

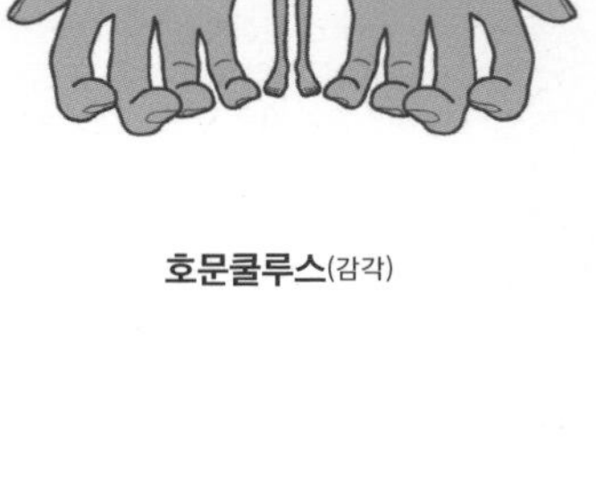

호문쿨루스(감각)

여 소리를 내고 노래를 할 뿐만 아니라 언어로 소통하고 개념을 통해 추상화할 수 있는 기능을 활용했기 때문일 것으로 유추한다.

몸이 뇌에 영향을 미치는 것처럼 뇌도 몸에 영향을 미친다. 젓가락을 자유자재로 다루는 한국인의 뇌는 젓가락을 손가락의 확장으로, 즉 몸의 일부로 간주하고 사용하고 있는 것이다. 이렇듯 도구를 통한 신체의 확장은 뇌를 통해 물질에 의식이 작용하고 있음을 알게 한다.

하지만 세계를 바라보고 인식하는 뇌에는 치명적인 결함이 존재한다. 눈, 귀, 코, 혀, 몸, 마음의 육감은 있는 그대로의 대상을 파악하는 것이 아니라, 각각의 통로가 지니고 있는 한계를 통해 제한적으로 사물을 받아들여 판단하기 때문이다. 물론 물질 세계로서의 세상은 인간이 존재하기 전부터 있었겠지만, 우리가 세상을 인식할 수 있는 것은 오성과 이성의 기능이 능동적으로 세계를 파악한 결과 덕분으로 칸트의 코페르니쿠스적 혁명이 말하듯이 인식이 대상을 따르는 것이 아니라 대상이 인식에 따르기 때문이다. 상황이 이러하기에 정신 수련의 마지막 관문은 '육신의 한계를 벗어나서 사물을 있는 그대로 볼 수 있는가?'가 될 것이다. 그러나 이것은 정신 영역에서의 문제이기에, 여기서 논의는 몸에서 작동하는 신경에 제한할 것이다.

② 소뇌

대뇌가 망가지면 바보가 되지만, **소뇌**cerebellum가 망가지면 불구가 되고, 연수가 망가지면 죽는다는 말이 있다. 이처럼 뇌의 가장 밑바닥에는 연수가 포함된 **뇌줄기와 소뇌**가 있어서 호흡, 심장 박동, 혈압 조절 등과 같은 생명 유지에 필요한 기능을 담당하고 있다. 그래서 이를 '생명의 뇌'라고 부른다.

소뇌는 대뇌에서 뇌줄기를 통해 척수로 연결되는 신경으로부터 옆으로 빠져나와 있는 것으로, 대뇌처럼 좌우 양반구로 나뉘어 있다. 소뇌는 몸의

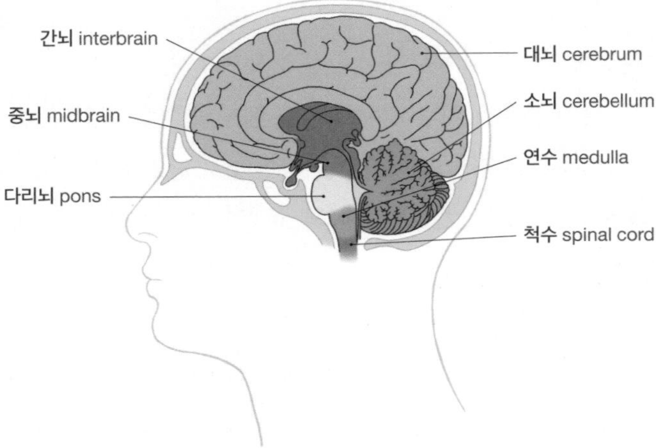

뇌의 구조

균형을 유지하며, 대뇌와 함께 정확한 운동이 일어나도록 근육 운동을 조절하는 중추로서 조건반사와 감각기관의 활동도 조정한다. 소뇌가 손상된 개는 바른 자세를 유지할 수 없고 동작에 심한 장애를 보인다고 한다.

③ 뇌줄기

뇌줄기brain stem라고도 부르는 뇌간은 중뇌중간뇌, 교뇌다리뇌, 연수숨뇌로 구성되어 있다. 심장 박동, 호흡 같은 생존에 꼭 필요한 여러 가지 조절 중추가 있는데, 삼킴 반사나 구토 반사 같은 몇 가지 반사작용 중추가 있다. 여기서 다리뇌는 중뇌, 연수, 소뇌를 다리처럼 연결한다.

중뇌midbrain는 대뇌와 연수가 연결되는 부위에 시상을 받치고 있으며 눈의 움직임과 동공의 작용을 조절하며 자세 유지에 관여한다. 중뇌는 **하구의 청각**의 중계핵과 **상구의 시각**의 신체 운동을 조절하는 두 쌍의 돌출부가 있다.

연수medulla는 자율신경계의 하위 중추로서 생명 유지에 중요한 **심장 박동**

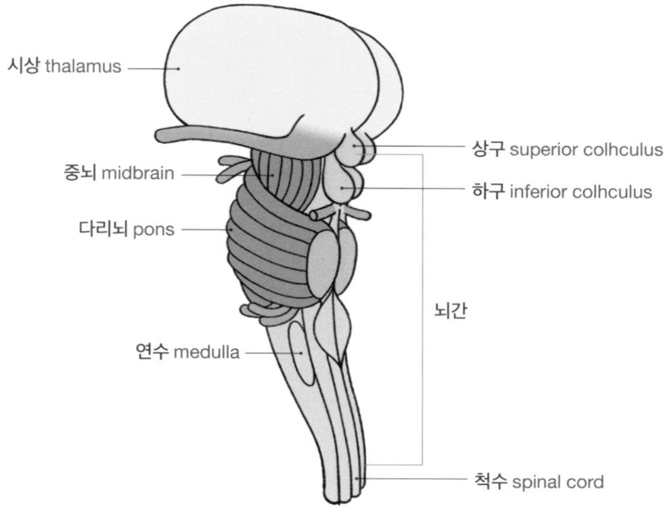

뇌줄기

과 호흡, 소화 등을 조절하며 재채기, 하품, 기침, 침 분비 등 무의식적 반응을 담당한다. 연수에는 대뇌의 좌우 반구에서 나가는 신경섬유수의적인 운동에 관한 신경의 80% 정도가 교차된다. 나머지 20%는 척수 내에서 교차하므로 대뇌의 우반구는 몸의 좌반신을, 좌반구는 우반신을 지배하게 된다.

④ 간뇌

간뇌間腦, interbrain, 사이뇌는 대뇌와 뇌줄기 사이에 위치하기에 **사이뇌**라고도 불린다. 대뇌 바로 아래에는 변연계의 하나인 띠이랑이 있고, 그 안쪽에는 2개의 뇌반구를 연결하는 뇌들보가 있으며, 뇌의 중심에는 시상이 있다. **시상**thalamus은 대뇌로 전달될 정보를 중계하는 곳으로 시상도 대뇌피질의 발달에 따라 현저하게 발달했다. **시상하부**hypothalamus는 자율신경 최고의 중추로서 뇌하수체를 다스리고, **뇌하수체**는 내분비샘을 다스려 내장 활동, 체온, 혈압, 혈당 조절 및 수면 등의 자율신경 기능을 조절한다. 체온과 체액

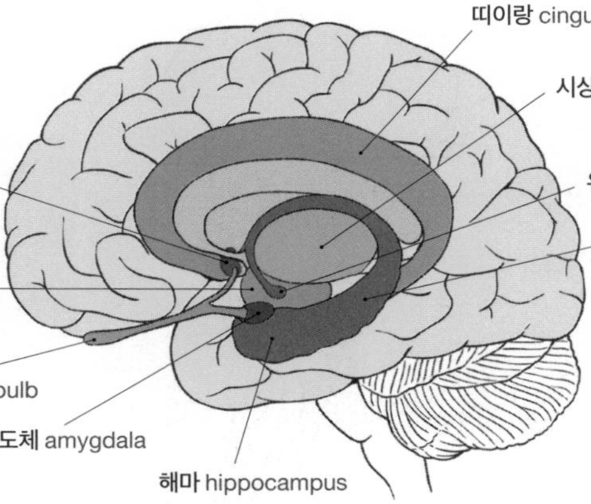

간뇌와 변연계

의 농도 등이 일정하게 유지되도록 해 주는 것이다. 시상 주변에는 시상을 둘러싸고 있어서 **변연계**둘레계통, limbic system라 불리는 구조 집단이 있는데, 이는 본능적 감정과 행동을 드러내는 기능적인 그룹이라고 한다.

변연계에 속하는 뇌의 구조물은 대뇌반구 입구의 주변을 둘러싸고 있는 해마 등의 피질조직과 이것과 연관된 피질아래 구조, 즉 편도체amygdala, 중격핵septal nucleus 등 뇌의 심층 조직이 있다. 시상의 일부와 시상하부도 변연계의 일부로 볼 수 있는데, 해부학적으로는 변연계의 한가운데에 시상하부가 위치하고 있다. 대뇌변연계는 주로 감정을 다스리고 기억을 주관하며, 호르몬을 담당하는 역할을 한다. 기쁨, 슬픔, 즐거움, 분노 등의 감정은 물론 식욕과 성욕도 여기서 주로 처리된다. 파충류는 변연계가 발달하지 않아 감정 표현이 없다고 한다. 감정 표현은 포유류에서만 나타나는 행동이기에, 대뇌변연계를 '감정의 뇌' 또는 '포유류 뇌'라고 부른다.

2. 척수

척수는 뇌와 함께 중추신경을 이룬다. 뇌의 하부 연수로부터 이어지는 척수는 척추의 보호를 받으며 척추관을 타고 아래로 뻗고 있는 원통형 신경조직이다. 추간판intervertebral disks은 척추뼈 사이에서 완충역할을 하는데, 이것이 찌그러져 척수를 누르면 통증을 유발한다. 척추의 중심관은 뇌척수액을 포함하고 뇌를 보호하는 뇌막처럼 척수를 보호하는 역할을 한다.

척수는 대뇌와는 반대로 피질이 백질, 수질은 H자 모양의 회백**질**로 되어 있다. 백질은 주로 축삭돌기신경섬유로 이루어지며, 회백질은 신경세포체가 모여 있어서 시냅스는 이 부분에 집중되어 있다. 척수의 백질은 배 쪽과 등 쪽에서 좌우 1쌍씩 척수 신경이 갈라져 나온다. 배 쪽으로 나오는 신경

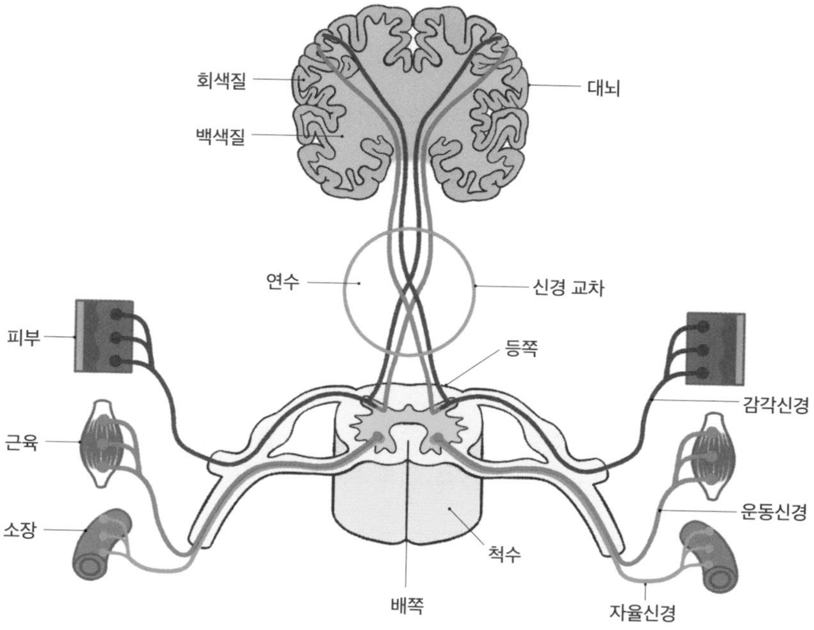

척수의 신경분지

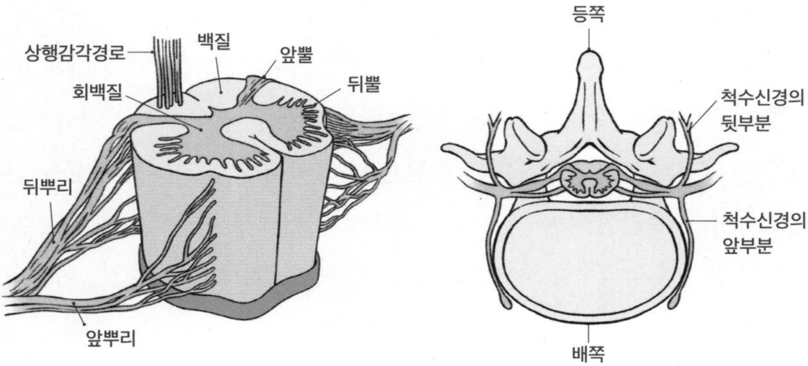

척수신경 배 쪽, 등 쪽 분지

은 뇌에서 정보를 내려 주는 **운동신경**이 있고, 등 쪽으로 나오는 신경은 뇌로 정보를 올려 주는 **감각신경**이 있다.

배 쪽 운동신경과 등 쪽 감각신경은 척추 안에서 하나가 된다. 척추에서 뻗어 나와 각각 근육 등에 분포하는 말초신경 사이를 연락하는 작용도 하고, 무조건 반사의 중추로서 연수, 간뇌 등의 지배를 받아 땀과 젖의 분비 및 배변, 배뇨 등의 작용을 하고 무릎 반사에도 관계한다. 감각신경과 운동신경이 연결되어 있어 뇌와 몸의 각 부분 사이에 정보를 전달하는 통로 역할을 하기에, 척수가 손상되면 몸 일부의 감각이 없어지거나 움직이지 못하게 된다.

일본의 노가미 하루오 박사는 척수로부터 갈라져 나오는 말초신경에서 구심성의 감각신경이 등 쪽으로 뻗어 나오고 원심성의 운동신경이 배 쪽으로 뻗어 나오고 있는 것과 유사하게 대뇌와 뇌줄기에서도 배 쪽과 등 쪽 신경을 구분했다. 뇌줄기는 척수와 그 방향이 같은 반면, 대뇌는 위쪽이 등 쪽을, 아래쪽이 배 쪽을 담당한다고 설명한다.[41]

---

41 「뇌·신경 구조 교과서」(노가미 하루오) p.22 참조

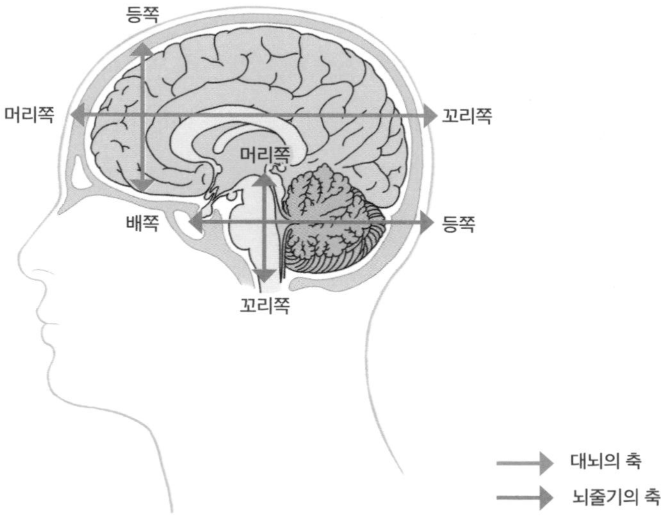

뇌의 각 부위 위치와 방향

이로써 구심성의 감각신경과 원심성의 운동신경이 대뇌에서 이어져 순환구조를 이룬다. 한의학에서 이야기하는 임맥의 임任 자가 '책임지다, 감당하다'는 의미이기에 운동신경과 연관성을, 독맥의 독督 자가 '감독하다, 살펴보다'는 의미이기에 감각신경과 연관성을 유추해 본다.

이와 유사하게 이해해 볼 수 있는 것은 에너지 센터인 짜끄러들이다. 짜끄러들은 신경절이 붙어 있는 척수 기준으로 묘사할 때와 지배신경이 펼쳐져 있는 해당 장부로 묘사할 때 높낮이와 위치의 차이가 발생한다. 척추 위의 짜끄러 위치와 복부에서의 짜끄러 위치에 차이가 발생하고 있으며, 리드비터의 경우엔 세 번째 마니뿌러Maṇipūra 짜끄러와 네 번째 어나허떠Anāhata 짜끄러의 위치를 지배신경이 펼쳐져 있는 위장과 심장에 대입하여 왼쪽으로 치우치게 표현한 것으로 유추한다.

그러나 이것도 상당히 거친 차원의 표현, 아니면 추론이 개입된 표현으로 볼 수 있다. 명상에 있어서 구체적인 해당 장기에서 감각이 느껴지는 경우는 해당 부위에 질병이나 스트레스 같은 유무형의 장애가 있어서 드러나는 것이 대부분으로 아직은 깊이 있는 에너지 차원으로 내려가기 전에 경험하는 것들이며, 만약 몸에서 느껴지는 감각이 물결치는 에너지 차원의 파동이 될 만큼 미세한 차원으로 깊이 내려갔을 때는 인체 중심인 척수를 타고 의식이 오르내리기 때문이다.

물론 거친 차원에서 미세한 차원으로 진행하는 과정 중에 신경섬유 다발이 그물처럼 얽혀 있는 신경총 부위에서 자주 이런 현상들이 발생하기는 하지만, 미세한 차원으로 진행할수록 온몸 곳곳에서 그러한 반응이 발생하는 경험을 하게 된다. 우리가 감각적으로 경험하고 있는 몸이 물질임에도 동시에 파동으로 느껴지는 차원으로 진행할 때는 막혀 있던 신경뿐만 아니라 모든 신경, 모든 세포가 열려서 물결치게 된다. 이것은 인체 내 몇 군데 센터의 문제가 아니라 온몸 세포 하나하나가 짜끄러처럼 반응하는 단계임을 알려 준다.

3. 물구나무서기

여기서 물구나무서기에 대해 이야기하고 넘어가는 것이 좋겠다. 앞선 해부학 파트에서 걷고 뛰는 모든 운동에서 가장 중요한 원리 중 하나가 지면반발력이라고 언급했다. 이것은 그 토대가 견고한 바닥이기 때문이다. 만약 수영을 한다면 그 토대는 당연히 물이고, 새처럼 활강이나 비행을 한다면 그 토대는 당연히 공기다. 즉 수영을 할 때는 수면반발력을 활용해야 하고, 활공을 할 때는 공기반발력을 활용해야 한다. 수영이나 활공을 할 때는 몸을 꼿꼿하게 해서 유선형을 유지하는 것이 관건이다. 몸의 긴장을 푼다고 유선형이 무너지면 물이든 공기든 반발력을 활용하지 못해서 조절력을 상실하게 되기 때문이다.

일명 머리 서기, 쉬르셔 아써너Śīrṣāsana는 우리가 서 있을 때와는 반대로 머리를 땅에 박고 거꾸로 선 자세다. 당연히 지면반발력을 머리로, 그것도 정수리 부분으로 받게 되어 있으며, 두 발은 허공에 떠 있게 된다. 발을 땅에 딛고 서 있을 때는 정수리가 하늘과 교신하는 안테나였지만, 머리 서기에서는 발이 그 역할을 해야 한다. 그런데 발은 하늘의 주파수를 맞출 만큼 예민하지가 않다. 여기서도 중요한 것은 머리다. 평상시라면 땅에 뿌리박고 하늘로 자란 나무처럼 안테나를 곧게 뻗어 하늘의 기운을 받으면 되겠지만, 여기서는 하늘에 뿌리박고 땅으로 자라는 것처럼 땅의 기운을 머리로 받거나 아니면 불순물을 머리로 빼내기 위해 접지接地하는 것이며, 그도 아니면 온몸의 에너지를 활성화시키기 위해 거꾸로 서는 것이다.

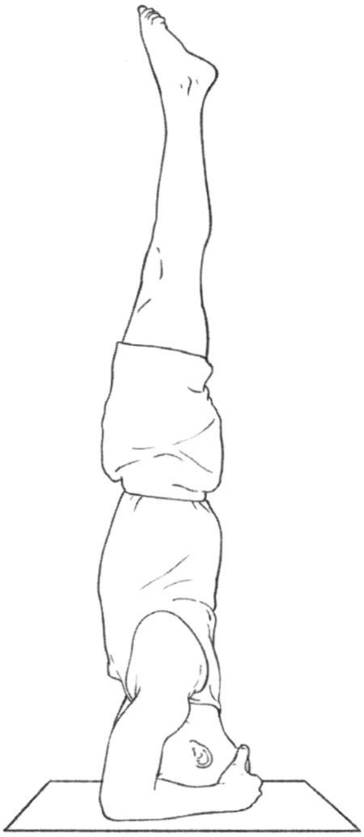

쉬르셔 아써너

대뇌의 영역에 대해 공부할 때, 전두엽과 두정엽[42]이 맞닿는 곳에 운동 영역과 감각 영역이 있는 것을 살펴보았다. 이 부분에 촉감을 통한 몸의 지각을 형성하여 공간 감각과 연결하고 온몸의 근육을 조절하는 중추가 존재한다. 그리고 척수에서 감각신경은 등 쪽으로, 운동신경은 배 쪽으로 이어져 흐른다. 무술의 대가였던 고故 최배달 선생님은 무술 수련을 쉬는

42 두정엽은 촉감, 몸의 지각 형성, 신체 이미지와 주변 공간의 연결, 주의를 담당하며 촉각, 후각, 미각에서 들어오는 방대한 양의 감각 정보를 처리한다고 한다.

날에도 물구나무서기는 빼먹지 않았다고 한다. 그만큼 몸 전체의 지감능력과 운동능력의 균형감을 키우면서 에너지도 활성화되고 의식이 각성되기 때문일 것이다.

걷거나 뛸 때는 근막 사선을 타고 반대팔과 반대다리가 작용하지만, 가만히 앉아 있을 때, 그리고 거꾸로 서 있을 때 몸의 에너지는 어떻게 흐를까? 앞서 배 쪽으로 나온 신경은 뇌에서 정보를 내려 주는 운동신경으로 되어 있고, 등 쪽으로 나온 신경은 뇌로 정보를 올려 주는 감각신경으로 되어 있다고 했다. 머리서기 자세에서 이러한 흐름이 유사하게 적용되고 있다는 것을 체험하게 되면 인체 내부의 생리학적 구조가 몸을 지탱하는 에너지의 흐름에 반영되는 것 아닌가 하는 생각이 들기도 한다.

척수뿐만 아니라 뇌의 위치와 방향을 앞서 살펴보았듯이 척수를 타고 오른 이 흐름이 뒤통수에서 정수리로, 그리고 이마까지 등 쪽 흐름으로 이어져서는 이마에서는 배 쪽 흐름을 타고 뒤통수 쪽으로, 그리고 다시 꼬리 쪽으로 흘러내리는 순환구조를 보여 주기 때문이다. 아엥가 선생님께서 쉬르셔 아써너에서 어느 부위를 어떻게 힘을 써야 하고 어떤 피부를 어떤 방향으로 늘려 뻗어야 하는지에 대해 설명하시는 그 순서와 방향이 똑같아서 내심 놀란 적이 있다.

말초신경계

말초신경계는 중추신경계에서 뻗어 나와 그 외 인체조직에 퍼져 있는 신경계로서 몸의 각 부분과 중추신경계를 연결한다. 신경과 신경절로 구성된 말초신경계는 해부학적으로 분류할 수도 있고, 기능학적으로도 분류할 수 있다. 하나씩 살펴보도록 하자.

1. 해부학적 분류

① 뇌신경

뇌에서 직접 출입하는 12쌍의 뇌신경이 있는데, 지각 및 운동, 자율신경을 다룬다.

호흡을 지켜보며 명상을 시작하는 사람들에게서 자주 나타나는 증상 중의 하나가 상기가 되면서 머리가 띵하거나 두통이 발생하는 것이다. 머리에는 눈, 귀, 코, 혀, 몸피부라고 하는 감각기관이 다 들어 있는데, 이것들이 뇌하고 밀접해 있어서 집중이 과도해져서 긴장을 하게 되면 머리에 반응이 나타나는 것이다.

뇌신경 12개 대부분이 눈, 귀, 코, 혀에서의 감각 아니면 운동과 직접적인

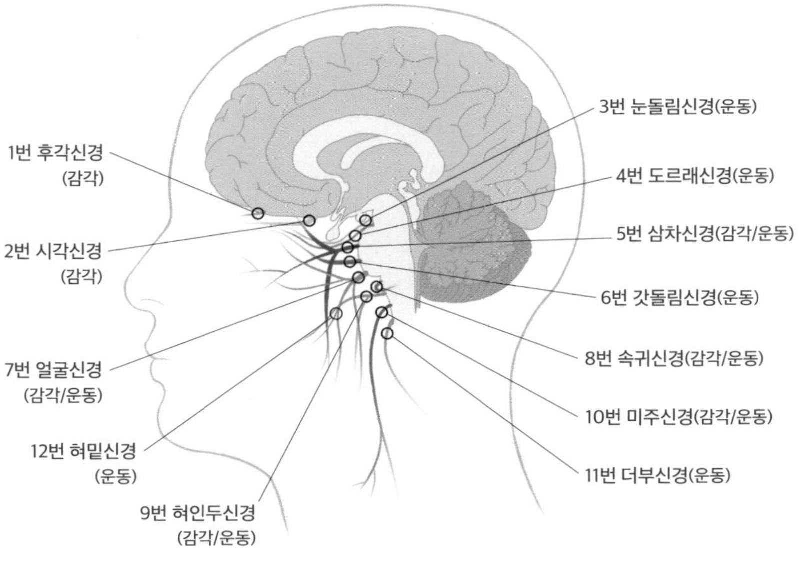

뇌신경 12쌍

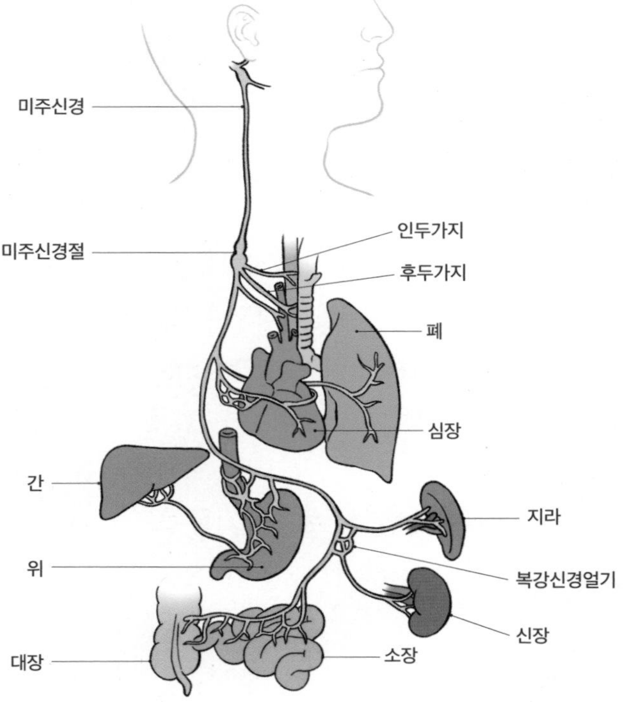

미주신경

관련이 있다. 그중에 5번 삼차신경, 7번 얼굴신경, 10번 미주신경은 감각신경과 운동신경이 혼합되어 있는 특별한 것들이다. 11번 더부신경은 운동신경만 있지만, 목·어깨를 관장하는 신경이라서 다른 운동신경과는 독특한 차이가 있다.

5번 삼차신경은 뇌신경 중 가장 큰 것으로 교뇌에서 기원한 것이다. 감각부와 운동부가 혼합되어 있는 신경인데, 감각부는 목, 눈의 피부, 시각기, 비강과 구강의 점막, 치주조직이 분포하며 얼굴 감각온도나 진동을 느끼는 촉각과 통증을 느끼는 통각 등을 담당하며, 운동부는 저작근·관자근을 비롯한 근육의 기능을 조절한다.

7번 얼굴신경은 중간뇌에서 기원한 것으로, 안면근육을 담당하여 얼굴 표정을 짓게 하는 운동성과 혀의 앞부분에서 미각을 담당하며, 침샘과 눈물샘의 분비도 담당한다.

10번 미주신경은 연수에서 기원한 것으로 경부, 흉부 및 복부에 있는 다수의 내장에 광범위하게 분포하며 내장지각, 평활근의 운동, 선의 분비 등을 지배하는 중요한 신경으로, 그의 주성분은 부교감성이다. 이 신경은 다른 뇌신경 및 교감성의 상경신경절과 다수의 교통지를 갖는다. 때문에 내장의 경우 태양신경총을 비롯한 교감신경의 통증 반응이 나타나기도 한다.

11번 더부신경은 연수에서 기원한 것으로 입술근육과 흉쇄유돌근, 승모근의 운동에 관여한다.

이 네 신경들 모두 우리가 긴장했을 때, 입이 바짝바짝 마르고 눈이 뻑뻑하거나 턱에 힘이 들어가면서 얼굴 표정이 굳고, 어깨가 올라가거나 입술을 깨물고, 속이 메슥거리거나 화장실을 가고 싶어 하는 등의 반응이 나타나는 것과 직결되어 있다.

② 척수신경

척수가 뇌와 말초신경계를 잇는 역할을 하는 중추신경계의 일부라면, 척수신경은 척수와 말초기관들을 잇는 역할을 하는 말초신경계 일부로 분류된다. 척수신경은 척추를 따라 좌우로 내려오면서 신체의 각 부위에 퍼져 있는데, 경추신경 8쌍, 흉추신경 12쌍, 요추신경 5쌍, 천골신경 5쌍, 미골신경 1쌍으로 총 31쌍의 척수신경이 있다.

이들 척수신경은 척추사이구멍intervertebral foramen을 빠져나온 직후 각각 배 쪽 앞가지와 등 쪽 뒷가지로 갈라져 나온 뒤 합쳐져서 하나가 된다. 척수신경은 신경이 갈라져 나오는 척추에 따라 지배하는 부위가 다르므로 척수신경의 손상이 의심될 경우에 증상을 보고 손상 부위를 예측할 수 있다. 척수와 함께 척수신경은 안면과 목을 제외한 신체의 모든 부분을 관장한다.

척수를 말초기관에 연결하기 위해 서로 다른 척추 신경에서 뻗어 나온 신경 섬유가 다시 하나의 신경으로 연결된 조직을 척수신경총이라 부르는데, 여기에는 경신경총C1~C4, 완신경총C5~T1, 요신경총T12~L4, 천골신경총L4~S3, 미골 신경총L4~미골신경이 있다.

완신경총에는 가끔 C4의 가지나 또는 T2신경의 가지가 추가되는 경우가 있으며, 상지를 지배하는 여러 개의 신경은 이 신경총에서 나온다. 하지를 지배하는 신경은 요신경총과 천골신경총에서 나오며, 인체에서 가장 큰 신경인 좌골신경sciatic nerve은 천골신경총의 가지다.

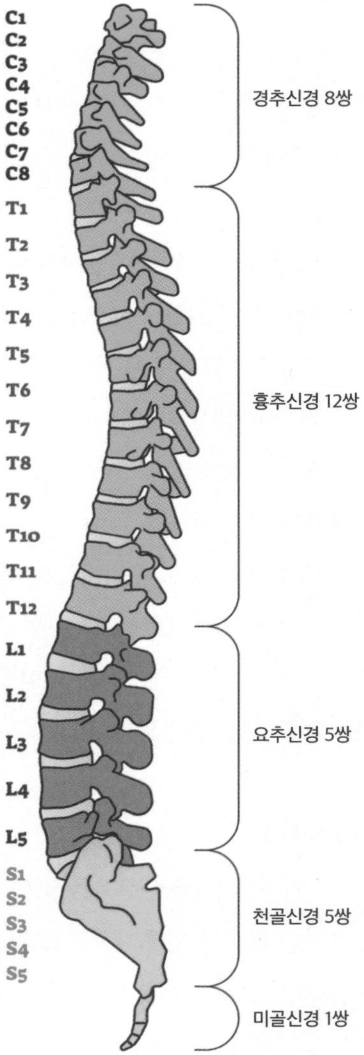

척수신경 31쌍

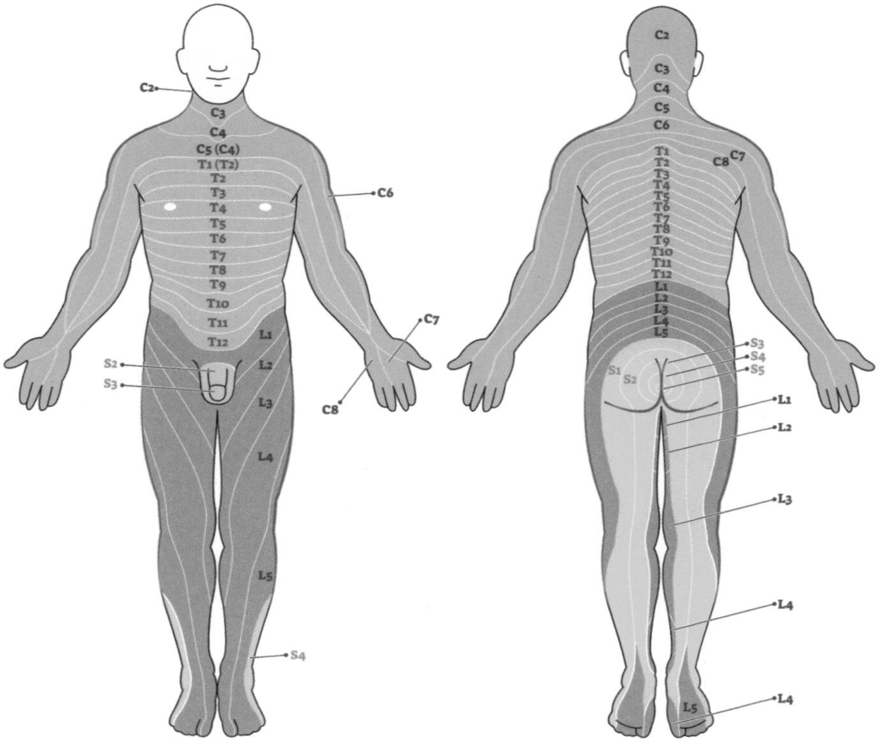

척수신경 31쌍과 지배 부위

2. 기능학적 분류

① 몸신경계

몸신경계somatic nervous system는 외계의 변화에 대응하기 위하여 신체활동을 적응시키는 신경계다. 감각기관에서 받아들인 자극을 중추신경계로 전달하고, 중추신경계의 명령을 운동 기관으로 전달한다. 팔다리를 움직이는 것처럼 대뇌에 의해 조절되는 몸의 운동에 관여한다. 그 밖의 다른 행동들은 반사에 의한 것으로 몸 안팎의 변화에 대해 대뇌에서의 판단 없이 일어

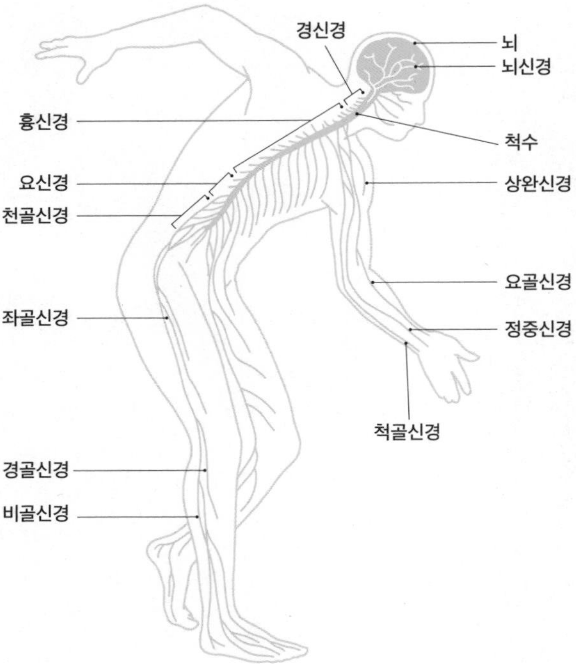

말초신경 분포도

나는 불수의적 반응이다. 어떤 물체가 눈 가까이 접근할 때 눈을 자동으로 감는 것처럼, 만약 손이 예리한 핀에 찔렸다면 피부의 감각 수용체는 후근 결절을 통한 감각섬유가 척수로 이동하는 신경자극을 전달한다. 감각신경들은 척수후방으로 들어오고, 많은 신경세포로 신호를 전달한다. 신경자극은 운동섬유에서 자극에 반응을 발생하는 골격근까지 전달한다. 이렇게 척수신경에 의한 이러한 몸신경반사는 주로 척수·연수·소뇌 등 아래쪽 중추에서 일어나는 반응이다.

② 자율신경계

살아 있는 모든 존재는 생명에 필수적인 소화, 흡수, 순환, 배설 등의 기능이 자동적으로 계속 작용한다. 이러한 작용은 대개 대뇌의 직접적인 조절을 받지 않고 자율적으로 작동하기에 이를 담당하는 신경계를 자율신경계라고 한다. 자율신경계는 말초신경계 중에서 감각이나 운동과는 관계없이 내부 장기를 구성하는 평활근, 내분비 및 외분비샘, 심장근을 지배하여 주로 우리 몸의 항상성 유지 및 감정 표현에 관여하며, 불수의적으로 기능한다.

자율신경계는 중추신경계와 이어져 있는 신경절이라는 뉴런의 집합체에서 분지한다. 절전섬유의 신경세포는 교감신경계에서는 척수에, 부교감신경계에서는 연수에서 각각 자율반사의 중추를 이루지만, 자율신경계의

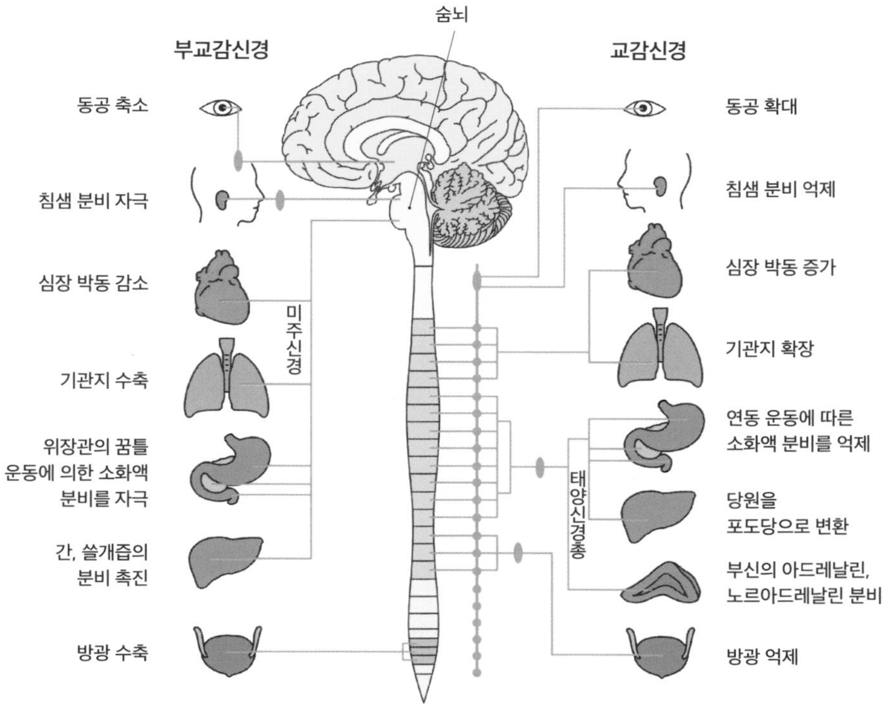

자율신경 길항작용

최고 중추는 간뇌의 **시상하부**에 있다. 몸신경계와 마찬가지로 구심성 신경으로 보내져 온 정보를 이러한 중추에서 처리하고, 원심성 신경에 의해 내장 여러 기관을 조절하고 있다. 이렇게 자율신경에 의한 반사작동을 하지만 실제는 시상하부와 연수, 척수 등 중추신경의 지배를 받기에 어느 정도 의식적인 조절이 가능하다.

자율신경의 작동에 있어서 교감신경과 부교감신경이 같은 기관을 지배할 때는 상반된 조절을 하는 길항효과를 나타낸다.

교감신경계sympathetic nervous system는 일명 **흉·요부 신경**으로 척수 중간 부분에서 나와, 척추 양측을 따라 내려오는 신경줄기다. 20여 쌍의 교감신경 줄기 신경절이 있으며 여기서 나오는 교감신경가지의 말초는 주로 부근의 혈관을 따라 부교감신경가지와 합쳐져서 자율신경총을 만들면서 지배기관혈관이나 내장으로 들어간다. 교감신경계는 방위반응계로서 위험에 처했을 때, 부신 수질에서 노르아드레날린이 분비되어 신체의 곳곳에 강력한 자극을 생성한다. 교감신경이 흥분했을 때는 심박수 증가, 혈압상승, 피부혈류량 증가, 그리고 혈관수축, 괄약근 수축 등으로 혈액순환이 원활해져 대사율 증가에 영향을 준다.

부교감신경계parasympathetic nervous system는 **뇌·천골부 신경**으로서 중뇌와 연수 및 천골 부위 천수신경에서 나와 각 내장기관에 분포한다. 중뇌에서 나오는 동안신경, 연수에서 나오는 안면신경, 설하신경, 미주신경 및 천골부위 천수신경으로 구성된다. 부교감신경은 이완과 휴식 시에 더 많은 작용을 하는 소화, 배뇨, 분비선과 에너지 보존 같은 과정을 수행하는 중요한 역할을 하는데, 아세틸콜린이 분비되어 신경말단 세포까지 자극한다. 뇌·천골부 신경이기에 복부 내장까지는 미주신경이, 골반 내장은 천수신경이 담당한다. 부교감신경은 교감신경계와 반대로 영향을 준다. 예를 들면, 위나 장은 교감신경이 긴장하게 되면 활동이 느려지며 분비도 줄어들게 되고, 부교감신경이 긴장하면 활동이 빨라지고 분비도 증가하게 된다. 자율신경총은 교감신경과 부교감신경 섬유를 모두 포함할 수 있으며 여기에서 갈라져 나오는 신경들은 감각과 운동 기능을 모두 가지고 있다. 여기에는 입천장과 인두에 분포하는 인두신경총, 심장에 분포하는 심장신경총, 기관지나무에 분포하는 폐신경총, 위장관에 분포하는 근육층신경총과 점막밑신경총, 그리고 가장 큰 자율신경총으로 복부와 골반의 내장 기관에 분포하는 복강신경총 등 각 장기마다 해당 신경총이 있다.

자율신경 실조증은 말 그대로 자율신경이 자율적으로 작동하지 않는 것이다. 그러면 몸이 정상 상태로부터 벗어나게 된다. 생사를 건 결투가 아니더라도 긴장과 집중이 필요한 일을 해야 하는데 교감신경이 작동하지 않으면 몸과 마음이 늘어져서 제대로 된 반응을 할 수 없다. 반대로 편하게 쉬고 싶어도 부교감신경이 작동하지 않아서 몸과 마음이 경직되어 호흡이 얕고 혈액순환이 원활하지 않게 되면 쉬어도 쉬는 것 같지 않고 영 불편한 상태가 지속된다. 이렇게 자율신경이 제대로 작동하지 않는 상태가 지속되는 것을 자율신경 실조증이라고 하는데, 이는 정신적인 스트레스나 육체적인 피로에 의해 유발되는 경우가 많다. 두통이나 현기증이 일어나거나 땀이 많이 난다거나, 손을 떨거나 배가 아파서 설사를 하는 등 다양한 증상이 있다. **심신상관**心身相關, 즉 마음과 몸이 연결되어 있는 존재인 인간에게 있어서 이러한 증상은 걱정이나 불안, 망상, 우울증 등 스트레스에 의해서 더 심해진다.

몸과 마음을 연결하는 고리는 감각이며, 그 이면에는 생리학적으로 자율신경이 작동하고 있는 것이다. 때문에 몸과 마음에 영향을 미치는 요가나 명상 등으로 스트레스를 완화하고 휴식을 취함으로써 증상을 완화시킬 수 있으며, 증상이 심한 경우에는 신경전달물질이나 그러한 물질에 간섭하는 약물을 이용해서 치료하기도 한다.

몸과 마음의 긴장을 푸는 방법

이 장을 마치기 전에 셔붜 아써너Śavāsana로 이완을 하거나 명상을 시작하는 초기에 도움이 되는 이야기를 하는 것이 좋겠다. 의식의 내면으로 진입하기 위해 긴장을 푸는 방법과 그 이유에 관한 이야기다. 사실 깨어 있는 의식 상태로 긴장을 하지 않고 주의 깊게 내면을 지켜보는 것은 쉽지 않은 일이다. 일반적으로 우리 인간은 무언가를 알아차리기 위해 의식이 곤두서도록 습관화되어 있기 때문이다. 고도로 의식이 집중된 삼매, 또는 써마디samādhi 상태에 대한 선입견도 강하게 의식을 집중해야 한다고 하는 강박을 심는 데 한몫하는 것 같다. 이러한 강박은 몸과 마음에 긴장을 불러일으키고, 그렇게 긴장된 상태로는 자연적인 내면의 흐름을 지켜볼 수 있는 상태로 나아갈 수 없다. 물론 이것도 훈련이 필요하고 숙련된 지도자의 안내를 따라 배워야 할 부분이다.

그런데 아써너 수련을 마치고 짧은 시간 동안 이완을 할 때, 신속하게 긴장을 풀고 의식이 내면으로 향하게 하는 방법은 무엇일까? 얼굴과 복부에 긴장을 풀고 목·어깨의 긴장을 풀면 된다. 긴장을 하면 어깨가 올라가고 목이 움츠러들며 혀와 안면이 굳고, 복부가 오그라들기 때문인데, 내장에 연결되어 있는 뇌신경 10번 미주신경과 목·어깨를 관장하는 11번 더부신경, 혀를 움직이는 12번 설하신경을 포함하여 뇌신경 12가지는 우리가 긴장을 할 때 이러한 반응을 드러낸다.

거친 차원에서는 어깨를 떨어트려서 목을 조이지 말고 가슴을 펴서 복부를 위축시키지 말아야 한다. 안면 근육의 긴장을 풀면서 이를 악물지 말아야 하며, 입술도 서로 붙은 듯 만 듯 느슨해야 하고 혓바닥도 아래턱에 풀어져 있어야 한다. 눈알도 긴장이 풀려야 하는데, 만약 눈을 감은 상태에서도 시선이 외부를 향하고 있거나 눈알이 이리저리 흔들린다면 의식은 내면을 향하지 못하고, 생각이나 감정에 휘둘리고 있다는 반증이다. 이때는 눈알을 뒤통수 바닥에 내려놓듯이 해야 한다. 그리고 이마 피부에도 긴장을 풀어내야 하는데, 평소 오감을 통해 받아들이는 정보의 85% 정도를 시력에 의지하면서 눈에서 가까운 이마 피부에 주름이 지도록 긴장하는 습관이 배어 있기 때문이다.

이마 피부에 긴장을 푸는 것이 효과적으로 될 때는 의식이 내면으로 직입할 수 있는 통로를 여는 역할을 한다. 이마 피부에 긴장을 풀면서 전두엽이 휴식할 수 있게 되기 때문이다. 전두엽은 대뇌 앞쪽의 약 3분의 1을 차지하며, 생각하고 판단하는 고도의 정신 기능을 담당하고 있는 곳이다. 전두엽 중에서도 맨 앞에 위치한 **전전두엽**은 집중하고, 계획을 세우고, 충동을 통제하고, 결정을 내리는 뇌의 영역이다. 이러한 작용은 매 순간의 지각을 과거 경험의 기억과 통합하는 작용을 통해 이루어진다. 이는 생활에 있어서는 감정을 통제하고 복잡한 행동을 예견하고 기획하고 수행할 수 있도록 하기 때문에 판단을 내리는 데 핵심적인 기능을 하는 곳이지만, 명상에

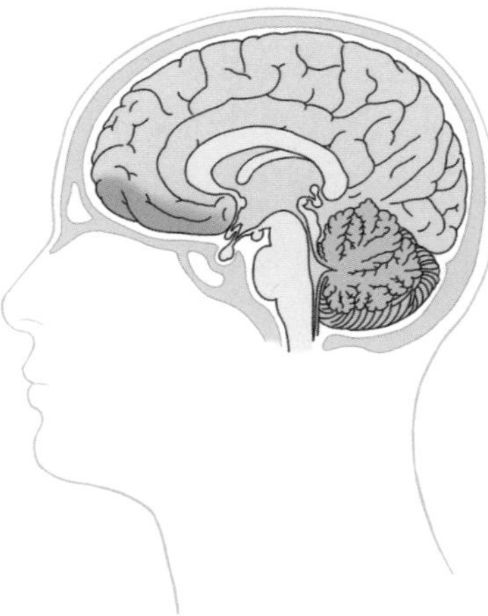

안와전두피질

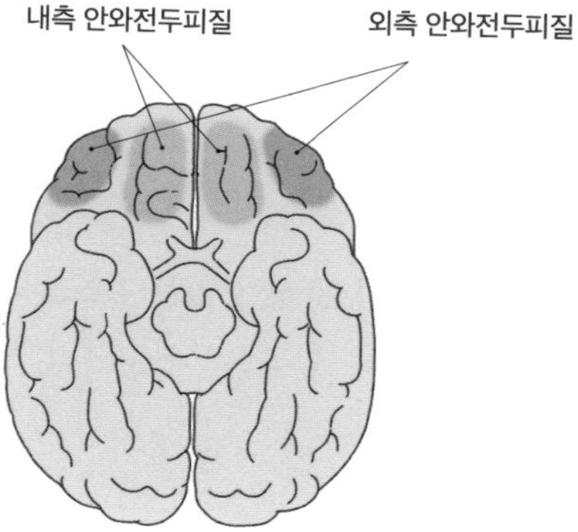

밑에서 본 전두엽

있어서는 비교하고 평가내리고 판단하는 산나saññā, 想라고 하는 기능이 순화되고 가라앉아야 하는 곳이다.

전두엽 중에서도 눈 바로 뒤에 위치한 **안와전두피질**orbital frontal cortex은 감정을 조절하는 역할을 한다고 한다. 안와眼窩란 눈이 위치하고 있는 두개골 안의 빈 공간을 말한다.

안와전두피질은 편도체와 그 외 다른 변연계와 직접 연결되어 있으므로 욕구 또는 동기와 관련된 정보를 처리하면서 처벌과 보상과 관련된 상황에서 활성화된다. 이곳이 손상을 입으면 무책임해지고, 사회적으로 부적절한 행동을 하게 되며 자신의 실수를 통해 학습하는 기능도 사라지게 된다고 한다. 마땅히 잘못된 행위에 대해 부끄러움을 알아야 하고 올바른 행위에 대해 도덕적 자긍심을 가질 수 있어야 하지만, 반대로 처벌과 보상에 민감해져서 의식이 얄팍해져도 안 되고, 자칫 모든 일을 자신의 의지로 처리하겠다는 듯이 강퍅해져도 안 된다. 의식이 깊어지고 자애의 마음이 깊어지는 것은 전두피질의 두께를 능가하는 것이다. 이곳도 휴식과 명상을 통해 회복되어야 하고 긍정의 에너지가 충전되어야 한다.

그렇게 하는 것은 이마 피부에 긴장을 풀면서 전두엽이 후두엽 쪽으로 가라앉는 듯한 느낌이 들거나 눈구멍이 텅 비거나 미간이 뚫리는 듯한 경험을 할 때, 생각과 감정을 넘어서 내면으로 들어가기 쉬워지게 된다. 넓게는 전전두엽, 좁게는 안와전두피질은 내분비계에서 설명할 앗냐 짜끄러Ajñā cakra와 밀접한 관계가 있는 것으로 보인다.

5장

내분비계

내분비계는 분비샘을 통해 호르몬을 분비하고 혈액을 통해 호르몬을 전달하여 체내 생리기능을 조절하는 효과를 나타내는 기관의 모임이다. 이번 장에서는 호르몬과 내분비샘을 중심으로 내분비계를 살펴보면서, 짜끄러와 대응하여 하나씩 짚어 볼 것이다.

내분비계와 호르몬

내분비계Endocrine system는 신경계와 마찬가지로 정보를 전달하는 기능을 한다. 신경계가 직접적으로 정보를 주고받는 통신체계라고 한다면, 내분비계는 장기간 영향을 미치는 **행정 체계**와 같아서 이 두 시스템이 서로 상호작용을 하여 생물체가 환경의 변화에 적응하며 살아갈 수 있도록 한다. 내분비계는 우리 몸 여러 곳에서 분비샘을 통해 호르몬을 분비하고 순환계의 혈액을 통해 온몸으로 퍼뜨려 신경계 작용과 체내 생리기능을 조절하는 효과를 나타내는 기관의 모임이다.

내분비계는 **송과선**솔방울샘**, 뇌하수체, 갑상선, 부신, 췌장, 난소, 정소** 등으로 구성된다. 이들은 땀샘, 침샘, 소화선, 이자액과 같은 외분비선처럼 분비물이 분비샘에서 연결되는 일정한 도관을 통해 분비되는 것이 아니라 호르몬이 혈관 안으로 흘러 들어가 혈액의 흐름에 따라 수송되기 때문에 내분비선이라고 한다. 이번 장에서는 호르몬과 내분비샘을 중심으로 내분비계를 살펴볼 것이다. 내분비계는 짜끄러와 관련이 있기 때문에 하나씩 짚어 보면 좋다.

호르몬Hormon은 '자극하다' 또는 '박차를 가하다'란 의미를 가지는 그리스어 'Hormao'에서 유래하였다. 말 그대로 호르몬은 생식, 성장 및 발달을 조절하고, 신체의 항상성 유지, 에너지의 생성, 이용 및 저장에 관여한다. 호르몬 덕분에 우리 몸의 각 기관이 서로 조화를 이루고 생명활동이 원활하게 유지될 수 있다. 호르몬은 각종 샘gland에서 분비되어 혈액을 따라 다니다가 특정 기관에 도달해 특정 세포에만 작용한다. 이 특정 세포를 표적기관의 **표적세포**target cell라고 한다. 표적세포는 표면에 특정 호르몬에 대한 수용체를 가지고 있기 때문에 그 호르몬에만 반응할 수 있다.

1. 호르몬의 화학적 분류

호르몬을 화학적으로 분류하면, 아미노산 유래 단백질 호르몬인 펩티드 호르몬, 교감신경을 활성화하는 아민계 호르몬, 당·혈압·활력 조절하는 스테로이드계 호르몬, 아라키돈산으로부터 생성되는 아미코사노이드계 호르몬으로 나눌 수 있다.

아미노산 유래 단백질 호르몬	시상하부, 뇌하수체에서 분비되며 인간의 감정을 조절하고 자궁수축과 성관계를 조절하는 옥시토신, 췌장에서 분비되어 저혈당을 조절하는 글루카곤 등
아민계 호르몬	아미노산의 카르복실기가 벤젠고리로 바뀐 물에 녹는 성질의 부신수질 호르몬인 아드레날린, 교감신경 말단에서 분비되는 노르에피네프린, 에피네프린 등과 뇌에서 분비되는 도파민, 멜라토닌, 갑상선 호르몬인 티록신 등
스테로이드계 호르몬	콜레스테롤에서 합성되어 물에 안 녹는 지질 성분의 부신피질호르몬인 당질 코르티코이드(코르티솔), 무기질 코르티코이드, 성호르몬인 프로게스테론, 테스토스테론 등
아미코사노이드계 호르몬	탄소수 20의 불포화 지방산인 아라키돈산으로부터 생성되어 혈액으로 분비되지 않고 세포 사이의 간질액에 분비되는 혈관을 확장하고 염증을 일으키는 프로스타글란딘, 혈액의 응고를 조절하는 트롬복산, 장, 폐(기도)에 있는 민무늬근의 수축을 유발하는 세포막의 수용체인 류코트리엔 등

2. 수용체에 따른 호르몬 분류

호르몬은 수용체에 따라서도 분류할 수 있는데, 수용체가 세포의 표면에 존재하는 경우와 수용체가 세포질 속에 존재하는 경우로 나눌 수 있다.

수용체가 세포의 표면에 존재하는 경우, 수용체 표면에 호르몬이 결합하게 되면 이 수용체와 연결되어 있는 키나아제와 같은 효소를 자극하게 된다. 이러한 자극이 호르몬의 효과를 일으키게 되고 이러한 반응은 신속하게 단기간 내에 끝나게 된다. 대부분 호르몬의 구성이 세포막을 통과하기 힘든 수용성 비타민인 B, C, 펩티드계 호르몬, 아민계 호르몬에피네프린이 이에 속한다.

수용체가 세포질 속에 존재하는 경우, 호르몬이 세포의 원형질막을 통과하여 세포질의 수용체와 결합하는데 이것이 다시 핵막을 통과하게 되고 유전자의 전사에 영향을 미쳐 호르몬의 효과를 나타나게 한다. 호르몬의 효과는 느리지만 장시간 지속되며, 지용성 비타민인 A, D, K와 스테로이드 계통의 호르몬, 아민계 호르몬티록신 등으로 구성되어 있다.

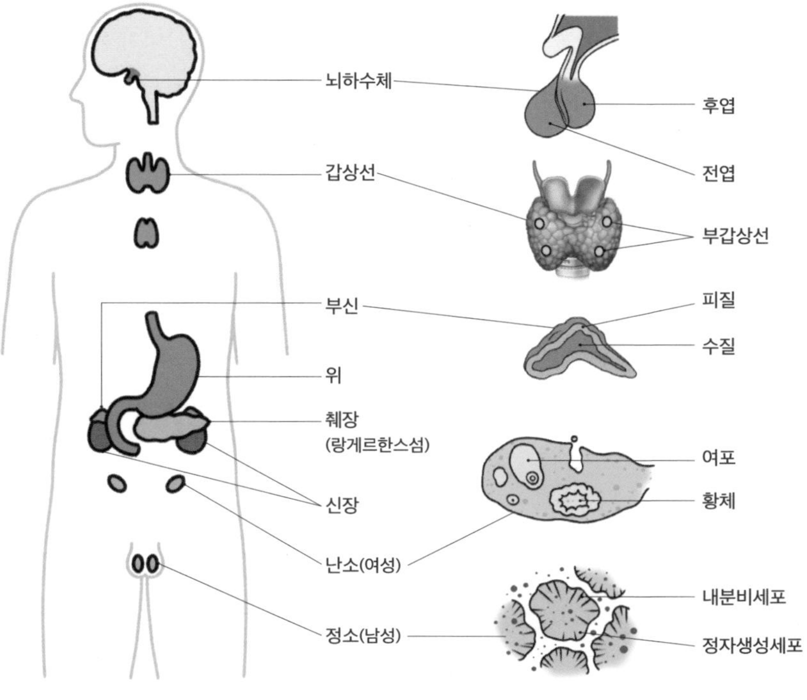

내분비샘

뇌하수체와 앗냐 짜끄러

『요가 인문학』에서 이야기했지만, 써허쓰라러Sahasrāra를 제외한 나머지 여섯 개의 짜끄러들은 신경총과 분비샘에 연계되어 있다고 한다. 써허쓰라러는 내분비계와 직접적인 연관을 지을 수 없기 때문이다. 그러나 다른 짜끄러들을 내분비샘과 연계하여 살펴보기 전에 써허쓰라러에 대해 이야기하고 넘어가는 것이 좋겠다.

1000Sahasra개의 바퀴살 또는 연꽃잎ara을 뜻하는 **써허쓰라러**Sahasrāra는 인간의 뇌에 1000억 개의 뉴런이 100조 개의 시냅스의 접속으로 서로 얽혀 있다는 것을 잘 드러내는 단어인 듯하다. 한의학에서 모든 기운이 모이는 곳, 하늘의 기운이 가득 차는 곳으로 이야기하는 백회혈百會穴도 같은 의미인 것 같다. 순수의식과 관련된 써허쓰라러Sahasrāra는 가장 미세한 짜끄러로서 기운을 내보내기도 하고 받기도 하는 곳인데, 어떤 문헌에서는 육체를 벗어난 현상으로 묘사하기도 하고, 다른 곳에서는 숫구멍이나 브라머런드러brāhmarandhra, 한자로 범동梵洞으로 번역하는 브라마로 통하는 골짜기, 즉 죽음의 순간에 영혼이 육체를 떠나는 영적 세계의 관문이라고도 한다. 이 짜끄러는 앗냐Ājñā와 함께 빈두 뷔써르거와 연결되어 있는데, 뇌가 이들과 함께 작동하면서 발현되는 영적 안테나가 펼쳐지는 현상으로 이해한다.

1. 송과선

명령을 뜻하는 앗냐Ājñā 짜끄러는 양 눈썹 사이에 위치하는 제3의 눈이다. 이곳은 송과선솔방울샘, pineal gland과 일치하는 곳이라고 알려져 있는데, 19세기 후반 신지학theosophy의 복원자로 알려진 블라바츠키 여사Madame Blavatsky가 앗냐Ājñā 짜끄러를 송과선과 동일시한 이후 그렇게 받아들이고 있기 때문이다. 17세기 철학자이자 과학자인 르네 데카르트René Descartes가 이 부위를 "영혼이 자리 잡고 있는 부위임과 동시에 우리의 모든 생각이 형성되는 장소"로 간주한 이래 여러 철학자들에게 신비롭고, 형이상학적이며, 초자연적인 이론들과 함께 "미스터리한" 분비샘으로 간주됐지만, 송과선의 분비 활성도는 여전히 일부분만 알려진 상태다.

시상상부의 일부분으로 사람에서는 쌀 한 톨 정도의 크기를 보이는 이 구조물은 제3뇌실 뒤에 위치하고 있으면서 제3뇌실의 작은 송과체오목을 통해 공급된 뇌척수액에 잠겨 있다고 한다. 인간의 송과선은 생후 1~2년까지 크기가 커지고, 그 뒤로는 성장이 멈추며 안정세를 유지하다가 사춘기가 시작되면 크기는 일정한 채로 질량만 점차 증가하기 시작한다고 한다. 소아기에 풍부한 멜라토닌melatonin의 분비는 2차 성징을 억제하는 것으로 여겨지는데, 일반적으로 사춘기에 이르면 멜라토닌의 생산은 감소된다. 멜라토닌의 가장 중요한 역할은 수면패턴의 조절이다. 멜라토닌의 생산은 어두운 환경조건에 의해 촉진되며, 빛이 있는 환경에서는 생산이 억제

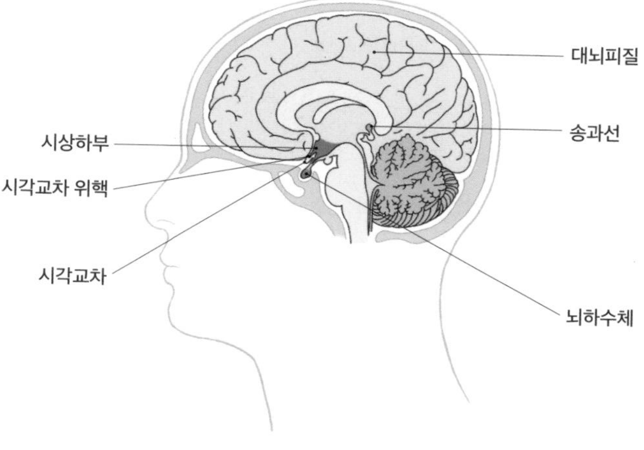

시상하부와 뇌하수체

된다. 송과샘의 석회화calcification는 2살 내외의 유아에서도 관찰되며, 성인이 되면 일반적으로 나타난다고 하는데, 뇌가 늙어 감에 따라 더 많은 침착물이 나타난다고 한다.

명령을 뜻하는 앗냐Ājñā의 기능과 역할을 설명하기에는 성인의 경우 퇴화가 많이 진행한 송과선솔방울샘 하나에 대입하기보다는 **시상하부-뇌하수체 복합체와 뇌척수액까지** 함께 이해하는 것이 생리적으로 더 타당하다고 생각한다. 뇌하수체가 다른 분비샘에 영향을 미치는 총사령관 역할을 하기 때문이기도 하고, **시상하부-뇌하수체 복합체**는 그로부터 갑상선이나 부신, 또는 생식선으로 이어지는 호르몬의 순환을 조절하는 **되먹임장치**[43]를 통해 내분비계를 통제하기 때문이다. 이러한 이유로 앗냐Ājñā 짜끄러를 시상하부-뇌하수체 복합체나 아니면 제3뇌실을 통과해 흐르는 뇌척수 액도 함께 어떤 영향을 미쳐 송과선의 기능이 활성화되는 것으로 보는 것을 『요가 인문학』에서 제안했었다.

2. 시상하부-뇌하수체 복합체

신경계에서 공부했다시피, 간뇌사이뇌의 **시상하부**는 자율신경 최고의 중추로서 뇌하수체를 다스리고, 뇌하수체는 내분비샘을 다스린다. 앞시상하부는 부교감신경계통에 대한 자극 효과를 지니고 뒤시상하부는 교감신경계통에 대한 자극 효과가 있다고 한다. 시상하부의 대표적인 기능은 체온 조절, 섭식 조절, 섭수 조절. 정동情動행동의 발현, 뇌하수체 기능 조절 등이다. 시상하부 호르몬, 뇌하수체 후엽 호르몬을 생산하여 우리 몸의 체온 조절과 배고픔, 갈증, 수면, 일주기 리듬과 같은 활동을 조절한다.

---

43 시상하부가 뇌하수체를 자극하고 뇌하수체가 말단 분비기관의 호르몬 분비를 자극하여 호르몬의 혈중수치가 올라가면, 이 호르몬이 충분하다는 정보가 시상하부를 자극하여 뇌하수체는 다시 말단 분비기관의 호르몬 분비를 억제하는 피드백 시스템이다.

뇌하수체는 나비뼈접형골의 터키안장 내에 존재하며 시상하부와는 뇌하수체줄기를 통해 연결되어 있다. 뇌하수체는 전엽, 중엽, 후엽으로 구성되어 있는데 사람은 중엽이 퇴화되어 흔적만 남아 있다.

뇌하수체 전엽에서 생성되는 호르몬

성장 호르몬	단백질 합성이 증가되므로 뼈대와 근육 및 다른 기관의 성장을 자극한다.
갑상선 자극 호르몬	갑상선 세포에 있는 수용체에 결합하여 갑상선 호르몬을 분비하게 한다.
부신피질 자극 호르몬	부신피질 호르몬인 코르티솔의 분비를 증가시키며 피부 멜라닌에 결합하여 피부의 착색을 증가시킨다.
황체 호르몬	여성에서는 배란과 여포의 황체화를 촉진하고 남성에게는 테스토스테론 분비를 자극한다.
난포 자극 호르몬	난자 및 정자 발달을 유도한다. 황체호르몬과 난포자극호르몬이 없으면 난소나 고환의 크기가 줄어들고 난자나 정자의 생산이 중단되며, 더 이상 성호르몬을 분비할 수 없게 된다.
샘 자극 호르몬	임신 시 젖샘 발달을 촉진하고 임신 후 유즙 생산을 자극한다. 멜라닌세포자극호르몬은 멜라닌세포 수용체와 결합하여 멜라닌 합성을 자극한다. 멜라닌의 과도한 분비는 피부를 검게 한다.

뇌하수체 후엽에서 생성되는 호르몬

항이뇨 호르몬	수분의 재흡수를 촉진시키고 다량의 분비는 혈관을 수축시키고 혈압을 올리는 결과를 초래한다.
옥시토신	자궁의 평활근을 수축시키고 수유기 여성의 젖샘에서 유즙 분비 혹은 분비 준비 상태를 만든다. 모성애의 원동력이라 할 수 있는 사랑과 애정, 그리고 스킨십의 호르몬이다.

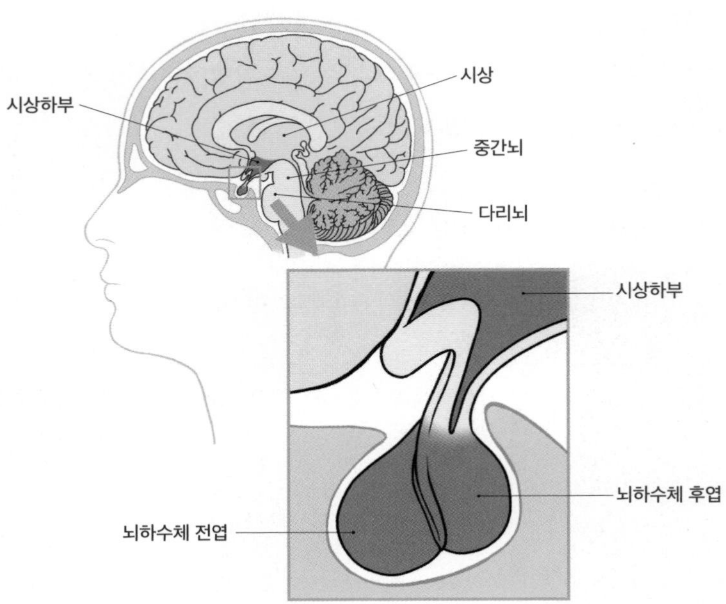

시상하부-뇌하수체 구조

3. 뇌척수액

뇌하수체가 다른 분비샘에 영향을 미치는 총사령관 역할을 한다면, 뇌척수액腦脊髓液, cerebrospinal fluid, CSF은 뇌와 함께 중추신경을 구성하는 척수까지 보호하는 중요한 역할을 한다. 뇌척수액은 뇌와 척수를 둘러싼 연질막과 지주막거미막 사이에 있는 공간인 지주막 하강거미막 밑 공간과 뇌실을 채우고 있는 액체로서 수액이라고도 부른다. 뇌 및 척수와 그 주위를 싸고 있는 뼈가 만나는 부분의 마찰을 줄여 주는 윤활 작용을 하기도 하며, 뇌와 척수를 뇌척수강 내에 부유시켜서 피질을 물리적·면역학적인 충격으로부터 보호하는 완충 역할을 한다. 뇌는 수액에 떠 있는 부력을 받는 상태에서 스스로의 무게에 눌리지 않고 밀도를 유지한다.

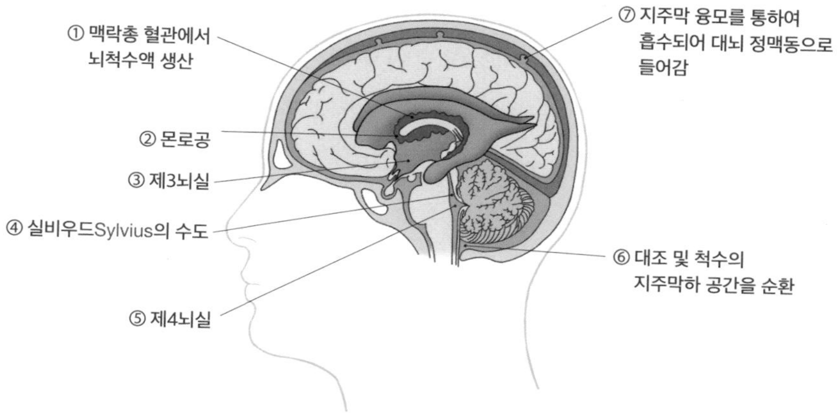

뇌척수액의 생산과 순환

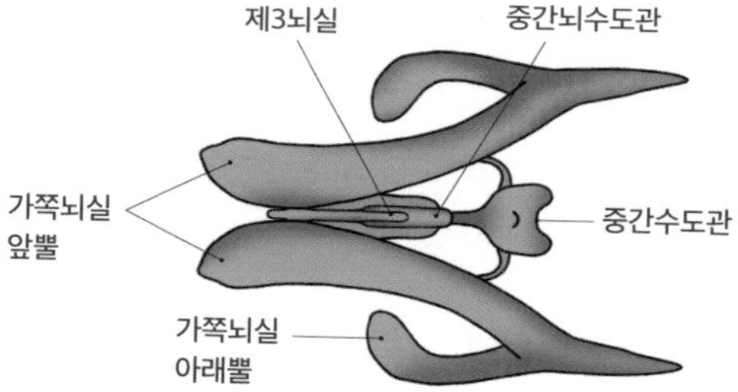

위에서 본 뇌실

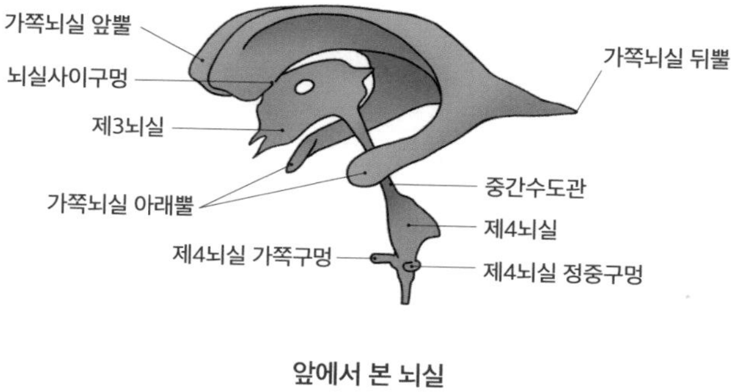

앞에서 본 뇌실

뇌척수액은 **맥락총**의 뇌실막 세포가 전체 뇌척수액의 3분의 2 이상을 생산하고, 나머지 뇌척수액은 뇌실의 표면과 거미막 밑 공간 주위의 표면에서 생산되는데, 무색·투명하며 약알칼리성으로 하루에 약 500ml약 0.4ml/분가 생산되고, 일정하게 재흡수되어 양은 100~160ml로 유지된다고 한다. 맥락총choroid plexus은 중간뇌수도관, 가쪽뇌실의 앞뿔과 뒤뿔을 제외한 뇌실의 전 부분에 존재하는데, 맥락총 결합조직에는 많은 모세혈관이 있으며, 이 혈관의 혈액이 맥락상피로 여과되어 나가면서 뇌척수액이 형성된다.

뇌척수액은 박동하면서 뇌실계통을 따라 순환하는데 유속은 약 0.77ml/분으로 6~7시간마다 한 번씩, 하루에 서너 번 교환된다고 한다. 뇌실은 뇌에 있는 빈 공간인데, 대부분의 뇌척수액은 2개의 가쪽뇌실에서 생성되어 뇌실사이구멍interventricular foramina of Monro을 지나 제3뇌실로 이동하고, 이어서 중간뇌수도관midbrain aqueduct of Sylvius을 거쳐 제4뇌실로 이동해서, 척추관을 통해 척수의 지주막하강거미막 밑 공간으로 내려가거나 제4뇌실의 정중구멍 또는 측구멍을 통해 뇌를 둘러싸고 있는 거미막 밑 공간으로 이동한다.

거미막 밑 공간을 흐르는 뇌척수액은 거미막과립에서 여과되어 경막동에서 정맥혈로 흡수된다. 뇌척수액이 연속적으로 정맥으로 흐르면서 뇌와 뇌척수액으로 투과되는 지질에 용해되지 않는 큰 분자의 농도를 낮춘다. 뇌척수액은 이런 식으로 혈류로 다시 흡수되면서 중추신경계에서 생기는 대사 부산물을 제거한다. 이를 통하여 신경내분비인자 분포의 항상성 조절이 이루어진다.

뇌척수액은 호르몬 등의 물질이나 노폐물의 운반까지도 맡고 있으므로 뇌와 척추를 지키는 중요한 체액이라고 할 수 있다. 잠잘 때 신경세포neuron의 활동이 조용해지면 혈액이 빠져나가고 대신 뇌척수액CSF이 흘러들어오는데, 이 뇌척수액이 맥파pulse wave의 리듬을 타고 뇌를 씻어 낸다고 한다. 뇌척수액 압력이 높아지면 뇌의 혈류가 제한될 수 있다. 뇌척수액이 원활하

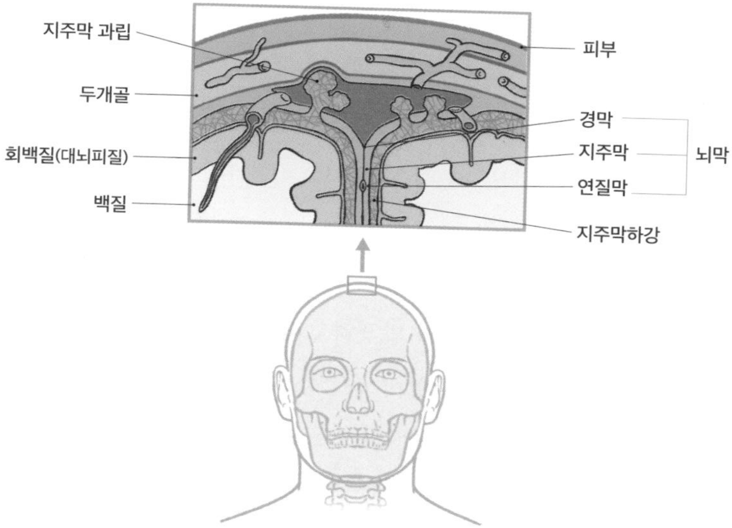
지주막 과립
두개골
회백질(대뇌피질)
백질
피부
경막
지주막
연질막
뇌막
지주막하강

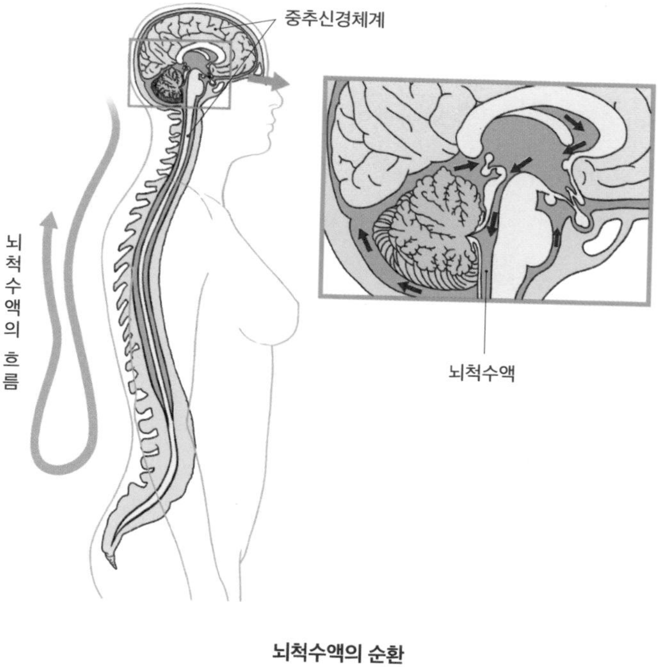
중추신경체계
뇌척수액의 흐름
뇌척수액

뇌척수액의 순환

게 흐르지 못하면 뇌척수액의 움직임뿐만 아니라 두개척수 순응도craniospinal compliance와 두개골 내부 혈류에도 영향을 미쳐 뉴런과 뉴런에 영양소를 제공하고 뉴런을 지지하는 비신경성 세포인 신경아교세포를 취약하게 한다.

두개골이 외부의 충격으로부터 뇌를 보호하는 1차적 역할을 한다면, 두개골 안에서 뇌를 보호하는 2차적 역할은 뇌척수액이 한다고 볼 수 있다. 그런데 뇌척수액이 정맥혈로 흡수되어 순환할 때, 경정맥의 순환이 저하되는 문제가 생기면 머리에 압력이 발생하고 심하면 두개강 내에 수액이 차서 뇌부종이 발생하게 된다. 평상시 긴장을 하는 습관은 마치 압박붕대를 머리에 감은 것처럼 두개골을 압박하게 되는데, 잠을 자거나 휴식할 때만큼은 긴장이 풀려 마치 두개봉합이 느슨해진 상태처럼 되어 뇌압이 떨어져야 한다.

경추의 정렬이 어긋나 있다든지 어떤 이유로든 정맥순환이 저해되어 뇌압이 상승하면 두통이 발생하게 되는데, 이것은 동맥 일부가 꽈리처럼 부풀어 오르는 뇌동맥류 질환을 앓고 있는 환자의 경우에 증상을 악화시킬 확률이 높아지게 된다. 만약 뇌동맥이 파열하여 **지주막하 출혈**이 발생하면 그 혈액은 뇌척수액과 혼합되어 그 양이 많아지게 되는데, 그러면 뇌압이 더욱 상승하게 되고 극심한 두통을 겪으면서 의식을 잃거나 경련, 발작, 편마비 같은 뇌졸중 증상이 나타나게 된다.

갑상선과 뷔슷디 짜끄러

1. 갑상선

갑상선Thyroid gland은 조직 내에서 대사 수준을 조직의 정상적인 기능에 가장 적합하도록 유지해 준다. 또한 인체 대부분의 세포에서 산소의 소모를 촉진하고 지질과 탄수화물의 대사조절에 기여하는데, 이는 인체의 정상적인 성장과 성숙에 필요하다. 뇌하수체 전엽의 갑상선 자극 호르몬에 의해 조절되어 갑상선 호르몬이 혈중 농도에 의한 음성되먹임 기전negative feedback mechanism의 지배를 받는다.

일정 수준의 갑상선 호르몬이 혈액 내로 분비되면 피드백시스템이 작용해 갑상선자극 호르몬의 분비를 억제해 더 이상 갑상선 호르몬이 만들어지지 않도록 조절하는 것이다. 갑상선에서 분비되는 주요 호르몬인 **티록신**과 **트리요오드사이로닌**은 모두 요오드를 포함하는 아미노산이다. 갑상선 호르몬이 부족하면 우울증, 무기력증, 피곤함, 몸이 붓고, 살이 찌고, 변비와 고지혈증이 발생한다. 반면에 과잉 분비되면 신경이 예민해지고, 불면증,

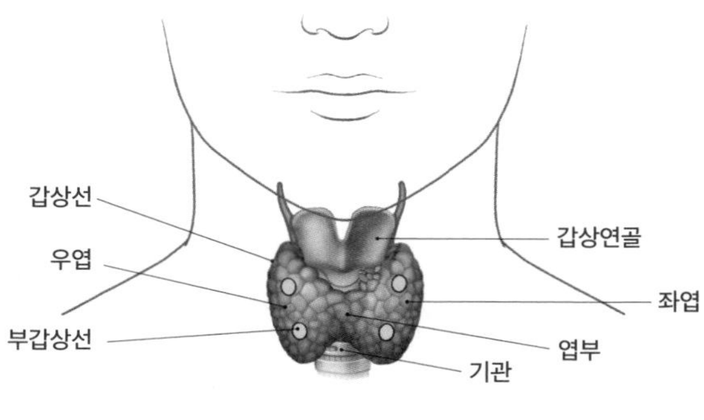

갑상선

두근거림, 불안, 안구가 튀어나오는 증상이 나타난다.

부갑상선은 각 갑상선 엽내에 조그맣게 2개씩 묻혀 있다. 부갑상선에서는 혈중 칼슘이온 농도 조절에 필수적인 부갑상선 호르몬을 분비한다.

2. 뷔슛디 짜끄러

뷔슛디Viśuddhi **짜끄러**는 빈두 뷔써르거에서 분비된 신들의 음료amṛta인 소머soma가 입천장에 위치한 럴러너 짜끄러Lalana cakra에 저장되었다가 비강 안쪽으로 흐름으로써 몸 전체를 정화하기 위해 하강하는 자리에 있다. 소리가 울리게 하는 우다너Udāṇa 에너지가 시작되는 곳인데, 그 기능은 숨을 쉬면서 독성 물질을 정화하는 것이다.

이것은 육체적 차원뿐만 아니라 심적 차원에서도 이루어지는 것으로, 근심걱정과 죄의식 등의 문제로 목이 막히는 것 같고 입이 잘 떨어지지 않는 등의 장애가 생길 수도 있지만, 이곳이 충분히 개발되면 현재의 긍정적인 인식으로 과거의 부정적인 기억이나 인상을 극복할 수 있게 되고 자신의 능력을 발휘할 수 있는 자유로움과 행복감을 느끼게 되며 균형 잡힌 생각을 분명하게 전달할 수 있게 된다고 한다.

이 짜끄러는 소리가 울리는 허공空의 요소가 작용하는 곳으로 목이 조이는 느낌이 들지 않도록 해야 한다. 목구멍도 촉촉해야 하겠지만, 경추의 정렬이 바르게 되어 있어서 척수액의 흐름이 원활해야 한다. 사실 이 짜끄러는 그 아래에 있는 어나허떠Anāhata 짜끄러와 연결해서 이해해야 하는 측면이 있다. 왜냐하면 뷔슛디Viśuddhi 짜끄러는 호흡 작용과 직접적으로 관련이 있는 짜끄러이고, 호흡 작용은 횡격막의 움직임으로 반영되며, 이 횡격막의 움직임이 일어나는 자리가 바로 어나허떠 짜끄러이기 때문이다.

뷔슛디Viśuddhi 짜끄러를 갑상선에 직접 대입하는 것은 무리가 있어 보이지만, 수련을 통해 이 짜끄러가 활성화되면 갑상선에도 긍정적인 자극을 줄 수 있다고 본다. 뷔슛디 짜끄러를 활성화하는 아써너로는 인후부를 닫는 헐러 아써너Halāsana, 쟁기자세와 써르봥거 아써너Sarvāṅgāsana, 어깨서기, 그리고 인후부를 활짝 펴는 셜러버 아써너Śalabhāsana, 메뚜기 자세, 베꺼 아써너Bhekāsana, 개구리 자세, 웃따너 빠더 아써너Uttāna Pādāsana, 세뚜 번더 아써너Setu bhandāsana, 고개를 뒤로 젖힌 부정거 아써너bhujaṅgāsana, 코브라 자세와 우르드뷔 무커 슈와너 아써너Urdhva mukha śvānāsana, 그리고 다누러 아써너Dhanura āsana, 활 자세, 뿌르봇따너 아써너purvottanāsana, 뒤집은 테이블 포즈 등이 있다.

흉선과 어나허떠 짜끄러

1. 흉선

흉선胸腺, thymus은 가슴뼈 뒤쪽에 좌우 폐의 사이, 심장의 바로 앞에 자리한다. 면역계에서 중추 림프구를 담당하고 있는 기관이다. 흉선에서 **T세포**가

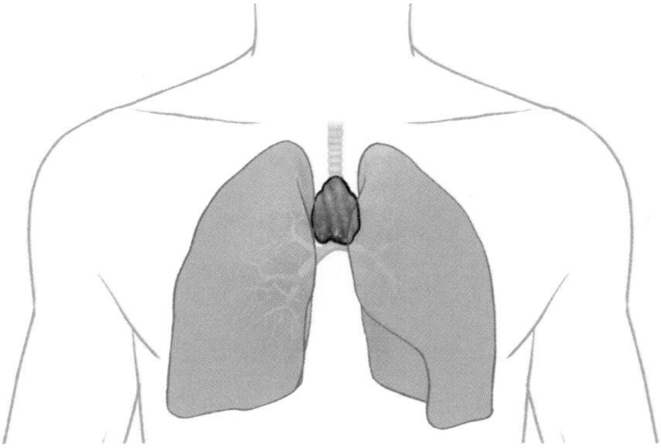

흉선

성숙하는데, T세포는 신체가 **외부 병원체에 후천 면역**을 키우는 데 중요한 역할을 한다. 흉선은 사춘기에 가장 커졌다가 성인이 되면서부터 점차 퇴화한다. 흉선은 피질과 수질로 나뉘는데, 피질에서 T세포가 만들어진다. 미성숙한 림프구를 T세포로 변화시키는 주요 임무를 흉선이 맡지만, 20세 이후 역할이 둔화된다.

2. 어나허따 짜끄러

어나허떠Anāhata **짜끄러**는 명치에서 양쪽 젖꼭지 사이 중앙에 위치한다. 단중은 육체적 기능과 정신적 기능이 맞닿는 교차점으로 심신상관적 문제를 해결할 수 있는 맥점이기에 흉선을 여기에 직접 연결해서 생각하기엔 무리가 따른다. 다만 '가슴이 미어진다'는 표현처럼, 가슴이 막혀 있으면 몸에도 여러 가지 부정적인 영향을 미치게 되는 것만큼은 다르지 않은 것 같다.

부신, 췌장과 마니뿌러 짜끄러

1. 부신

부신Adrenal gland은 도파민 등을 분비하는 내측 부신수질과 스테로이드 호르몬을 분비하는 외측 부신피질이 있는데, **수질**은 뇌와 직접 연결되는 독자적인 긴급연락망을 갖추고 있다. 급작스런 격분 상태나 공포감에 휩싸이면 수질은 즉각 이 사실을 포착하고 싸우거나 도망갈 수 있게끔 준비를 한다. **아드레날린**과 **노라드레날린**을 분비해서 혈류 속에 쏟아붓기 시작하는 것이다. 이렇게 되면 신체는 비상 반응을 일으키는데, 심장박동은 빨라지고 동맥은 혈압을 끌어올리기 위해 팽팽해진다. 소화 작용은 정지되고, 부상으로 인해 피를 흘릴 경우에는 피가 엉기는 시간이 짧아진다. 살아남기 위해 전보다 더 빨리 달리거나, 더 멀리 뛰거나, 더 세게 치거나, 더 많이 들어 올릴 수 있게 된다. 하지만 이러한 상태가 끝없이 지속될 수는 없다. 그렇게 된다면 신체는 기진해서 숨이 끊어질 것이기 때문이다. 아드레날린 분비를 촉진시킨 긴장 상태는 또한 시상하부로 하여금 뇌하수체에 **부신피질 자극 호르몬**ACTH을 분비하라는 신호를 보내게끔 한다. 이 호르몬은 부신피질을 자극하여 스트레스 호르몬인 부신피질 호르몬의 분비를 촉진시킨다.

부신피질 호르몬인 코티솔은 무기질과 당질이 있다. **무기질 코티솔**은 긴장상태에서 혈압을 적정수준으로 유지시키고, 극히 중요한 기관들에 혈액이 흘러들어 가게끔 피부혈관을 폐쇄시키고, 그쪽으로 흐르던 피를 근육과 내부기관들로 돌리기 시작한다. **당질 코티솔**은 간장으로 하여금 지방질과 단백질을 당장 에너지로 활용할 수 있는 당분으로 전환시켜 혈류 속으로 내보내도록 한다.[44]

부신피질 호르몬에는 코티솔 외에 프로게스테론, 테스토스테론 등 **성 호르몬**들도 있어서 생식선에서 분비되는 호르몬들을 보충해 주는 구실을 한다. 그런데 이 피질 호르몬들은 저장할 수 없기 때문에 계속해서 생성해야 하는데, 너무 많이 만들어서 남는 것이 있으면 간장이 파괴해 버려야 한다. 따라서 피질에서 분비된 호르몬들은 2시간만 지나면 새로 만들어진 호르몬들로 교체된다.[45]

44 약제로 사용되는 스테로이드 호르몬 중에 부신피질에서 합성되는 당질과 약한 무기질 코티솔 성질을 띠는 프레드니솔론이 있는데, 이것은 류머티즘 관절염, 기관지 천식이나 비염, 아토피성 피부염, 또는 알레르기성 결막염, 각막염 같은 알레르기성 자가 면역 질환 치료에 면역반응억제제, 염증반응억제제로 사용된다. 부작용으로 불면증, 식욕촉진(체중증가), 소화 장애, 달덩이 얼굴, 우울한 기분, 피로감, 눈이 침침해짐, 혈중 콜레스테롤 농도 증가, 피부색이 짙어짐, 가려움증 등이 나타나는 쿠싱 증후군(Cushing's syndrome)이 있다.

45 『당신의 몸 얼마나 아십니까?』(J. D. 래트클리프) p.103~108 참조

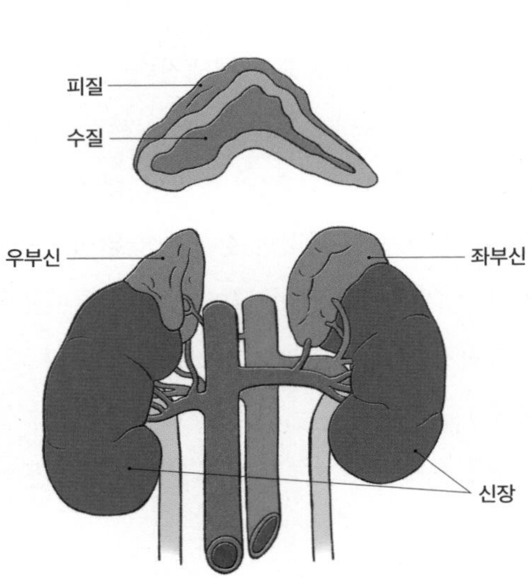

부신

2. 췌장

췌장膵臟, pancreas은 이자라고도 부르는데, 소화액으로서 췌액을 분비하는 외분비부와 내분비부인 랑게르한스섬으로 나뉜다. 췌액의 분비와 그 기능에 대해서는 7장 소화기계에서 자세히 살펴볼 예정이다. 내분비부인 랑게르한스섬에 대해 살펴보면, 혈당 수준의 조정에 관여하는 **인슐린과 글루카곤을 분비**하며 세포가 모여서 섬島처럼 보이는 구형 또는 난원형의 내분비 조직으로 췌관과 외분비세포들 사이의 공간에 흩어져 있다.

포도당glucose은 에너지의 주공급원인 세포들이 쓰는 연료다. **인슐린**insulin은 몸 안의 포도당 대사를 조절해 혈당을 일정하게 유지해 주고 그것이 알맞게 연소하고 있는지를 감독한다. 포도당을 세포 내로 이동시켜 세포 호흡에 의한 산화를 촉진시키고, 혈당이 높아지면 인슐린이 분비되어 혈액 내 포도당glucose을 간에서 글리코겐glycogen이라는 전분질로 변화시켜 보관

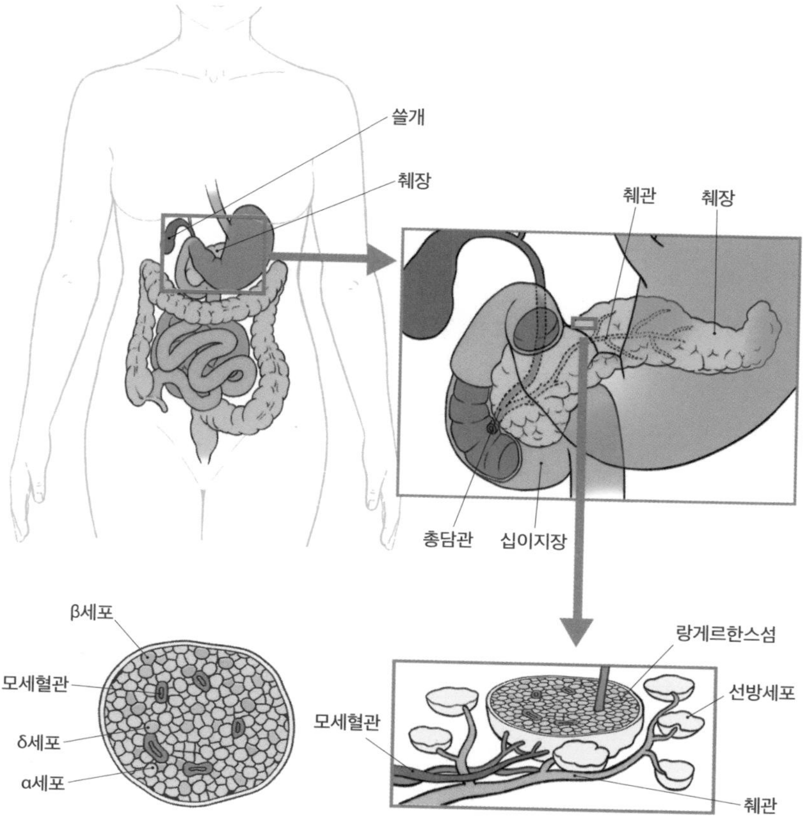

췌관의 랑게르한스섬

하게 한다.

글루카곤glucagon은 인슐린과 반대 작용을 하는 단백질성 호르몬으로서 혈당이 떨어지면 간에 저장된 글리코겐glycogen을 포도당으로 분해시켜 혈당을 유지한다.

인슐린과 글루카곤의 균형이 깨지면 **당뇨병** 대사 증후군 같은 질병이 발생한다. 만약 인슐린이 분비되지 않으면 많은 조직에서 포도당의 섭취가 저하되어 세포들은 포도당 대신 다른 연료를 연소시키게 되는데, 지방질이 연소될 것이고, 근육 속의 단백질도 연소되면서 창백하게 여위고 심한 시장기와 함께 항상 갈증을 느끼게 된다.

반면에 간에서는 포도당 방출량이 증가하여 고혈당 상태가 되는데, 인슐린이 부족해서 당분을 연소시킬 수 없기 때문에 당뇨로 배출하게 되는데, 하루 자그마치 4L나 된다고 한다. 당뇨병 환자는 저혈당 증세를 자주 겪게 되는데, 불안, 발한, 떨림, 식욕 증진에서부터 심한 경우에는 착란, 행동 변화, 발작, 의식상실, 드물게는 뇌손상, 또는 죽음에 이를 수도 있다. 가벼운 증세는 당분이 많은 음식을 먹거나 마심으로 스스로 치료된다. 심한 증상은 의식을 잃게 할 수 있으므로 포도당 정맥 주사 또는 포도당 주사로 치료해야 한다.

3. 마니뿌러 짜끄러

마니뿌러Maṇipūra는 기능적으로는 소화기와 관련된 신경이 펼쳐지는 곳이다. 심리적으로는 자기주장과 활력, 우월성의 센터로서 야망과 의지, 통치하는 능력과 관련된다. 이곳은 주로 음식을 소화시켜 영양분으로 추출하여 저장하고 공급하는 작용을 통해 생기를 활성화시킨다. **췌장과 콩팥 위에 있는 부신과 상호작용**하는 것으로 알려져 있다.

이 짜끄러의 상징적인 동물로 알려진 불같은 에너지를 나타내는 숫양처럼 배짱이나 뱃심을 나타내어 자신의 뜻을 굽히지 않고 밀고 나가는 불굴의 의지하고도 연관된다. 소화기계의 간장이나 비뇨기계의 신장은 순환기계의 혈액을 통해서 연결되는데, 신장에 붙어 있는 부신과 간장의 기능을 돕는 췌장에서 분비되는 호르몬들은 마니뿌러 짜끄러의 기능에 부합되는 부분이 많은 것 같다.

생식샘과 스와디슈터너 짜끄러,
그리고 물라다러 짜끄러

1. 난소와 정소

성 호르몬은 시상하부와 뇌하수체에 의해 조절된다. 남성의 정소testicles에서는 남성답게 만들어 주는 테스토스테론Testosterone이라는 호르몬이 분비된다. 여성의 난소ovary에서는 여포follicle에서 여성답게 만들어 주는 에스트로겐Estrogen이 분비되고, 황체에서는 배란을 억제하고 임신을 유지하도록 하는 프로게스테론progesterone이 분비된다. 에스트로겐, 프로게스테론은 여성의 2차 성징과 여성생식기계를 관장하고, 테스토스테론과 같은 안드로겐은 남성의 2차 성징에 관여한다.

2. 스와디슈터너 짜끄러

sva는 '자신'을 뜻하고 adhiṣṭhana는 '자리하는 또는 거주하는'을 뜻한다. 그래서 스와디슈터너Svādhiṣṭhana는 '자아가 확립되는 자리'라고 한다. 스와디슈터너는 배꼽과 치골 사이에 위치해서 하단전과 같은 곳으로 여겨진다. 이에 상응하는 몸통 뒷부분은 요골천골신경총인데, 가장 원초적이고 동물적인 뿌리가 깊은 본능의 센터라고 한다. 이곳은 성적 욕구와 같은 무의식적인 욕망이 꿈틀대는 곳으로, 이 짜끄러가 죽음에 대한 공포나 좌절감, 죄의식 등으로 막혀 있는 경우 꾼덜리니 샥띠가 이 짜끄러에서 억압되지 않으면 분출되어 버리는 극단적인 현상으로 인해 이 짜끄러 위로 상승하는 것은 쉽지 않다고 한다. 이 짜끄러가 조절되지 않을 경우, 불가항력적인 욕구가 감정과 함께 분출될 수 있다고 한다.

물라다러와 함께 이 짜끄러는 물질대사를 통한 안정에 기여하는데, 신장과 부신, 방광, 고환과 난소 등을 통해 혈액이나 림프, 호르몬, 소변 등의 흐름을 관장하기에 생식샘과의 연관성이 있다. 이 짜끄러는 물의 요소가 작용하는 곳으로, 이 짜끄러에 대한 통제력이 개발되면 자신감과 창조력이 높아지고 삶의 다양한 측면을 즐길 수 있게 된다고 한다. 살아 있음을 자각하며 스스로 행복해지는 데 중요한 역할을 하는 것이다.

3. 물라다러 짜끄러

물라다러 짜끄러에 해당하는 내분비샘은 없지만, 다른 짜끄러들을 이야기한 김에 물라다러에 대해서도 확인을 하고 가는 것이 좋겠다. 물라다러는 회음괄약근과 배꼽 아래 하복부를 수축해서 척추 쪽으로 당겨 올리는 **물러 번더**Mūla bandha가 작동하는 부위다. 물러 번더는 하복부에서 어빠너 봐유apāna vāyu의 하향 운동을 변화시켜 가슴에서 쁘라너 봐유prāṇa vāyu와 통합되도록 상승 이동하게 해 준다. 물라다러는 항문과 성기와 가까운 위치에 있어서 배설과 성적 작용에 관계되기에 바로 위에 있는 스와디슈터너Svādhiṣṭhana 짜끄러와 복합적으로 생각하기도 한다. 이 둘은 도가 수련에서 하단전의 작용에 해당하는 것인데, 차이가 있다면 스와디슈터너가 맛을 품은 물의 요소가 작용하는 곳이라면, 물라다러는 냄새를 품은 흙의 요소가 작용하는 곳이다.

신경계와 내분비계의 상호작용

뇌하수체는 시상하부의 지배를 받고 끊임없이 우리 몸에서 일어나고 있는 상황에 대한 정보를 받고 있기 때문에 우리 몸의 상황이 내분비계에 영향을 주기도 한다. 하나의 예로 걱정, 염려 등의 스트레스는 내분비계에 영향을 주어 정상적인 여성의 월경주기를 바꾸거나 정지시키기도 한다.

신경전달물질과 호르몬

신경전달물질과 호르몬은 둘 다 신호를 전달하는 화학물질이다. 다만 뉴런에서 분비되어 시냅스를 통해 표적 세포에 신호를 전달하는 물질을 신경전달물질이라고 하고, 각종 샘gland에서 분비되어 혈액을 따라 다니다가 특정 기관에 도달해 특정세포에만 작용하는 물질을 호르몬이라고 정의한다.

- 신경세포가 생성하는 화학물질인 세로토닌serotonin은 소화기관, 혈소판, 중추신경계에서 발견되고 있는데, 몸에서 적절한 농도를 유지하며 작용을 한다. 세로토닌은 쾌감과 환희심을 불러일으키는 도파민dopamine[46]과 폭력 충동을 일으키는 노르아드레날린noradrenalin의 분비를 조절하는 역할을 한다. 너무 흥분되거나 너무 불안하지 않도록 서로 주거니 받거니 할 수 있게 조절하는 것이다. 이 세로토닌의 분비량이 적어지면 정서장애가 생길 수 있다. 그중 대표적인 것이 우울증과 불안증이다.

- 스트레스가 과중할 때 뇌하수체에서 통증 완화제 역할을 하는 엔돌핀을 만드는 것도 신경계와 내분비계의 상호작용이라고 할 수 있다. **엔돌핀endorphin**은 코티솔cotisol, 엔케팔린enkephalin과 함께 3대 스트레스 호르몬이다. 엔돌핀은 사람이 스트레스 상황에 빠지면 고통을 덜어 주기 위해 뇌에서 분비되는 것으로 뇌세포의 수용체에 작용하여 통증이나 괴로움을 느끼지 못하게 하는데 가장 강력

46 도파민은 뇌에서 분비되어 중추신경계에 작용하는 신경전달물질로서, 아드레날린과 노르에피네프린의 전구체(前驅體, precursor)이기도 하다. 도파민이 쾌감을 담당하는 물질이라면, 아드레날린과 노르에피네프린은 불쾌감을 담당하는 물질인데, 쾌감이 불쾌감의 선행물질, 선도자 역할을 한다고 볼 수 있다.

한 마약성 진통제인 모르핀의 200배에 해당하는 진통효과를 발휘한다고 한다.

- 사람을 흥분시키는 노르아드레날린은 부신副腎으로부터 혈액으로 방출되는 호르몬인데, 시냅스 전달 사이에 뉴런으로부터 방출되는 신경전달물질은 노르에피네프린norepinephrine이라고 차이를 두어 부른다. 스트레스 호르몬의 하나이며, 주의와 충동성이 제어되고 있는 인간의 뇌 부분에 영향을 미친다. 아드레날린과 함께 이 화합물은 투쟁 또는 도피 반응을 만들어 내는데, 에너지를 끌어내기 위해 간의 포도당 합성을 촉발시켜 혈당을 올리는 역할을 한다. 이러한 작용이 만성이 되면 몸은 지쳤는데도 열이 나며 두통 등의 당뇨병 증상이 나타나곤 한다. 때문에 한의에서는 당뇨병을 화병이 원인이라고 본다.

- 일명 행복물질인 세로토닌은 폭력 충동을 일으키는 공격성 물질인 노르아드레날린과 과량일 경우 게임중독·도박 등 각종 중독을 일으키는 엔돌핀의 활성도를 적정하게 낮춰 자살충동과 중독성을 줄인다. 세로토닌은 격한 마음을 차분하게 해 주고 대뇌피질의 기능을 떨어뜨려 스트레스나 고민, 갈등, 잡념을 해소시킨다. 세로토닌은 생기와 의욕을 불러일으켜 우울증을 덜어 주고 주의력과 기억력, 창조성을 강화하는 공부물질이기도 하다. 세로토닌의 분비를 늘리는 방법은 깊은 호흡, 햇볕 쬐기, 전신을 골고루 활성화시키는 규칙적인 걷기나 요가 등이다.

생명현상이 지속되는 한, 신경전달물질과 호르몬은 계속 분비되겠지만, 어떤 종류의 물질이 우리 몸에 얼마만큼 영향을 미치는지는 마음의 상태에 달려있다고 해도 과언이 아니다.

6장

순환기계

순환기계는 심혈관계와 림프계로 구성되는데, 혈액과 림프액을 온몸에 순환시킨다. 이번 장에서는 심혈관계의 구조와 기능, 심혈관계 질환, 림프과 면역시스템에 관해 살펴보도록 하자.

심혈관계

앞서 신경계는 직접적으로 정보를 주고받는 통신 체계에, 내분비계는 장기간 영향을 미치는 행정 체계에 비유했다. 순환기계는 기차나 화물트럭으로 물자를 공급하거나 쓰레기를 치우는 **수송 체계**에 비유할 수 있다. 순환기계는 심혈관계와 림프계로 구성되는데, 체내에서 **혈액과 림프액**을 만들고, 그것을 순환시켜 호르몬과 항체, 영양분, 물, 이온 등을 수송하고 대사결과로 생긴 노폐물을 제거하며 산소 및 이산화탄소를 교환한다. 여기서 **기체교환 작용**은 호흡기계와 연관되어 있고, **영양분 공급**은 소화 기계와 연관되어 있으며, **노폐물 배출**은 배설기관과 비뇨기계와 연관되어 있는데, 이러한 기능과 더불어 **체온 및 체액을 유지**하면서 **면역**을 담당하는 기능도 있다.

순환기계 중 심혈관계는 심장과 혈관으로 구성되어 있는 하나의 계통이다. 이들에 의해서 혈액이 체내를 순환하게 되는데, 순환 중인 혈액은 산소의 운반, 영양분의 공급, 대사과정에서 생긴 노폐물의 제거, 체온의 유지, 호르몬의 운반과 같은 역할을 한다.

1. 혈액

혈액은 혈관 속을 흐르고 있는 액상의 조직이다. 소화기로부터 영양물질을, 호흡기로부터는 산소를 받아들여 전신 세포에 전달하고 다시 세포에서 노폐물을 모아 배출하는 곳까지 운반한다. 항체를 수송하여 신체의 항상성 유지에도 중요한 역할을 한다.

인간의 전체 혈액량은 약 4~6L 정도며, 체중의 약 8%를 차지하고 있다. 혈관 속을 순환하는 혈액량은 자율적으로 조절되어 전체 혈액량은 항상 일정하게 유지된다. 혈액은 45%의 혈구와 55%의 혈장으로 구성되어 있는데, 혈구는 적혈구, 백혈구 및 혈소판으로 이루어져 있고, 혈장은 주로 수분으로 이루어져 있으며 여기에 생명 유지에 필수적인 혈액응고인자, 전해질 등이 포함된다.

혈액이 붉게 보이는 이유는 혈액 속에 포함된 적혈구가 붉은색이기 때문이다. 성인의 혈액 속에 포함된 **적혈구**는 약 25조 개로 혈구의 대부분을 차지하는데, 적혈구는 **산소를 운반**한다. 적혈구 안에는 헤모글로빈hemoglobin이라고 하는 **철 성분**을 가지고 있는 분자들이 있다. 이들이 폐에서 공기 중의 산소를 받아 결합되어 옥시헤모글로빈oxyhemoglobin이 되면 적혈구는 이를 통해 세포에 산소를 전해 주고 대신 세포의 노폐물 중 하나인 이산화탄소를 받아 나오게 된다. 그렇게 되면 적혈구 안의 헤모글로빈은 카르바미노헤모글로빈carbaminohemoglobin[47]으로 변하고 색깔도 검붉게 된다. 적혈구의 수명은 120일 정도여서 눈 한 번 깜박하는 사이에 적혈구 중 120만 개가 수명을 마치고 죽어 버린다. 그와 동시에 늑골과 두개골, 척추에 있는 골수에서 같은 수의 새로운 적혈구가 탄생한다고 한다. 이 뼈들은 일생 동안 약 500kg에 달하는 적혈구를 만들어 낸다. 120일밖에 안 되는 짧은 일생을 사는 적혈구는 심장에서 신체 각 부위 사이를 무려 7만 5000여 회나 왕복한다.

백혈구는 혈액에서 적혈구를 제외한 나머지 세포들을 일컫는데, 혈액을 원심 분리했을 때 혈장층과 적혈구층 사이에 형성되는 흰색의 층이다. 백혈구는 핵의 모양과 세포질 내 과립의 유무, 염색성에 따라 구분된다. 백혈구는 크게 탐식세포와 면역세포로 나눈다.

혈소판은 미세한 과립의 형태를 띠고 있는데, 혈액이 공기와 접촉하면

47 헤모글로빈이 이산화탄소와 결합하여 만든 화합물. 혈액 속의 이산화탄소 10~20%가 카르바미노헤모글로빈으로써 운반된다.

혈소판이 파괴되면서 혈액 응고 효소가 나와 출혈을 멈추게 한다. 이때 혈액이 굳어 피부를 덮은 딱지는 지혈 효과 외에 상처 부위를 덮어 세균 감염을 막는 효과도 있다.

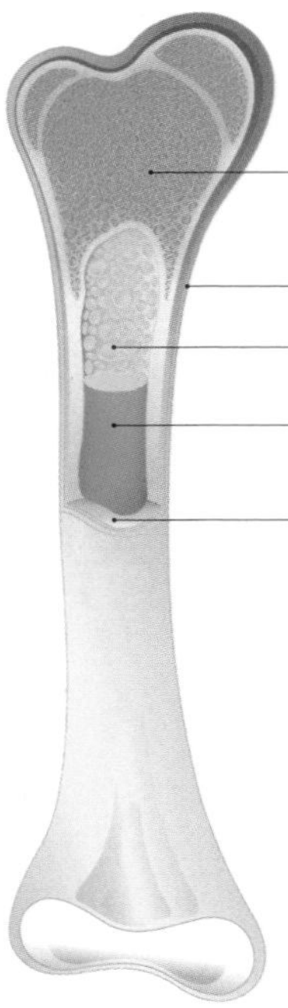

골수

적혈구와 백혈구, 혈소판은 **골수에 있는 조형 줄기세포**에서 만들어지는데, 뼈 내부의 그물모양 구조의 해면골spongy bone에 분포하게 된다. 생후 4년경까지는 골수는 모두 적색을 띠고적색골수 조혈작용을 하지만, 5~7년부터 대퇴골·경골脛骨 등 긴뼈의 골수에는 지방이 침착하여 황색이 되어황색골수 성인이 되기 전에 조혈기능을 상실하고, 성인이 되면 **척추골·늑골·흉골·두개골·골반 등의 골수**에서 조혈이 이루어진다. 간이나 비장 등 기타 장기에서도 혈구를 생성할 수 있는 능력이 있긴 하나 이들은 어디까지나 항상성이 깨지거나 위급할 때 기능하는 것일 뿐 정상적인 상황이 아니다.

2. 심장

심장의 크기는 주먹만 하고 무게는 250~340g 정도다. 흉골 바로 뒤, 흉강 내의 좌, 우 폐 사이에 있는 부분, 즉 종격[48]의 중부에 있으며 명치 부위에서 횡격막이 그 밑을 받치고 있다. 심장마비의 경우 심폐소생술로 가슴 압박을 시행하는 위치다.

48 심장을 둘러싸는 주위의 결합조직을 종격(가슴 세로칸)이라 한다.

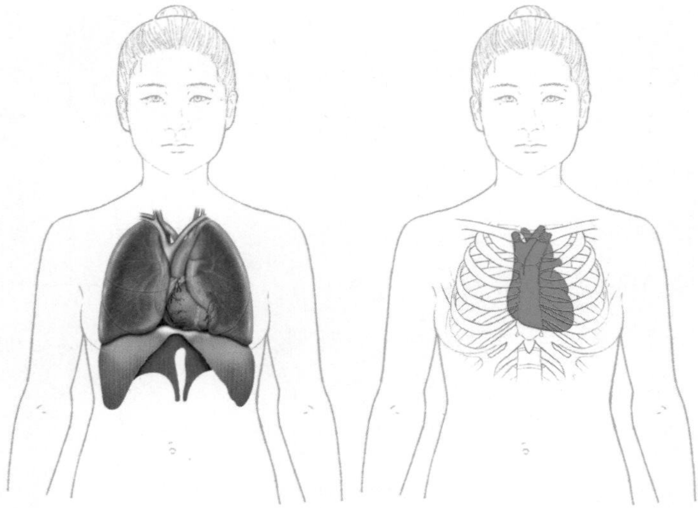

심장

심장은 혈관처럼 속이 빈 공간이 있지만, 심중격에 의해 좌우로 나뉘어 있다. 심장의 아래쪽에서는 동맥과 직결되어 **혈액을 내보내는 심실**ventricles **좌우 한 쌍**으로, 온몸에서 들어오는 혈액을 받는 정맥과 이어진 윗부분에는 **심방**atrium **좌우 한 쌍**으로 나뉘어져 있다. 심방이 신체 각 부위로부터 들어온 혈액을 심실로 밀어내는 데 비하여 심실은 신체 각 부위로 혈액을 보내는 펌프작용을 해야 하므로 그만큼 두께도 두껍다. 우측 심방과 심실은 폐순환에, 좌측의 것은 온몸순환에 관여하고 있기 때문에 펌핑작용이 그만큼 큰 좌심실이 우심실보다 3배 가까이 두껍다.

주먹만 한 크기의 심장은 **물의 5~6배에 달하는 점착력이 있는 혈액**을 전신의 혈관에 쉬지 않고 펌프질해서 보낸다. 만약 이것을 손으로 대신한다면 몇 분도 안 되어 녹초가 될 것이다. 심장은 체중의 200분의 1밖에 안 되지만 전체 혈액공급의 20분의 1이나 필요로 하는데, 다른 기관이나 조직에서 필요로 하는 영양분의 10배나 되는 영양분을 소비하고 있기 때문이다.

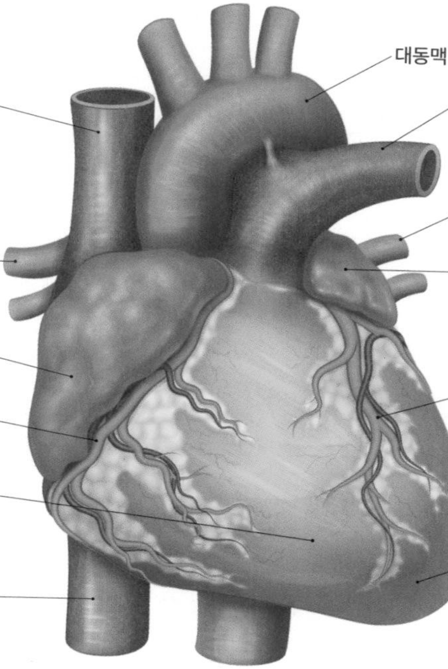

심장의 구조

심장은 심방과 심실로부터 영양분을 흡수하지 않고, 빨대만 한 굵기의 작은 가지들 모양으로 붙어 있는 **좌우 관상동맥 2개**로부터 영양분을 흡수한다. 그런데 지방성 침전물이 관상동맥에 쌓이기 시작해서 막히거나, 갑작스런 응혈이 생겨서 막히는 등 이곳의 고장이 가장 큰 사망원인이 되고 있다. 관상동맥이 하나 막히면 그로부터 영양을 공급받던 심장근육 일부가 죽으면서 **협심증**을 일으킨다. 이렇게 죽은 조직은 작을 경우 완두콩만 한 흔적을 남기게 되는데, 죽은 조직을 밀어내고 완두콩만 한 크기의 상처가 생긴 부위가 회복되기까지 2주일이 걸린다고 한다.[49]

혈관을 통한 혈액의 순환에는 폐순환과 온몸순환의 두 가지 혈액순환 경

49 『당신의 몸 얼마나 아십니까?』(J. D. 래트클리프) p.114 참조

로가 있다.

폐순환pulmonary circulation은 심장과 폐 사이에서 혈액을 이동시키면서 기체 교환을 통해 산소가 풍부한 혈액을 심장에 공급하는 순환이다. 말초모세혈관에서 산소를 소모하고 이산화탄소를 흡수한 혈액은 상대정맥을 거쳐 우심방으로 들어간다. 이 혈액은 우심방과 우심실을 거쳐 폐순환의 시작 부분인 폐동맥으로 들어간다. 폐순환 동맥은 온몸순환과 달리 산소가 소모된 혈액을 운반한다.

폐동맥은 심장의 위모서리 위에서 굽어지며 왼쪽 폐동맥과 오른쪽 폐동맥으로 나뉘어져 각각 좌우 폐로 들어가는데, 이 동맥은 폐로 들어간 후 계속해서 분지하여 더 작은 동맥으로 나뉜다. 가장 작은 가지인 폐세동맥은

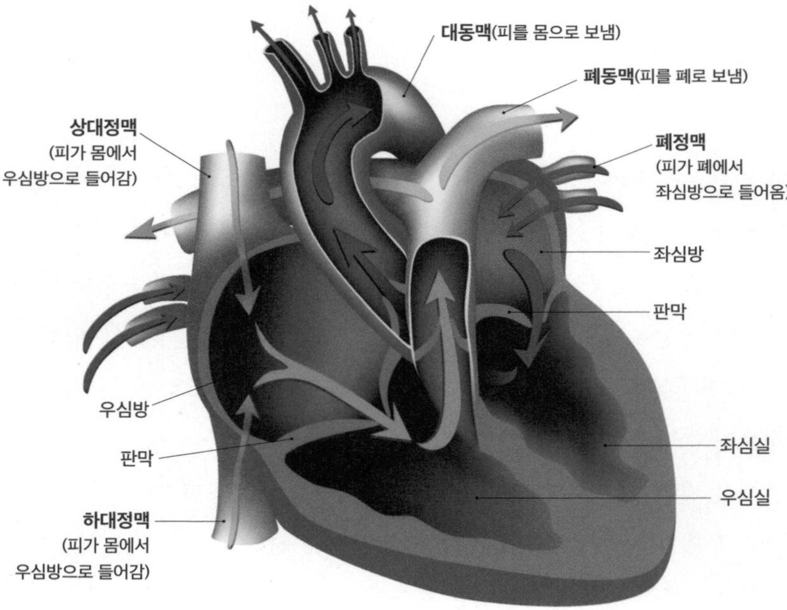

심장에서의 혈액순환

작은 공기 주머니인 폐포허파꽈리를 둘러싼 모세혈관망에 혈액을 보낸다. 허파꽈리의 벽은 얇아서 모세혈관의 혈액과 흡입된 공기 사이에 기체교환이 일어나서 산소가 풍부한 혈액은 허파꽈리 모세혈관을 나와 세정맥으로 들어가고 이 정맥은 차례로 합해져 큰 혈관인 폐정맥이 된다. 이 정맥은 4개이며허파당 2개, 좌심방으로 들어감으로써 폐순환이 끝난다. 이 순환을 통해 혈액의 이산화탄소는 떨어지고 산소는 재충전되며 산소가 풍부한 혈액은 폐정맥을 통해 좌심방으로 들어가 좌심실을 통해 대동맥으로 온몸순환을 시작한다.

온몸순환systemic circulation은 모든 기관과 조직에 산소가 풍부한 혈액과 영양분을 공급하는 동맥artery과 산소가 소모된 혈액을 심장으로 보내는 정맥vein으로 구성되어 있고 좌심실에서 시작하여 우심방에서 끝난다. 온몸순환은 폐순환이 혈액을 전달하지 않는 신체 모든 부위의 모세혈관계에 혈액을 공급한다. 전체 혈액량의 84%는 항상 온몸순환에서 이동되고 있다.

3. 혈류

심장 박동으로 혈액을 밀어 내는 일은 동맥까지이고 혈액이 정맥을 통해 심장으로 다시 되돌아가려 할 즈음에는 혈액의 압력이 거의 0으로 떨어진다. 정맥까지는 힘이 미치지 못하는 것이다. 이때 정맥은 골격근 다발 사이를 지나면서 골격근들이 수축할 때 발생하는 압력과 판막의 도움으로 혈액을 심장까지 되돌린다고 한다. 이것을 정맥환류라고 한다. 예를 들면 다리 근육이 수축되면서 이 근육이 정맥을 눌러 짜듯이 혈액을 밀어 올리면 일정한 간격으로 배치되어 있는 판막이 혈액의 역류를 막아 단계적으로 되돌린다고 한다. 그런데 이 판막이 부실하여 혈액이 심장으로 올라가지 못하고 하지에 고여서 정맥이 확장되어 푸르죽죽하게 튀어나오거나 심한 경우 혈액이 응고되어 정맥이 막히면 이것을 통증이 수반되는 혈관 장애, 일명 하지정맥류라고 한다.

심장의 좌심실이 한 번 수축하면서 혈액을 보내는 데는 대략 0.3초가 걸리고, 그러고 나서 0.5초가량 휴식을 취한다. 이를 반복하면서 평상시 1분에 70~75회 정도 박동하면서 좌심실에서 대동맥으로 내보내는 분당 혈액량이 약 5~6L 정도라고 한다. 그런데 운동을 시작하면 뇌연수의 심장중추와 혈관운동중추 등 교감신경이 활성화되면서 심박수가 급격히 상승하고 심박출량도 4~5배 증가하여 분당 최대 20~30L까지 증가하고 혈압도 증가한다. 골격근의 산소소모율이 증가하면서 혈관 확장이 광범위하게 일어나고, 혈류가 증가하면서 정맥에서의 속도도 빨라져서 정맥환류가 증가되어 심박출량이 증가하는 것이다.

일반적인 성인의 휴식기 심박수는 개인마다 차이가 커서 분당 60~100회를 정상으로 보며, 분당 60회 이하이면 부교감신경이 활성화되어 있는 서맥bradycardia이라고 하고, 분당 100회 이상이면 교감신경이 활성화되어 있는 빈맥tachycardia이라고 한다. 서맥은 심장질환이나 뇌질환, 간장 질환, 바이러스 감염 등으로 맥이 느려지고 몸이 차가운 상태를 나타내며, 반면에 빈맥은 몸이 뜨거운 상태로 과립구에 의한 화농성 염증 반응을 일으킬 때 맥이 빨라지는 것이라고 한다.[50] 건강을 유지하는 데 초과하지 말아야 하는 최대심박수는 '220- 본인 나이'로 산출하며, 유산소운동을 하는 동안 운동 강도에 따라 유지하고자 하는 목표심박수의 범위는 '(최대심박수 - 안정심박수) × 운동 강도(0.6~0.9) + 안정심박수'로 산출한다.

격렬한 운동 중에는 골격근에 혈류를 증가시키기 위해 필수적이지 않은 기관의 혈류는 크게 제한되고, 혈액은 골격근, 허파, 심장 사이로 급히 이동한다. 대부분 다른 기관의 혈류는 줄어들지만, 피부로 가는 혈류는 체온이

50 『내 몸 안의 의사, 면역력을 깨워라』(아보 도오루) p.42~43 참조

높아지면서 증가하여 피부가 붉어진다. 단, 뇌로 공급되는 혈액만은 영향을 받지 않는다. 반대로 체온이 낮아지면 따듯한 혈액의 흐름은 뇌와 같이 온도에 민감한 기관으로 쏠리게 된다.

몸에는 60~100조 개에 달하는 체세포가 있다고 하는데, 이 세포에 영양분과 산소를 공급하고 노폐물을 거둬 가는 역할은 혈액의 흐름을 통해서 이루어진 것이다. 이 혈류는 24시간 눈코 뜰 새 없이 작업이 진행되고 있는데, 심장에서 펌프질을 하면 혈액은 큰 동맥을 거쳐 점차 작은 동맥들로 흘러가 마지막에는 모세혈관에 이르게 되는데, 동맥과 정맥이 연결되는 모세혈관이야말로 기체교환 및 영양공급과 노폐물 수거 등 혈액의 진짜 활동이 일어나는 곳이다. 모세혈관의 얇은 막으로부터 주변 세포가 영양분과 산소를 빨아들이고 동시에 이산화탄소와 노폐물을 모세혈관으로 보내기 때문이다.

잠을 잘 때는 대부분의 모세혈관들이 활동을 중지하기 때문에 모세혈관에 피를 보내지 않아도 되어서 심박수가 평상시 1분에 70여 회에서 50여 회로 떨어지게 된다. 이만큼 모세혈관의 역할이 큰데, 전체 모세혈관 중 70%에 달하는 가닥이 팔·다리 운동기관에 분포되어 있다고 한다. 그래서 팔다리를 흔들며 운동을 하여 모세혈관 주위에 분포되어 있는 조직세포를 자극하면 모세혈관이 수축하게 되어 혈액은 소동맥에서 소정맥으로 흘러들어야 하는데, 모세혈관이 수축되어 있기 때문에 그것은 동·정맥문합動靜脈吻合, anastomosis arteriovenous이라고 하는 작은 우회로를 통해서 이루어진다고 한다. 이 우회로는 모세혈관마다 실몽당이처럼 둥글게 붙어 있어서 사구체絲球體, glomus[51]라고 하는데, 이 둘을 합친 모세혈관망의 역할이야말로 혈액순환의 원동력이다.[52]

---

51 모세혈관이 실로 만든 공처럼 뭉쳐있어서 붙은 이름인데, 한글로는 토리라고도 부른다.

52 동·정맥문합과 사구체에 대해서는 『기적의 니시 건강법』(와타나베 쇼) p.55~56을 참조했다.

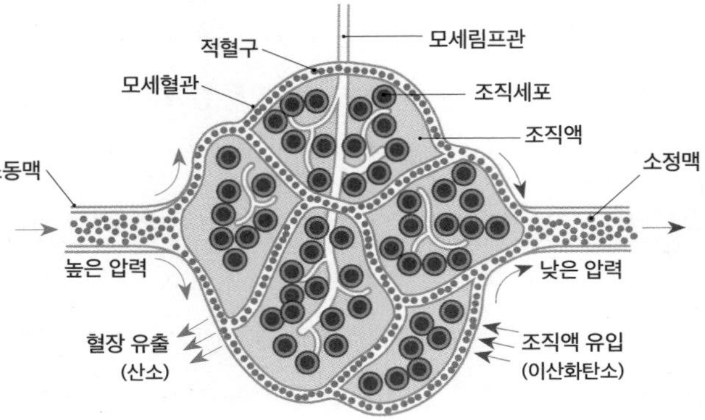

모세혈관 사구체

심혈관계 질병과 대처

1. 고혈압

쓸데없는 지방이 몸에 붙어 있으면 그 지방 100g당 약 70km의 모세혈관이 자리 잡게 되어 심장은 그 속으로 혈액을 펌프질해야 하는 추가 부담을 안게 된다. 이렇게 되면 박동과 박동 사이 심장이 쉬고 있을 때의 혈압 하한선이 높아지게 되고 그만큼 심장은 휴식하지 못하게 되는 것이다. 지방질 식사를 많이 하는 사람은 혈액의 점착도가 높아지고, 신장 장애가 있어도 혈압이 높아진다. 거기에 영양과잉이나 염분과잉이 되면 혈액의 점착력이 높아지는 것과 동시에 혈액량이 증가하여 고혈압을 불러일으키는 원인이 된다. 흡연을 해도 마찬가지 결과를 초래하는데, 니코틴은 매우 독한 물질로서 손발의 동맥들을 수축시켜서 혈압을 상승시키고, 맥박을 평상시 72회에서 80회로 증가시킨다. 스트레스도 같은 결과를 초래하는데, 초조하게 쫓기는 생활을 함으로써 부신을 계속 자극해서 많은 아드레날린과 노르아드레날린을 분비하게 되면 이것이 동맥을 수축시켜 혈압을 높이고 맥박을 증가시키는 것이다. 긴장을 풀고 여유를 가질 필요가 있고, 규칙적이면서 과격하지 않은 운동을 함으로써 혈액이 흘러갈 새로운 통로들이 생겨나게 하는 것이 좋다. 하지만 운동이나 노동을 하면서 땀을 흘리면 수분, 염분, 비타민 C를 소모하게 되는데 이것을 보충하지 않으면 혈액의 점착도가 높아지면서 혈압을 높일 수 있으므로 공급량 조절에 주의해야 한다.

2. 동맥경화

탄력성 있는 고무관같이 유연한 동맥이 중년이 되면 차차 탄력을 잃고 헐거워진다. 그러면 내벽에 지방이나 칼슘이 끼거나 손상된 부위를 보강하기 위해 결체조직이 증가하여 혈관벽이 두꺼워지고 단단해진다. 이것이 동맥경화이다. 거기에 지방질이나 당질이 높은 식사습관으로 인해 점착도가 높은 혈액이 흐르게 되면 혈액의 통과가 저해되며 혈압이 상승하게 된다. 동맥경화로 혈관이 막혀도 문제이고 고혈압이 작용해서 혈압이 높아지면 혈관이 터질 수도 있다. 혈관이 막히는 현상이 관상동맥에 나타나면 협심증이 되고, 뇌의 동맥에 나타나면 뇌동맥 경화증이 되는데, 경화된 뇌동맥이 혈압에 견디다 못해 파열하면 뇌출혈이 되는 것이다. 동맥경화증이 췌장의 동맥에 발생하면 당뇨병이 되고, 신장의 동맥에 발생하면 신경화증이 된다.[53]

3. 혈압 유지 방법

심혈관계의 부담을 덜기 위해 우선적으로 해야 할 일은 적정혈압을 유지

53 『당신의 몸 얼마나 아십니까?』(J. D. 래트클리프) p.183~184 참조

하는 일이다. 고혈압의 근본원인은 육식편중의 영양과잉이나 상습적인 음주, 수분·염분·비타민 C를 적당히 보충하지 않거나, 상습성 변비, 운동 부족 등으로 혈액순환이 나빠지는 것이다. 혈압이 높아져서 코피가 나거나 눈의 실핏줄이 터지는 결막하 출혈이 있을 때는 즉시 영양을 줄일 필요가 있다. 1~3일 정도의 단기 단식이나 하루 두 끼만 먹는 간헐적 단식은 혈압을 내리는 데 도움이 된다.

과음을 하거나 단것을 많이 먹었을 때는 그만큼 물을 마셔서 알코올과 설탕의 해를 없애 모세혈관에 장해가 발생하지 않도록 해야 한다. 불수의근인 심장은 심리상태에 따라 박동이 달라지기도 하는데, 근심걱정을 하게 되면 더 빨리 뛰게 되고 마음을 가라앉히면 심박도 가라앉는다. 마음을 진정시킬 수 없을 때 심계항진을 다스리는 방법이 하나 있는데, 그것은 미주신경에게 브레이크 역할을 하게 하는 것으로, 귀 뒤쪽 턱뼈가 걸려 있는 부분수소양삼초경락의 예풍혈과 족소양담경락의 완골혈을 부드럽게 마사지하면 박동을 늦출 수 있다.

4. 이코노미클래스 증후군 대처법

이코노미클래스 증후군이라고 오랜 시간 좁은 의자에 앉아 있다 보면 다리가 퉁퉁 붓는 것을 경험하게 된다. 이것은 말단으로 내려갔던 혈액이 정맥의 압력이 낮아서 심장으로 되돌아오지 못하고 고이면서 벌어지는 일이다. 운동을 하지 못해서 근육수축을 통한 혈관압력이 발생하지 않기 때문이다. 이 현상은 복부에서도 발생할 수 있는데, 정맥류나 혈전증 경험이 있거나 최근에 외과수술을 받았거나, 임신부, 진행성 암환자 등은 혈전증이 생길 수 있으니 중간중간 일어나서 복도라도 걷는 것이 좋다.

종아리에 쥐가 났을 때 발목을 꺾는 동작은 할 수만 있다면 이런 경우에 맥박이 약해지고 불규칙하게 뛰는 증상에도 효과가 있다. 왜냐면 종아리에 정체되어 있던 정맥혈의 순환을 촉진하여 심장으로 되돌리기 때문이다. 방법은 환자를 눕히고 다리를 들어 올려서 장딴지가 펴지도록 바깥으로 벌리고 발을 감싸 잡아 발등 쪽으로 발목을 꺾어 준다. 좌우 번갈아가며 몇 차례 시행하면 다리가 시원해지면서 증상이 완화된다. 어떠한 이유로든 다리를 펴지 못하는 환자의 경우에는 무릎 아래를 덧베개 등으로 고이거나 의자로 받쳐서 다리 높이를 높여서 정맥순환의 부담을 해소해 주어야 한다. 말이 나온 김에, 종아리에 쥐가 났을 때 발목을 꺾어 줄 사람이 아무도 없다면, 무릎을 꿇고 앉는데, 쥐가 난 쪽 장딴지 근육을 손으로 잡아 바깥쪽으로 돌려 놓고 체중을 실어 엉덩이로 눌러앉으면 30~40초 안에 해소될 것이다.

5. 요가 수련 시 주의 사항

고혈압이 있는 경우, 요가 수련 중에는 머리로 과도한 혈액이 단번에 공급되지 않도록 주의해야 하고, 심적 흥분 상태가 되지 않도록 안정을 취하면서 수련에 임해야 한다. 주로 머리를 앞으로 숙이는 전굴 자세나 뒤로 누워서 하는 자세로 뇌신경과 척추신경을 시원하게 가라앉힌다. 바르게 앉아 호흡 수련이나 명상을 하는 것도 도움이 된다.

저혈압 증상의 경우엔 머리를 심장보다 낮출 필요가 있다. 다리를 심장보다 높게 하는 뷔빠리떠 꺼러니Viparīta karaṇī를 취하거나 뷔러 아써너Vīra āsana로 앉아 장딴지를 압박·수축하면서 팔을 높이 치켜드는 빠르워떠 아써너Parvata āsana를 하는 것도 도움이 된다. 자세를 취할 수만 있다면, 쟁기 자세Halāsana나 같은 모양의 전굴 자세인 빠스찌못따나써너Pascimottānāsana를 수련하는 것은 저혈압과 고혈압 증상 모두에 좋다.

수련 도중에 앉아 있다가 일어나면서 현기증으로 중심을 잃을 때는 자세를 낮추어 바닥에 주저앉히고 머리를 앞으로 숙이거나 드러눕게 하여 머리로 혈액을 공급한다. 수련을 할 수 있을 때는 도구를 사용한 거꾸로 서는 자세뿐만 아니라 고혈압 증상과 마찬가지로 전굴 자세, 그리고 호흡 수련이나 명상이 도움 된다.

면역시스템과 림프계

림프계도 수송체계에 비유되는 순환기계에 속하는데, 감염에 대비하여 백신과 치료제를 공급하고 바이러스 보균자를 관리하는 질병관리청에 비유할 수 있겠다. 체내에서 림프액을 만들어서 순환시키면서 항체, 이온 등을 수송하고 체액을 유지하면서 면역을 담당한다.

1차 면역시스템은 외부와 접촉하는 피부와 눈, 콧속, 입속, 음식물이 통과하는 장관 점막에서 세포의 변이를 감시하며 백혈구가 병원체나 손상된 세포들을 잡아 분해하는 식균작용이 일어난다. 진화에 의해 발달해 온 2차 면역시스템은 바이러스 등 외래 항원에 대항하는 림프계로서 림프, 림프구, 림프관, 림프절림프샘, 편도, 흉선, 비장 등으로 구성된 시스템이다.

2차 시스템은 흉선의 쇠퇴에 의해서 저하되지만, 1차 시스템은 쇠퇴함이 없이 2차 시스템을 보충하는 작용을 한다. 흉선은 20세를 넘기면 점점 작아지고 조직이 지방으로 대치된다. 그에 수반되어 만들어지는 림프구 중의 T세포가 증가되어 면역력의 저하를 막는다.

1. 림프계의 기능

림프계는 조직의 **체액 균형을 유지**하는 데 도움을 준다. 하루에 약 30L

의 체액이 모세혈관으로부터 조직 사이 공간으로 빠져나오는 반면 27L만 이 조직 사이 공간에서 모세혈관으로 재흡수된다. 여분의 3L에 해당하는 조직액이 조직 사이 공간에 남아 있게 되면 부종이 초래되어 조직이 손상되거나 심지어는 죽음에 이르게 할 수도 있다. 이러한 3L의 체액은 모세림프관으로 흡수되고 이를 **림프**라 부른다. 이 림프는 림프관을 거쳐 다시 혈액순환계로 되돌아간다.

림프계는 소화관으로부터 **지방과 다른 물질을 흡수**한다. 소장 벽에는 유미림프관lacteal들이 있는데, 이를 통해 지방이 흡수되어 정맥순환으로 들어간다. 림프관 안을 통과하는 림프는 지방을 함유하고 있기 때문에 우윳빛을 띠므로 이를 유미乳糜, chyle라고 한다.

림프계는 신체의 **방어기전의 일부**로서 작용한다. 림프절은 림프를, 비장은 혈액을 여과하는 기능을 갖고 있어서 미생물이나 다른 이물질을 제거한다. 또한 림프기관에는 면역체계의 주요세포인 림프구와 식세포가 포함되어 있어서 미생물과 이물질을 파괴시킬 수 있다.

2. 림프의 구성성분

백혈구는 크게 **식세포**와 **면역세포**로 나눈다. 식세포는 문자 그대로 '먹는 세포'로서 이물질을 둘러싸고 섭취하는 운동성 세포로, 백혈구의 70%를 차지한다. 여기에는 세균 감염에 **염증 반응**으로 침입자를 전멸시켜 농을 만들거나 기생충 방어와 알레르기 반응에 관여하는 **과립구**가 있고, 중추신경과 폐, 간, 비장, 복강, 뼈 등의 조직에서 **대식세포**Macrophage로 분화하여 침입자를 식별해서 먹어치우는 **단핵구**가 있다. 살모넬라 균 등에 의한 식중독이나 대장균 같은 세균 감염은 식세포가 처리하며 림프구가 관여하지 않기 때문에 면역이 생기지는 않는다.

면역세포는 바이러스 같이 입자가 작은 외부 미생물을 화학적으로 중화시키는 반응을 하는 **림프구**를 말한다. 백혈구의 30% 가량을 차지하고 있는 림프구는 대식세포의 기능이 퇴화되고 남은 접착분자를 사용하여 외부로부터 침입한 바이러스에 달라붙어 항체를 형성하여 싸운다고 한다.[54] 림프구도 백혈구의 일부이기에 골수骨髓; bone marrow에 있는 줄기세포에서 분화되어 나오는데, 여기에는 B세포와 T세포, NK-세포가 있다.

B-세포는 흉선을 거치지 않고 골수bone marrow에서 성숙되기에 'Bone'에서 B자를 따서 B-세포라 부른다. 이 세포는 **항체**면역글로불린를 만드는 세포로서 **체액성 면역**을 담당하며 한 번 침입한 항원을 잊지 않고 있다가 다시 침입할 경우 항체를 만들어 공격한다. 그런데 항체가 자기 성분을 항원으로 인식하게 되면 **자기 면역 반응**을 일으키게 되고, 흔히 류마티스 관절염과 같은 비정상적인 자가 면역 질환이 발생하게 된다.

T-세포는 흉선thymus으로 이동하여 그 장소에서 성숙하기에 T-세포라 부른다. 이 세포는 직접 다른 세포를 죽이거나 혹은 사이토카인cytokine을 분비함으로써 다른 세포의 활성화 및 기능을 조절하는 **세포성 면역**을 담당한다. B-세포와 마찬가지로 전에 자신이 반응했던 세포에 대한 정보를 남겨두었다가 빠르게 면역 작용을 일으키는 효과를 일으킨다.

사이토카인은 다양한 분비신호전달 과정에서 특정 수용체와 결합하여 세포의 증식, 분화, 사멸 또는 상처치료 등 특정한 회로를 작동시키거나 막아서 길항작용을 일으킨다. 하지만 여기에는 호르몬이나 성장인자는 포함되지 않는다. 사이토카인의 가장 일반적인 역할은 외부침입자를 식별하고 염증이나 감염에 대한 면역 반응인데, 자가 면역 질환에서도 중요한 물질이다. 만약 사이토카인이 과도하게 분비되어 정상세포까지 공격하면 염증을 일으키면서 체열이 과도하게 오르는 급성 면역이상 반응이 나타나게 되

54 「내 몸 안의 의사, 면역력을 깨워라」(아보 도오루) p.23 참조

는데, 이것을 '사이토카인 폭풍'이라고 부른다. 감염성 질환에서 건강한 젊은 층에서 이런 **과잉 면역 반응**이 많이 나타난다.

NK-세포natural killer cell, 자연 살상세포는 대식세포에서 진화한 선천성 림프구 세포의 일종으로 B세포와 같이 골수에서 성숙하며 면역되지 않은 곳에도 존재하는 세포인데, 바이러스 및 암세포를 포함한 종양 등 내부에서 감염된 **비정상 세포를 죽이는 역할**을 수행한다. B세포와 T세포, 그리고 NK-세포는 외부 미생물이 가장 들어오기 쉬운 장벽이나 비장이나 림프절과 같은 림프 기관을 순환하며 외부 병원균이나 종양세포를 공격한다.

3. 림프계 구성

림프계는 림프관, 림프절, 편도, 비장, 흉선, 적색골수로 구성되는데, T세포는 흉선에서 B세포는 골수에서 만들어져 비장이나 림프절로 운반되어지며 이들은 미생물이나 항원과 결합하여 외부에 침입한 미생물을 제거하는 일을 돕고 항원에 직접 공격을 하기도 한다.

① 림프관

대림프관의 구성은 밸브 부분을 포함하여 심혈관 정맥과 유사하다. 관내의 림프 이동은 골격근의 수축에 의존한다. 근수축에 의해 림프가 압착되어 밸브를 통과한 후에 밸브가 닫히어 역류를 막는다. 림프계는 일방통행으로 모세림프관에서 시작된다. 이 모세림프관은 혈관이 흡수하지 못한 체액을 흡수한다. 모세림프관이 모여서 림프관을 이루며 이는 다시 2종류의 수집관에 연결된다. 바로 흉관과 우림프관이다. **흉관**이 우림프관보다 훨씬 크며 주로 왼팔과 목과 머리 왼쪽부분, 복부, 몸통 하단을 맡는다. **우림프관**은 오른팔, 목과 머리 오른쪽과 오른 가슴부분을 맡는다. 림프관은 흉부의 심혈관의 일종인 **쇄골하정맥으로 유입**된다.

② 림프절

림프절은 미생물이나 림프에서 순환하는 이물질들을 식세포나 림프구에 노출시키는 작용을 하는 1~25mm 지름의 작은 콩 모양의 구조물이며 림프관을 따라서 많은 림프절이 분포되어 있다. 림프절 속에서 림프액이 천천히 여과되는데, 이때에 림프액 속에 함유된 이물질들이 대식세포와 림프구에 노출되면 림프구는 직접 항원 물질을 공격하고 식세포는 많은 이

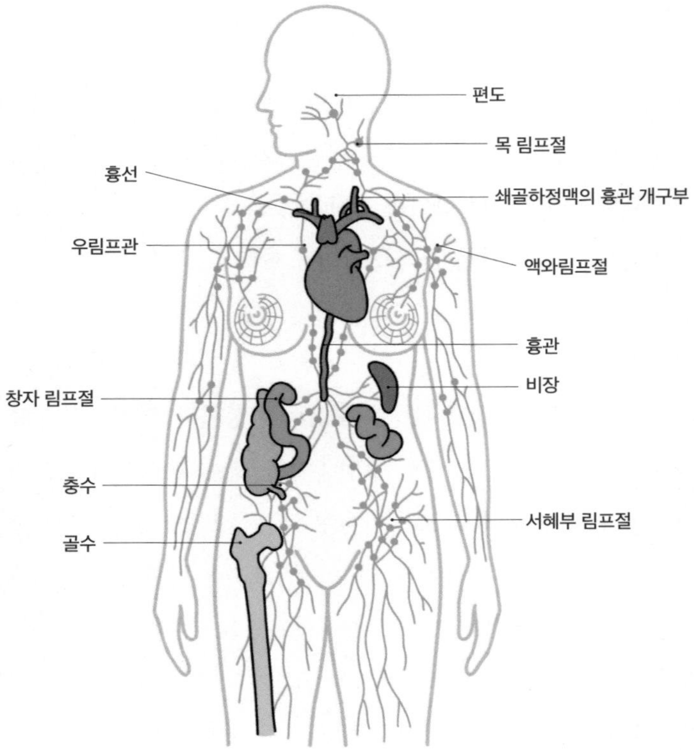

림프절 위치

물질들을 먹어 치운다. 또 다른 기능으로는 림프구와 항체를 결합시켜 림프 순환계 전체가 면역 반응이 생기도록 하는 것이다. 림프절은 피질, 수질과 이를 감싸는 캡슐 부분으로 구성되어 있다. 피질은 소결절을 포함하고 있으며 이러한 소결절은 림프구가 병원체에 맞서 모이는 곳이다. 소결절의 대표적인 예는 소결절이 서로 융합되어 있는 편도가 있다. 대식세포는 수질에 모여서 림프를 청소한다. 림프절은 그 위치에 따라 명명된다. 서혜부 결절은 사타구니에 위치하며, 액와 결절은 겨드랑이에 위치한다. 목에 있는 림프절이 부어 오른 경우, 질병에 감염되어 있다는 증거로 삼기도 한다.

③ 편도

인두咽頭의 입구를 둘러싸듯이 존재하는 일종의 림프 장치인데, 존재하는 장소에 따라서 설舌편도·구개口蓋편도·인두咽頭편도·이관耳管편도의 4종류가 있다. 감기에 걸리면 편도선이 붓고 몸이 늘어지고 열이 나기 시작한다. 림프구가 바이러스와 싸우고 있기 때문이다.

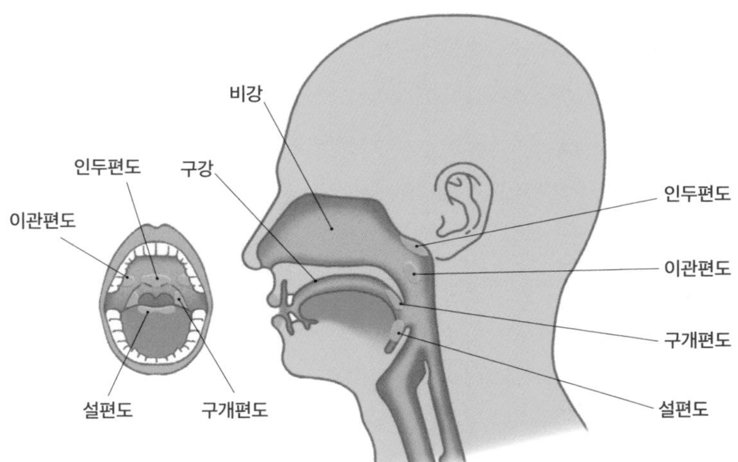

편도

④ 비장

비장은 인체에서 가장 큰 림프기관으로 보통 주먹만 한 크기인데 왼쪽 갈비뼈 아래, 신장의 위, 위장의 뒤쪽에 위치하고 있으며 전체 혈액의 약 10% 이상을 보유하고 있다. 림프절이 림프를 청소하듯이, 비장은 혈액을 청소하는 역할을 한다. 비장의 백색수질은 림프구를 포함하며, 비장의 면역기능을 맡는다. 적색수질은 혈액 내의 이물질이나 노쇠하고 손상된 적혈구들을 걸러 내어 활용이 가능한 성분을 간과 골수로 보내는 역할을 한다. 간은 소화기관인 위, 십이지장, 소장, 대장뿐만 아니라 비장으로부터도 정화과정을 거친 영양분이 풍부한 혈액을 간문맥肝門脈, hepatic portal vein이라고 하는 정맥들이 합쳐진 통로를 통해 전달받는다.

한의학에서는 비장의 이러한 혈액청소 기능이 떨어지면 가래가 형성된다고 하는데, 이는 아유르붸더Ayurveda에서 이야기하는 질병을 일으키기 쉬운 세 가지 요소인 가래kapha, 담즙pitta, 바람vāta 중 가래가 균형이 깨진 것으로 판단한다.

『요가 인문학』 10장의 요가와 아유르붸더의 '도셔doṣa와 구나guṇa'에서 밝혔다시피, 가래kapha는 물과 흙의 요소로부터 생긴다고 한다. 물은 꺼퍼의 활동적인 힘이고 흙은 물의 그릇이기에, 꺼퍼는 견고함, 무거움, 안정감, 느림, 응집성, 윤활성, 차가움, 습하고 끈적거림의 특성이 있어서 영양분을 실어 나르는 수용체의 특성과 윤활성이 있어서 육체를 만들고 보존하는 역할을 하는데, 흙의 요소와 물의 요소가 균형을 잃으면 싼스끄리뜨어 kapha가 담痰, 가래을 뜻하듯이 가래가 끓거나 담이 결리는 문제가 발생한다. 여기서 물과 흙의 요소를 기능적으로 구분하자면 혈액 청소를 통해 영양분을 걸러 내어 흙의 기운을 담당하는 장기는 비장이고, 배출해야 할 물의 기운을 담당하는 장기는 신장으로 혈액 청소의 뒷부분을 감당한다.

비장은 신장보다 앞서 혈액의 저장소로서 혈액을 공급하는 역할을 하기 때문에 비장이 없는 경우에는 헌혈이 불가능하다고 한다. 비장을 제거하더라도 간과 골수가 대신 그 역할을 수행하기에 생명에는 지장이 없어 이식이 필요하지는 않지만, 가장 큰 2차 림프기관이자 혈액이 직접 통과하는 장기이기 때문에 비장을 절제하면 평생 동안 면역력이 저하된다고 한다. 이런 경우에 바이러스에 감염되면 림프절들의 부하가 커져 심하게 붓고, 림프절 염증으로 진행되는 일이 많다고 한다.

또 다른 병적 증상은 간경화 등 간질환이 심해지면 비장이 1.5~2배 이상으로 부어오르는 경우가 많은데, 비장이 비대해지면 정상보다 많은 혈액을 보관하게 되므로 필요량 이상으로 혈구를 파괴하여 빈혈, 혈소판 및 백혈구 감소에 의한 지혈장애 및 면역력 저하를 불러오게 된다고 한다.

⑤ 흉선

흉선은 결합조직에 의해 2개의 엽으로 나뉘는데, 소아의 경우가 성인보다 크며 자라면서 차츰 사라지게 된다. T림프구가 바로 이 엽에서 성장하는데, 95%는 죽어 버리고 5%만 살아남아 외래 항원에 반응한다고 한다. 림프절에는 T림프구가 60%, B림프구가 40%를 차지한다고 한다.[55]

⑥ 충수

대장이 시작되는 회맹판 아래 달려 있는 충수는 소화 기능은 없지만 감염에 저항할 수 있는 림프조직을 갖고 있어서 배 속 편도선이라는 별명을 갖고 있다. 감기에 걸려 편도선이 부을 때, 충수에도 어느 정도의 염증 반응이 일어난다고 한다.

---

55 「내 몸 안의 의사, 면역력을 깨워라」(아보 도오루) p.24~25 참조

⑦ 적색 골수

적색골수는 5종의 백혈구를 포함하여 모든 종류의 혈액세포의 기원이다. 유아기에서 대부분의 뼈는 적색골수를 지니지만, 성인의 경우에는 두개골, 흉골, 늑골, 쇄골, 골반 뼈와 척추뼈에서만 적색골수를 찾아볼 수 있다.

면역 반응

면역이란 항원의 공격에 저항하는 것을 말하며, 생체조직으로 침투하거나 주입되는 모든 외부 고분자 물질에 대한 생체반응을 포괄한다. 어떤 물질이 장벽을 통과하면 세포와 조직에서 면역체계 반응이 일어나 감염 부위에 수많은 식세포들이 모여들어 감염물질을 먹어 치운다. 이 과정에서 염증, 붉어짐, 부종, 고름 등의 증상이 나타나며 일시적으로 백혈구가 증가하여 발열 증세가 나타난다.

1. 알레르기성 질환

아토피성 피부염이나 기관지 천식 같은 알레르기성 질환은 면역시스템이 오작동하여 본래 무해한 꽃가루나 실내먼지 등에 과민하게 반응한 결과로서, 재채기를 하며, 눈물, 눈 가려움, 콧물, 피부 가려움, 발진이 나타난다. 림프구는 부교감신경이 우세하면 증가하는데, 사소한 자극이나 이물질에 대해서도 과민하게 반응하여 알레르기를 일으키는 것이다. 아동기에는 압도적으로 림프구가 많기 때문에 아토피나 비염 등의 발병률이 높지만, 15세부터는 과립구와 림프구 비율이 비슷해지고, 20세 이후에는 역전되기 때문에 성년이 되어 자연히 치료되는 경우가 많다고 한다.

음식으로 인한 **알레르기 반응**에는 땅콩 같은 견과류나 고등어 등의 생선류, 새우나 게 등의 갑각류에 대한 것들이 있으며, 밀가루의 글루텐gluten에 대한 반응으로 위·장관에서 면역 반응을 일으켜 점막에 염증이 생겨서 융모가 손상되는 셀리악celiac병 같은 것들이 있다. 음식뿐만 아니라 벌에 쏘이거나 곤충에 물리는 등 어떤 특정한 물질에 과민 반응하는 사람이 그 물질에 접촉하면 심한 경우 호흡 곤란, 급성저혈압 및 쇼크 등 생명징후에 위험한 증상을 일으킬 수 있는데, 이를 **아나필락시스anaphylaxis, 또는 과민성 쇼크**라고 부른다. 이것은 페니실린 계열의 항생제나 해열진통제, 백신 등 약품에 의해서도 일어날 수 있다.

2. 체온

항온동물인 인간에게 생명활동에 불가결한 산소가 가장 활발하게 작용할 수 있는 내장 등의 심부 체온은 37.2°C이다. 직장이나 혀 밑은 36.5~36.7°C정도이고, 겨드랑이 밑은 0.5°C 정도 더 낮기 때문에 36.2~36.3°C 정도가 평상시 체온이다. 체온은 아침에 가장 낮고, 그 후로 점차 올라간다. 건강한 사람은 아침에도 35°C 이상이지만, 저혈압의 사람은 35°C에 못 미친다. 저혈압 사람이 아침에 약하다는 것은 혈압이 낮은 것보다는 체온이 낮기 때문이다. 극심한 운동을 하는 경우 머리의 온도도 42°C까지 상승하지만, 혈액순환이 원활해서 산소 공급이 되기 때문에 위험에 처하지 않는다고 한다. 열이 높을수록 뇌가 필요로 하는 산소량이 많아지는데, 충분히 공급되지 않으면 세포가 파괴될 것이다.

3. 혈액순환을 위한 발열과 염증

고열에 경기나 경련을 일으키는 경우가 있는데, 뇌에 산소가 부족하게 되면 몸은 혈액순환을 일으켜 뇌에 필요한 만큼 산소를 보냄으로써 문제를 해결하려고 하기 때문이다. 이러한 경기는 1분쯤이면 끝나므로, 경련을 멈추려 하지 말고 주위 물건에 부딪히지 않도록 배려하는 것이 낫다고 한다.

근육을 심하게 사용하면 젖산 등의 피로물질이 쌓이게 되는데, 그러면 피로물질이 방해하여 혈류가 나빠지므로 혈류를 개선하기 위해서 프로스타글란딘prostaglandin이라는 혈관 확장 물질이 증가한다. 이 물질은 열이 나거나 통증을 일으키는 물질이기 때문에 빨갛게 부어오르거나 근육통이 발생한다. 이처럼 통증이나 부기는 혈류를 개선하여 피로한 근육을 원상으로 되돌리려는 자연치유력이 작동하고 있는 증거다. 관절도 회복하는 힘이 있고, 그것을 위해 혈류를 증가시켜 회복에 필요한 성분을 환부에 보냄으로써 통증이 발생한다. 소염진통제는 일시적으로 사용하는 것은 괜찮아도, 장기간 사용하는 것은 위를 헐게 한다. 소염진통제가 혈류를 멈추게 하고 교감신경을 자극하여 과립구가 증가하면 여기저기 조직이 파괴되고, 염증이 일어날 가능성이 있기 때문이다.

근육통과 관절통은 요가에서는 풍대風大의 영향으로 보는데, 스팀 요법과 오일 요법으로 오염된 체액을 내보내고 기름을 피부에 바르고 문질러 피부를 통하여 근육과 뼈, 신경에 영양을 공급하여 바람을 빼고 가라앉힐 수 있다. 코코넛 팜 오일이나 기ghee는 그 성질이 찬 것으로서 삣떠pitta 체질의 열을 내리는 데 좋고 여름에 사용하기 좋으며, 참기름은 기본 성질이 따듯해서 관절이나 뼈 질환에 좋고, 변비에도 좋고 뇌에도 좋다고 한다. 항균작용도 하며, 목 쉰 데도 좋다고 한다. 이에 대해선 『요가 인문학』 10장 요가와 아유르붸더에서 자세하게 설명하고 있으니 참고하기 바란다.

면역력을 높이기 위한 노력

면역을 위해 우리가 일차적으로 할 수 있는 노력은 외부와 접촉하는 피부와 눈, 콧속, 입속, 음식물이 통과하는 장관 점막 등 **1차 면역시스템**에서 오염물이 접촉하지 않도록 주의하는 것이다. 손을 자주 씻고 양치질을 하며, 콧속 청소도 주기적으로 하며 상한 음식을 먹지 않는 것이 좋다. 더불어 피부가 숨을 쉴 수 있는 환경을 만들고 체온을 높이고 노폐물을 배출하기 위해 따뜻한 물에 목욕을 하거나 땀을 흘리는 운동을 자주 해야 한다.

아보 도오루 교수에 의하면 림프계로서 바이러스 등 외래 항원에 대항하는 **2차 면역시스템**은 자율신경의 지배를 받는다고 한다. 그는 날씨가 맑고 기압이 높을 때는 과립구가 많아지고 림프구가 줄고 날씨가 흐리고 기압이 낮을 때는 그와 반대가 된다는 것을 발견했다. 낮에는 빨라지고 밤에는 늦어지는 맥박도 고기압에서 빠르고 저기압에서 느리다는 것을 알게 되었으며, 이로써 고기압에서는 교감신경이, 저기압에서는 부교감신경이 우세해진다는 결론을 내린다. 공기의 양이 많은 고기압에서 산소량이 많아지며, 체내 산소량이 많아지면 교감신경이 활성화되어 맥박이 빨라지고 호흡수가 늘어나며, 백혈구 속에 과립구가 늘어나게 되는데, 과립구는 세균을 처리하는 데 가수분해효소 외에 활성산소를 사용하기에, **화농성 염증을 일으키는 과립구**는 세균이 많지 않은데도 반응해 버리면 **활성산소**[56]로 자신의 조직을 파괴하여 충수염이나 위궤양, 궤양성 대장염, 치질 같은 염증질환을 일으키기도 한다고 한다.[57] 앞선 4장 신경계에서 자율신경 실조증에 대해 설명하면서 심신상관적인 인간은 몸과 마음이 서로 영향을 주고받고 있

56 세포 내 활성산소가 증가하면 DNA나 지질과 산화반응을 일으켜 세포괴사(necrosis)를 유발할 수 있지만, 병원균 감염이 있을 때는 활성산소가 면역세포에서 다량 생산되어 세균 감염을 제어하는 숙주세포 방어기작으로 작용할 수 있게 한다. 건강한 정상 세포 내에서는 대부분 분해되어 제거된다.

57 「내 몸 안의 의사, 면역력을 깨워라」(아보 도오루) p.36~40 참조

기에 스트레스로 인한 반응이 몸에 나타날 수 있다고 이야기했는데, 이는 아보 도오루 교수의 '스트레스 → 교감신경의 활성화 → 과립구의 증가 → 활성산소에 의한 조직 파괴'라는 도식으로 더욱 분명해진다.

그러나 아보 도오루 교수는 삶의 활력을 잃은 서맥이 뛰는 C형 간염환자의 경우 과립구가 상당히 많이 감소되어 면역력이 저하되어 있다고 한다. 이는 우울증 환자의 경우도 마찬가지다. 즉 넘쳐도 문제지만 모자라도 문제인 것이다. 세포를 산화시킴으로써 행동을 활성화시키는 활성산소가 적절하게 생성되면 신진대사는 활발하게 되고 교감신경 우위의 활동적인 상태가 된다고 한다. 운동이 필요한 이유인 것이다.

반면에 운동 부족 등의 이유로 부교감신경이 우세해져서 2차 면역을 담당하는 림프구가 너무 많아지면 과잉반응이 일어나서 알레르기 체질이 될 수 있다고 경고한다. 항생물질도 과용하게 되면 장내 세균을 소멸하기 때문에 세균에 반응하는 과립구를 감소시켜서 림프구의 과잉반응을 유도하여 급성 림프성 백혈병을 유발하기도 한다고 한다.[58] 이 말은 활동하기 싫어하는 방콕족의 경우에 몸과 마음이 민감해져 사소한 자극에도 반응하게 될 수 있다는 해석을 가능하게 한다. 마음을 다스린다고 지속적으로 부교감신경만 강화시키는 행위를 반복하는 것도 그 자체로 또 다른 문제를 야기하게 될 수 있음을 염두에 두어야 한다. 불면증도 낮에 활동이 부족하여 밤에 적당한 피로감을 느끼지 못하게 되기 때문에 발생하는데, 진통제를 복용해도 교감신경이 활성화되어 깨어 있게 되고, 스테로이드제를 복용해도 당의 대사를 촉진하여 생체 리듬이 깨지게 된다.

58 『내 몸 안의 의사, 면역력을 깨워라』(아보 도오루) p.44~46, 86 참조

7장

소화기계

소화기계는 음식을 통해 인체에 필요한 영양소를 얻게 해 주는 역할을 한다. 음식물을 소화하고 영양소를 흡수하고 나머지 노폐물을 배설하는 기능을 아울러 흡수, 배설, 대사의 항목으로 구분하여 살펴보도록 하자.

소화기계

소화기계는 입에서 항문까지 총 9m 길이의 소화관과 부속 외분비샘으로 이루어져 있다. 소화기관은 치아와 혀, 위장, 십이지장, 소장, 대장, 항문에 이르기까지 관처럼 생긴 기관과 침샘, 간, 췌장 등의 소화를 돕는 외분비기관 등이 포함된다. 소화기계도 순환기계와 마찬가지로 **부교감신경의 지배**를 받는다.

소화기계의 기능을 크게 나누면 음식물을 섭취해서 잘게 부수고, 그로부터 몸에 필요한 영양소를 추출해서 혈액 속으로 보내는 흡수의 기능과 이 과정을 통해 결장에 모인 나머지 노폐물을 대변으로 배설하는 기능이 있다. 여기에 영양소가 에너지와 열로 전환되고, 새로운 물질이 합성되는 대사 기능까지 포함하기에 세부 내용은 **흡수, 배설, 대사**의 항목으로 구분하여 살펴보겠다.

흡수기관

1. 입

인후咽喉, 목구멍는 입과 코를 통해 받아들인 물질을 기체, 액체, 고체로 분류해서 운반하는 2개의 통로와 이 통로들을 선택적으로 여닫는 덮개를 갖춘 수송시스템이다. 음식물이 입으로 들어오면 **치아**로 음식물을 씹는 과정에서 혀로 음식물의 맛을 느끼며 침과 음식물을 고루 섞이게 해서 식도로 보낸다.

침은 혀밑샘, 귀밑샘, 턱밑샘의 3쌍의 타액선에서 분비되어 가느다란 도관을 통해 구강으로 흘러나온다. 침의 1일 분비량은 약 1.5L이고 보통 때도 약간씩 분비되지만 음식물이 입 안에 들어감으로써 자극이 되어 많이 분비된다. 침에는 **탄수화물** 분해효소인 **아밀라제**가 함유되어 있고 이 효소의 작용에 의해 전분은 당으로 분해된다. 그러나 음식이 입 안에 머무는 시간은 짧으므로 매우 일부의 전분만이 당으로 분해될 뿐이며 소장에서 다시 아밀라제가 분비되어 전분의 본격적인 소화가 이루어진다.

요가 수련 중에 입이 마른다면, 입으로 숨을 쉬고 있거나 육체적으로나 정신적으로 긴장하고 있다는 반증이다. 요가 수련에서는 큰 힘을 쓰면서 강한 압력을 순간적으로 분출해야 하는 상황이 아니라면 코로 숨을 쉬어야 한다. 그럼에도 불구하고 입 안이 건조하다면 몸에 과도한 힘을 주고 있거나 내적 안정감이 흔들렸거나, 그것도 아니면 코로 숨을 쉬고 있어도 흉곽이 새가슴처럼 벌어지며 심장이 흉골 전면으로 돌출하여 심장의 열이 폐를 건조하게 하고 있을 수 있으니 점검이 필요하다. 평상시에도 입 안이 건조하거나 입 냄새가 나고, 혓바닥에 허옇게 백태가 끼어 있다면 소화기 장애가 있다고 판단한다.

2. 식도

식도는 입과 위를 연결하는 흉강 내에 있는 약 25cm의 관으로 소화 작용은 일어나지 않고 음식물을 위로 보내는 통로 역할을 한다. 식도가 위에 연결되는 부분을 **분문**이라고 하는데, 위에 음식물이 들어가면 역류하지 않도록 분문이 곧바로 닫힌다. 그러나 과식을 하거나 과음을 하면 구토라는 수단을 동원하여 위를 게워내는데, 사실 이것은 뇌에서 내려오는 신호를 받음과 동시에 발생하는 일련의 격렬한 반응으로 아래쪽에 있는 분문 밸브가 넓게 열려 음식물을 입으로 쏟아내는 것이다.

3. 위장

위장胃腸은 갈비뼈 아래 복부에 왼쪽에서 오른쪽으로 몸통을 가로질러 비스듬히 놓여 있는데, 양말 같은 모양과 크기로 음식물로 가득 차 늘어지면 2L 정도까지 늘어난다. 단순한 파이프 역할을 하는 식도가 많은 양의 음식물을 빨리 삼킬 수 있도록 돕는다면 위장은 천천히 소화시킬 수 있도록 돕는다. 위장의 벽에서 위액이 나와서 단백질을 분해하며 위장에서 음식물은 보통 4~5시간 머문다. 위액에는 강한 염산이 있어서 음식물과 함께 들어온 세균을 죽이는 기능을 한다.

위액은 여러 가지 효소를 가지고 있지만 그중에서도 **펩신**이 중요하다. 펩신은 식사로 섭취한 거의 모든 유형의 **단백질 소화**를 시작할 수 있는 단백질 분해효소로 하루에 2~3L 분비된다. 이 효소는 위장 안 분비샘에서 분비되는 염산이 제공하는 산성 환경에서 가장 활성화된다. 하지만 위산이 과다 분비되면 위장 점막을 손상시켜서 위염, 위궤양이 발생하고, 식도를 역류하여 식도나 인후두를 손상시킬 수 있는데, 이것을 **역류성 식도염**이라고 한다. **위산과다**는 속 쓰림이나 명치 작열감 등을 불러일으킨다. 긴장된 생활은 위산의 분비를 촉진하며 경우에 따라서는 궤양을 일으킬 수도 있다. 이럴 땐 소화가 잘되는 음식을 조금씩 여러 차례에 걸쳐 나눠 먹는 것이 위산과다를 억제하는 좋은 방법이다. 맵고 자극적인 음식들도 위를 빨갛게 충혈시키고, 커피, 니코틴, 알코올 등도 위산분비를 촉진시킨다. 따라서 궤양 환자들은 이런 음식을 먹어서는 안 된다.

위장은 기분을 반영하는 속성이 있다. 스포츠 경기를 보면서 흥분하면 위도 격렬한 수축운동을 하면서 위액의 분비가 3배로 늘어나기도 하고, 의기소침해 있을 때도 그 기분을 같이 하여 위장의 근육 운동은 거의 정지되고 위액도 거의 분비되지 않아서 소화불량에 걸리기 쉽다고 한다.[59] 이것은 고도의 정신노동을 하고 난 후에도 벌어지는 현상인데, 혈액이 뇌로 집중되며 위장의 기능이 일시적으로 멈추기 때문이다. 이럴 때는 머리에서 발로 순환을 원활하게 시켜 주면 좋다. 땅을 밟으며 한동안 걸어도 좋고, 요가 수련에서는 서서 하는 자세와 하체 스트레칭이 도움이 된다. 윗배에 가스가 차서 속이 더부룩한 상태를 극복하는 요가 기법은 숩떠 뷔러 아써너 Supta vīra āsana를 수련하는 것이다. 무릎을 꿇고 앉아 뒤로 드러누워 등을 덧베개로 받치고 있는 이 자세를 취할 수만 있다면 위축되었던 복부를 확장시키고 정강이 바깥쪽으로 타고 흐르는 한의학에서 말하는 위장경락을 자극하여 복부에 기혈 순환을 원활하게 한다.

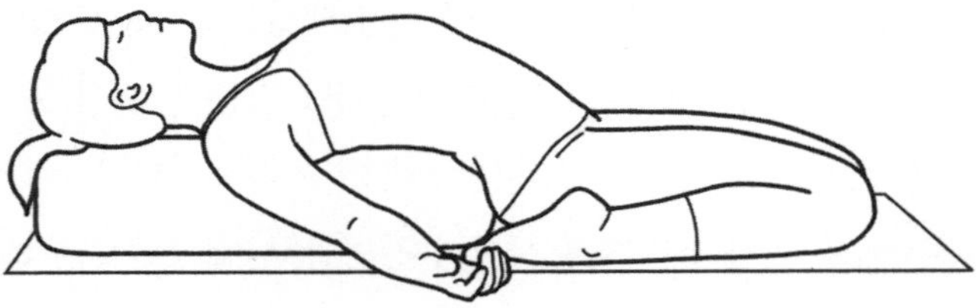

숩떠 뷔러 아써너

요가 지도자라면 알고 있어야 할 또 한 가지 사항은 수련생이 식도열공탈장증Hiatal hernia으로 고생하고 있을 경우의 대처법이다. 호흡기계에서 공부했다시피, 흉강과 복강을 가르는 경계에는 횡격막이 피스톤처럼 오르내리면서 압력을 전달하는 역할을 하고 있는데, 이 횡격막에는 식도가 지나는 구멍이 있다. 이것을 식도열공食道裂孔이라 부른다. 이 식도열공이 어떤 원인으로 헐거워지거나, 구멍이 커지게 되면 식도 하부를 조이는 압력이 줄어 역류가 일어나고 위장의 상부가 밀려 올라오게 되는 탈장이 발생한다. 이런 문제를 안고 있는 수련생은 결코 상체를 하체보다 낮추는 자세를 취

59 『당신의 몸 얼마나 아십니까?』(J. D. 래트클리프) p.154 참조

하면 안 된다. 때문에 별도의 수련 순서를 짜 주어야 하며, 누워서 이완을 할 때도 몸통을 덧베개 등으로 받쳐서 위장이 거꾸로 쏠리지 않도록 해야 한다.

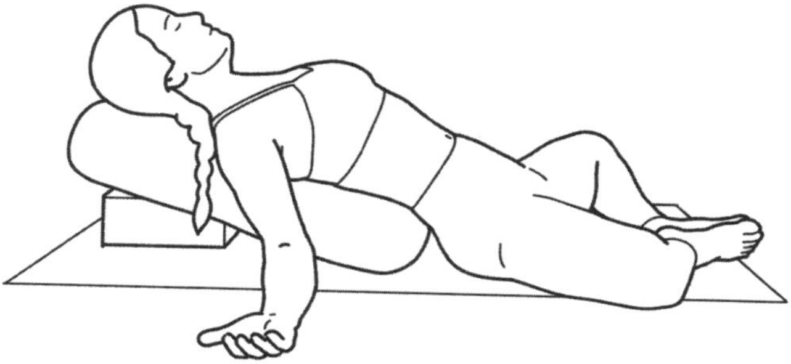

몸통을 받쳐 올린 숩떠 받다꼬너 아써너

4. 소장

소장은 위로는 위장, 아래로는 대장과 연결되어 있는 길고 가는 근육성 관이다. 십이지장약 25cm, 공장2.4m, 회장3.6m으로 나눠지며 복부의 대부분을 차지한다. 이 장들의 내벽은 육안으로 보면 벨벳 천처럼 생겼는데, 현미경으로 보면 복잡하게 얽혀 있는 구멍과 주름이 보인다고 한다. 소장의 벽에 있는 **창자샘**intestinal gland에서 창자액이 나와 음식물을 소화하는데, 이와 더불어 **연동 운동**을 하여 음식물과 소화액이 고루 섞이게 한다. 가장 중요한 부분은 벽에 수백만 개나 돋아 있는 미세한 손가락처럼 생긴 융모로서, 이러한 연동 운동과 화학 작용으로 작은 알갱이로 분해된 영양분은 소장 내면 길이 1mm 정도의 무수한 융모에서 흡수된다. 여기서 지방질은 지방산과 글리세롤로 변화시켜 융모 내부에 있는 림프관으로 흡수되고, 단백질은 아미노산으로, 탄수화물은 포도당으로 변화시켜 융모 내부에 있는 모세혈

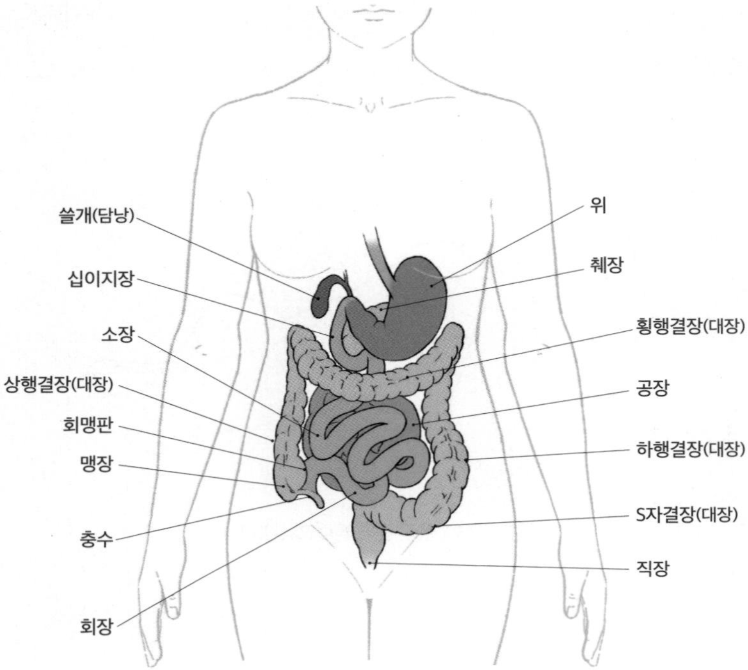

소화기의 구조

관에 흡수되어 혈중으로 들어가서 혈액을 통해 온몸으로 운반되어 에너지를 내는 데 사용한다. 소장이 한 끼 식사를 처리하는 데는 3~8시간이 걸리는데, 그리고 남은 묽은 죽을 대장으로 보낸다고 한다.[60]

십이지장은 소장의 앞부분을 말한다. 위장의 윗부분에 분문이라는 밸브가 있는 것처럼 위장의 아랫부분에 유문이라는 밸브가 있다. 십이지장은 이 유문에서 바로 연속되어 내려오며 소장을 연결하는 소화기관으로 손가락을 12개 옆으로 붙였을 때 길이와 같다고 하여 붙여진 이름이다. 전체적으로 C자 모양이며 췌장의 머리 부분을 싸고 있으며 요추 2~3번 높이에

60 「당신의 몸 얼마나 아십니까?」(J. D. 래트클리프) p.161~162 참조

위치하고 있다.

십이지장에는 분자 수가 큰 지방질을 작게 분해하는 쓸개즙담즙과 알칼리성의 이자액췌장액이 도관을 통해 들어와서 음식물과 섞여 음식물을 분해시킨다. 쓸개즙과 이자액이 담낭과 췌장이라고 하는 외분비 샘으로부터 분비되어 들어오기에 십이지장을 샘창자라고 부르기도 한다. 스트레스로 인해 교감신경이 흥분되면 이러한 분비 기능이 억제되고 산성을 띠고 있는 묽은 죽을 중화하는 이 과정이 중단되어 장벽을 자극하여 궤양에 걸리기 쉽게 된다. 대부분 위장에서 십이지장으로 꺾이는 유문 근처 상부에 발생하는데, 유문이 헐거워져 산성을 띤 위액이 십이지장으로 많이 흘러들면 십이지장의 벽을 갉아먹어 십이지장 궤양이 발생한다. 이러한 궤양으로 인해 유문부의 내강이 좁아져서 위액이나 음식물 등이 잘 통과하지 못하는 **유문협착증**이라는 질병이 발생하기도 한다. 그렇게 되면 반쯤 소화된 음식물과 수분이 위장에 남아 철벅거리는 느낌이 들며 상복부가 붓고 위가 무지근한 느낌이 들며, 잘 토하고 상태가 지속되면 위 무력증으로 발전하여 체중감소와 빈혈 증세를 일으킨다.

공장空腸은 소장의 중간 부분으로 소화된 영양의 대부분은 이곳에서 흡수하는데, 내용물이 머무는 시간이 짧고 곧바로 회장으로 보내지기에 해부를 해 보면 항상 비어 있어서 빈창자라고 부르기도 한다. **회장**回腸은 소장의 마지막 부분으로 구불구불 돌고 돌아서 돌창자라고도 부른다. 공장에서 미처 흡수되지 못한 영양분을 흡수하고 남은 내용물을 대장으로 보내는 곳이다.

회장 끝에는 소장의 내용물이 대장으로 넘어갈 때 회맹판이라고 하는 연결 마개가 있는데, 약 2L의 걸쭉한 죽 같은 내용물이 회맹판을 통해 결장으로 들어간다. 회맹판은 맹장[61]과 결장의 경계 좌후벽에 돌기형 구조로 되

61 맹장은 회장에서 결장으로 넘어가는 위치에 있는 주머니 모양의 부분으로 대장의 일부인데 막창자라고도 부른다.

어 있는 판으로서 이 마개가 소장의 내용물이 대장으로 넘어갈 때는 잘 열렸다가, 결장으로 넘어가 변이되면 회장으로 역류하지 않도록 잘 닫혀져야 하는데, 제대로 안 닫힐 경우 대장의 균들이 소장으로 침입하여 복통을 일으킬 수가 있다. 연관된 증상으로서는 명확하지 않는 상복부통증, 허리 통증, 오른쪽 어깨 통증, 변비나 설사가 존재하기도 한다. 배 속이 꾸르륵 울리는 가벼운 증상은 시계방향으로의 복부 마사지도 도움이 되곤 한다.

또 하나 발생할 수 있는 문제는 대장의 크기가 갑자기 굵어지므로 회장이 결장의 앞에 위치한 맹장으로 말려 들어가는 경우이다. 창자가 제 위치를 잃은 것인데, 장이 꼬였다고 표현하곤 하지만 정확히는 **창자겹침증**이라 부른다. 배 속이 당기기 때문에 다리를 펴지 못하고 웅크린다. 이럴 땐 옆으로 돌아눕게 되는데, 계속해서 그 자세로만 있을 수 없기에 반듯하게 누울 수 있도록 무릎 밑에 베개나 담요를 말아 괴어 준다. 심한 경우엔 수술을 통해 제자리를 찾아 주어야 하지만, 그 전에 할 수 있는 것은 진통제 주사로 일단 통증과 장 경련을 다스리고, 밀려들어온 회장이 제자리로 돌아

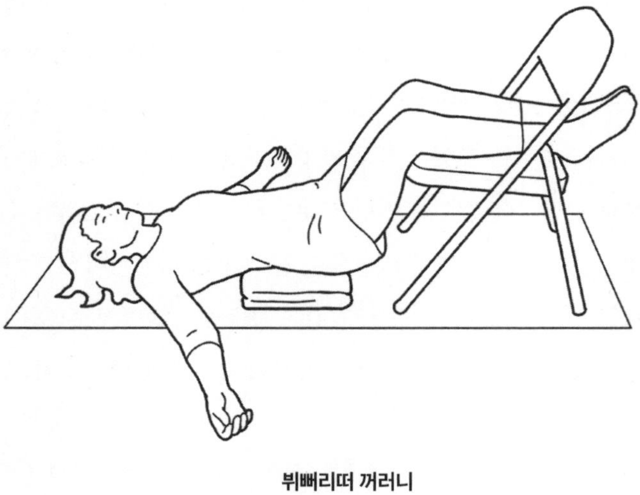

뷔빠리띠 꺼러니

가도록 하기 위해 시계 반대방향으로의 하복부 마사지를 하거나 상체와 하체의 위치를 거꾸로 바꾸어 주는 뷔빠리떠 꺼러니Viparīta karaṇī 자세를 만들어 주는 것이다. 바닥에 드러누운 상태로 엉덩이 밑을 베개나 담요를 말아 받혀서 몸이 거꾸로 경사지게 하고 다리를 뻗기 어렵기에 무릎 아래도 적당한 높이의 의자로 받쳐 준다. 뷔빠리떠 꺼러니Viparīta karaṇī는 공장空腸이라고 하는 빈 공간을 활용하여 회장이 중력의 부담으로 벗어날 수 있도록 돕는다.

탈장

식도열공 탈장과 유사하게 복벽腹壁의 찢어진 틈을 통하여, 소장·대장 또는 다른 내장이 복막腹膜에 싸인 채 삐져나오는 현상을 탈장脫腸, hernia이라 한다. 복강을 둘러싼 근육과 근막 사이에 복막이 주변 장기에 밀려 주머니 모양으로 돌출되어 비정상적인 형태를 이루는 상태다. 탈장은 생긴 부위에 따라 여러 가지로 분류되는데, 복부탈장의 80~90%를 차지하는 서혜부 탈장은 소아의 경우 선천적으로 복벽의 틈새를 가지고 태어난 경우에 발생하며, 성인에서는 나이 들어감에 따라 복벽이 약해지고 과도한 복압 상승이 동반될 경우 발생한다. 서혜부는 직립 상태에서 혹은 복압이 올라갔을 때 많은 압력을 받는 곳이다. 서혜부 탈장은 서혜부의 배 쪽에서 발생하고, 우측이 좌측보다 흔히 발생한다. 태아시기에 고환은 복강 내에서 형성되어 태어나기 전에 음낭으로 내려온다. 내려온 후 내려온 길이 없어지는 것이 대부분이지만 그중에 남아 있는 경우에 간접 서혜부 탈장이 발생할 수 있다. 고환이 내려오는 시기가 왼쪽이 오른쪽보다 빨라서 오른쪽이 간접탈장이 빈도가 높다. 노화로 인해 복압을 많이 받게 되는 부분이 약해지면서 부풀어 나와서 탈장이 되는 성인의 직접탈장은 소아의 간접탈장보다 약간 몸 중심 쪽에서 발생한다.

서혜부 탈장과 비슷하게 서혜부에서 다리 쪽에 발생하는 대퇴탈장이 있다. 서혜부보다는 비교적 드물게 발생하는데, 남자보다는 여자에게서 더 많이 발생한다. 대퇴탈장으로 한번 탈장된 장기는 복강 내로 되돌아가는 것이 드물어 응급수술을 해야 하는 경우가 있다. 탈장은 배꼽 주변에서도 발생할 수 있는데, 복압이 강하게 상

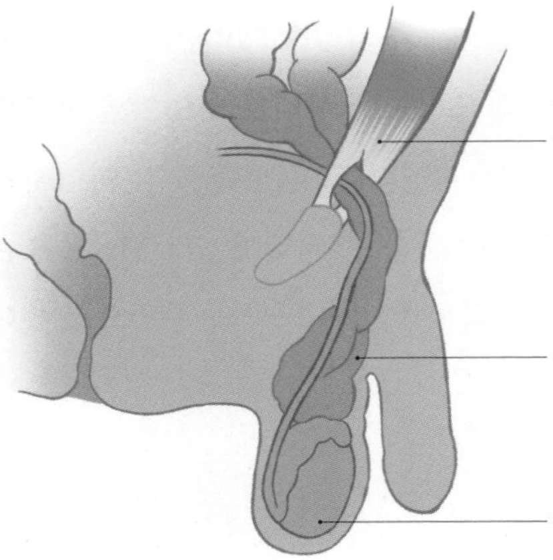

서혜부 탈장

승하는 일을 하다가 소장이 배꼽으로 볼록하게 튀어나오기도 한다. 배꼽탈장은 분만 시간이 매우 긴 임산부의 경우에도 그렇고, 복수가 많이 차서 복압이 상승하는 경우에도 발생할 수 있다.

탈장을 그대로 두면, 시간이 지날수록 장이 밀고 나오는 정도가 심해져서 서혜부 탈장인 경우는 음낭이 너무 커지고, 복부탈장의 경우 장이 복강 내보다 탈장된 부위에 더 많게 되기도 하기에, 발견하는 즉시 수술로 교정하는 것이 원칙이다.

보조적인 요가 수련법은 쉬르셔 아써너Śīrṣāsana, 머리서기와 써르방거 아써너Sarvāṅgāsana, 어깨서기처럼 몸을 거꾸로 세우는 자세들과, 받다꼬너 아써너Baddhakona āsana, 신발수선공 자세와 우뻐뷔슈터 꼬나 아써너Upaviṣṭha konāsana, 다리 벌려 앉기처럼 골반을 여는 자세들을 수련한다.

배설기관

소장보다 굵은 **대장**은 맹장, 결장, 직장, 항문관으로 이루어져서 소장을 둘러싸고 있다. 약 1.5m 길이의 대장은 소장으로부터 넘겨받은 묽은 죽에서 수분과 전해질을 재흡수하고 남은 **반고체 상태의 찌꺼기**를 직장에서 가까운 결장結腸에 저장했다가 항문을 통하여 배출하는 역할을 한다. 정상적인 경우, 수분 추출은 12~24시간이 걸린다고 한다.[62]

맹장막창자은 대장의 시작으로 팽창된 주머니와 같은 구조이고, 회맹판 구멍 아래에 가볍게 달려 있다. 거기서부터 아래쪽으로 끝에 충수라고 하는

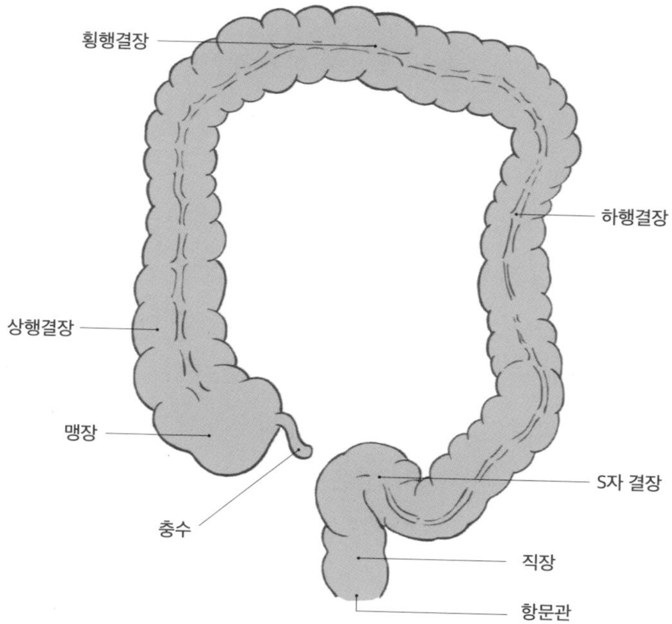

대장의 구조

62 『당신의 몸 얼마나 아십니까?』(J. D. 래트클리프) p.162 참조

닫힌 좁은 관이 있다. 대장의 본 부분인 **결장**은 상행결장, 횡행결장, 하행결장, S자결장 등 4개 부분으로 나뉜다. **직장**은 복막에 의해 천골에 꼭 붙어 있으며 항문관이 되는 미골 끝의 아래 5mm 정도에서 끝난다. **항문관**은 대장의 마지막 2.5~4.0cm로 이루어진다. 이 관에 있는 점막은 6~8개의 세로 주름이 잡혀 있는데 이를 항문기둥이라 한다. 이 관은 먼 끝에서 밖으로 열려 있는데 이를 항문이라 한다. **항문기둥**에는 직장 정맥 가지가 있는데 만약 어떤 것으로 인해 혈액의 흐름이 방해를 받으면 이 기둥이 붓고 염증이 생길 수가 있다. 이런 상태를 **치질**이라 하는데 대장운동에 의해 악화될 수도 있고 불쾌감과 함께 피가 흐를 수도 있다. 치질도 탈장과 같이 쉬르셔 아써너Śīrṣāsana, 머리서기와 써르방거 아써너Sarvāṅgāsana, 어깨서기처럼 몸을 거꾸로 세우는 자세들과 셜러버 아써너Śalabha āsana, 메뚜기 자세나 다누러 아써너Dhanura āsana, 활 자세처럼 내장에 탄력을 키울 수 있도록 하는 자세들을 수련하는 것이 도움이 된다.

폭음이나 폭식을 하거나 불량식품이나 음료수를 먹으면 대장이 세균에 감염되거나 대장 내에 있는 물질이 비정상적으로 발효되어 염증을 일으키게 된다. 이러한 **대장염**大腸炎은 바이러스, 박테리아뿐만 아니라 화학약품 등에 의해서도 생기는데, 메스꺼움과 복통을 수반한 **설사**를 하게 된다. 이때 음식물이 빨리 통과하면서 소화되지 않은 음식물 찌꺼기나 점액이 섞여 나오기도 하고 수분이 충분히 추출되지 못해 탈수 상태가 되어 경련 같은 위독한 증상을 보이기도 한다. 대장염은 대부분 하루이틀 쉬면서 부드러운 음식을 먹으면 가라앉지만, 크론병과 같은 원인불명의 비감염성 궤양성 대장염은 심한 경우 결장의 벽이 뚫려 출혈을 일으킬 수도 있다. 이런 경우엔 수술을 받아야 한다.

긴장이나 불안으로 장의 활동이 거의 멈춰 변비에 걸리기도 하는데, 가끔 생기는 변비는 긴장이 해제되면 자동해소되기 때문에 내버려 두어도 크게 문제되지 않는다. 만성 변비에는 하타 요가의 육체 정화 요법인 셧 까르머ṣaṭ karma 중에 소개되는 버스띠Basti처럼 관장을 해서 장을 비우는 것도 도움이 되고, 평소엔 너울리Naulī라고 하는 장 운동법이나 복부 마사지 등으로 장이 굳거나 무력해지지 않도록 하는 것이 좋다.

대사기관

1. 간

간은 인체에서 가장 큰 분비샘으로서 1.4~1.8kg의 암적색을 띠며 여러 가지 물질대사를 한다. 갈빗대의 보호를 받으면서 복부 오른쪽 윗부분을 크게 채우고 있다. 간은 위장과 소장을 거치며 소화된 영양분을 받아들여 저장하기도 하고, 근육에 영양분을 공급하며, 밤에도 볼 수 있도록 비타민을 제조하고 화학적 변환 작용을 담당하는 1,000여 종의 효소를 생산하는 등 500가지 이상의 정교한 작업을 한다고 한다.[63]

간에는 혈액이 빠져나가는 혈관 하나와 혈액이 들어오는 혈관 2개가 있다. 간에서 빠져나가는 혈관은 간정맥肝靜脈, hepatic vein으로 간에서 처리된 혈액을 인체에서 가장 큰 정맥인 하대정맥으로 흘려보낸다. 그러면 하대정맥은 그 후 복부와 인체 하부에서 올라오는 혈액을 심장의 오른쪽으로 전달한다.

간으로 혈액을 공급하는 혈관 2개는 산소를 공급하는 간동맥肝動脈, hepatic artery과 영양소를 공급하는 간문맥肝門脈, hepatic portal vein이다. 심장에서 나온 산소가 풍부한 신선한 혈액이 대동맥에서 분지되어 위, 십이지장 및 췌장에

63 『당신의 몸 얼마나 아십니까?』(J. D. 래트클리프) p.166~167 참조

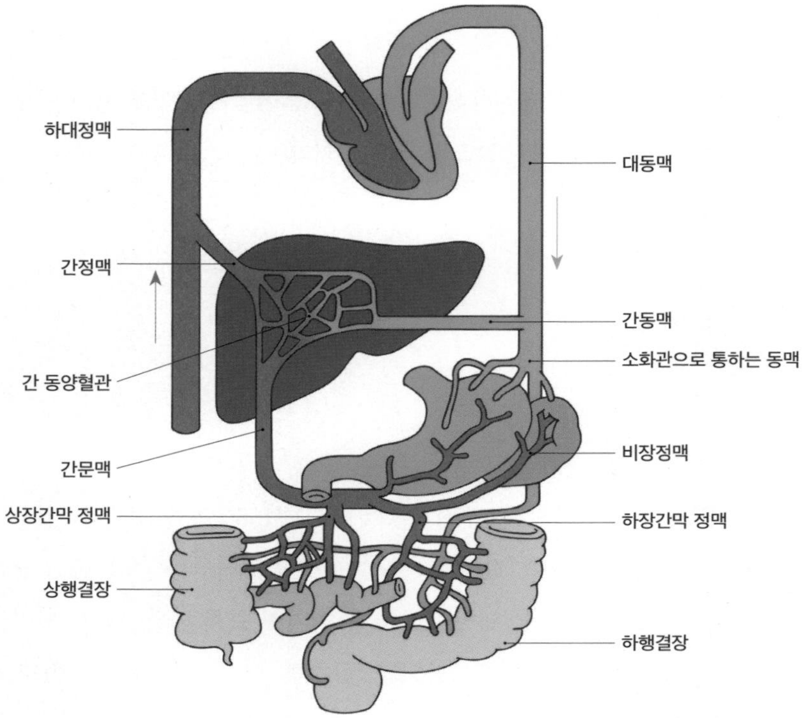

간동맥과 간문맥

혈액을 공급하는 복강동맥을 타고 흐르는데, 거기서 다시 분지하여 간으로 들어오는 혈관이 **간동맥**이다.

소화기관인 위, 십이지장, 소장, 대장과 비장 등으로부터 소화, 흡수된 영양분이 풍부한 혈액을 간으로 운반하는 정맥들이 합쳐진 것이 **간문맥**이다. 간문맥은 때때로 '비장-장간막의 합류 지점'이라고 불리는데, 대부분의 상장간막정맥과 비장정맥이 합쳐진 것이기 때문이다. 상장간막정맥은 대부분의 소화흡수를 담당하는 소장과 대장의 근위부로부터 혈액을 받고, 비장정맥은 위장·비장·췌장에서 오는 갈래와 대장의 원위부와 직장상부로부터 혈액을 받는 갈래인 하장간막정맥으로부터 혈액을 받는다. 간은 이렇게 체내에서 정맥으로부터 혈액 공급을 가장 많이 받는 기관이다.

정상적인 경우에 간에 공급되는 혈류량은 문맥을 통한 혈액이 약 75%를 차지하고 동맥을 통한 혈액은 약 25%를 차지하는데, 간동맥혈의 산소농도는 문맥혈보다 높기 때문에 산소 공급비율은 각각 50% 정도로 비슷하다. 간동맥과 문맥을 통하여 각각 간으로 들어온 혈액은 간의 **동양혈관**洞樣血管, sinusoid[64]이라는 확장된 모세혈관 속에서 섞여진 후에 중심정맥을 거쳐 간정맥으로 모아져서 하대정맥으로 흘러들어 결국 심장으로 들어가게 된다.

간의 혈관 질환은 대부분 간으로 공급되거나 간에서 배출되는 부적절한 혈류에서 발생한다. 혈액을 배출하는 간정맥의 흐름을 저하되어 혈액이 간에 정체되어 울혈을 일으키면 간 비대를 야기할 수 있고, 혈전으로 인해 문맥이 차단되거나 협착되는 문맥 혈전증이 발생하면, 간세포는 충분한 혈액을 공급받지 못해서 산소와 영양소가 부족해지고, 이러한 허혈성 병증에서 담관은 충분한 혈액을 공급받지 못하게 된다.

2. 간의 기능

인간은 생명 유지를 위해서 하루 24시간 끊임없이 당분을 에너지원으로 사용한다. 그렇기에 당분의 혈중 농도가 너무 낮으면 에너지원이 없어서 문제가 되고, 너무 높으면 인슐린을 공급받지 못한 당뇨병 환자처럼 혼수상태에 빠져 죽게 된다. 그런데 사람의 혈중 당분 농도는 공복 상태나 식사 직후에도 관계없이 거의 일정하여 약 30% 내외의 변동만을 보이는데, 이렇게 혈당 농도를 일정하게 유지하는 데 가장 중심적인 역할을 하는 것이 간이다.

64 굴 모양의 혈관이라는 뜻인데, 커다란 구멍이 많이 나 있어 혈구도 자유로이 드나들 수 있다고 한다.

음식물로 섭취된 모든 **탄수화물**은 소장효소에 의해 대부분 **포도당**으로 전환되어 흡수되고 문맥을 통하여 전량 간으로 운반된다. 이때 간에 도달한 포도당의 약 40%는 간을 그대로 통과하여 몸속 여러 말초장기로 운반되어 그곳에서 이용되고, 나머지는 글리코겐으로 변환되어 간에 저장됐다가 필요할 때 다시 포도당으로 변환되어 혈중으로 보내진다.

혈당이 상승하면 췌장에서 분비된 **인슐린**은 소장에서 흡수된 포도당과 함께 문맥을 통하여 간으로 운반되어 여분의 포도당을 글리코겐으로 전환시키는 당원 형성 과정을 촉진한다. 이 같은 방식으로 간은 설탕 200g에 해당하는 당분을 저장할 수 있다고 한다. 이렇게 저장했다가 끼니와 끼니 사이에 혈당량이 떨어지면, 간이 글리코겐을 혈당glucose로 변환시켜 혈류 속에 공급해 준다. 운동을 하면 근육은 포도당을 태우면서 잠재적 위험성을 지닌 물질인 유산乳酸·젖산을 만들어 내는데, 간은 이 유산도 내버리지 않고 글리코겐으로 변환시켜 저장한다고 한다.[65]

그러나 간에 비축되어 있는 글리코겐의 양에도 한계가 있기에 24시간 이상 굶게 되면 간에서는 아미노산, 유산 등을 이용해 포도당을 새로 만들어 내는 신생 과정이 활발히 일어나며, 한편으로 포도당의 가장 주요한 실수요자인 뇌는 포도당 대신에 케톤체나 지방산 등을 이용하도록 적응되어져 부족한 포도당을 절약한다.

만성 간질환 환자의 경우에 공복 시 저혈당과 식사 직후 고혈당 현상이 나타날 수 있지만, 간질환이 있어도 남아 있는 간의 능력이 워낙 큰 경우가 많고 또한 간 기능에 심한 장애가 있을 때는 신장이 간을 대신해서 포도당을 생성할 수 있기 때문에 큰 혈당변화는 자주 일어나지 않는다고 한다.

섭취한 음식물의 **단백질** 성분은 소장에서 **아미노산**으로 분해되어 문맥을 통하여 간에 들어오는데, 이렇게 흡수된 아미노산은 새로운 여러 단백

---

65 『당신의 몸 얼마나 아십니까?』 (J. D. 래트클리프) p.168 참조

질, 호르몬 등의 합성에 이용되며, 일부는 포도당 신생 과정에 이용되어 에너지원으로도 사용된다. 간에서는 하루에 약 50g의 새 단백질이 합성되는데 혈장단백질 중 면역글로불린을 제외한 거의 모든 단백질이 만들어진다. 오로지 간에서만 생성되는 **알부민**은 하루에 약 12g이 만들어지는데, 이것은 간이 하루에 생산하는 총 단백량의 약 25%에 해당되며 혈장단백질 중에서 가장 많은 부분을 차지한다. 알부민은 체내에서 생성되었든 체외에서 주입되었든 혈장 안에 존재하는 다양한 이온, 호르몬 및 지방산 등을 혈관을 통하여 필요한 조직으로 운반하는 수송차 역할을 하며, 혈장의 삼투압을 유지시켜 혈관 안의 수분이 혈관 밖으로 새어나가는 현상을 방지하는 역할을 한다. 알부민 이외에도 간에서만 생성되는 중요한 단백질로는 **혈액 응고 인자**들이 있는데, 간 질환으로 간의 단백질 합성능력이 저하되면 이들 응고 인자들의 생성도 따라서 저하되어 출혈성 경향이 증가하게 된다.

섭취한 음식물의 **지방질**은 췌장 효소와 담즙에 의해 분해되어 지방산으로 된 후 소장에서 흡수되며 문맥혈을 따라 알부민과 결합하여 간까지 운반되어 산화과정과 트리카복실산 회로[66]를 거쳐 에너지원이 된다. 간은 지방산의 산화과정 중 생긴 물질을 이용하여 **콜레스테롤**을 만들며 하루에 약 500mg의 콜레스테롤을 지방의 소화를 돕는 담즙산으로 변환시켜 이것을 담낭에서 담관을 거쳐 십이지장으로 내보낸다.

그리고 간은 에너지원으로 쓰고 글리코겐으로 저장하고도 남은 탄수화물을 **트리글리세라이드**triglyceride로 변환시켜 지방조직에 저장되도록 한다. 트리글리세라이드는 콜레스테롤과 함께 동맥 경화를 일으키는 혈중 지방 성분으로 **중성지방**이라고도 하는데, 중성지방은 이렇게 음식물로부터 공급되는 당질과 지방산을 재료로 해서 간에서 합성되기에, 열량 섭취가 많

66 영어로 Tricarboxylic Acid cycle이라 하는데, 아미노산, 지방, 탄수화물 따위가 분해하여 발생한 유기산이 호흡에 의하여 산화하는 경로를 말한다. 최종적으로는 물과 이산화탄소로 분해되어 생활에 필요한 에너지를 발생시키는데, 영국의 생물학자 크레브스(Krebs)가 발견하였다.

아지거나 당질 섭취가 늘어나면 중성지방합성이 증가된다.

중성지방이 증가해 체내에 축적되면 피하지방이 아드레날린의 분비에 의하여 혈중에 방출되어 **고지혈증**이상지질혈증이 발생한다. 이것은 혈중 콜레스테롤이나 중성지방이 증가된 상태에서 발생할 수 있는 질병으로 단순하게는 당질 위주의 식사를 하는 사람에게 나타날 위험성이 높은 것으로 보지만, 아보 도오루 교수는 스트레스가 쌓여서 과도한 교감신경 긴장 상태가 되면 과립구가 활발해져 간세포 파괴가 일어나고 그러면 간세포를 재생시키기 위해 에너지를 보충하려고 지방을 축척해서 지방간이 되는데, 피하지방이 아드레날린 분비에 의해 혈중에 방출된 것을 간장이 거두어들여 손상된 세포를 회복하려고 하는 것이라고 한다. 아보 도오루 교수는 고지혈증도 지나치게 열심인 생활습관에서 비롯되는 것이라고 한다.[67] 단기 단식이나 하루 두 끼만 먹는 간헐적 단식으로 간에 쌓인 지방이 연소되도록 유도하는 것은 도움이 되지만, 자칫 금식이나 부실한 식사로 지쳐서 허덕이는 상태가 한동안 지속되면 간은 또 다시 몸에 에너지를 공급할 지방을 축적해서 지방간이 되고 말 것이다.

지방분이 간에 침투하면 일 세포를 밀어내고 대신 자리를 차지하기 때문에 간이 붓고 예민해지는데, 지방분은 혈류 속으로 들어가 중요한 기관들에서 혈관 장애를 일으킬 수도 있다. 그렇게 되면 간이 아무 쓸모없는 섬유질 조직으로 대체되어 쪼그라들어 딱딱해지며 혹 같은 것이 생기고 색깔은 누르스름한 병색을 띠는 **간경변증**에 걸리게 되는데, 부실한 식사를 하고 음주를 계속 하는 경우 알코올성 지방간으로 발전하며 거기서 더 나아가면 간경변증이 된다고 한다. 하지만 간은 기본적으로 엄청난 **잠재력과 재생력**을 갖고 있어서 질병으로 인해 세포의 85%가 파괴되어도 간은 할 일을 계속할 수 있다고 한다. 암 수술을 받아 간의 80%가 잘려 나가도 여전히 정

67 『내 몸 안의 의사, 면역력을 깨워라』(아보 도오루) p.111~114 참조

상적인 기능을 수행할 수 있으며, 더욱 놀라운 사실은 불과 몇 달 사이에 간을 재건해서 정상적인 크기로 되돌려 놓을 수 있다는 것이다. **간장염**은 일 세포를 수백만 개나 때려 눕힐 수 있지만, 수주일 지나면 이 바이러스 감염은 보통 가라앉으며, 손상된 부분이 수리되어 정상상태로 되돌아간다고 한다.[68]

간은 **해독작용**이 있어서 영양분과 함께 흡수한 유해물질이나 체내에서 아미노산이 분해되었을 때 일어나는 유독물질 **암모니아**를 무해한 물질인 **요소**尿素로 변환시켜 신장으로 보내서 배설시킨다. 그러나 간경변증이 심해지면 암모니아를 요소로 전환하는 능력이 저하되어 뇌독성이 있는 암모니아가 체내에 머물게 되며, 아울러 대장에서 세균에 의해 단백질이 분해될 때 생성된 암모니아가 문맥을 통해 간에서 처리되지 못하고 측부 정맥을 통하여 바로 심장으로 운반된 후 뇌로 전달되어 의식장애, 즉 **간성 혼수**를 일으킬 수 있다.

3. 만성 피로

만성피로 증상의 20% 정도가 간 때문에 생긴다고 한다. 운동을 하면 근육은 포도당을 태우면서 잠재적 위험성을 지닌 물질인 유산乳酸·젖산을 만들어 내는데, 간은 혈액 속 노폐물로 피로물질인 젖산 등을 걸러 내어서 분해하는 역할을 한다. 간 기능에 문제가 생겨서 피로물질 분해가 제대로 이뤄지지 않으면 만성피로가 나타나게 된다.

피로물질은 피로를 일으키거나 피로 회복을 방해하는 다양한 노폐물과 호르몬인데, 대표적인 피로 물질은 다음과 같다.

68 「당신의 몸 얼마나 아십니까?」(J. D. 래트클리프) p.170~171 참조

대표적인 피로물질

- 젖산lactic acid: 무리한 운동 등으로 근육을 과도하게 쓰면 생긴다. 젖산이 많아지면 근육이 뭉치면서 전신에 피로가 쌓인다.

- 암모니아ammonia: 단백질이 분해되면서 생기는데, 뇌의 호흡중추를 자극해 과호흡을 유발한다. 숨이 얕고 가빠지면서 호흡기관 피로가 가중된다.

- 활성산소active oxygen: 인체가 쓸 에너지를 만드는 과정에 산소가 사용되는데, 이 과정에서 생기는 산소찌꺼기다. 활성산소는 에너지 생성과 대사를 맡는 APT 아데노신3인산의 혈중 농도를 떨어뜨려 피로감을 높이는데, 금속이 산화되어 녹스는 것처럼 활성산소가 과다해지면 조직을 파괴하는 궤양성 질환을 유발한다고 한다.

- 과도한 세로토닌 분비Hyper secretion of serotonin: 적절한 운동을 하면 뇌에서 '행복호르몬'인 세로토닌이 분비되는데, 일정량은 기분을 좋게 만드는 데 쓰이고 나머지는 우리 몸 속 적정 세로토닌 농도를 유지시키기 위해 재흡수된다. 그런데 과도한 운동을 하면 혈액 속 아미노산 농도가 높아져 세로토닌 분비량은 지나치게 늘리는 반면, 재흡수 기능은 억제시켜 세로토닌 신경을 지치게 만든다. 졸음. 피로감 등이 생긴다.

- 비타민 B_1티아민의 부족: 영양소의 에너지 전환율을 크게 떨어트리면서 피로물질이 많이 쌓인다고 한다.

피로 물질을 축적시키는 습관

- 잘못된 자세: 자세가 나쁘면 자세 유지를 돕는 근육이 필요 이상으로 긴장해 젖산이 많이 쌓인다.

- 한 시간 이상 혼자 하는 운동: 한 시간 이상 혼자 과도하게 운동하면 스트레스

가 심해져서 세로토닌이 과다 분비된다. 운동을 오래 할 때는 다른 사람과 함께 하는 것이 좋다.

- 스트레스: 스트레스를 받으면 부교감신경이 억제되면서 인슐린 분비가 저하되어 혈당 수치가 올라가며 에너지가 많이 소모돼 불필요한 산화 대사물을 많이 만들어내기 때문에 활성산소 생성이 늘어난다. 너무 의욕이 넘치는 생활습관도 조절이 필요하다.

- 단백질 위주 식사: 단백질이 분해되면서 생기는 암모니아는 요소로 변환돼 소변으로 배설되는데, 암모니아 생성이 과다하면 충분히 배출되지 못하고 몸에 쌓인다.

- 단순당 식사: 흰 빵, 흰 밥, 정제 탄수화물 등은 에너지 전환과 대사에 필요한 비타민 B_1을 많이 소모시켜 피로 물질이 몸에 쌓이게 한다. 흰쌀밥은 콩, 시금치, 미나리 등 비타민 B_1이 많은 반찬과 함께 먹는 것이 좋다.

- 술, 커피: 매일 소주 1병 이상의 과음을 하면 아세트알데히드, 암모니아 등 독성 물질이 간에 축적된다. 이때 간은 독성 물질을 혈액 속으로 역류시켜 피로를 유발할 수 있다. 하루 4~5잔 이상의 커피도 근육을 과도하게 활성화시켜 젖산을 만든다.

4. 췌장

췌장pancreas[69]은 큰 개의 혀와 크기나 모양이 비슷하다. 길이는 15~20cm, 폭은 3~5cm 정도로, 색깔은 회색이 도는 핑크색, 무게는 80g 정도다. 상복

---

69 췌장(膵臟)의 膵 자는 뜻을 나타내는 肉(고기 육)과 소리를 나타내는 萃(모을 췌)의 형성자로, 분비선이 모여 있는 가장 큰 덩어리를 나타내기 위해 합성된 글자라고 한다.

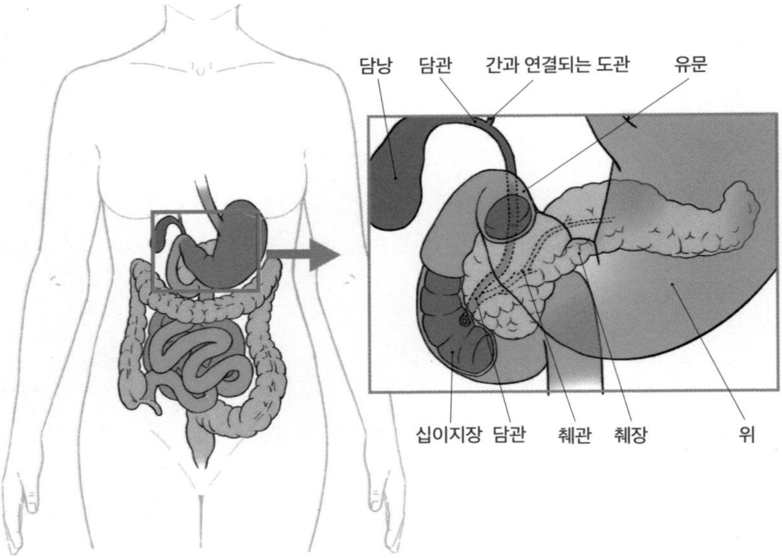

췌장

부의 요추 1~2번 높이에 위치하고 C자 모양을 이루는 십이지장에 둘러싸여 있다. 위의 후방, 복막 뒤에 위치하고 있는데 복막[70]에 덕지덕지 붙어 있는 지방덩어리처럼 생겨서 찾기가 힘들다고 한다.

내분비계에서 살펴보았듯이 췌장은 소화액으로서 췌액을 분비하는 외분비부와 혈당 수준의 조정에 관여하는 인슐린과 글루카곤을 분비하는 내분비부인 랑게르한스섬으로 나뉜다. 내분비부에 대해서는 이미 살펴보았으니 여기서는 췌액을 분비하는 외분비부에 대해서 알아보자.

위에서 장으로 내려가는 음식물은 강한 산성을 띠는 죽처럼 되는데, 이

70 복막은 복강을 따라 위치하는 장액성 막으로, 대부분의 복강내 장기를 덮고 있다. 복벽의 내면을 덮고 있는 부분을 벽측 복막이라 하고, 내장의 표면을 덮고 있는 부분을 내장 복막이라 한다. 내장에서 어느 정도 떨어져 있는 복막은 내장으로 이행하는 부분에 장간막을 형성하며, 내장에 공급되는 혈관들은 장간막 안에 위치하면서 내장 복막으로 싸여 있다. 췌장과 신장과 대장의 일부는 복막에 싸여 있지 않고, 복막의 바깥쪽인 후복막에 위치하고 있다.

산은 소장의 내벽을 침식함으로써 소화관을 망가뜨릴 수 있기 때문에 그 산을 중화시키기 위해 췌장에서 알칼리성 소화액을 충분히 생산해 내야 한다. 음식을 먹기 시작하면 췌장에 달린 수만 개의 포도 모양 주머니 분비샘은 신경계로부터 알칼리성 소화액 생산을 시작하라는 신호를 받는데, 위에서 십이지장으로 통하는 유문幽門을 통해서 위에 있던 죽이 실제로 들어오기 시작하기 전에는 본격적인 제조 활동을 하지 않는다. 췌장이 본격적으로 **알칼리성 소화액**의 생산해서 십이지장에 공급하기 시작하는 것은 십이지장이 세크레틴이라는 호르몬을 생산해서 혈액을 통해 이 호르몬의 메시지를 전달받아야 하는 것이다. 췌장의 소화액은 음식물이 혈류 속으로 들어가도 괜찮은 물질로 바꾸는 데 주된 역할을 하는 **세 가지 분해효소**를 만들어 내는데, 이 중 하나인 **트립신**은 단백질을 아미노산으로 분해하고, 아미노산은 혈류를 타고 온몸을 돌면서 조직을 만드는 일을 한다. 또 다른 효소 **아밀라제**와 **말타제**는 탄수화물전분을 당으로 변환시키고, 세 번째 효소 **리파제**는 지방질을 지방산과 글리세린으로 분해한다.[71]

췌장에 흔히 발생하는 병은 **급성 췌장염**이다. 원인은 유행성 이하선염이나 인접 기관을 수술할 때 입은 상처, 또는 동맥질환이나 계속적인 음주 등 여러 가지가 있으나, 대부분 그 근본 원인은 도관導管 부실이다. 췌장은 십이지장으로 연결되는 도관을 간 및 담낭[72]과 같이 쓰기 때문에 간에서 나온 담즙이 도관계로 역류해 들어와 그것을 손상 또는 파괴시킬 가능성이 있다. 또는 담석이 도관을 막아 췌장이 생산하는 효소를 역류시키는 수도 있는데, 이렇게 되면 역류된 효소가 췌장을 소화시키기 시작한다. 급성 췌장염은 상상 이상으로 위급한 병이다. 또 췌장에 발생하는 종양도 위험한데,

71 『당신의 몸 얼마나 아십니까?』 (J. D. 래트클리프) p.174~176 참조

72 담낭은 간에서 분비한 담즙을 농축, 저장하였다가 음식물이 십이지장 내로 들어오면 십이지장 내로 담즙을 분비하여 지방의 소화, 흡수를 돕는다.

인슐린을 과도하게 생산케 하는 선종腺腫이 있다. 췌장암은 폐암과 결장-직장암에 이어 세 번째로 사망자를 많이 내는 암이다. 담낭질환이나 담낭 섬유증도 췌장과 관련이 있다고 한다.[73]

---

73 『당신의 몸 얼마나 아십니까?』(J. D. 래트클리프) P.178 참조

8장

비뇨기계

비뇨기계는 신장, 요관, 방광 및 요도로 구성된다. 신장은 혈액 속 노폐물을 제거하고 혈류량, 혈중 전해질 농도, 혈중 산성도를 조절하는 데 관여하고 적혈구 생산을 조절한다. 그 밖의 기관들은 단순히 오줌의 운반, 저장 및 배출의 통로에 불과하다.

비뇨기계

심혈관계에서 살펴보았지만 순환 중인 혈액은 산소를 운반하고 영양분을 공급하며, 대사과정에서 생긴 노폐물을 운반하는 역할을 한다. 여기서 노폐물의 제거는 배설기관을 통해 처리하는데, 소화기계에서는 대장이 음식물이 소화되고 남은 반고체 찌꺼기를 배설한다면, 비뇨기계에서는 신장이 혈액을 걸러 내어 순환계로 되돌리고 남은 액체 노폐물을 소변으로 배출하는 역할을 한다. 이렇게 신장과 심장이 혈액을 통해 연결되어 있기에, 이 둘 중 하나가 제 기능을 하지 못해도 순환 장애를 일으켜 부종이 발생하게 된다.

1. 신장

하나의 쌍으로 존재하는 신장kidney은 척주의 양측에 붙어 있는 복막후 장기로, 각각 꽉 쥔 주먹 크기의 콩 모양이다. 흉추 11번~요추 3번 높이에 있되 보통 왼쪽 신장이 우측보다 반추체만큼 높게 위치해 있다. 신장 동맥을 통해 혈액이 들어오면 신장 내부에서 노폐물을 걸러 낸다. 하루 약 200L의 혈액이 콩팥을 통과하며, 깨끗해진 혈액은 신장 정맥을 통해 빠져나오고, 노폐물은 신우를 통해 신장을 빠져나가 방광으로 배출된다. 무게는 140g 정도밖에 안 되지만 **네프론**이라는 여과작용을 하는 작은 구성단위를 좌우 신장에 각각 110만~160만 개 정도 가지고 있다. 네프론은 사구체토리와 이를 싸고 있는 보우만주머니, 세뇨관으로 구성된다. 토리를 통과한 여과액은 세뇨관에서 재흡수 및 분비작용을 거치고 소변이 만들어진다.

신장은 혈액을 **매 시간 두 차례씩 걸러 내는데**, 이 과정에서 적혈구나 단백질 입자들이 통과하지 못하도록 한다. 노폐물을 잔뜩 담은 미세한 액체

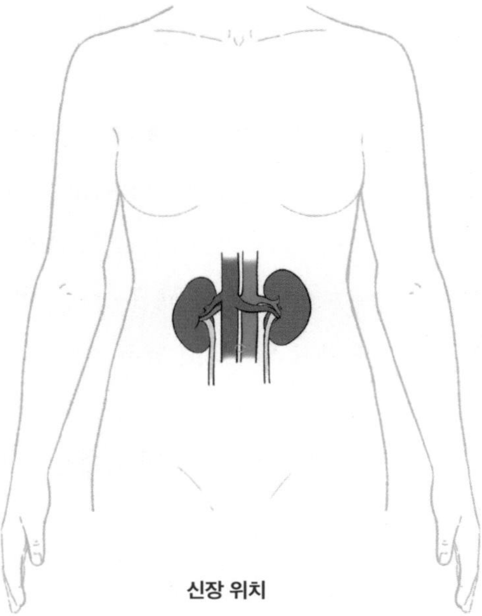

신장 위치

방울들은 세뇨관들을 거치면서 혈액의 99%가 재흡수되어 필수 비타민, 아미노산, 포도당 그리고 여러 가지 호르몬 등은 다시 혈류로 되돌리고, 이들 중 어느 것이라도 필요 이상으로 많으면 그 초과분은 오줌으로 방출한다. 좌우 신장은 **하루에 각각 1L 정도의 소변**을 만들어 내며, 이것은 신장 중심부에 위치한 신우라고 하는 조그마한 저장 탱크로 들어갔다가 수뇨관을 거쳐 방광으로 전달된다.

만약 짠 음식을 많이 먹었는데 신장이 **염분**을 뽑아내지 못해서 이 염분이 혈액 속에 그대로 방치된다면, 필요 이상의 수분이 체내에 축적되어서 얼굴, 다리, 배가 부어오르게 된다. 그러면 점점 늘어나는 혈액 속의 과다한 수분을 펌프질하느라 심장이 지치게 되고 심하면 멎게 될 수도 있다. 육류와 과즙에서 주로 흡수되는 **칼륨** 역시 너무 적으면 호흡운동을 맡은 근육이 약해지기 시작한다. 또 조금이라도 과다하면 심장을 완전히 멎게 하는 수도 있다. 그래서 초과분의 칼륨은 신장에서 아낌없이 배출하고, 반면에

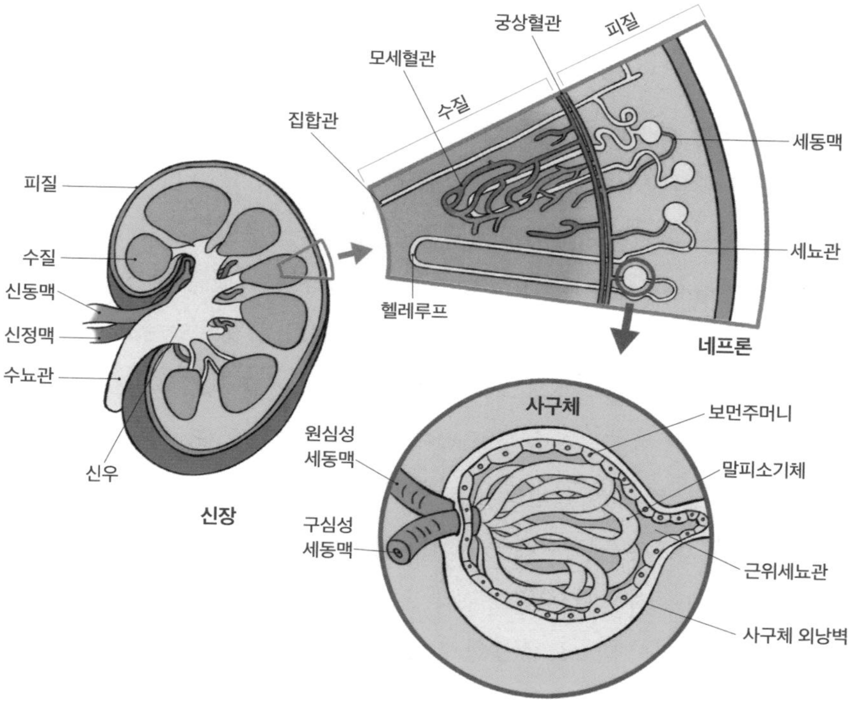

신장의 구조

필요한 만큼의 칼륨을 섭취하지 못할 때는 체내에 남아 있는 칼륨을 잘 보존한다.

신장이 처리해야 할 가장 큰 노폐물은 단백질이 소화되고 남는 요소尿素다. 이것 또한 너무 적으면 간에 피해를 주게 되고, 너무 많으면 요독증을 일으키게 된다. **요독증**은 혈액 속에 요소가 쌓임으로써 생기는 병이다. 그냥 내버려 두면 쇼크, 혼수상태를 거쳐 목숨까지도 잃게 된다. 하지만 과다 요소 대부분은 신장이 걸러 내서 배출시킨다. 감염에 의한 **네프론 손상**은 보통 아래쪽의 비뇨기로부터 시작되어 차츰 위로 올라오는데, 이러한 감염은 항생물질을 투여하면 곧 가라앉는다. 신장 부위를 얻어맞거나 자동차 사고로 등으로 인해 상해를 입어도 네프론이 손상되고, 많은 약을 복용하거나 섭취해도 마찬가지다. 대개의 경우 네프론이 입은 손상은 일시적인 것이며, 쉽게 회복될 수 있다. 신장의 재생능력이 강하기 때문이다.

그러나 항상 조심해야 할 것은 신체의 다른 부분에서와 마찬가지로 신장의 동맥들도 굳어지고 좁아지며 탄력을 잃게 되는 **동맥경화** 현상이다. 이것은 **스트레스**에 의해서도 혈관내피세포가 약해질 수 있는데, 그러면 단백질이나 적혈구 등이 소변에 누출되는 경우가 있다. **심장이 약해져도 신장으로의 혈액 공급이 줄어들게** 되는데, 이렇게 되면 피를 세척하는 신장의 능력도 저하되어 유독성 노폐물이 쌓여도 그대로 방치하게 되고 또 나트륨, 칼륨, 염화물 및 기타 물질들의 정상적인 균형이 깨진다 해도 손을 쓸 수 없게 된다. 신장을 건강하게 유지하기 위해서는 **체중 조절**을 해야 하고 **혈압을 관리**해야 하는데, 격렬한 운동은 근육 피로를 통해 젖산이 과다해져서 신장에 부담이 되므로 적절하게 조절해야 하며 **수분을 충분히 섭취**해야 한다.[74]

2. 요관, 방광 및 요도

요관ureter은 신우에서 **방광**bladder으로 소변을 운반하는 작은 관이다. 방광은 치골결합 바로 뒤쪽 골반강에 존재하는 근육질의 비어 있는 용기다. 방관은 수 밀리리터에서 최대 약 1,000밀리리터까지 소변을 저장하는 곳이다. 정상적으로 방광은 수백 밀리리터 용적에 도달하게 되면 비우게 된다. **요도**urethra는 소변을 방광으로부터 몸 밖으로 운반하는 관이다.

요도는 전립선을 지나가는데, 전립선이 부었거나 병들어 있으면 오줌의 흐름이 방해받거나 끊긴다. 성병이나 기타 질병에 기인하는 협착증도 동일

74 『당신의 몸 얼마나 아십니까?』(J. D. 래트클리프) p.214~220 참조

한 증세를 일으킨다. 종양으로 그렇게 되는 경우도 있다. 방광암에 걸려 방광을 송두리째 제거해야 할 경우, 의사는 신장에서 뻗어 나온 수뇨관을 대장에 연결시켜 버린다. 이렇게 되면 새처럼 되는데, 새들은 방광이 없기에 물똥을 싼다.

여성들은 남성들보다 방광염에 잘 걸리는데, 남성의 경우 요도의 전체 길이가 20~30cm인 반면, 여성들의 요도는 겨우 2.5~5cm에 불과하기 때문이다. 따라서 여성의 경우 세균이 외부로부터 침입하여 방광에 도달하기 그만큼 쉽다. 방광염은 치명적이라기보다는 성가신 질병이다. 이 병에 걸리면 오줌이 자주 마렵고, 후끈거리며, 막연한 불쾌감을 느끼게 되는데, 항생제나 설퍼제를 투여하면 낫는다.

3. 간장과 신장의 한의학적 관점

사실 요가에서 이야기하는 생리학은 한의학 이론과 더 유사성이 있음을 보게 된다. 한의에서는 인체의 내장을 오장육부五臟六腑로 나타낸다. 오장五臟은 간장, 심장, 비장, 폐장, 신장을 가리키는데, 오장에 심포心包를 더해 '육장'이라고도 하며, 육부六腑는 위장, 소장, 담낭, 대장, 방광, 삼초를 가리키는데, 이 중 해부학적 기관이 아닌 삼초를 제외하여 '오부'라고도 한다. 한의학에서 장부라고 하는 것은 해부학적인 장기에 국한되지 않고 체내의 장기가 체표에 나타내는 각종 기능 및 현상까지 포괄한 개념을 말하며 인체의 활동은 장부 상호간의 유기적 연관관계 위에서 전개되는 것으로 이해한다.

간장과 신장을 소화기계와 비뇨기계를 아우르는 육부六腑로부터 구분하여 오장五臟에 별도로 다루는 것은 그만큼 소화기계에서도 간장의 역할이 특별하고 비뇨기계에서도 신장의 역할이 특별하기 때문일 것이다.

한의학에서는 간장과 신장의 뿌리가 같다고 보는데, 간장은 음식물에서 추출한 영양분을 혈액 속으로 보낼 수 있도록 물질을 전환시키는 대사 작용을 담당하고, 신장은 혈액에서 노폐물은 제거하는 반면 적혈구나 단백질 등 중요 요소들이 빠져나가지 않도록 걸러 주는 역할을 하며 정기精氣를 보전하기 때문인 듯하다.

신장의 정기精氣는 인체의 생장, 발육, 생식, 노화의 모든 과정에 결정적인 작용을 한다고 하는데, 여기에는 부신에서 분비되는 호르몬의 역할도 한몫하는 것 같다. 부신수질에서는 교감신경을 자극하는 호르몬인 아드레날린이, 부신피질에서는 당·혈압·활력을 조절하는 당질과 무기질의 코티솔cortisol과 테스토스테론 등의 성 호르몬이 분비되기 때문이다.

간장은 혈血을 저장하며 판단력이나 계획성 등의 정신 활동을 지배하고 기혈을 부드럽게 하는 작용을 맡는다고 하고, 담낭은 담즙을 생성하여 간장의 대사 작용을 도우며 심리적으로는 결단이나 용기를 관장한다고 하는데, 신장을 포함한 이들의 복합적인 기능은 마니뿌러Maṇipūra 짜끄러의 기능과 유사한 면이 있다.

요가 아써너로 간장과 신장을 활성화시키는 방법에는, 서서 수련하는 자세들로 몸의 활력을 키우고, 거꾸로 서는 자세들로 순환을 돕고, 나봐 아써너Nāvāsana, 보트 자세와 비틀기 자세 등으로 마니뿌러Maṇipūra 짜끄러를 자극하며, 셜러버 아써너Śalabhāsana, 메뚜기 자세, 베꺼 아써너Bhekāsana, 개구리 자세, 다누러 아써너Dhanurāsana, 활 자세 등으로 신장 부위를 자극하고, 앉거나 서거나 누워서 팔다리를 뻗는 자세들로 사지말단까지 기혈이 뻗치도록 하는 것들이 있다.

아엥가 선생님의 수업에 참가하여 수련할 때 어려움 중의 하나는 일차적으로 언어 문제가 있었다. 인도인 특유의 영어 발음이 처음엔 무슨 말씀을 하는지 잘 알아듣지 못하는 어려움으로 다가왔다. 그러나 아엥가 선생님 영어 발음에 익숙해지면서는 본질적인 문제가 발음이 아니라는 것을 알게 되었다. 왜냐면 선생님의 설명 대부분이 자신의 체험을 비유적으로 설명하기 때문인데, 때론 시적으로 때론 우화적으로 설명하기에 영어 원어민들도 선생님의 설명을 제대로 이해하지 못하는 경우가 자주 발생한다는 것을 알게 된 것이다. 물론 선생님도 꾸준히 해부학을 공부하고 계셨기 때문에 해부학 용어를 사용하기는 하셨지만, 그 설명에 있어서는 체험이 수반되지 않은 수련자에게는 부처님 염화미소처럼 막연하게 다가올 때가 많았다. 그러니 벙어리 냉가슴 앓듯 끙끙거리며 체험이 쌓일 때까지 인고의 시간을 보내야 했던 기억이 생생하다.

또 다른 문제 하나는 선생님께서 어떤 증상을 가진 사람에 대한 교정치료 방식을 말 그대로 한 수씩 가르쳐 주시곤 했는데, 세월이 지나면서 보니 유사한 증상을 가진 다른 사람에게는 또 다른 방식과 설명을 하시는 것이 심지어 상충되어 보이기까지 할 때가 있는 것이었다. 그때 이런 식으로 한 수, 한 수 배우다가 어느 세월에 몸에 대한 통합적인 혜안이 터질 수 있겠는가 하는 절망감을 느끼기도 했다. 그럴 때마다 내가 의지처로 삼은 것이 해부학 공부였다. 의학 전공자가 아니기에 해부학을 공부하는 것도 쉽지 않은 여정이었지만, 이것도 세월과 함께 수련과 지도 경력이 쌓이면서 차츰 이해되기 시작했던 것이다. 이 책 머리말에서 밝히고 있다시피, 다양한 계기로 나에게 의학적 이해를 도왔던 인연들에게 진심으로 감사함을 느끼고 있다.

이 책의 시도 하나는 인도에서 고대에서부터 중세를 거치며 발전한 고전적인 요가의 개념들을 현대 해부생리학을 통해 이해하려고 해 본 것인데 여기에는 분명한 한계가 있다는 것을 밝힌다. 요가 수련의 측면에서 알고자 하고 이해하려고 노력한 생리계통에서의 의학적 지식은 다양한 책과 매체를 통해 전문가들의 지식을 습득한 것이다. 카이로프랙틱코리아의 장석봉 선생님으로 배운 신체 교정 원리도 골격계 이해에 큰 도움이 되었으며, 근육에 대한 세부적 지식은 힐링무브티비 이지환 대표의 강의 영상에서 많은 도움을 받았음을 밝힌다.

이 책에서의 시도는 요가 지도자가 알아 두어야 할 지식의 폭을 넓히고 고양시키기 위한 공부의 과정으로 독자들께서 이해하시기를 바랄 뿐이며, 의학 전공자들 중에 심도 깊은 요가 수련자가 나와 내용을 심화시켜 주길 기대한다.

마지막으로 이 책이 나오기까지 함께 애를 쓴 분들에 대한 감사를 잊을 수 없다. 저자에게 몇 년째 꾸준히 요가를 배우며 일러스트 작가로서 이 책의 그림 작업을 도맡아 한 정원교 작가, 그리고 저자의 원고를 책의 형태로 모습을 갖출 수 있도록 도운 편집부 정지영 과장, 미술부 김다희 부장, 전산실 이현경 부장, 그리고 『요가 인문학』과 더불어 이 책이 출판되도록 애써 준 편집부 강성봉 부장님에게 감사의 마음을 전한다.

2023년 9월

혜랑(慧朗) 이동환 두 손 모음.

참고 문헌

<해외>

B. K. S Iyengar, *Light on Yoga*, Harper Collins Publishers, India(1994)

B. K. S Iyengar, *Light on Prānāyāma*, Harper Collins Publishers(1994)

Charles W. Leadbeater, *The Chakras*, Theosophical Publishing House(1927)

Francoise Freedman, et al, *Yoga & Pilates for Everyone*, Anness Publishing(2005)

Geeta S. Iyengar, *Yoga in action Preliminary course*, YOG(2000)

Geeta S. Iyengar, *Yoga in action Intermediate course*, YOG(2013)

Mukunda Stiles, *Structural Yoga therapy*, Goodwill Publishing House(2002)

Ray Long, *The Key Muscles of Hatha Yoga*, Bandha Yoga Publication(2006)

Ray Long, *The Key Poses of Yoga*, Bandha Yoga Publication(2008)

Silva MIRA·Shyam Mehta, *Yoga, The Iyengar Way*, DK(1992)

<국내>

Blandine Calais-Germain/고영익 외 14인(역), *골반 움직임 해부학*, 영문출판사, 2009

Blandine Calais-Germain/김민호(역), *호흡 작용의 해부학*, 영문출판사, 2009

Frank H. Netter, *원색 인체해부학*, 도서출판 일중사, 1995

J. D. 래트클리프, *당신의 몸 얼마나 아십니까?*, 동아출판사, 1993

Kawashima toshiro, Kuriyama Setsuro/이혜선 외 3인(역), *한눈에 보는 근육 · 관절 기능해부학*, 신흥메드싸이언스, 2017

Leon Chaitow 외 2인/조준희 외 3인(역), *호흡양상장애의 인지 및 치료*, 영문출판사, 2018

Lois Steinberg/이정수, 이동환(역), *여성을 위한 아엥가 요가테라피*, 참나무길, 2012

Rolf Wirhed/백태경(역), *도해 운동기능해부학*, 해외과학 출판사, 1991

Ruth Duncan/한국근막이완치료학회(역), *실전 근막이완 테크닉 가이드*, 신흥메드싸이언스, 2018

Stanley Hopenfeld, *척추와 사지의 검진*, 영문출판사, 1992
Thomas W. Myers. Cyruax/정형의학연구회 외(역), *근막경선 해부학*, 엘스비어코리아, 2020
김홍경, *동의 한마당*, 도서출판 신농백초, 1992
김홍경, *사암침법으로 푼 경락의 신비*, 식물추장, 2000
노가미 하루오/장은정(역)/이문영(감수), *뇌·신경 구조 교과서*, 보누스출판사, 2020
송후섭·김종오, *태권도 한영대역판*, 전원문화사, 1993
아보 도오루/조성훈(역), *내 몸 안의 의사, 면역력을 깨워라*, 21세기 북스, 2004
오춘수, *척추, 그 100가지 질병의 근원*, 푸른솔, 1996
와타나베 쇼/강호걸(역), *기적의 니시 건강법*, 태웅출판사, 1995
이남진, *척추가 바로 서야 공부가 즐겁다*, 물병자리, 2007
이병국, *경혈에 침 놓는 법*, 현대침구원, 1999
이케가야 유지/이규원(역), *교양으로 읽는 뇌과학*, 은행나무 출판사, 2018
장두석, *사람을 살리는 단식*, 정신세계사, 1997
장석봉, *카이로프랙틱*, 카이로세라피연구회
정선근, *백년 허리*, 사이언스북스, 2015
정선근, *백년 목*, 사이언스북스, 2019
최영의, *실전 공수도교범*, 서림문화사, 1994
최월봉 외 4인, *기본 인체해부학*, 탐구당, 1990
허일웅, *신체교정학*, 도서출판 금광, 1991

요가 해부학

1판 1쇄 펴냄 2023년 10월 27일
1판 2쇄 펴냄 2024년 2월 28일

지은이 | 이동환
그린이 | 정원교
발행인 | 박근섭
책임편집 | 정지영
펴낸곳 | 판미동

출판등록 | 2009. 10. 8 (제2009-000273호)
주소 | 06027 서울 강남구 도산대로 1길 62 강남출판문화센터 5층
전화 | **영업부** 515-2000 **편집부** 3446-8774 **팩시밀리** 515-2007
홈페이지 | panmidong.minumsa.com

도서 파본 등의 이유로 반송이 필요할 경우에는 구매처에서 교환하시고
출판사 교환이 필요할 경우에는 아래 주소로 반송 사유를 적어 도서와 함께 보내주세요.
06027 서울 강남구 도산대로 1길 62 강남출판문화센터 6층 민음인 마케팅부

ISBN 979-11-7052-342-0 04510(요가 해부학)
ISBN 979-11-7052-343-7 04510(set)

판미동은 민음사 출판 그룹의 브랜드입니다.